단단하게 배우는

간호연구

Hard Study Tips for Nursing Research

장희경 · 김윤수 · 김혜원
박언아 · 이고운 · 이윤정 공저

계축문화사

단단하게 배우는 간호연구 발간에 부쳐

지금 이 순간도 간호현장에서 무수하게 떠오르는 질문들을 포기하지 않고 답을 찾고자 애쓰는 동료와 선후배분들에게 응원을 보냅니다. 간호현장에서 그 해답을 찾는 과정이 체계적이고 과학적으로 이루어질 수 있도록 절차를 곧추세우고자 노력한 결과로 이 책을 선보입니다.

간호연구의 수행과 그 결과 공유가 간호사로서 필수적인 역량임에도 불구하고, 대체 이 연구란 것을 어디서부터 시작할지 어떻게 진행해야 할지 어떻게 마무리해야 할지 막막한 가운데 질문을 많이 받습니다. 막연한 질문을 언어화하는 것부터 어떤 얼개로 진행할지의 설계와 검정력을 확보하는 동시에 효율적인 자료수집을 하고 이를 정밀하게 분석하여 결과에 이르는 과정을 세세하게 알려드리고자 모든 저자가 원고에 공을 들였습니다.

사람과 맺는 관계와 그 생생한 현장이 중심인 간호에 있어서 윤리와 근거의 균형에 대한 고민을 끊이지 않고 할 수 있도록 이 부분에 대한 지면에 힘을 주었습니다. 학부 수준에서 또는 공부길에 오랜만에 돌아온 대학원생들을 위해 챕터마다 내용을 다질 수 있는 학습문제를 배치하였고, 문헌을 검색하는 법을 예를 들어 세세히 알려드리고자 하였으며, 저자와 학회의 승인을 받아 실제로 학계에서 인정받고 있는 논문들을 사례로 들어 논문 읽는 법을 알려드리고자 하였습니다.

저자들도 매일매일 연구 과정에 놓여 있습니다. 간호연구의 길이 인간됨과 윤리, 과학적 절차의 촘촘한 관계성을 놓치지 않는 훈련이 될 거라 믿습니다. 지난한 과정 중에 지치지 않고 모든 것을 챙겨주신 계축문화사에 감사드립니다.

이 책을 읽어주셔서 감사합니다.

2020년 2월 저자 일동

차례

제10장 표본 추출과 배정 219

제11장 자료수집 절차 239

제12장 자료분석 275

제13장 자료해석 329

제 1 장

1

간호연구의 개요

1. 간호연구의 정의
2. 간호연구의 필요성
3. 간호연구의 이론-교육-실무와의 관계
4. 간호연구의 역사 및 국내외 간호연구 동향
5. 간호연구에서 간호사의 역할

제 1 장

간호연구의 개요

학습목표

1. 간호연구의 개념을 기술할 수 있다.
2. 간호연구의 필요성을 설명할 수 있다.
3. 간호연구와 이론-교육-실무 간의 관계를 기술할 수 있다.
4. 간호연구의 역사와 국내외 간호연구의 동향을 설명할 수 있다.
5. 간호연구에서 간호사의 역할을 기술할 수 있다.

주요용어

- 근거기반 실무(evidence-based practice, EBP)
  근거기반 간호(evidence-based nursing, EBN)
- 연구(research)
- 간호연구(nursing research)
- 간호 우선순위(nursing priorities)
- 서술(description)
- 탐색(exploration)
- 설명(explanation)
- 예측(prediction)
- 통제(control)

인간에 대해 연구하는 실천학문으로서의 간호학은 실무의 발전을 통해서만 학문적 발전을 이룰 수 있다는 점에서 학문과 실무가 불가분의 관계에 놓인다. 즉 간호실무가 발전하기 위해서는 간호연구를 통해 도출된 근거가 축적되어야 하므로 간호사는 병원 안팎 어떤 현장에 있든지 연구의 필요 및 중요성을 인지하고 연구와 실무를 연결하는 과정에 익숙해져야 한다.

이 장에서는 연구의 뜻을 탐색하는 것에서 시작하여 간호연구의 개념을 정의하고 간호과정의 의미와 결과를 탐구하는 연구의 필요성을 확인함으로써 간호연구와 이론, 교육 및 실무간의 관계을 설명해보고자 한다. 아울러 간호연구의 역사에 있었던 의미 있는 사건을 되짚어보고 최근 국내외 간호연구 동향 및 간호연구 수행에서 간호사의 역할을 논의하고자 한다.

1 간호연구의 정의

연구(research)의 사전적 의미는 '어떤 일이나 사물에 대하여 깊이 있게 조사하고 생각하여 진리를 따져 보는 일'이다. 학계에서 연구를 정의하는 최소한의 조건은 체계화된 탐구활동(systematic inquiry)이라 할 수 있다. 즉 새로운 지식의 생성, 기존의 지식을 검증하거나 문제해결방안을 도출하기 위해 학문 내적으로 정립된 지식축적과 검증의 체계화된 절차에 입각하여 진행되는 지속적이며 체계적인 과정을 의미한다.

현대에서 연구는 과학적 연구, 혹은 과학적 방법이라는 의미로 주로 사용되며, 실제적으로 과학적 연구는 현상에 대한 관찰, 관찰된 현상에 대한 가설 설정, 설정된 가설을 확인하기 위한 객관적이고 정확한 자료수집 및 철저한 분석, 그리고 가설의 채택 유무에 따른 결론 등으로 이루어진 체계화된 절차를 통해 시행되어야 한다. 이러한 과정을 통해야만 나중에 다른 사람에 의해 이러한 절차와 방법으로 같은 연구가 반복되더라도 같거나 비슷한 결과가 도출될 수 있으며, 이를 통해 우리는 실재(reality)에 다가갈 수 있다.

연구의 궁극적 목표는 지식에 대한 증거의 제공, 발견, 해석, 또는 현존하는 지식체를 검증하거나 발전시켜 확장하는데 있으며, 실용적인 측면에서의 응용 역시 가능하다.

간호는 건강을 주개념으로 하여 인간에게 돌봄을 제공하는 실천적 학문이며, 간호학은 인간의 건강유지 및 증진을 위해 기반이 되는 지식체를 일컫는다. 간호연구란 기존의 간호학 지식을 타당화하고 확장 및 발전시키기 위한 근거 및 새로운 지식체를 정립하는 체계적인 방법이라고 할 수 있다(그림 1-1).

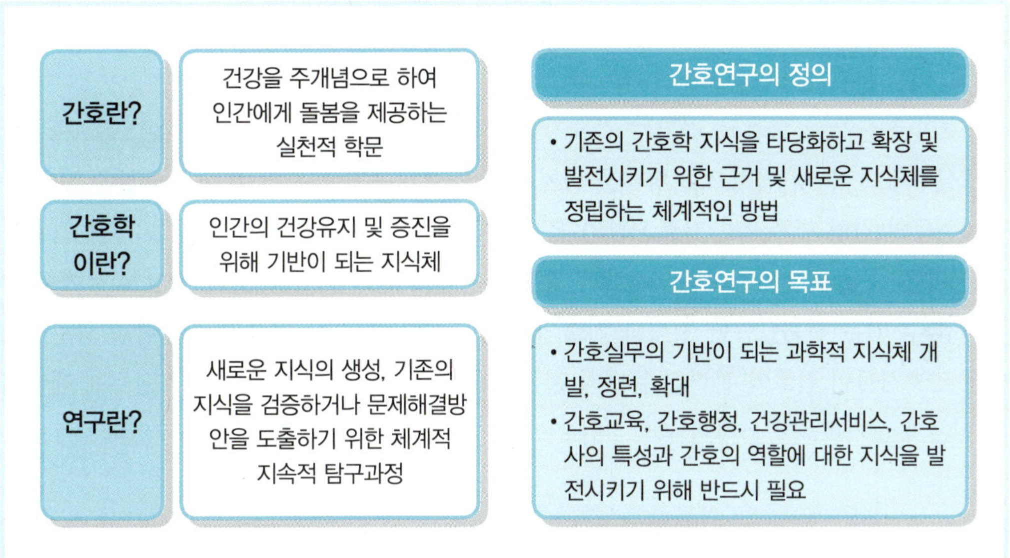

그림 1-1 간호연구의 개념

간호에서도 연구는 현장에서 최선의 간호실무가 무엇인가를 평가하고 결정하기 위한 근거로 사용되고 있다. 간호발전의 초창기에는 간호실무에 도움이 되는 현상 및 변인들을 명명하고 기술하는 연구가 진행되어 왔으며, 오늘날 확장된 형태의 연구에서 간호사들은 명명된 요인들간의 관계를 예측하여 원인적 상황을 발견하거나 연구결과들을 통합하여 새롭게 대두되는 쟁점들에 대한 해결책을 찾는 활동까지 포함하고 있다. 나아가 현장에서 당연하게 행해져오던 전통적 간호접근법들에 대해 현대적 관점에서 재검증 함으로써 새로운 건강관리체계에 기여하고 있다.

무엇보다 간호연구는 신뢰성 있고 유용한 지식을 실무에 제공함으로써 임상의사결정을 위한 정보 제공의 근거로서 활용된다. 간호전문직에 있어서 연구는 간호실무의 기반이 되는 과학적 지식체를 개발하고 정련하며 확대시키는데 필수적이며, 간호학 교육과 임상간호서비스, 간호조직 행정, 간호사의 특성과 간호분야의 의미있는 지식 개발을 위해서는 간호연구가 반드시 필요하다.

우리나라에서는 간호교육표준을 제정하고 이를 확산시켜 교육의 질적 제고를 목적으로 하는 한국간호교육평가원(2012)의 간호교육 인증평가기준에 졸업간호사의 핵심역량으로

'간호실무의 과학적 발전을 위한 연구수행능력'을 간호교육프로그램의 학습성과로 '간호연구를 기획하고 직접수행한다'를 제시하고 있다. 때문에 간호교육과정을 배우는 간호대학생부터 임상에 근무하는 간호사들까지 연구 수행이 이제 일부 학자들만의 일이라고 생각하지 않는다.

간호연구를 통해 도출된 결과는 간호지식체의 확장과 간호교육의 질을 높이는 동시에, 간호실무에도 직·간접적으로 영향을 미쳐 임상 간호사들의 돌봄의 질과 생산성을 높이고, 구성원들의 직업 만족감과 간호조직의 유지에 영향을 미친다. 이러한 과정을 통해 간호연구는 최근 수십 년간 눈에 띄는 성장과 확장을 거듭하였으며, 이에 따라 임상 실무에서 상용화될 수 있는 신뢰할만한 지식과 기술의 제공도 증가하였다. 지금도 여전히 임상현장의 많은 간호사들이 간호와 관련된 문제와 질문들에 대해 탐구하고 있으며 간호실무에 객관적인 이론과 근거들을 통합하여 과학적인 간호가 이루어질 수 있도록 노력하고 있다.

사 례 간호연구 질문

- 동영상 교육이 대장내시경 대상자의 장 정결 이행에 미치는 효과는 무엇인가? (조유영, 김현옥, 2015)
- 참여자들은 임상 실습교육을 받는 동안 어떠한 어려움에 직면하고, 이를 어떻게 대처하고 있는가?(주세진 등, 2018)
- 자기결정성 이론에 근거한 스마트폰 과의존 대학생의 욕구 충족을 통한 동기화 도모에 있어서 고려되어야 할 구체적 방향으로 관련 문제 현상의 프로그램 제공자는 무엇을 말하는가? (권명순, 진주혜, 2019)

2 간호연구의 필요성

연구는 새로운 지식을 축적하고 기존의 지식을 검증하면 전문직의 책임과 자율성을 증진시키는데 기여한다. 실무를 중시하는 간호영역의 연구는 간호현장에서 벌어지는 현상을 탐구하고 정련화하는 과정을 통해 지식체 확장에 이바지하는 것을 목표로 한다. 이러한 지식체의 발달은 간호를 전문직으로서 성장시키는데 필수적이다. 최근 간호현장에서 근거기반 실무(Evidence-Based Practice, EBP) 또는 근거기반 간호(Evidence-Based Nursing, EBN)가 우선적으로 강조되고 이에 대한 논의가 활발해지면서 간호실무에 근거를 생성하고 활용할 수 있는 과정이자 도구로 간호연구를 필수로 여기게 되었다.

또한 간호 뿐 아니라 간호수행에 따른 대상자의 결과 및 의료전달체계를 효과적으로 개선시키기 위한 방법으로 연구를 통해 경험적 지식이 개발될 수 있다. 예를 들어 간호사는 대상자의 문제를 다루고 긍정적인 결과를 도출하기 위해 제공된 정보를 바탕으로 간호중재를 선택하고 그 효과에 근거를 제공하기 위한 체계적인 연구자료를 필요로 한다. 특히 간호사는 대상자의 상황과 요구에 부합하는 양질의 돌봄서비스를 제공하기 위한 최선의 중재를 선택하기 위해 선행 연구결과에서 제시된 객관적 수치들을 활용하고 비판적 평가와 통합의 과정을 거치는데, 여기에는 현상에 대한 서술, 탐색, 설명, 예측 및 통제 활동이 동원된다(그림 1-2).

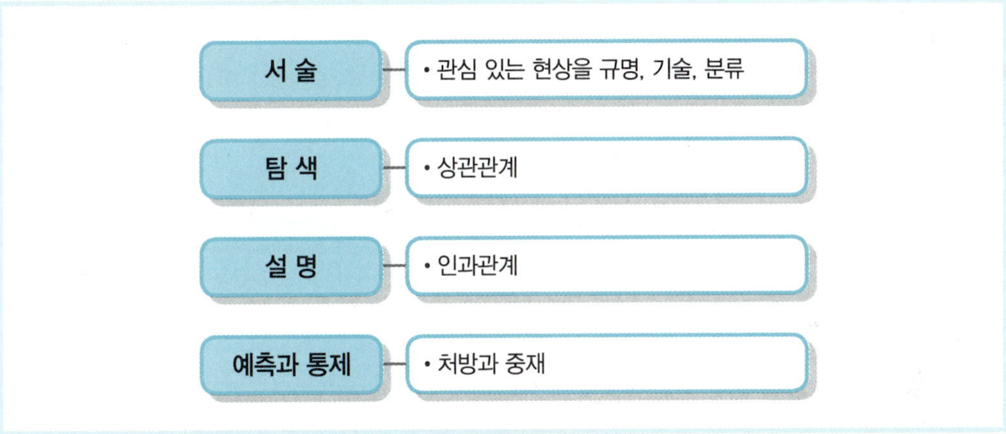

그림 1-2 간호연구활동

연구는 간호의 전문성을 보증하는 도구의 역할을 수행할 수 있어야 한다. 간호사가 자율성을 갖고 전문직으로 책임을 다하기 위해서는 연구를 통해 축적된 과학적 지식이 충분히 누적되어 간호행위의 당위성을 입증해야 하기 때문이다. 더불어 적은 비용으로 양질의 서비스를 받고자 하는 간호대상자들의 요구에 부응할 필요성도 증가하였다. 양질의 간호를 위해서는 시시각각으로 올바른 의사결정과 임상적 판단이 필요하므로, 이 결정 과정에서 과학적 근거를 제공하기 위해서는 연구가 절대적으로 필요하다.

근거기반 실무 발전을 위한 연구활동은 크게 네 가지로 분류할 수 있다.

1) 서술

서술 활동은 간호현상을 자연 그대로 관찰하여 서술하고 기록하는 것으로, 서술적 연구는 체계적이고 통제된 경험적 관찰이 행해질 때 가치가 있다. 연구를 통하여 간호사는 ① 간호가 이루어지는 임상현장에 존재하는 현상을 기술하고, ② 현상 속에서 새로운 정보를 발견하며, ③ 상황에 대한 이해를 증진하며, ④ 학문 분야에서 활용할 정보를 분류한다. 서술연구는 간호현상의 가설생성이나 이론개발을 수행하기 위한 기초가 되기도 한다.

예를 들면 이태화 등(2019)은 간호사의 환자참여 간호서비스 수행정도와 필요성 인식을 확인하는 조사연구를 실시하였다. 이 연구를 통해 환자와 가족을 조언자로 인정하고 함께 방향을 결정하는 파트너로 인정하는 것과 의사소통의 절차 준수 및 과정의 공유, 퇴원계획에 대한 교육과 관리는 비교적 잘 이루어지고 있는 것이 확인되었다. 침상인계의 경우 시행하고 있지 않더라도 간호사가 인식하는 필요성이 높은 것으로 확인되었다. 이 연구결과는 임상에서 실제 이루어지고 있는 환자참여 간호수행을 확인한 점에서 처음으로 시도된 것으로 다양한 측면에서 환자참여 간호서비스 프로그램을 개발하는데 활용될 것으로 기대되며, 임상실무에서 환자안전 증진에 기여하여 환자참여 개념을 확장 적용할 수 있는 기초자료를 제공할 수 있다.

2) 탐색

탐색 연구는 서술 연구와 마찬가지로 관심있는 현상의 기술과 이해에서 시작하지만, 그 현상을 단순히 관찰하고 기술한다기보다 현상의 완전한 본질과 그와 관련된 다른 요인들을 조사한다. 예를 들어 환자의 수술 전 불안에 대한 서술적 양적 연구는 수술 전 환자가 경험하는 불안의 정도와 실제로 불안을 경험한 환자의 비율을 단순 기술하는 것을 추구한다. 반면 탐색적 연구에서는 '어떤 요인이 환자의 불안을 경감시키거나 증가시키는가?', '임상에서 이루어지는 간호사의 어떤 중재가 환자의 불안과 관련 있는가?', '환자의 어떤 배경과 관련된 불안인가?' 등을 질문한다. 탐색적 연구의 수행에는 질적 연구방법이 유용하게 이용된다. 탐색적 질적 연구는 그 현상이 드러나는 다양한 방식과 내재된 과정에 초점을 맞추도록 설계한다.

탐색적 연구의 예로는 권명순과 진주혜(2019)가 자기결정성 이론에 기반을 둔 개인의 기본 심리 욕구 충족을 통한 스마트폰 과의존 대학생의 동기화를 도모하는 데 고려되어야 할 방향을 탐색하였다. 그 결과 변화 주체로서 대학생 개인의 의지로 자기조절을 할 수 있게 돕고, 교육 · 사회적 환경에서 의미 있는 타인의 지지적 맥락을 지원하며, 추진된 변화로 체감되는 자기효능감을 지속시켜주는 것이 필요함을 확인하였다. 연구결과를 토대로 대학생이 가능한 한 자율적으로 스마트폰 과의존 문제를 자각하고 각자 관심 있는 프로그램을 선택, 설계하는 데 적극 참여하도록 도울 수 있는 중재 적용이 필요하다고 제언하였다.

3) 설명

설명 활동은 현상들간의 관계를 밝히며 왜 어떤 사건이 발생하는지를 규명하고자 하는 것이다. 예를 들면 김남희와 박선영(2019)이 간호대학생의 소진, 스트레스 대처가 회복탄력성에 미치는 영향을 조사한 연구가 있으며, 연구결과 회복탄력성에 영향을 미치는 요인은 소진으로 나타나 간호대학생에게 임상실습으로 인한 소진을 감소시키고, 스트레스 대처, 취미활동 및 학과만족도를 높여 회복탄력성을 향상시킬 수 있는 교과 외 프로그램의 개발 및 효과를 평가할 필요가 있음을 제언하였다. 이 연구는 설명적 연구를 통해 변수들 간의 관계를 규명하고 연구를 토해 도출된 요인들을 기반으로 대상자 중심의 간호중재에 연결하는데 얼마나 유용한가를 보여준다.

설명에 초점을 둔 연구는 변수들간의 영향관계를 규명하여 예측과 통제를 위한 연구 수행의 기초가 된다.

4) 예측

예측 활동은 주어진 상황에서 특정 현상/결과가 발생할 가능성을 추정하는 것으로, 간호사는 예측적 지식을 통해 간호중재가 환자와 가족에게 미칠 영향을 미리 예측할 수 있게 된다.

예를 들어 박진희와 이은남(2019)은 간호사의 투약 근접오류경험의 영향요인과 결과를 예측하기 위한 연구를 시행하였다. 연구결과, 투약 근접오류경험에 가장 직접적인 영향을 미치는 요인은 개인의 주의성이었으며, 그 다음은 환자안전문화에 대한 인식과 업무 부담임을 확인할 수 있었고, 투약 근접오류경험은 업무 생산성을 낮추는 것으로 확인되었다. 따라서 본 연구결과를 바탕으로 투약 근접오류경험을 더욱 구체화할 수 있는 도구를 개발하는 연구와 투약 근접오류경험을 줄이기 위하여 개인적, 조직적 차원의 요소를 고려한 통합적 중재 프로그램을 개발하는 연구를 제안하였다.

5) 통제

특정 상황의 결과를 예측할 수 있다면 다음 단계는 간호의 결과를 바람직한 방향으로 이끌어내기 위해 특정 상황을 조작하거나 조작하는 것이라 할 수 있다. 통제란 이처럼 바람직한 결과를 생성하기 위해 처방을 사용하는 능력을 말하는데, 간호사 역시 건강목표를 달성하는데 있어서 환자와 가족을 돕기 위해 특정 중재를 처방하기도 한다.

임순옥 등(2019)은 간호대학생의 전문소생술 임상수행능력 향상을 위한 교육프로그램을 중재로 처방하여 개발 프로그램의 효과를 평가하기 위한 방법론적 연구를 시행하였다. 연구결과 전문소생술 지식, 간호 술기 수행 자신감, 심정지 시뮬레이션 수행 자신감, 교육 만족도에서 긍정적인 효과가 있는 것으로 나타났다. 이처럼 본 연구에서 ADDIE 모형에 근거하여 개발하고 적용한 프로그램은 간호대학생을 대상으로 전문소생술 임상수행능력 향상을 위해 중재를 조작 또는 통제하는 것이다.

임상실무에서 예측과 통제에 유용한 지식 개발 연구는 임상연구에서 광범위하게 확장되고 있다.

사 례 근거중심 실무 발전을 위한 연구활동 분류

- **서술** : 간호사의 환자참여 간호서비스 수행정도와 필요성 인식 (이태화, 2019)
- **탐색** : 자기결정성 이론에 근거한 스마트폰 과의존 대학생의 내적 동기화를 위한 기본 심리 욕구 탐색 (권명순, 진주혜, 2019)
- **설명** : 간호대학생의 소진, 스트레스 대처가 회복탄력성에 미치는 영향(김남희, 박선영, 2019)
- **예측** : 간호사의 투약 근접오류경험의 영향요인과 결과 예측 (박진희, 이은남, 2019)
- **통제** : 간호대학생의 전문소생술 임상수행능력 향상 교육프로그램 개발 및 적용 (임순옥, 백민자, 박현신, 2019)

3 간호연구와 이론-교육-실무와의 관계

연구결과에 의해 특정 이론이 지지되면 이론은 공식화되어 많은 간호사들에게 받아들여진다. 이러한 이론의 공식화를 통해 이론에 근거한 간호실무 기반이 더욱 단단해질 수 있다. 또한 이론은 연구와 간호실무를 이어주는 틀을 제공한다. 이론과 연결된 간호실무를 기

반으로 간호사는 객관적이고 일반화가 가능한 과학적 연구가 가능해진다. 간호실무와 이론 모두 연구문제를 도출하는 자원이 되고 연구문제를 해결할 수 있는 현장으로 이용된다. 간호이론은 연구문제에 대한 해답을 찾는데 적절한 방법이 무엇인가에 대한 방향을 제시하며, 연구는 이론을 검증하고 수정하며 정련하는 방법으로 활용된다(그림 1-3).

간호연구와 이론, 실무의 긴밀한 연결과 순환은 연구를 통해 지지되어 온 이론이 실무를 안내할 수 있을 때 완성된다고 할 수 있다. 또한 도출된 이론과 간호실무는 간호교육을 통해 다양한 접근방식으로 탐구되며, 연구에서 나타난 결과에 비추어 기존의 이론을 평가하거나 발전시켜 나간다. 간호연구를 통한 이론, 교육, 실무의 연계방식을 알아내기 위한 조건으로 간호사는 연구활동에 적극적으로 참여해야 하며 연구의 지적 소비자로 역할을 해야 할 것이다.

간호이론 개발은 양적 · 질적 연구방법 뿐 아니라 간호교육과 실무를 통해서도 수행될 수 있다. 간호교육의 측면에서 최근 간호교육평가원에서 제시한 간호대학생의 졸업 학습성과를 토대로 한 학부교육과정이 구조화된 사고로부터 임상과학 형식으로 변화할 것이 요구되면서, 학부교육과정 전반에 걸쳐 연구에 관한 이론관련 과목을 개설하여 연구 및 이론과 관련된 언어의 사용을 권장하고 있다. 또한 전공교과 및 연구 유관관교에서도 연구 과정과 이론의 추상성과 실용성에 대해 비판적 사고를 하도록 교육목표를 설정하고 있다. 이런 과정을 통해 장차 간호사로서 다양한 임상영역에서 일하게 될 간호학생들이 연구활동의 중요성

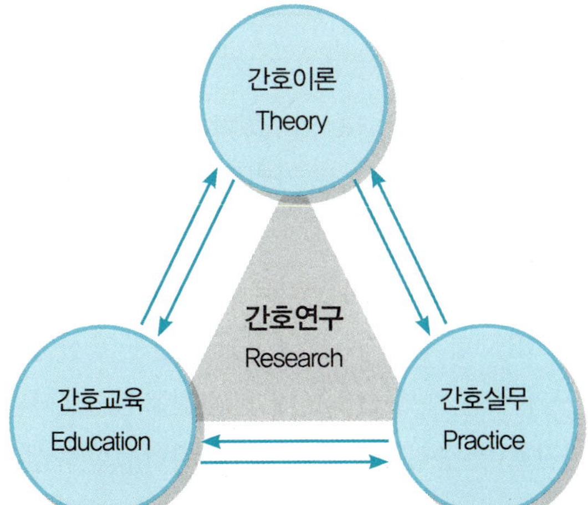

그림 1-3 간호연구와 이론, 교육, 실무와의 관계

을 인식하게 되고, 실무에서 이론을 적용, 수정, 새롭게 창조해 낼 수있는 자질을 갖추도록 준비할 수 있다.

간호실무의 측면에서는 우선 간호연구에 근거한 간호가 이루어질 수 있도록 간호사들의 힘을 북돋아 주는 것이 중요하다. 이를 위해 실무에서 간호연구의 가치를 이해해야 하며, 계속 교육을 통한 간호사들의 의식전환이 요구된다. 임상간호사들이 연구에 대한 지식과 경험을 축적해야 궁극적으로 실무에 근거를 둔 구체적이고 유용한 실무 수준의 이론을 개발하는 데에도 연구를 활용할 수 있을 것이다.

4 간호연구의 역사 및 국내외 간호연구 동향

1) 국외 연구 동향

간호연구는 플로렌스 나이팅게일(Florence Nightingale, 1820~1910)로부터 시작되었다. 플로렌스 나이팅게일은 크림전쟁 중 군인 사망률과 이환율에 영향미치는 요인들에 대한 정보를 수집하였으며, 그의 기술적인 분석과 발표는 간호의 효과적인 변화를 이끌었으며, 간호연구의 효시로 인정받고 있다.

나이팅게일 시대 이후 상대적으로 간호분야의 과학적 성과물이 적었는데 이는 간호교육의 방향이 학문적 성과보다 인력 양성에 더 주력하였기 때문이다. 1900년에서 1940년 사이에 대부분의 연구들은 간호 행정, 공중보건 간호사의 교육 준비과정과 간호 학생의 임상 경험과 같은 간호교육에 대한 내용이 주를 이루었다. 1950년대 간호교육이 대학으로 옮겨오면서 연구분야가 간호의 핵심적 활동으로 자리잡기 시작했다. 미국 등 국제적으로 간호연구 학술지가 출판되었으며, 1970-80년대에는 간호연구 출판물이 확장되어 간호활동의 성과가 널리 알려질 수 있었다. 1986년에는 미국 국립보건원 내 간호연구센터가 설립되었으며, 1990년대 이후에는 1993년 국립간호연구센터가 연구 우선순위를 지정함으로써 선정된 우선순위에 따라 연구가 주로 수행되어 왔다. 국립간호연구센터의 우선순위에는 저체중아, HIV 감염, 만성환자간호 및 증상관리, 건강증진, 지역사회 중심 간호모델, 인지손상 치료방법, 만성질환 대처, 면역력 증진 중재 등이 포함되었다.

표 1-1 간호연구 역사의 중요 사건(계속)

연도	사건
1859	나이팅게일의 Notes on Nursing 출판
1900	미국간호저널(American Journal of Nursing) 출판 시작
1923	컬럼비아 대학에서 간호사를 위한 박사프로그램 최초 개설 Goldmark Report에서 간호교육을 위한 제언 출판
1930년대	미국간호저널에 임상 사례 연구 게재
1936	Sigma Theta Tau가 미국에서 첫 번째 간호연구 승인을 받음
1948	Brown은 간호교육의 부적절성에 대한 보고서를 출판
1952	저널 간호연구(Nursing Research) 출판 시작
1955	미국의 초기 간호재단은 간호연구를 후원함
1957	월터 리드 군연구기관(Walter Reed Army Insititute)에 간호연구센터 설립
1963	국제간호연구저널(International Journal of Nursing Studies) 출판 시작
1965	미국간호협회(ANA)가 간호연구 컨퍼런스 후원함
1966	보스턴 대학, Mugar도서관에 간호 역사 보관소 설립
1969	캐나다간호연구저널(Canadian Journal of Nursing Research) 출판 시작
1971	ANA가 연구에 대한 위원회 개설
1972	ANA가 간호사 연구진의 위원회 개설
1976	Stetler and Marram은 실무에서 사용하기 위한 평가연구에 관한 지침서 출판
1978	간호와 건강연구저널(Research in Nursing & Health)과 간호학 발전(Advances in Nursing Sciences) 출판 시작
1979	서부간호연구저널(Western Journal of Nursing Research) 출판 시작
1982	간호 프로젝트의 수행과 활용(CURN) 보고서 출판
1983	간호연구연간리뷰(Annual Review of Nursing Research) 출판 시작
1985	간호연구에 관한 ANA Cabinet은 연구 우선순위 발표
1986	간호연구 국립센터(NCNR)가 미국국립 건강협회내에 설립
1987	간호실무를 위한 Scholar Inquiry 저널 출판 시작
1988	응용간호연구와간호학분기저널(Applied Nursing Research and Nursing Science Quarterly) 출판 시작 NCNR에 의해 연구 우선사항에 대한 컨퍼런스(CORP #1) 소집

연도	사건
1989	건강 관리 정책과 연구(AHCPR)에 대한 미국기관 설립
1992	저널 임상간호연구(Clinical Nursing Research) 출판 시작
1993	NCNR이 완전한 기관, 국립간호연구협회(NINR)가 됨. Cochrane Collaboration 설립 저널 간호측정(Nursing Measurement) 출판 시작
1994	저널 질적보건연구(Qualitative Health Research) 출판 시작
1995	국제적인 EBP협력체인 Joanna Briggs 협회가 호주에 설립됨
1997	캐나다의 의료서비스 연구 재단은 연방정부의 자금으로 설립
1999	AHCPR은 건강관리연구를 위한 기관(AHRQ)으로 이름을 바꿈
2000	NINR은 2000-2004에 대한 기금 지원 우선순위를 발행함. 연간 연구기금이 1억불 초과 캐나다 의료연구 협회 시작 저널 간호생물학연구(Biological Research for Nursing) 출판 시작
2004	저널 근거기반간호에대한세계관(Worldviews on Evidence-Based Nursing) 출판 시작

21세기 들어 간호연구는 지속적으로 발전하고 있으며 NINR은 2000-2004에 대한 기금 지원 우선순위를 발행하였고, 연간 연구기금이 1억불 초과하여 지속적으로 증가 추세이다. 미래 간호연구에 있어서 우선순위는 간호과학의 촉진을 도모하는 방향으로 선정될 것이다. 나아가 간호 교육자와 임상 간호사 모두 연구기술을 더욱 연마하고 이 기술을 간호계의 떠오르는 주제들을 탐구하는데 활용해야 할 것이다. 전 세계 간호학자들이 공통적으로 제시하는 21세기 간호연구의 방향 및 몇 가지 흐름은 결과중심 연구에 대한 관심 증가, 생체생리학 연구에 대한 관심 증가, 근거기반 실무의 확대, 더욱 엄밀한 연구방법 및 다양하고 확실한 전략을 통한 강력한 근거의 개발, 다학제간 협력의 강화, 연구자금의 확대, 간호연구의 가시성(visibility) 증가 등이다.

Sigma Theta Tau International (2017)에서 50여개국 간호학자들이 합의한 간호 우선순위를 꼽자면 (1) 교육 개혁(Educational Reform), (2) 간호학문의 발전(Academic Progression), (3) 다양성(Diversity), (4) 전문직간 협력(Interprofessional Collaboration), (5) 시스템적 사고(Systems Thinking), (6) 간호사의 목소리내기(Voice of Nursing), (7) 글로벌 스튜어드십(Global Stewardship), (8) 실무의 권위(Practice Authority), (9) 돌봄 전달(Delivery of Care), (10) 전문적 인계(Professional Handoff)를 들 수 있다.

2) 국내 연구 동향

국내의 간호연구 발전계기는 1955년의 대학과정 인가로 시작되었으며 1960년의 석사학위 과정 개설, 1978년 간호계 박사학위과정 신설은 국내 간호연구를 발전하게 하는 기폭제가 되었다. 또한, 1970년대 초반부터 대학과정에서 간호연구 과목이 개설되었고 이것은 간호연구 발전의 계기가 되었다. 국내에서 1962년 「대한간호」에 최초로 간호연구 논문이 발표되었으나, 간호과학의 연구가 본격적으로 시작된 것은 1970년 「대한간호학회지」의 창간과 함께이다. 1970년 대한간호학회가 발족되면서 대한간호학회지가 1970년에 한국 최초의 간호학술지로 창간되었고, 이후 대한간호학회 산하 회원 학회들이 창립되면서 회원 학회지들이 발간되기 시작하였다. 1989년에 성인간호학회지와 지역사회간호학회지가 창간되어 회원 학회지 중 가장 먼저 발간되었고, 1991년에 모자간호학회지(현 여성건강간호학회지의 명칭 변경 전 학회지)가 발간되었고, 이후 1992년 정신간호학회지, 기본간호학회지가 1994년, 아동간호학회지와 간호행정학회지가 1995년 발간되었으며, 1999년 대한기초간호자연과학회지가 발간되었다. 이들 회원학회지들은 대한간호학회지와 함께 각 해당분야의 국내 간호과학 발전에 중요한 역할을 해오고 있다. 2005년에 대한간호학회는 한국간호과학회로 개칭되었으며, 「대한간호학회지」는 2008년 10월부터 「JKAN, Journal of Korean Academy of Nursing」으로 명칭이 변경되었다.

1970년에서 1980년의 논문 수가 168편에서 2006년에서 2010년에 2,167편으로 약 13배 증가하여 한국간호연구의 양적인 팽창을 보여주고 있다. 2000년 이후 2010년까지 10년간의 논문이 과반수를 차지하는 것은 석박사학위 과정을 개설한 교육기관 수의 증가에 따른 교수 수의 증가, 학위취득자의 증가로 연구활동을 하는 학회 회원 수의 증가 및 교수업적 평가제도 시행에 따른 교수들의 연구활동이 활발해진 것 등이 기여했을 것으로 설명된다. 또한, 현장에서 일하는 간호사들이 석박사 학위 취득 후 임상실무의 경험을 기반으로 연구활동이 점차적으로 활발해진 것이 반영되었다고 볼 수 있다.

시기별로 1991년부터 2010년까지 전체 논문 수와 모든 학회지에 게재된 논문 수가 계속 증가하는 추세였다. 실험 연구와 유사실험 연구는 연도별로 큰 변화를 나타내지 않았으며 비실험 연구 중 조사 연구는 1991년 이후부터 50% 내외로 감소하였고 이 기간 중 질적 연구가 20% 내외로 증가하였다. 1991년 이후 양적 연구가 줄고 질적 연구가 증가하고 있는 변화는 국내 간호연구에서 질적 연구가 새로운 간호개념을 개발하고 간호현상에 대한 간호 지식체 개발을 위해 정착되고 있음을 제시한다. 그러나 세계연구동향과 비교할 때 세계적 수준에는 미치지 못하고 있으므로 질적 연구가 더욱 활성화되어야 한다.

NINR은 21세기 미국의 건강문제 해결은 임상실무자, 즉 간호사들의 참여에 달려있으며 과학자들은 이들의 연구가 실무를 위한 근거(evidence base)를 제공하도록 뒷받침해야 한다고 하였다. 또한, 간호사들이 근거를 기반으로 하여 최상의 간호를 수행하는 위치에 있으므로 간호연구자들은 임상실무에서 환자 간호 시 직접 중재하고 바로 이용할 수 있는 연구를 설계하고 수행해야 함을 강조하였다.

최근 근거기반 간호가 강조되고 있으므로 앞으로 국내 간호학 연구에서 간호중재 개발을 위한 순수실험 연구가 활성화 되어야 하고 중재효과를 객관적으로 평가할 수 있는 생리적 측정을 더 증가시켜야 한다. 또한, 새로운 간호개념을 개발하고 간호현상에 대한 간호지식체 개발을 위해 질적 연구를 더 증가시킬 것이 필요하겠다.

이를 위한 간호연구 미래의 전망과 과제로 간호지식체 발전과 확대를 위한 연구로 간호학 고유의 개념과 범주를 규명하는 연구, 특성화된 연구 영역의 지속 가능 주제나 영역을 연구하는 학문적 지속성과 근거 등급이 높은 연구, 다양한 연구방법론의 수용, 다학제적 연구와 융합과학으로서 간호학의 참여, 간호 연구윤리 강화 등을 들고 있다.

간호연구의 미래 방향으로 근거기반 실무에 대한 초점 증가, 반복연구를 통한 강력한 지식체를 구축하고 통합적인 고찰을 강조하며 다학제간 공동연구가 강조되고 연구결과를 보급하고 확대하는 방법과 절차에 대한 관심이 증대하며 성과연구에 대한 관심 증가, 간호연구의 가시화가 증가하고 있음을 알 수 있다.

5 간호연구에서 간호사의 역할

근거기반 간호실무가 강조되면서 간호사들은 이론을 기반으로 표준화된 간호행위를 시행하도록 요구되어지며, 간호의 근거를 탐구하는 연구활동에 참여할 기회가 점차 증가하고 있다. 간호사들은 과학적 방법에 따른 연구진행에 직접 참여하는 연구자의 역할을 수행하기도 하고, 연구결과에서 입증된 결과물을 실무에 직접 적용함으로써 대상자에게 생산적이고 효율적인 간호를 제공하기도 한다. 과학적 지식에 기반한 실무를 수행함으로써 간호사는 근거기반 간호의 효과성을 증진하고 전문직 활동을 강화하기 위하여 다양한 학술모임에 참여하거나 연구결과를 발표하여 공유하는 등 직간접적으로 연구활동을 수행하기도 한다. 즉, 간호사들은 연구의 생산자로서 간호실무에 필요한 지식을 창출하고 정련화하는 연구를 시행하기도 하고, 연구의 소비자로서 임상 간호실무 향상을 위해 연구성과를 적용하기도 하는 것이다. 따라서 기초 연구방법론과 통계과정의 학습을 통해 전문직 간호사가 갖추어야 할 연구의 기본역량을 다지는 것은 매우 중요하며, 이를 통해 간호사는 논문의 검색 및 해석이 가능해야 하고, 실무에서 연구가 필요한 간호문제를 찾아내고 수행할 수 있어야 한다. 또한 연구결과를 비판적으로 평가하여 실무 적용 여부를 판단할 수 있어야 한다.

간호사는 어떤 연구팀에 들어가서도 자료수집부터 연구설계에 이르기까지 다양한 범위에서 효과적으로 기능할 수 있을 것이다. 다양한 역할을 통해 간호사는 간단한 수준에서부터 복잡한 연구 기술이 필요한 수준까지 배울 수 있는 기회를 얻을 수 있을 것이다. 임상전문가는 실무를 향상시킬 다양한 방식으로 연구를 활용할 기회와 책임이 있다. [표 1-2]에서 간호사가 연구 과정에서 맡을 수 있는 역할들을 제시하였다.

교육적 배경에 관계없이 모든 간호사는 간호전문직으로서의 성장에 연구를 필수적 가치로 인식하고, 모든 간호사가 자신의 역량과 간호현장의 여건에 맞추어 연구활동에 기여할 수 있는 역할을 담당해야 할 것이다.

표 1-2 간호연구에서 간호사에게 기대되는 역할

교육수준	연구자 역할
학사	• 연구 절차에 대해 이해한다. • 간호와 관련 분야로부터 연구결과를 실무에 적용한다. • 근거기반 실무의 기본 요소를 이해한다. • 연구질문을 확인하기 위해 동료들과 작업한다. • 연구팀에서 협력한다.
석사	• 근거기반 실무 가이드라인을 개발하고 적용하기 위해 연구결과들을 평가한다. • 연구가 필요한 실무와 체계를 확인한다. • 근거기반 실무에 초점을 둔 팀을 결성하고 리드한다. • 연구를 착수하기 위해 간호 과학자들과 협의한다.
박사	• 개인, 가족, 지역사회 건강과 질병 요구를 충족하기 위해 맞춤한 복잡한 임상적 중재로 과학적 지식을 번역한다. • 연구를 실무로 전환하기 위해 상급의 리더십 지식과 기술을 활용한다. • 새로운 보건 연구 기회에 대해 과학자들과 협업한다. • 지식체 확장을 목적으로 지적 탐문을 추진하고 독립적 연구를 착수한다. • 독립적인 연구 프로그램을 계획하고 수행한다. • 연구 프로그램의 첫 단계를 위한 지지자원을 찾는다.

1 단단한 간호연구를 위한 학습문제

1 다음 중 간호연구의 필요성을 설명한 내용 중 적절하지 않은 것은?

① 간호현장의 지식체 확장에 이바지하기 위해서
② 연구는 간호의 전문성을 보장해 주는 도구이므로
③ 최첨단의 의료를 원하는 대상자들의 요구에 부응하기 위해
④ 대상자의 결과 및 의료전달체계를 효과적으로 개선시키기 위해서

2 다음 보기는 간호연구 활동 네 가지 중 주로 무엇에 대한 것인가?

[보기]

- 김남희와 박선영(2019). 간호대학생의 소진, 스트레스 대처가 회복탄력성에 미치는 영향 연구결과 회복탄력성에 영향을 미치는 요인은 소진으로 나타나 간호대학생에게 임상실습으로 인한 소진을 감소시키고, 스트레스 대처, 취미활동 및 학과만족도를 높여 회복탄력성을 향상시킬 수 있는 교과 외 프로그램의 개발 및 효과를 평가할 필요가 있음을 제언하였다.

① 서술 ② 설명 ③ 예측 ④ 통제

3 다음 중 간호연구에서 간호사의 역할을 잘못 설명한 것은?

① 임상 간호실무 향상을 위해 연구성과를 적용한다.
② 개발된 실무보다 신규 개발을 위한 연구에 힘쓴다.
③ 연구진행에 직접 참여하는 연구자의 역할을 수행한다.
④ 실무에서 연구가 필요한 간호문제를 찾아내고 수행할 수 있다.

4 **다음 중 간호연구에서 박사 간호사에게 기대되는 역할로 적절한 것은?**

① 연구 절차에 대해 이해한다.
② 독립적인 연구 프로그램을 계획하고 수행한다.
③ 근거기반 실무에 초점을 둔 팀을 결성하고 리드한다.
④ 간호와 관련 분야로부터 연구결과를 실무에 적용한다.

5 **학문연구의 목적을 가장 잘 설명하고 있는 것은?**

① 주어진 현상과 변수들간의 관계를 기술, 설명하며 이를 바탕으로 관련현상을 예측하고 통제하는 데 있다.
② 주어진 현상을 있는 그대로 정확히 관찰하는 데 있다.
③ 무엇이 옳고 그른지 가치문제를 판단하기 위함이다.
④ 주어진 현상을 의도적으로 변화시키기 위함이다.

제2장

2

근거기반 간호

1. 근거기반 간호의 정의
2. 근거기반 간호실무에 있어서 연구의 중요성
3. 근거 생성을 위한 연구 수행
4. 근거의 실무 적용을 위한 연구 활용

제 2 장

근거기반 간호와 연구

학습목표

1. 근거기반 간호의 정의를 기술할 수 있다.
2. 근거기반 간호실무에 있어서 연구의 중요성에 대해 기술할 수 있다.
3. 근거 생성을 위한 연구 수행의 목적에 대해 설명할 수 있다.
4. 근거를 간호실무에 적용하기 위한 연구 활용 절차에 대해 설명할 수 있다.

주요용어

- 근거 생성(generating evidences)
- 근거기반 간호의 5단계
- 근거의 위계, 근거의 강도
- 무작위 임상시험연구 (Randomized Controlled Trial, RCT)
- 연구 활용(research utilization)
- 근거의 실무 전환(translation)

근거기반 간호실무란 임상에서 의사결정을 위해 최상의 과학적 근거와 환자의 선호도를 건강관련 환경 및 자원의 맥락을 고려하여 임상적 전문성으로 이들을 통합하여 문제를 해결하는 과정(Dicenso, Cilisca, & Guyatt, 2004)을 의미한다.

미국의 의학원(Institute of Medicine, IOM)(2007)은 21세기 건강관리시스템의 요구에 부응하기 위해 모든 보건의료전문직이 갖추어야 할 5개의 핵심역량 중 하나로 '근거기반 실무 역량'을 제시하였고 2020년까지 모든 임상결정의 90%에서 정확하고, 시의적절하며, 최신의 임상정보에 의해 지지되는 최상의 근거를 반영할 수 있는 것을 목표로 하고 있다.

국내에서 근거기반 간호에 대해 관심이 증가한 것은 2000년대 초반으로 간호선진국에 비해 다소 늦은 감이 있지만 최근 근거기반 간호연구가 활발히 이어져 오고 있다. 근거기반 실무는 양질의 간호를 개발하고 시행하는 방법인 동시에 간호의 중요한 가치인 자율성과 전문성을 발휘하는 지름길이라 할 수 있다.

간호계에서 이어온 전통, 이론의 차용, 간호사의 개별적 실무경험 및 직접 경험하는 업무 시행착오, 역할 모델, 사례를 통한 추론 등을 거쳐 지식을 습득하는 것도 중요하지만, 근거기반 실무를 위해서는 연구 절차가 필수적이다. 실무에서 요구되는 지식은 보다 구체적이고 현실과 연결된 근거 생성이 우선되어야 하므로 본 장에서는 간호실무 중 근거 생성을 위한 연구 수행 과정과 실무적용에 대해 고찰해보고자 한다.

1 근거기반 간호의 정의

근거기반 실무(Evidence-based practice, EBP) 또는 근거기반 간호(Evidence-based nursing, EBN)는 보건의료실무의 기반이 되는 중요한 원리로 임상실무와 교육에서 커다란 패러다임의 변화이며, 근거기반 간호실무는 21세기 간호사들이 지녀야 할 핵심역량 중의 하나이다. 근거기반 실무는 환자 간호를 수행하기 위한 임상적 결정을 내릴 때 최상의 근거를 활용하여 간호수행을 하는 것을 뜻한다(Polit, 2008). 근거기반 실무(EBP)를 그 구성요소로 설명하면, 최상의 과학적 근거, 의료인의 임상적 전문성, 환자의 선호도와 가치라 할 수 있다.(그림 2-1).

- 최상의 과학적 근거는 임상적 의사결정이나 임상 프로토콜의 기초로 사용되는 객관적인 지식 또는 정보 중 엄격한 비평적 평가를 통해 가장 높은 수준의 근거로 판단된 정보이다.

- 의료인의 임상적 전문성은 의료인의 임상적 판단, 임상적 추론, 중재를 적용하여 기대하는 결과를 성취하기 위해 필요한 자원에 대해 평가와 자원활용 능력을 말한다.
- 환자의 선호도와 가치는 환자가 갖고 있는 가치관, 관심, 기대치, 만족도 등에 관한 정보이다.

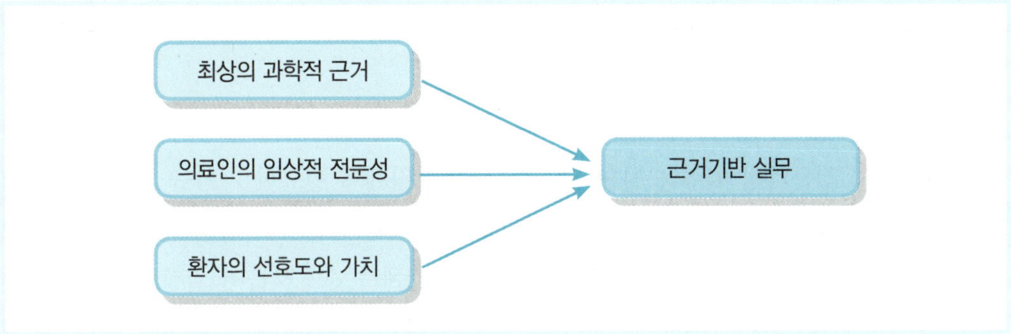

그림 2-1 근거기반 실무의 3가지 요소

근거기반 실무는 과학적 근거를 바탕으로 하여 임상적 전문성, 환자의 선호도, 사회적 가치를 통합한 최상의 간호를 수행하는 과정으로 근거기반 실무를 통해 보건의료실무의 안전성, 효과성, 비용 효과성을 도모할 수 있으며 간호사는 근거기반 실무와 관련하여 근거의 생성, 생성된 근거의 공유, 근거의 확산, 그리고 근거의 활용 등 여러 과정에서 참여할 수 있다. 특히, 근거의 생성 또는 확산은 물론 근거의 활용 과정에서 간호사의 참여가 더욱 절실히 요구된다. 그러나 아직 임상실무현장에서 간호사가 근거를 활용하는 수준은 높지 않으며, 다양한 장벽이 존재함을 알 수 있다.

근거기반 실무의 의의는 대상자를 위한 양질의 간호제공에 긍정적 영향을 미치는 것이다. 중환자실에서 불문율처럼 여기던 실무가 시간이 흐르면서 정반대로 바뀌는 것은 자주 하는 경험이다. 인공호흡기 연결관을 '매일' 또는 '2일 마다', 혹은 '정기적으로 교환'하던 것에서 '필요 시 교체'로 변경되었으며, 기도 분비물을 효과적으로 제거하기 위해 생리식염수 세척(Saline irrigation)을 정기적으로 시행하였던 것을 가습이 잘되는 인공호흡기가 개발되고 외부에서의 기도 내 생리식염수 주입이 오히려 감염을 증가시키는 요인으로 밝혀졌기에 특별한 경우를 제외하고는 중지되었다. 또, 기관절개술 초기에 두 시간 마다 기관절개관 커프를 팽창-압축(inflation-deflation) 반복하던 것도 근거가 없어 중지되었으며, 정맥주입 카테터 교체 주기도 72시간에서 96시간으로, 또 다시 '전문적 판단에 의해 필요시'로 변경되고 있다. 이와 같이 과거에 올바른 것으로 알고 있던 실무가 최신의 연구결과에 따라 변화하는 것이 근거기반 간호의 일련의 과정이다.

근거는 학자들의 연구가 쏟아지면서 지속적으로 변하고 있는데 이러한 연구결과가 표준화된 실무로 자리 잡기 위해서는 연구결과의 탐색과 비평적 분석, 근거의 통합이라는 일련의 과정을 거쳐 새로운 지식과 근거가 만들어져 실무지침에 반영되어야 한다. 이제 십 년간 동일한 방식으로 실무를 하고 있다는 말은 자랑이 아니라 부끄러운 일이 될 수도 있다는 말이다.

간호사는 지식종사자(knowledge worker)이며 전문가이다. 환자에게 자신이 제공하는 간호에 대해서 전문가적 역량을 발휘해야 한다. 대상자에게 필요한 지식을 탐색하고 요약하여 이를 실무에 반영하고 평가하는 것이 간호 지식인의 역할이며 전문가의 책임이라 하겠다. 임상실무의 변화가 빠르게 진행되고 있는 상황에서 간호사들이 일상에서 수행되던 관습, 권위, 개인적 의견에 매이지 않고, 최상의 과학적 근거를 기반으로 최상의 간호실무를 제공하게 함으로써 질적인 환자간호와 환자결과, 비용효과적 간호, 간호사의 비판적 사고와 임파워먼트 촉진, 간호전문직 성장을 초래하므로 간호실무에서 근거기반 간호의 활성 및 정착화는 간호계에서 매우 중요한 이슈이다.

2 근거기반 간호실무에 있어서 연구의 중요성

근거기반 실무(Evidence-based Practice, EBP)는 임상현장에서 높은 수준의 비용 효과적인 건강관리를 제공하기 위해서, 가장 최상의 연구결과를 적용하고, 전문가로서의 임상 숙련성과 환자의 가치 및 선호도를 고려하는 체계적인 접근방법을 말한다.

근거기반 실무는 의료의 질과 효율을 강조하는 보건의료의 환경 변화에 따라 점차 증대되고 있으며, 의료의 질 격차 해소, 의료자원의 효율적 이용 및 질 향상을 위한 핵심전략으로 강조되고 있다. 결국 근거기반 실무를 통해 과학적 근거에 따라 간호중재와 그 과정이 결정되므로 효율적이며 경제적인 효과를 가져올 수 있다. 또한 질적으로 우수한 간호를 수행하게 되어, 환자의 안전문제, 비용문제 등 대상자의 일차 건강관리 책임자로서의 역할도 수행하게 된다. 근거기반 실무를 하게 되면 잘못된 의사결정으로 인한 문제도 감소시킬 수 있으며, 시행착오의 감소는 불필요한 시간소모를 줄여 결과적으로 더 생산적인 결과를 가져올 수 있다. 환자 또한 자신의 건강관리에 대한 정보를 충분히 갖게 되어 과학적 근거를 갖고 관리가 이루어지고 있다는 신뢰가 생겨 신체적으로나 심리적으로 바람직한 결과가 나타날 것을 기대할 수 있게 되는 장점이 있다.

간호사는 임상실무에서 발생하는 임상질문에 대한 외적 근거를 얻기 위해 최상의 연구들을 검색하고, 이러한 과학적 근거를 바탕으로 임상적 전문성, 환자의 선호도, 사회적 가치를 통합하여 근거기반 간호를 수행해야 한다. 임상실무의 질 관리에서 가장 중요한 것은 '잘하는 것보다 올바른 것을 하는 것'이다. 근거기반 간호를 통해 최상의 환자관리와 환자결과를 이끌어낼 수 있으며, 최소의 비용으로 최선의 간호를 제공함으로써 간호의 질을 향상시킬 수 있다.

근거기반 실무 단계는 질문에 허용적인 문화의 조성 – 검색과 답변이 가능한 임상질문의 구성 – 적절한 검색 – 비평적 분석에 의한 근거와 권고의 요약과 합성 – 임상실무에의 적용 – 결과의 평가와 실무확산의 과정으로 요약된다.

근거기반 실무의 전제 조건은 간호사들이 동료나 상사, 관련 직종에 관계없이 임상현장에서 제기되는 문제나 질문에 대해 자유롭게 말할 수 있는 분위기의 조성이다. 자칫 질문에 대한 비판이나 지적, 무시하는 태도는 질문을 할 수 있는 의지와 욕구를 꺾이게 하므로 질문을 활성화하고 장려하기 위한 전략적 노력이 필요하다. 이를 위해 임상 현장에서는 질문의 구성을 권장하고 제시된 질문 중 좋은 질문에 대해서 포상하거나 과제를 진행할 수 있도록 지원하는 방법을 조직적으로 활용하는 사례도 있으며 이를 통해서 간호사들의 근거기반 실무가 활성화되었다는 보고도 있다.

그러나 실제적으로 근거기반 실무를 하기 위한 임상질문의 작성방법, 문헌의 검색전략과 검색방법, 비평적 분석에 필요한 평가도구의 선정과 평가방법, 연구 관련 용어와 통계에 대한 지식, 권고의 통합 등은 단시간에 습득하기 어려우므로 지속적인 교육과 멘토링이 필요하다. 또, 근거기반 실무 과정을 연구의 틀에 따라 적절히 기술하여 출판을 통해 확산하게 되는데, 임상간호사들에게 이러한 과정은 커다란 도전이 되고 있으며, 어렵게 진행한 과정을 출판과정에 포기하게 되는 경우도 흔히 발생한다. 따라서 연구의 객관적 기술 및 출판과정에 임상간호사와 간호과학자의 적절한 협력작업이 필요하다. 미국의 여러 기관에서 제시된 사례를 보면 간호대학에서 개발한 EBP 모델을 병원에 도입하고 간호학자들이 근거기반 실무 코디네이터가 되어 임상에서 근거기반 실무 수행이 이루어질 수 있도록 교육과 멘토링을 시행하며, 모든 과정이 원활히 진행되고 확산할 수 있도록 적극적으로 지원하는 모델을 활용하고 있다. 이러한 임상과 학계의 협동모델을 도입한다면 근거기반 실무를 더욱 발전시키고 확산하는데 박차를 가할 수 있을 것이다.

무엇보다도 국가의 의료방향을 제시하는 보건복지부나 보건의료연구원과 같은 연구기관에서 방향을 제시하는 것이 중요할 것이다. 미래의 미국 의료발전을 위한 미국 의학원(Institute of Medicine, IOM)의 보고서에서 환자의 안전과 양질의 의료제공을 위한 주요전략으로 '연구와 근거기반 실무'와 실무지침의 사용을 권고하고 있으며, 환자 안전 담당자로서의 간호의 역할을 중요하게 제시하고, 간호의 미래를 준비하기 위한 교육과 실무측면의 전략을 함께 권고하고 있어 미국의 의료방향과 간호발전의 전환점이 된 것을 알 수 있다.

우리나라에서도 환자의 안전과 질을 직접 전달해야 할 책임이 있는 간호에 대한 장기적인 방향과 정책을 유도하고 적극적으로 지원하는 게 필요하다. 또한 간호사 개개인은 물론 간호계에서도 양질의 간호제공을 위해 관심을 기울이고, 공동의 노력을 통해 근거기반 실무가 간호현장에 정착되도록 해야 할 것이다.

표 2-1 근거기반 간호의 5단계 과정(Flemming, 1998)

임상적 결정은 현 시점에서 활용할 수 있는 최선의 근거와 전문가의 임상적 경험 및 환자의 선호도가 상호연계된 상태에서 이루어진다.	
1.	실무현장에서 파생된 어떤 정보에 대한 요구는 초점을 맞추어서 구조화된 질문으로 변환한다.
2.	초점화된 질문들은 관련된 외부 근거를 연구를 통해서 확인할 수 있도록 문헌탐색을 위한 기초로 활용한다.
3.	연구를 통해서 확인된 근거는 타당성과 일반화를 위하여 비평적으로 평가한다.
4.	최선의 활용 가능한 근거는 임상적 경험과 환자의 선호도와 함께 간호계획을 세울 때 이용한다.
5.	수행은 자가반성, 감사 및 동료평가를 통해서 평가한다.

3 근거 생성을 위한 연구 수행

근거기반 실무의 유사 개념으로 연구 활용(research utilization)을 들 수 있다. 그러나 자세히 들여다보면 연구 활용은 실무에 대한 근거로 연구결과를 활용하는 과정으로 근거기반 실무보다 좁은 의미를 지녔다고 할 수 있다(그림 2-2).

연구는 과학적 방법을 이용하여 해결해야 할 의문점이나 문제점에 대한 해답을 얻으려고 탐구하는 체계적 과정이다. 즉 근거기반 간호에 필요한 근거를 연구결과와 지식체라는 모양으로 생성하는 것이다. 근거기반 실무는 이렇게 창출된 근거를 실무에 적용하는 차원이므로 더 실용적이고 성과 지향적인 성격을 지녔다고 할 수 있다. 연구를 통해 지식체가 생

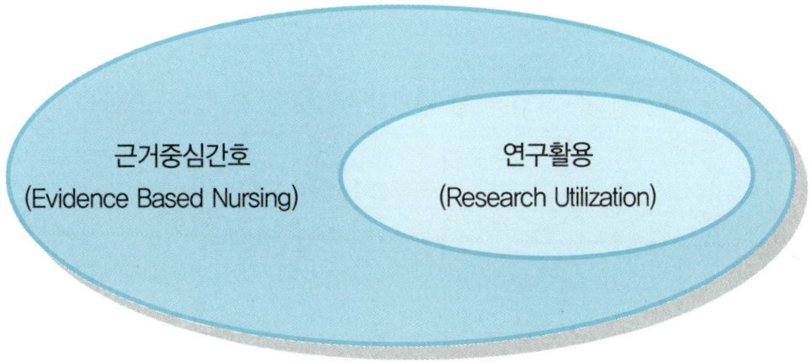

그림 2-2 근거기반 간호와 연구 활용

성되면 근거기반 실무 단계에서 이 지식체를 실무에 적용하면 그 성과로 대상자의 건강증진, 임상간호의 질 향상, 간호전문직 발전이라는 목표를 달성할 수 있게 된다.

간호연구는 간호실무, 간호교육, 간호행정, 간호정보 등을 포함한 간호전문직에서 필요로 하는 간호지식체를 발전시키기 위하여 탐구하는 체계적이고 과학적인 과정으로 지난 몇십 년 동안 눈부시게 발전해온 간호연구를 통하여 간호전문직에서 필요로 하는 지식체를 발전시켜 실무에 적용할 근거를 축적하였다. 하지만 간호연구 결과가 축적되었다고 해서 연구결과가 간호실무에 적용되어 근거기반 간호가 이루어지는 것을 보장하지는 않는다. 미국의 의학원(2003)은 연구를 통해 생성된 새로운 지식이 정규실무가 되기까지 평균 17년이 걸린다고 하였다. 연구결과에서 도출된 근거에 입각하여 행동하고 결정을 내려 간호행위를 수행할 때 간호사는 근거기반 간호를 수행한 것이 된다. 근거기반 간호를 행함으로써 전문직 간호사로서 전문직 발전에 기여할 수 있으며, 결과적으로 비용-효과 면에서 효율적인 간호활동을 수행할수 있고, 궁극적으로 대상자에게 바람직한 결과를 가져오게 된다.

근거기반 실무란 용어는 1970년대 초 Cochrane이 처음 언급하였고, 근거기반 실무의 토대를 이루는 것 중 하나는 코크란 연합(Cochrane Collaboration)으로 영국의 역학자인 Archive Cochrane의 작업을 근간으로 영국에서 설립되었다. Cochrane은 보건의료 제공자들이 이용할 수 있도록 임상시험 연구결과를 개괄적으로 설명하는 노력이 필요함을 촉구하여 건강관리 중재 효과에 대한 체계적 고찰 결과를 제공함으로써 건강관리자가 실무에서 의사결정 시 이용하도록 돕고 있다. 근거중심 실무의 목적은 실무 적용 시 필요한 근거를 우선 찾아내고, 근거의 정확성, 과학성을 비평적으로 평가한 후 실무에 적용시키는 것이다.

체계적이고 과학적 연구를 통하여 얻어진 근거를 임상 현장에 전화시키는 것이 근거기반

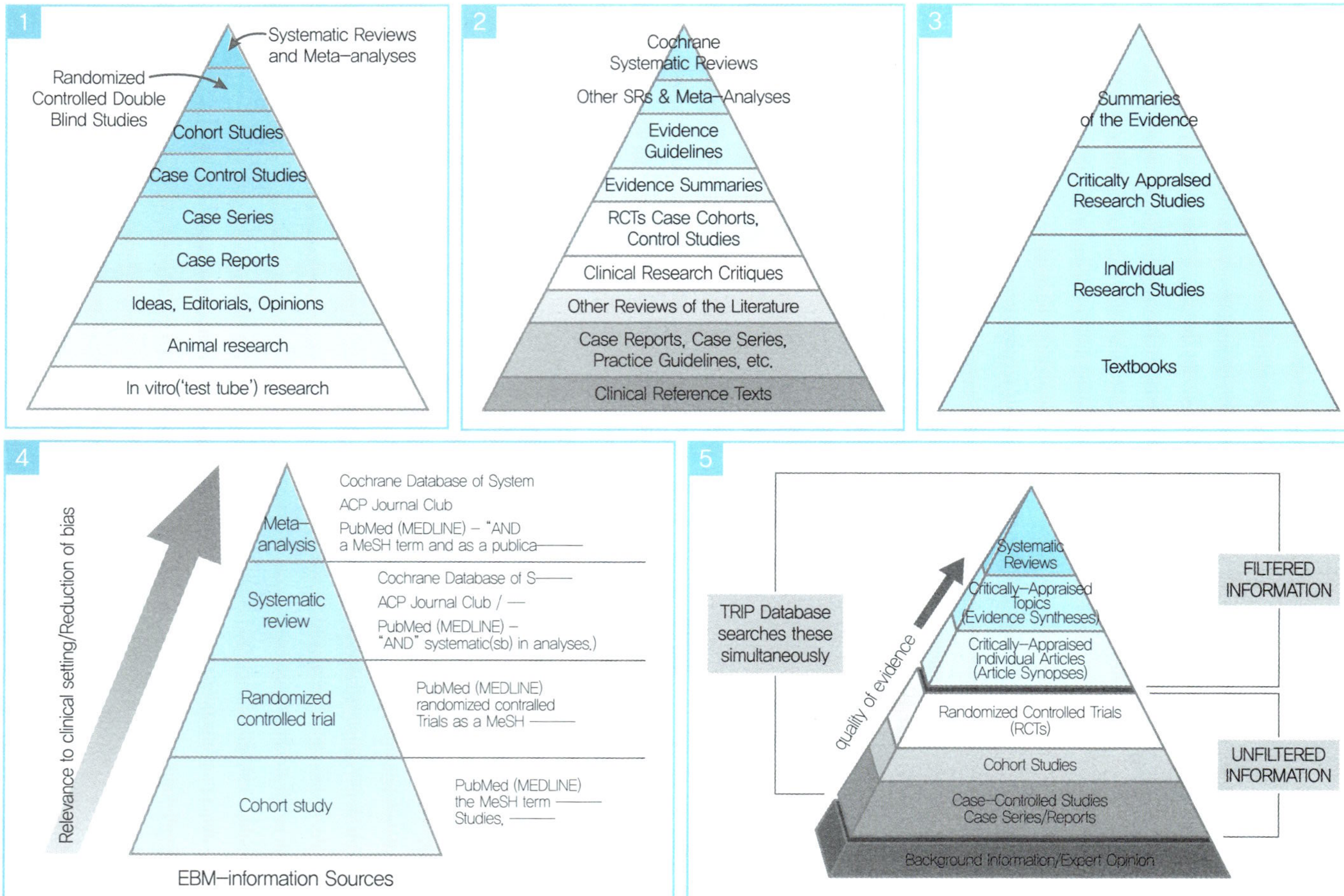

그림 2-3 근거의 위계를 나타내는 여러 가지 도식

실무의 목표인 것이다. 건강관리를 수행할 때 한 건강관리자가 알고 있는 머릿속의 정보에 만 의존할 수는 없고 새로운 근거에 접근하여 평가하고 합성하여 활용해야만 한다. 정확하고 과학적 결정을 내리기 위하여 근거에 대한 평가는 필수적인 요소가 된다.

사 례 MD앤더슨 암센터 '근거기반 간호 전담간호사' 배치

- 근거기반 간호 전담간호사(EB-RUN : Evidence Based Resource Unit Nurse) 제도를 운영하고, 병동마다 전담간호사를 배치함.
- "EBP 전담간호사들은 기본적인 환자간호 업무와 함께 근거중심간호 관련 업무를 추가로 하고 있으며, 그에 따른 인센티브가 주어진다"고 함.
- "일반간호사들에게 근거기반 간호 가이드라인에 대해 교육하고, 임상간호연구를 통해 검증해볼 필요가 있는 잠재적인 간호문제를 찾아내 연구를 수행하는 등의 역할을 하고 있다"고 함.
- 근거기반의 간호실무를 통해 불필요한 업무를 줄여 간호의 질을 높이고, 간호가 과학임을 입증해 나가는 과정이 지속돼야 한다"고 강조함.

4 근거의 실무 적용을 위한 연구 활용

근거는 '어떤 결론을 증명하거나 반증하기 위한 사실, 믿음 또는 입증에 대한 증거'라고 정의할 수 있다(Oxford English Dictionary, 1994). 지식을 신뢰하기 위해서는 갖추어야 할 세 가지 특성이 있다. 첫째, 일반화될 수 있어야 한다. 둘째, 합의된 일치성 또는 동의된 합의성이 있어야 한다. 이처럼 신뢰할 수 있는 지식은 광의의 범위에서 일관되게 이해가 가능하다(일치성). 그리고 신뢰할 수 있는 지식은 그 지식의 함축된 의미에 대해서도 보편적인 동의를 얻을 수 있다. 셋째, 논리적으로 구축된 사실과 의심 없이 수용 가능한 원칙들로 구성되어 있다(합의성).

질적으로 우수한 연구가 최선의 근거로 제공되기 위해서는 근거중심 간호에 필수적인 조건들을 고려해야 한다. 연구의 질과 적절성을 올바르게 평가하기 위해서는 서로 다른 연구방법의 장단점을 정확하게 이해하는 것이 필수적이다. 근거는 그 수준의 강도에 따라 순위별로 다섯 개의 범주로 나눌 수 있다(표 2-2). 가장 높은 수준의 근거는 무작위, 조작, 통제의 세 가지 원칙을 모두 지킨 순수실험연구(Randomized Controlled Trial, RCT)이다. 건강관리 중재의 효율성을 평가할 때 순수실험연구는 가장 확실한 연구설계로 인정받고 있다. 그렇지만 인간을 대상으로 하는 간호학의 특성을 고려할 때 순수실험연구 수준의 근거가 활발하게 활용되지는 않고 있다.

표 2-2 근거의 유형에 따른 강도의 수준

Type	근거의 강도
I	잘 설계된 다수의 무작위 통제연구들의 적어도 하나 이상의 체계적 고찰에서 도출한 강력한 근거
II	적당한 표본수로 적절히 설계된 하나 이상의 무작위 통제연구에서 도출된 강력한 근거
III	잘 설계된 연구지만 무작위 없이 단일집단 사전사후, 코호트, 시계열, 또는 사례-대조군 연구로부터 도출된 근거
IV	하나 이상의 센터나 연구집단을 대상으로 잘 설계된 비실험연구로부터 도출된 연구
V	임상적 근거, 서술적 연구 또는 전문가 위원회의 보고서에 근거한 존경받는 권위자의 의견

Source : Muir Gray(1997) p.61

환자는 안전하고 효과적인 의료서비스를 받을 권리가 있는 반면에 의료계에서는 근거에 입각하지 않은 간호가 이루어지고 있는 것을 반성해왔다. 효과가 입증된 간호보다는 전문가의 의견만 기반으로 하거나 아예 간호행위에 전혀 근거가 없는 경우도 상당하다는 조사가 있었다. 간호사가 주로 사용하는 정보 출처는 동료간호사와 교과서 등이었고 극소수의 연구결과가 간호 실무자에게 활용되고 있는 형편이다. 한 조사결과에 따르면 연구결과가 임상에서 실제로 활용되는데 10년 이상이 걸린다고 한다.

연구 활용과 근거기반 실무는 가끔 동의어로 쓰이고 있다. 연구 활용이란 연구결과를 실제 환경에 적용시키는 것으로, 경험적이고 과학적으로 얻어진 지식체를 실제에 적용하기 위해 전환하는 것을 강조한다. 근거기반 실무는 연구 활용이라는 개념보다는 좀 더 넓은 의미로 사용되어, 연구를 통하여 얻은 최상의 과학적 근거를 환자의 선호도, 활용 가능한 자원, 간호사의 임상 전문성에 통합시키는 것을 말한다. 그래서 연구 활용은 연구를 시행하는 것에서부터 시작하는 것에 반하여 근거기반 실무의 시작은 "이 문제를 해결하려면 가장 좋은 방법의 근거는 무엇인가?"라는 임상 질문에서 출발한다.

의료서비스의 과학적 근거에 대한 논란 뿐 아니라 현재 인터넷 등 네트워크의 정보처리 속도와 더불어 의료정보량이 폭발적으로 증가하고 있는 것도 근거기반 실무에 연구가 활용될 배경으로 주목받고 있다. MEDLINE에만 해도 연간 40만편 이상의 논문이 등재되고 있으며 국내에서 발표되는 간호학 논문 수도 해마다 1000편이 넘고 있다. 교과서와 같은 전통적인 정보자원은 최신 근거로 보기엔 시간상으로 뒤쳐져 있고, 근거 생성의 폭발적 속도에 맞추려면 적어도 해마다 개정되어야 마땅할 것이다. 즉 기존 방법으로 간호사가 최신의 지식을 습득하는 것은 불가능한 것으로 보인다.

간호실무에서 연구 활용의 역사를 보면, 1980년대 미국에서 연구 활용이라는 용어의 사용이 증가하면서 간호실무를 위한 지식체 발전의 필요성 이야기가 나온 것이 연구활용의 시초였다. 이때부터 임상현장에서 떠오르는 질문을 해결하기 위해 간호연구를 집행하게 되었다.

이런 추세에 따라 연구를 간호실무의 근거로 삼고자 하는 데에는 많은 간호사가 동의하였으나, 연구결과를 실무에 실제로 활용하는 데에는 난관이 있었다. 즉 많은 간호사들이 연구결과를 읽고 이해하고 해석하는데 어려움이 있었으며, 연구결과를 읽고 선택하여 최상의 근거를 간호실무에 적용할 수 있는 간호사가 드물다는 것이었다. 1980년에서 1990년 사이 간호연구와 간호실무 사이의 간극을 좁히기 위한 노력이 이루어진 이래 많은 병원이나 기관에서 연구결과인 근거를 간호실무에 적용하려는 시도가 이루어지기 시작하였으며 그 효과에 대한 평가도 이루어지기 시작하였다. 그러나 미국에서도 본격적인 연구 활용 요구는 근거기반 실무라는 개념이 자리를 잡기 시작하는 1990년대부터 시작되었다.

연구를 활용하여 근거기반 실무를 수행하기 위해서는 근거를 체계적으로 수집하여 비판

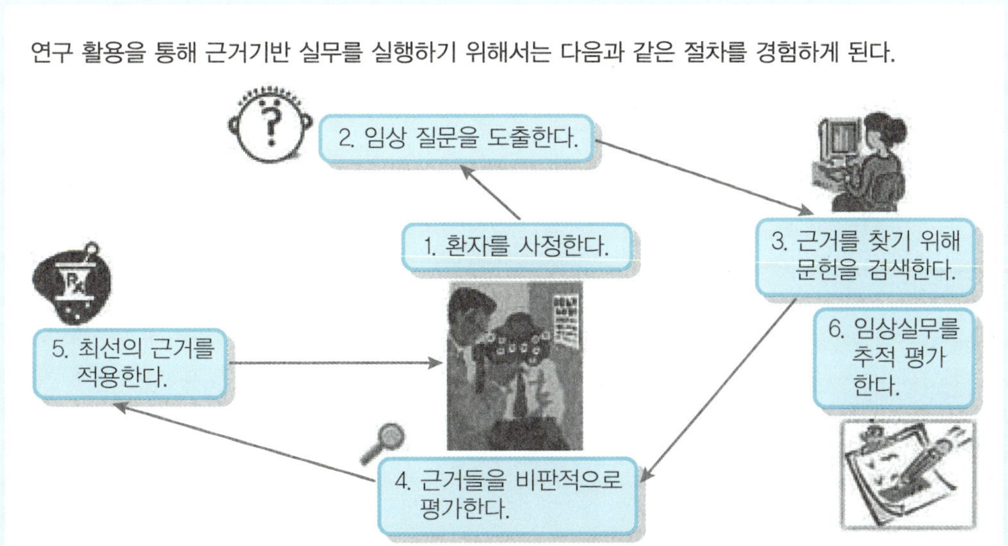

그림 2-4 근거기반 간호실무의 절차

적으로 평가하는 과정을 통해 최상의 근거를 찾아내야 한다. 임상 질문을 해결하기 위해 최상의 근거를 적용하고 이 결과를 평가함으로써 근거기반 실무의 절차가 진행된다. 실무에 연구를 활용하여 근거를 적용한 이후에도 그 결과를 추적 평가하는 것이 필요하다(그림 2-4).

간호사들이 실무현장에서 연구를 활용하여 근거중심 간호를 원활히 수행해 나가기 위해서는 이를 위한 능력과 자질이 갖추어져야 한다. 이를 위한 방안의 하나로 간호 학생들이 연구를 수행하고 수행된 연구를 분석하여 평가하는 비평적인 사고 능력 및 이론을 실무에 적용시키는 기술을 습득할 수 있는 학교 교육의 장을 마련하여 시대가 요구하는 준비된 간호사를 배출하는 데 주력하여야 하겠다.

2 단단한 간호연구를 위한 학습문제

1 **다음 보기에서 설명하고 있는 근거기반 실무의 요소에 해당하는 것은 무엇인가?**

> [보기]
> • 의료인의 임상적 판단, 임상적 추론, 중재를 적용하여 기대하는 결과를 성취하기 위해 필요한 자원에 대해 평가와 자원활용 능력

① 임상적 추론
② 최상의 과학적 근거
③ 의료인의 임상적 전문성
④ 환자의 선호도와 가치

2 **다음 중 근거기반 실무의 전제 조건에 해당하는 것은 무엇인가?**

① 질문의 제시에 대한 비판적 평가
② 광범위한 정보 제공을 통한 의사결정
③ 임상 간호행위에 대한 직관적 판단능력
④ 문제나 질문에 대해 자유롭게 말할 수 있는 분위기

3 **근거기반 실무를 위해 근거를 선택할 때 근거의 강도를 고려해야 한다. 다음 중 가장 근거의 강도가 높은 유형은 어느 것인가?**

① 하나 이상의 센터나 연구집단을 대상으로 잘 설계된 비실험연구로부터 도출된 연구
② 적당한 표본수로 적절히 설계된 하나 이상의 무작위 통제연구에서 도출된 강력한 근거
③ 임상적 근거, 서술적 연구 또는 전문가 위원회의 보고서에 근거한 존경받는 권위자의 의견
④ 잘 설계된 연구지만 무작위 없이 단일집단 사전사후, 코호트, 시계열, 또는 사례-대조군 연구로부터 도출된 근거

제 3 장

3

양적 연구의 개념과 구성

1. 양적 연구의 배경
2. 양적 연구의 특성
3. 양적 연구의 목적
4. 양적 연구의 단계별 과정
5. 양적 연구의 종류
6. 양적 연구의 한계

제 3 장

양적 연구의 개념과 구성

학습목표

1. 양적 연구의 목적을 설명할 수 있다.
2. 양적 연구의 특성을 기술할 수 있다.
3. 양적 연구의 단계를 설명할 수 있다.
4. 양적 연구의 한계를 설명할 수 있다.

주요용어

- 양적 연구(quantitative Research)
- 질적 연구(qualitative research)
- 논리실증주의(logical positivism)
- 체계성(order and systemization)
- 경험성(empiricism)
- 일반화(generalization)
- 기술(description)
- 탐색(exploration)
- 설명(explanation)
- 예측과 통제(prediction and control)
- 실험연구(experimental research)
- 무작위 배정(random assignment)
- 조작(manipulation)
- 통제(control)
- 유사실험(quasi-experiment)
- 비실험연구(non-experimental research)
- 서술적 연구(descriptive research)
- 상관성 연구(correlation study)

1 양적 연구(Quantitative Research)의 배경

연구(research)는 과학적 방법을 이용하여 사물이나 현상에 대해 탐구하는 인간의 활동을 뜻한다. 인간은 체계적이고 객관적 탐구과정을 통해 지식을 발견하고, 기존 지식을 수정하거나 재확인할 수 있다. 연구의 가장 대표적인 형태는 과학적 방법에 기반을 두고 현상 관찰, 가설 설정, 자료 수집, 자료 분석 및 결론 도출의 체계적인 단계를 포함한 과학적 연구다. 과학적 연구방법의 목적은 체계적 접근 과정을 통해 가설을 설정하고 검증하는 과정을 의미한다. 따라서 구체적인 실험 환경이 요구되며, 연구설계는 다른 사람이 반복하여 검증할 수 있도록 설계된다. 1930년 이후 학자들은 과학적 연구방법을 양적 연구로 좁게 정의하여 사용하고 있다.

양적 연구는 관심 현상, 관련 요인들 사이의 관계에 대해 객관적, 체계적 과정을 통해 검증하는 방법이다. 양적 연구는 실증주의 철학을 배경으로 한다. 실증주의자들은 사회 현상을 연구할 때 보편적 지식의 생성을 강조했고, 연구자는 사실을 확인하고 확인된 사실적 근거에 따라 법칙을 세워야 한다고 말했다. 따라서 인간의 주관적 상태와 관계없이 사실과 그 원인을 추구한다.

이러한 실증주의에 따라 양적 연구는 실재의 본질(Nature of reality)과 결정론(Determinism)이라는 두 가지 기본 가정을 따르고 있다. 실재의 본질은 인간의 관찰과는 독립적으로 존재하는 본질적이고 객관적인 실재가 있다는 것이다. 따라서 모든 현상은 질서와 규칙성이 있으며 일관성 있게 변화하고 있다는 것을 의미한다. 따라서 양적 연구자는 관심 현상의 인과관계 등 본질적 실재를 밝혀내고자 한다. 결정론이란 모든 현상은 우연히 발생하지 않으며 선행하는 요인이 있다는 것이다. 양적 연구를 통해 현상에 관련된 선행요인이 있다는 것을 알고 발견하기 위해 연구를 수행한다.

간호학을 포함한 많은 분야에서 과학적 지식 생성과 지식의 일반화를 위해 양적 연구를 사용해왔다. 양적 연구는 현상에 대해 원인과 결과의 논리성을 가진다. 관심 현상은 구체적인 개념으로 정의 내려질 것이며 이는 수량적 자료수집 과정과 통계적 분석 과정을 거친다. 연구결과는 다른 연구자의 반복연구를 통해 일반화된다. 양적 연구는 지식의 일반화를 통해 확고한 지식체를 만들고 다른 연구자 및 다른 학문과 더 잘 소통할 수 있다.

2 양적 연구의 특성

양적 연구는 관심 현상에 대해 연구할 때 예상되는 관계를 기술하고 조직화된 체계적 단계에 따라 연구를 수행한다. 이 과정에서 엄격한 과학적 원칙과 객관성이 요구된다. 이를 통해 새로운 지식을 발견하거나 기존의 지식을 확인하고 일반화 할 수 있다. 이 절에서는 양적 연구의 5가지 기본 특성을 살펴보자.

1) 체계성(Order and systemization)

체계성은 연구의 진행 시 구체적인 계획, 미리 설정된 단계, 원칙을 따르는 것이다. 구체적으로 연구문제를 확인하고, 선행 연구들을 통해 기대되는 결과를 바탕으로 가설을 설정하고, 미리 설정된 연구 단계에 따라 정보를 수집하고, 결과를 통계적으로 분석하고, 결론을 파악하는 일련의 과학적 절차를 의미한다. 연구의 체계성을 통해 연구의 오류를 줄일 수 있고 연구결과의 신뢰성이 향상된다.

2) 통제(Control)

통제는 연구 현상과 관련 없는 다른 요소들의 영향을 제거하는 것이다. 예를 들어 A와 B의 관계를 정확하게 파악하고자 할 때 연구자는 이 관계에 혼동을 주는 다른 요소들을 파악하고 그 영향을 제거해야 한다. 연구의 통제는 연구결과의 비뚤림을 줄이고 최대한의 타당성을 얻는 과학적 연구방법의 핵심요소이다.

3) 경험성/실증성(Empiricism)

과학적 연구에서 경험성은 실제 현상에 근거하여 연구를 수행한다는 것이다. 연구자의 주관적 판단이나 편견을 배제하고 객관적으로 나타난 증거에 입각해야 한다. 경험적 증거는 인간의 감각을 통해 직접 또는 간접적으로 수집될 수 있다. 예를 들어 감각기관을 통해 지각된 경험적 감정(시각, 청각, 미각, 촉각 등), 경험적 관찰(혈압의 변화, 맥박수) 등 과학적 조사 결과를 바탕으로 연구 상황에 객관성을 부여할 수 있다.

4) 일반화/재현 가능성(Generalization)

연구의 일반화는 경험적 자료를 통해 얻은 자료를 추상화 시켜 공통 원리를 찾는 것이다. 이는 재현 가능성과 유사한 말로 관찰된 결과나 실험 결과는 다른 연구자를 통해 재현될 수 있어야 한다는 것이다. 예를 들어 한 연구자가 '걷기를 실천하는 노인에서 고혈압 유병률이 낮다'라고 경험적 결과를 얻었다면 이는 일반적 설명력을 갖추었다고 할 수 없다. 유사한 연구결과가 축적되면 '노인의 걷기 실천과 만성질환 유병률의 관계'에 관한 공통 원리를 찾을 수 있고 보편적이고 일반적 설명력을 갖추게 된다. 즉, 일반화는 개별 사건이나 상황 보다 일반적인 관계에 대한 이해에 초점을 둔다.

5) 엄격함/논리성(Rigor and Logical)

엄격함은 논리적 사고와 정확성을 포함하며 연구 전개과정에서 논리적 비약이 없어야 한다는 것을 의미한다. 따라서 연구 전 과정에서 체계적 과정을 따라야 한다. 연구자는 대상자의 대표성, 측정의 정확성, 중재의 순서와 내용 등 연구계획을 엄격하게 따라야 한다.

3 양적 연구의 목적

양적 연구는 과학적 방법으로 현상에 대해 서술, 관련 요소들을 탐색, 현상들 간의 관계를 설명, 예측 및 통제하는데 활용된다. 이 절에서는 양적 연구의 구체적 목적을 알아보고자 한다. 간호사는 임상실무에서 건강에 영향을 미치는 요인을 탐색하고 기술하며 현존하는 문제, 쟁점에 대한 해결책을 찾는 활동들을 수행할 수 있다.

1) 서술(Description)

서술적 연구는 관심 현상을 규명하고 기술하고 분류하는 것으로 현상에 대한 이해 증진을 목적으로 한다. 이는 연구 주제에 대해 알려진 것이 적을 때 활용할 수 있다. 현상에 대한 탐색을 목적으로 현상의 원인보다는 현상의 분포나 특성이 어떠한가를 자세하게 서술하기 위해 사용된다. 간호연구에서 현상의 본질이나 속성을 규명하기 위해 서술적 연구를 활용할 수 있다. 서술을 통해 간호 상황에 대한 이해 증진과 통찰을 얻고 설명, 예측, 통제 연구의 기본 근거로 활용될 수 있다.

- 경기도 지역 65세 이상 노인의 영양 상태는 어떠한가?
- 수술 후 환자의 통증 정도는 어떠한가?

2) 탐색(Exploration)

탐색적 연구는 서술 연구가 확대된 것으로 현상의 본질과 현상과 관련된 다른 요인을 조사하는 것이다. 서술적 연구와 탐색적 연구의 공통점은 주어진 한 시점에서 연구가 수행된다는 것이다. 차이점은 서술적 연구가 현상을 단순히 관찰하고 서술하는 것이라면, 탐색적 연구는 현상의 잠재적 원인, 현상의 관련 요소를 찾으며 관계의 발전에 더 관심을 두고 있다. 어떤 요인이 현상과 관련이 있는지에 대한 질문에 답하기 위해 탐색적 연구를 활용한다. 따라서 탐색적 연구는 새로운 연구 주제, 알려진 것이 적을 때 유용하다.

- 어떤 요인이 수술 후 환자의 통증 정도와 관련이 있는가?
- 혈액투석 환자에서 치료 형태의 차이는 환자에게 어떠한 영향을 주는가?

3) 설명(Explanation)

설명은 현상 간의 상호관계와 현상의 개념을 명확히 규명하는 것이다. 설명을 통해 현상 간의 관계를 분명하게 밝혀 왜 이 현상이 발생했는지 원인이나 이유를 확인할 수 있다. 서술적 연구와 탐색적 연구는 현상에 대한 통찰력 및 새로운 정보를 제공해 준다. 반면, 설명 연구는 관심 현상의 원인을 규명하려는 시도를 함으로써 현상에 대한 이해를 높이고자 한다. 관심 현상간의 관계를 설명하고자 하는 설명 연구는 이론과 자주 연결된다. 즉, 선행 이론으로부터 연역적으로 현상에 대한 설명을 도출한 후, 이론을 검증하는 경험적 연구를 시행한다. 따라서 설명연구를 통해 현상간의 관계를 파악하여 이후 예측과 통제에 대한 기초자료가 될 수 있다. 예를 들어 많은 서술적 연구 및 탐색적 연구에서 이전의 수술 경험이 수술 후 통증 정도와 상관관계가 있다는 것을 확인하였다면 연구자는 두 변수간에 인과관계가 있는지 연구를 시도할 수 있다.

간호사의 스트레스 원인은 무엇이고, 이 스트레스를 완화하는 요인은 무엇인가?

4) 예측과 통제(Prediction and Control)

어떤 현상의 원인과 결과의 인과관계에 대한 설명이 가능해지면, 주어진 상황에서 특정 결과가 발생할 것을 추정하고 통제할 수 있다. 예측은 주어진 현상에서 어떤 조건을 변화시켜 나올 결과를 추정할 수 있게 한다. 하지만 예측은 결과를 변화시키는 것은 아니다. 예를 들어 산후우울의 속성을 파악하고 산후우울과 관련된 요인 중 돌봄 스트레스의 관련성이 가장 크다는 것을 확인했다면, 산후 돌봄 스트레스가 심해질수록 산후우울이 증가할 것을 예측할 수 있다. 즉, 예측을 통해 중재가 대상자에게 미치는 영향을 예측할 수 있다. 현상을 예측할 수 있다면 바람직한 결과를 위해 원인적 요인을 통제할 수 있다. 간호연구라면 대상자에게 수행하는 간호중재가 통제가 될 수 있다. 예측을 바탕으로 돌봄 스트레스 통제를 위한 간호중재를 개발함으로써 산후 돌봄 스트레스를 통제하고 산후우울증 예방 방안을 도출 할 수 있다.

산후우울증을 예측하는 요인은 무엇인가?

4 양적 연구의 단계별 과정

양적 연구는 연구문제에 답하기 위해 객관적이고 체계적 절차에 따라 설문지 조사, 실험연구를 수행하게 된다. 연구자는 양적 연구의 과정을 숙지하고 절차에 따라 연구를 수행해야 할 것이다. 양적 연구 과정은 각 장에서 상세히 다루어질 것이며, 이 장에서 양적 연구 진행 과정을 간략히 소개하고자 한다. 다음은 양적 연구의 진행과정을 도식화 한 것이다(그림 3-1).

1) 연구문제 및 연구목적 정하기

연구의 시작은 연구 주제를 선택하고 연구문제를 확인하여 연구 가능성을 파악하는 것이다. 연구문제의 출처는 매우 다양하다. 연구자의 관심, 연구자의 경험, 간호실무 현장의 문제, 학문적 경험, 관련 문헌고찰, 이론, 전문가 및 동료와의 상호작용을 통해 도출될 수 있다. 연구문제는 연구를 필요로 하는 관심분야와 대상자에 대해 명료하게 진술하는 것이다. 따라서 연구문제는 구체적이어야 하고 모호하면 연구 진행, 결과 해석을 어렵게 만든

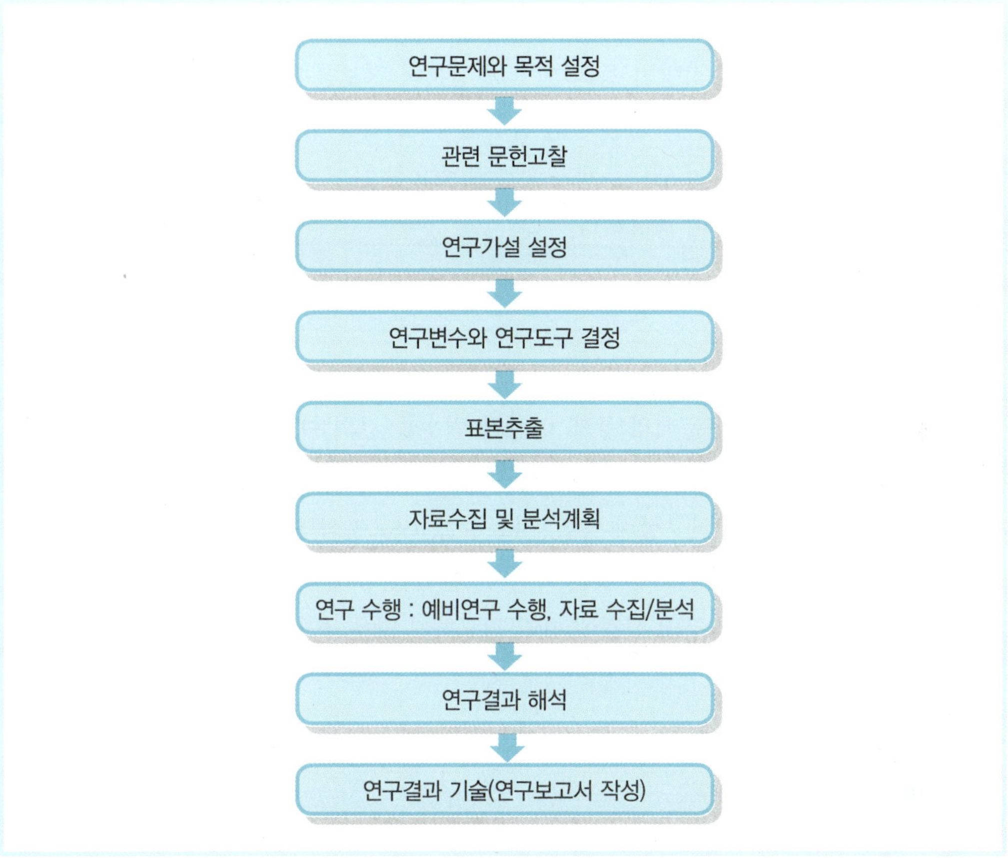

그림 3-1 양적 연구 진행 과정

다. 연구의 목적은 연구문제를 바탕으로 생성되고, 연구를 통해서 알고자 하는 구체적 목적을 명확하고 간결하게 현상을 측정 가능한 수준으로 기술하는 것이다. 연구문제와 연구목적에 따라 연구방법이 결정될 수 있으며 이 단계에서 연구의 실행 가능성도 반드시 고려해야 한다.

2) 관련 문헌고찰

양적 연구 선행 지식의 맥락 안에서 수행된다. 따라서 연구문제에 대한 포괄적 지식을 찾고 요약하며 연구문제와 가까워질 수 있다. 문헌고찰은 연구 전 과정에서 필요하다. 문헌고찰을 통해 연구자는 새로운 연구 아이디어를 얻을 수 있고, 연구문제와 관련하여 이미 해결된 점과 해결되지 않은 점이 무엇이며 해결점을 찾기 위한 고려사항도 확인할 수 있다. 또한, 대상자 선정방법, 측정방법 등의 연구 방법론적 정보를 얻을 수 있다. 선행 연구를 통해 연구의 진행 방향, 연구 가능성 등도 결정할 수 있다. 따라서 관련 문헌고찰은 신뢰성과 타당성이 확보되어야 하며 연구문제와 관련된 중요한 문헌들, 근거 수준이 높은 자료 및 최신의 자료를 포함하는 것이 중요하다.

3) 연구가설 설정

가설(hypothesis)은 연구문제의 두개 이상의 변수들 간의 예측되는 관계를 미래형으로 기술한 잠정적 해답을 의미한다. 가설은 연구문제의 구체화 과정으로 연구문제, 연구목적과 일관성이 있어야 하며, 연구설계 방법, 자료수집, 자료분석 및 자료해설의 지침이 된다. 모든 연구가 가설이 반드시 필요한 것은 아니다. 실험 연구에서 가설은 반드시 필요하나 질적 연구, 서술적 연구 등 연구의 성격에 따라 필요하지 않은 경우도 있다.

4) 연구변수와 측정도구 결정

연구에서 제기되었던 연구 개념들은 연구목적과 연구가설을 통해 구체화 되는데, 연구목적을 달성하기 위해 개념들은 측정 가능한 구체적 개념인 변수로 정의되어야 한다. 변수(變數)는 변화하는 값이라는 뜻에서 상수(常數)와 구분이 된다. 변수를 통해 연구하고자 하는 개념은 검증가능하고 측정가능하게 된다. 변수는 구체성에 따라 개념적 정의와 조작적 정의로 나뉜다. 개념적 정의는 연구 개념에 대한 분석의 결과 또는 다른 이론에서 도출될 수 있으며, 조작적 정의는 연구 개념들을 측정 가능한 수준으로 구체적으로 정의한 것을 의미한다. 연구에서 사용되는 변수는 크게 독립변수와 종속변수로 나뉜다. 독립변수는 다른 변수를 변화시키는 원인이 되는 변수이며, 종속변수는 독립변수에 영향을 받아 변화하는 결과 변수이다.

연구목적에 일치하는 연구결과를 얻기 위해 적합하고 정확한 측정도구의 선택이 중요하다. 관련 문헌고찰을 통해 관련 개념들이 어떻게 측정되었는지 확인할 수 있었을 것이다. 측정도구의 선택과 사용 시 중요한 고려사항은 도구의 신뢰도와 타당도이다. 즉, 측정하고자 하는 개념을 정확하게 측정하며 여러 번 측정하였을 때 동일한 값이 도출되어야 한다. 선행 연구에서 검증된 측정도구를 활용할 수 있으며, 기존 연구를 수정 보완해서 사용할 수 있다. 도구의 수정 시 원래 도구의 신뢰도와 타당도를 유지할 수 없으므로 연구자의 연구를 통해 다시 신뢰도와 타당도를 확인하는 것이 중요하다.

5) 표본 추출

표본은 연구의 대상 전체인 모집단의 일부로 모집단의 특성을 잘 반영하는 연구집단이다. 예를 들어 한국 간호 대학생의 임상 실습 스트레스에 대해 연구하려고 할 때 모집단은 전국의 간호 대학생 전체이다. 하지만 전체 집단을 대상으로 연구하는 것은 시간, 비용 문제에서 거의 불가능하다. 이때 우리는 전체 모집단의 특성을 대표하는 요소를 갖춘 대표성과 적합한 크기를 갖춘 표본을 통해 연구자료를 수집하게 된다. 모집단에서 표본을 선정하는 것을 표본 추출이라고 말하며 대표적으로 확률표출법과 비확률표출법이 있다. 또한, 연구에 필요한 대상자 수의 산정은 G*Power 등의 프로그램을 통해 산출할 수 있다. 연구 계획시 어떤 기준에 따라 표본을 산출할지, 적정 표본의 수를 산출해야 하며 연구보고서에서도 구체적으로 명시해야 한다.

6) 자료수집과 분석 계획

자료수집과 자료분석 계획은 연구 수행 전 수립해야 하며, 객관적 절차에 따라 일관성을 유지해야 한다. 자료수집은 연구 목적에 적합하고 정확하며 진실에 가까운 자료를 얻는 방법을 선택하고 기술하는 것이다. 자료수집의 모든 과정(연구 수행 기간, 연구 장소, 정보제공 절차, 자료의 처리과정 등)은 구체적으로 계획되어야 한다. 인간을 대상으로 한 연구는 특히 연구윤리 측면에 대한 고려가 필요하다. 연구대상자를 보호하기 위해 방법과 절차를 미리 계획해야 한다. 자료수집 전 연구계획서 전반을 연구 수행 기관(학교나 병원 등)에 검토 및 승인을 받아야 한다.

분석 계획은 수집된 자료를 연구목적에 맞게 분석하는 방법이다. 연구 분석 방법은 다양하며 연구자는 연구목적, 연구설계, 수집된 자료의 특성에 따라 분석방법을 선택할 수 있다. 수량화된 양적 연구의 자료는 통계 프로그램을 활용하여 분석될 것이며 연구자는 통계에 대한 기본지식과, 통계 프로그램의 사용법과 해석법을 숙지해야 할 것이다.

7) 예비연구와 연구 수행

연구자들은 본격적인 연구 수행에 앞서 예비조사(pilot test)를 통해 연구계획의 평가와 자료수집의 계획 전반의 과정을 수정할 수 있다. 예비조사는 본 연구 모집단의 특성과 같은 작은 집단을 대상으로 동일한 중재, 동일한 환경조건, 자료수집과 분석방법을 사용한다. 예비연구를 통해 수집한 정보를 바탕으로 하여 연구설계, 측정도구, 자료수집 방법, 분석방법 등을 점검하고 수정 보완하여 본 연구의 타당성과 신뢰도를 높일 수 있다. 연구 수행은 계획된 연구 절차를 준수해야 한다. 연구 수행 과정 중 연구계획과 변경된 사항이 있다면 연구보고서에 변경된 사항과 그 원인에 대해 기술해야 하며, 이로 인한 연구결과의 영향 및 변화에 대해 기술해야 한다.

8) 연구결과의 해석

수집된 수량적 자료는 통계적 분석 방법을 통해 통계 값인 연구결과로 도출된다. 하지만 연구결과는 수량적 결과 값에 불구하며, 연구자의 논리적, 비판적 사고를 통해 해석되고 의미 있는 자료로 재구성하는 과정이 반드시 필요하다. 연구자는 앞서 설정한 연구문제나 가설을 고려해 의미 있게 해석한다. 선행 연구와 본 연구결과의 결과를 비교하고 의미를 해석하고 간호실무와의 관계성과 중요성을 찾는다. 또한 모집단에 대한 함의와 후속연구를 위한 제언을 포함한다. 이 과정은 연구보고서의 논의 과정에서 다루어진다.

9) 연구결과 발표

연구결과의 해석이 마무리되면 연구결과를 보고서로 작성하여 발표함으로써 다른 연구자들과 지식을 공유할 수 있다. 연구보고서는 대게 연구제목, 초록, 주요어, 서론, 연구방법, 연구결과, 논의, 결론 및 참고문헌으로 구성된다. 연구보고서는 학술대회에 구두발표, 포스터 형태로 발표하거나 전문 학술지를 통해 출판될 수 있다. 작성된 연구논문이나 보고서 등은 그대로 받아들여지는 것이 아니라 출판 기관, 전문 학술지 등에서 동료 연구자들에 의해 평가된 후 출간될 수 있다. 한국간호과학회의 양적 연구 평가에 사용하는 심사 평가지 양식은 [표 3-1]과 같다.

표 3-1 한국간호과학회 양적 연구 논문심사 평가지

항목		점수	매우 부족하다	부족하다	보통이다	우수하다	매우 우수하다	비해당
연구주제		1. 연구주제 선정이 적절한가						
		2. 연구 가능한 문제를 제기 하였는가						
		3. 연구주제가 독창적인가						
서 론		1. 연구의 필요성이 제시되었는가						
		2. 연구문제와 목적이 구체적이고 명료한가						
		3. 주요개념과 기존 연구와의 관련성이 논리적으로 제시되었는가						
연구방법	도구개발 혹은 도구사용 연구	1. 도구의 타당성 검정이 적합한가						
		2. 도구의 신뢰성 검정이 적합한가						
	연구 대상자	3. 연구목적에 적합한 연구대상자인가						
		4. 표본추출방법이 적절한가						
		5. 표본수에 대한 근거가 서술되었는가						
	자료 및 분석방법	6. 자료수집시 윤리적인 측면을 고려하였는가						
		7. 자료수집방법이 적절한가						
		8. 자료분석 방법의 선택이 적절한가						
연구결과		1. 통계량이 정확하게 제시되었는가						
		2. 연구목적과 일치하는 결과를 제시하였는가						
논의		1. 논의는 결과에 근거하고 있는가						
		2. 실제 결과와 연구자의 해석을 구별하여 제시하였는가						
		3. 논의를 명확하고 논리적으로 표현하였는가						
		4. 연구결과와 선행연구와의 연관성을 충분히 고찰하였는가						
결론 및 제언		1. 요약 및 결론이 적합하게 기술되었는가						
		2. 연구결과가 실무, 연구, 교육 및 정책 반영에 기여하는가						
기타		1. 참고문헌이 규정에 맞게 되었는가 (학회지 투고 요령 참조)						
		2. 영문초록이 적절한가						

5 양적 연구의 종류

양적 연구의 종류는 매우 다양하다. 중재 또는 실험의 유무에 따라 실험연구와 비실험 연구로 구분할 수 있고 연구의 목적에 따라 실험연구, 서술적 연구, 상관성 연구 등으로 구분할 수 있다. 연구자는 여러 가지 연구방법 중 자신의 연구목적에 맞는 방법을 선택하면 된다. 이 장에서는 연구의 목적에 따라 실험연구와 비실험연구를 간략하게 설명하고자 한다. 양적 연구의 종류에 관해서는 9장 연구설계에서 구체적으로 다룰 것이다.

1) 실험연구(Experimental Research)

실험연구는 변수간의 인과관계를 확인하기 위한 목적으로 실험이나 중재의 영향에 대해 관심을 가진다. 연구자는 연구대상자에게 원인이 되는 처치나 중재를 제공하고 이에 따라 결과 변수가 어떻게 변화하는지를 측정하고 평가한다. 앞선 연구의 목적 중 예측과 통제연구에 해당하며 처치나 중재를 줌으로써 상황을 통제하기 때문에 연구자는 수동적 관찰자가 아닌 적극적 개입자라고 할 수 있다. 실험연구는 실험연구의 조건들을 어느 정도 통제하는지에 따라 순수실험연구, 유사실험연구, 원시실험연구로 구분할 수 있다.

(1) 순수실험연구(True Experiment Research)

순수실험연구는 인과관계를 검정하기 위해 수행되는 가장 엄격한 연구방법이다. 연구자는 원인이 되는 독립변수와 결과변수 사이의 인과관계를 조사하기 위해 적어도 1개 이상의 실험 처치나 중재를 받지 않은 통제집단을 두고, 통제집단과 실험집단을 무작위 배치하며, 인과관계를 방해하는 요인들을 통제하여 오차를 최소화 하고자 한다. 순수실험연구는 실험연구의 기본 조건인 ① 무작위 배정(random assignment), ② 조작(manipulation)과 ③ 통제(control)를 모두 갖춘 설계방법이다.

① 무작위 배정(random assignment)

무작위 배정은 각 대상자들이 처치나 중재를 받는 실험군과 처치나 중재를 받지 않은 통제집단인 대조군으로 뽑힐 확률이 동일한 것을 말한다. 무작위 배정을 통해 두 집단의 성격을 동일하게 유지할 수 있을 것이다. 두 집단의 성격이 동일하다면 연구결과 나타나는 두 집단의 결과변수의 차이는 중재의 효과라고 말할 수 있기 때문에 중요하다. 하지만 대상자의 특성이나 연구 종류에 따라 무작위 배정을 수행하기 어려울 수 있으며, 대상자 수가 적다면 동등성을 유지할 수 없다.

② 조작(처치, 중재; manipulation)

조작은 연구대상자 중 실험군에게 실험 처치, 중재를 가하는 것을 의미한다. 조작은 인과관계에서 독립변수를 의도적으로 변화시키는 것이고, 그 결과 종속변수에 미치는 효과를 관찰하는 것이다. 인과관계를 정확하게 확인하기 위해서 연구자는 정확하고 충분한 중재를 실시해야 한다. 즉, 중재는 연구문제와 관련되어 있고 충분한 문헌고찰을 바탕으로 한 이론적 배경이 있어야 하고 효과를 얻기 위해 충분한 강도와 충분한 기간의 중재가 필요하다.

③ 통제(control)

통제는 독립변수 이외에 인과관계에 혼동을 줄 수 있는 외생변수를 통제하여 종속변수에 영향이 미치지 않도록 하는 것이다. 주로 실험 처치를 받지 않은 대조군을 두어 통제를 시행한다. 이는 연구 과정에서 생기는 오차를 최소화하는 방법이며 실험군과 대조군의 결과변수의 차이가 실험적 처치로 인한 것인지 판단하는데 필수적 요소이다.

(2) 유사실험연구(Quasi-Experiment Research)

간호학처럼 인간을 대상으로 하는 연구에서는 오차를 최소화하기 위한 완벽한 환경의 통제, 관련 요인들의 인위적 조작 등 순수실험연구를 수행함에 많은 제한이 있다.

유사실험연구는 실험연구의 3가지 기본 요건을 완벽하게 갖추지 못한 연구이다. 인과관계의 검증을 해야 하나 현실적 문제로 3가지 실험요건을 모두 갖춘 순수실험연구가 불가능할 때 흔히 사용된다. 실험연구의 3조건 중 대상자의 무작위 배정 조건이 빠진 경우가 가장 많고 어떤 경우에는 대조군이 없는 연구도 있다. 하지만 독립변수의 조작은 반드시 포함되어야 한다. 무작위 배정의 부재는 실험군과 대조군이 동질한가에 대한 의문을 제기할 수 있다. 따라서 연구자는 인과관계에 혼란을 줄 수 있는 외부 요인을 최대한 통제하여 순수실험연구에 가깝게 접근시키도록 노력해야 한다. 유사실험연구는 간호현장에서 인위적인 통제로 인한 대상자의 불편감을 줄일 수 있고 인간을 대상으로 하는 간호현장을 더 잘 대표할 수 있으며 간호연구의 범위를 확장시킬 수 있다.

2) 비실험연구(Non-experimental Research)

비실험연구는 관찰연구라고 불리며 연구 현상에 대해 알려진 사실이 적을 때 주로 사용한다. 변수를 조작하거나 통제하지 않으며, 주어진 시점에서 설문지 등의 방법을 통해 연구 현상이나 문제에 대한 서술하고 이미 존재하는 관계성을 탐색하는 것이다. 따라서 비실험 연구에서 연구자의 적극적 개입은 줄어들고 연구자는 자연상태에서 변수를 측정하기 때문에 일종의 방관자적 역할을 하게 된다.

(1) 서술적 연구(Descriptive Research)

서술적 연구는 주어진 현 시점에서 관심 현상을 정확하게 기술하고 탐구하는 연구방법이다. 주로 새로운 현상을 기술하고 모집단의 특성을 파악하기 위해 수행한다. 연구자는 서술적 연구를 통해 연구 현상의 개념을 명확히 하고 분류하고 서술할 수 있다. 또한, 서술적 연구는 가설이나 이론을 설정할 때 시작점이 되기도 한다. 서술적 연구는 간호학에서 대상자의 욕구, 대상자의 건강 문제, 간호활동의 내용과 방법, 간호서비스에 대한 태도 등을 확인하고 지식을 발전시키는데 기여하고 있다.

(2) 상관성 연구(Correlation Research)

상관성 연구는 관심 변수들 사이에 상호관계를 체계적으로 탐색하는 연구방법이다.

상관성 연구는 한 번에 독립변수와 종속변수처럼 몇 가지 변수들에만 집중하는 실험연구와 비교하여 단시간 내에 연구 현상과 관련된 많은 수의 상관관계를 파악할 수 있다. 상관성 연구방법은 다음과 같은 특징들이 있다.

① 연구 변수들이 유사한 집단을 대상으로 한 이전의 연구들에서 서로 관련된 것으로 나타났다.

② 연구 변수들 간의 관계를 뒷받침하기 위하여 연구 개념틀이 제안될 수 있다.

③ 연구 변수들 간의 관계를 예측하기 위한 검증된 이론이 없거나 부족하다.

④ 연구 현상과 관련된 변수들은 집단 내에 존재하며, 연구의 여지가 있다.

⑤ 연구 대상자는 모집단을 대표한다.

⑥ 각 변수는 측정 가능한(수량화 가능한) 척도로 측정될 수 있다.

⑦ 연구 변수는 조작 없이(중재 없이) 그대로 측정된다.

상관성 연구에서 도출된 변수들 간의 상관관계는 인과관계 검증을 위한 실험연구의 기초가 될 수 있다.

3) 기타 연구방법

(1) **방법론적 연구** : 연구방법의 향상을 위한 연구로 측정도구의 개발을 위한 연구로 활용된다.

(2) **체계적 고찰 연구(Systematic Review)** : 관심 영역의 연구결과 요약을 목적으로 하나의 구체적 연구 질문을 연구한 다양한 선행 연구를 찾고, 체계적이고 명백한 방법을 사용하여 비평한 후 종합하여 기술하는 것이다. 체계적 문헌고찰의 목표는 가장 최신의 타당한 임상 지식과 중재 효과성에 대한 연구를 보고하는 것으로 임상실무에서 연구결과의 적용 여부에 대한 근거기반 의사결정을 하기 위한 정보를 통합한 형태로 제공하는 것이다. 엄격한 과정을 거쳐 여러 중재 연구를 종합함으로써 그 중재가 유용하다는 근거의 신뢰성 정도를 제공해 주는 연구방법이다.

(3) **메타분석 연구(Meta-analysis)** : 연구목적은 체계적 문헌고찰 연구와 동일하며 연구결과를 합성하는 과정에서 정확한 효과 측정치를 제시하는 연구방법이다.

최근 근거기반의 실무가 강조되며 체계적 문헌고찰과 메타분석 연구가 증가하고 있다. 정확한 효과 측정치를 얻기 위해 동일한 연구설계의 다양한 연구를 합성하고 통계방법을 사용하여 평가한 체계적 연구방법으로 체계적 문헌고찰에서의 통계방법으로 사용된다. 근거기반의 실무와 임상의 의사결정을 위해 최상의 연구결과로 체계적 문헌고찰과 메타분석이 최근 가장 많이 활용되고 있다.

6 양적 연구의 한계

양적 연구는 과학적 연구의 대표적 방법론으로서 인간이 사는 세계를 이해하고 문제를 해결하도록 돕는 강력한 도구이다. 하지만 어떤 연구도 완벽한 방법론은 아니며 한계와 오류의 가능성이 있다. 특히 인간을 다루는 연구 영역에서는 윤리적 문제, 인간의 복잡성으로 인한 문제, 측정의 문제, 연구 상황 통제의 문제 등이 있다.

1) 도덕이나 윤리적 문제

양적 연구는 수량화 할 수 있는 연구문제, 인과관계의 검증에는 매우 효과적이나, 도덕적 가치나 윤리적 문제를 해결하는데 이용할 수 없다. 존엄사를 주제로 한 연구를 생각해보자. 예를 들어 '중환자실 간호사의 존엄사에 대한 인식과 태도 조사'는 양적 연구 주제로 적합하나 '존엄사를 실시하는 것은 옳은가?'라는 문제는 윤리적이며 개인이나 사회의 도덕적 가치에 관한 문제로 과학적 연구로 수행할 수 없다.

2) 인간의 복잡성

인간을 대상으로 한 연구에서는 신체적 현상, 인간의 행동이나 심리적 기능 등을 다룬다. 인간의 행동이나 심리적 기능은 자연 현상과 달리 복잡하고 가변적이므로 예측 불가능한 경우가 많다. 특히 심리적 기능은 신체적 기능과 비교하여 여러 가지 요소에 영향을 받으며 몇 개의 변수로 그 현상을 설명하기가 어렵다. 이러한 인간의 복잡성과 가변성은 연구결과의 해석을 어렵게 할 수 있다.

3) 측정의 문제

인간의 복잡성의 문제는 측정의 문제로 이어진다. 이는 연구 전 과정에서 고려해야 하는 문제이다. 연구자는 관심 현상을 정확하고 신뢰성 있는 수량적 도구로 측정해야 한다. 간호연구 측면에서 혈압, 맥박, 코티졸 농도 등 생리적 변수에 대해서는 정확하고 신뢰성 있는 도구가 많이 개발되어 있지만, 인간의 심리적 특성이나 태도 등 구체화하여 측정하기 어려운 추상적 개념, 측정하기 불가능한 개념들이 많다. 즉, 수량적 도구로 측정하기 어려운 인간의 주관적, 정신적 영역 등에 관한 현상은 양적 연구로 수행하기에 제약이 따른다.

4) 통제의 문제

양적 연구에서 정확한 인과관계의 검증을 위해 연구의 결과에 영향을 미치는 요인들을 통제해야 한다. 통제는 연구 장소의 환경이나 대상자가 중요한 요인으로 작용한다. 작은 실험실에서 수행하는 연구와 학교, 병원 등 인간의 현실 세계를 대상으로 하는 연구에서 실험

환경의 통제 가능성 및 통제의 제약을 생각해보자. 실험실에서의 연구는 환경의 통제와 대상자의 통제가 비교적 쉽다. 하지만 현실 세계의 인간은 예상하지 못한 돌발 상황들이 곳곳에서 생겨나는 환경에서 살고 있고 대상자를 완벽하게 통제하는 것 역시 어렵다. 현실 세계의 인간은 환경의 통제가 어렵고 연구 중 예상하지 못한 상황들이 생겨나 통제를 어렵게 한다. 이러한 통제의 어려움으로 양적 연구의 과정이나 연구결과를 신뢰하는데 제한점이 생길 수 있다.

5) 연구의 일반적 제한점

과학적 연구에서는 확증할 수 있는 근거를 요구한다. 하지만 어떠한 연구도 완전하게 설계되고 수행되지 못하며 모든 연구는 제한점을 가지고 있다. 연구자는 한 개의 연구 수행을 위해 비용, 시간과 노력을 투자하여 가장 적합한 연구방법을 선택하고 철저하게 연구를 수행하였을 것이다. 하지만 한 편의 연구로 연구 현상을 확증하거나 반증할 수는 없다. 확증은 같은 동일한 연구문제에 대한 반복 연구를 통해 얻을 수 있다. 반복된 연구들에서 같은 결과나 비슷한 결과를 얻는다면 그 결과에 대한 신뢰가 증가할 수 있다.

3 단단한 간호연구를 위한 학습문제

1 양적 연구에 대한 설명으로 옳은 것은?

① 귀납적 과정을 거쳐 현실적인 자료에 근거하는 연구방법이다.
② 환경과 상호작용하는 개방적이고 자유의지를 지닌 존재로서 인간을 연구하기 위한 연구방법이다.
③ 가설을 중심으로 가설을 검증하는 연구방식이다.
④ 연구자 스스로가 도구로서 적극적으로 개입한다.

2 양적 연구의 한계점에 대한 설명으로 옳지 않은 것은?

① 완전한 연구설계의 어려움
② 표준화되고 체계적 연구 절차
③ 과정 중심적 탐색
④ 주로 가설 검증이 목적

3 양적 연구로 답을 할 수 없는 것은 무엇인가?

① 존엄사에 대한 간호사의 태도가 임종 환자에 대한 간호사의 돌봄행위에 영향을 미치는가?
② 호스피스환자 가족을 위한 지지적 교육프로그램의 효과
③ 동영상 교육이 대장내시경 대상자의 장 정결 이행에 미치는 효과는 무엇인가?
④ 생명의 의미를 인정하는 범위는 어디까지인가?

4 다음 중 양적 연구에 관한 설명으로 옳지 않은 것은?

① 양적 연구의 초점은 구체적이며 전체를 부분으로 나누어 연구하는 것으로, 연구자는 연구에서 분리되어 있다.
② 양적 연구는 연구에 능동적으로 개입하며 연구결과는 연구자의 가치와 지각에 영향을 받는다.

③ 양적 연구는 연구문제에 영향을 주는 변수를 배제하기 위해 통제를 이용한다.
④ 양적 연구는 자료수집 때 측정도구를 이용하고 통계적 분석을 사용한다.

5 **'서울 지역 여대생들의 영양상태는 어떠한가?'라는 주제로 연구를 수행하려고 한다. 이는 양적 연구의 목적 중 무엇에 해당하는가?**

① 서술 ② 탐색 ③ 설명 ④ 예측과 통제

제 4 장

4

질적 연구의 개념과 구성

1. 질적 연구의 배경
2. 질적 연구의 특성
3. 질적 연구의 목적
4. 질적 연구의 단계별 과정
5. 질적 연구의 종류
6. 질적 연구의 한계
7. 질적 연구의 평가
8. 양적 연구와 질적 연구의 비교

제 4 장

질적 연구의 개념과 구성

학습목표

1. 질적 연구의 기본적 가정을 설명할 수 있다.
2. 질적 연구의 목적 및 특성을 기술할 수 있다.
3. 질적 연구의 단계를 나열할 수 있다.
4. 질적 연구의 종류 및 차이점을 설명할 수 있다.
5. 내러티브 연구방법을 설명할 수 있다.
6. 현상학적 연구방법을 설명할 수 있다.
7. 근거이론 연구방법을 설명할 수 있다.
8. 문화기술적 연구방법을 설명할 수 있다.
9. 포커스그룹 인터뷰 연구방법을 설명할 수 있다.

양적 연구와 질적 연구의 차이를 기술할 수 있다.

주요용어

- 경험세계(empirical world)
- 실재(reality)
- 맥락(context)
- 편이/편견(bias)
- 현장노트(field note)
- 참여 관찰(participant observation)
- 면담(interview)
- 내러티브 연구(narrative research)
- 현상학적 연구 (phenomenological research)
- 생생한 경험(lived experience)
- 근거이론 연구(grounded theory research)
- 상징적 상호주의(symbolic interactionism)
- 문화기술적 연구(ethnography)
- 포커스그룹 인터뷰 (focus group interview)

1 질적 연구(Qualitative Research)의 배경

연구 패러다임의 또 하나의 축은 질적 연구이다. 우리는 앞 장에서 양적 연구에 대해 살펴보았다. 하지만 연구자의 모든 관심 현상과 연구문제가 양적 연구로 답을 얻을 수 없다는 의문이 생길 것이다. 만약 연구자의 관심현상이 자연스러운 상황에서 인간의 경험을 이해하고 그 안에서 현상을 폭 넓게 이해하려는 것이라면 질적 연구가 적당할 것이다. 질적 연구는 양적 연구로 접근할 수 없었던 현상 뒤에 숨겨진 의미를 이해하기 위해 대상자의 주관적 세계를 탐구하는 연구이다. 이 장에서는 질적 연구의 정의를 이해하고 철학적 가정과 특성을 살펴볼 것이다.

1) 질적 연구의 역사적 배경

질적 연구는 경험주의와 논리실증주의를 바탕으로 한 양적 연구방법과 철학적 배경이 다르다. 양적 연구에서 모든 현상을 개량할 수 있고 분석할 수 있다는 객관적 믿음이 있었다. 점차 논리실증주의가 경직된 사고로 현상의 실재를 탐구하는데 방해가 되며, 관찰보다는 지각된 현상을 탐구하고 맥락을 이해해야 한다는 패러다임의 전환이 생겨났다. 질적 연구는 포스트모더니즘, 페미니즘 등 다원적인 철학적 배경을 가지고 있으며, 사회적 현상 또는 인간의 경험을 탐구하는 학문과 연구주제에서 강점을 드러낸다. 1960년대 사회적 소수 그룹을 대상으로 한 연구에서 질적 연구의 강점을 주목하기 시작하였으며, 1970년대 사회학, 인류학 등 인간의 경험, 사회의 복잡성 등의 가치와 맥락을 중요하게 여기는 학문에서 많이 사용되어 왔다. 간호학에서 질적 연구방법은 1970년대에 관심을 가지기 시작했고 1980년대 이후 점차 그 연구가 증가하고 있다.

질적 연구는 인간의 경험을 탐구라는 연구 특성상 한 문장으로 정의 내리기 매우 어렵다. Denzin과 Lincoln은 질적 연구를 자연스러운 상황에서 연구하며 인간의 경험 안에서 현상을 이해하려고 해석하는 것이라고 말했다. Creswell은 질적 연구는 사회, 인간의 문제를 통제하지 않는 자연스러운 상황 속에서 대상자의 경험을 구체적인 그들의 언어를 통해 보고하며 종합적이고 복합적인 연구방법이라고 설명했다. 즉, 질적 연구는 논리실증주의에 반하는 비실증주의적 입장을 연구 전 과정에 일관되게 적용한다. 양적 연구에서 관심 현상을 수량화하여 측정하고 통계적 기법을 사용하여 추론하였다면, 질적 연구에서는 현상을 통제하지 않고 자연스러운 현상의 자료를 수집하고 분석한다. 따라서 비수치적 자료를 사용하고 비통계적 방법으로 분석하여 현상의 실재에 대한 다원주의적 입장을 수용하며, 인간의 경험에 대한 개별적 의미와 본질을 드러내고자 하는 탐구과정이라고 말할 수 있다.

간호학은 환경과 상호작용하는 자유 의지를 지닌 개방적 인간을 다루고 있다. 인간의 경험을 깊이 있게 이해하고 기술하는 질적 연구는 간호학의 좋은 연구 파트너가 될 수 있다. 질적 연구는 간호 대상자인 인간에 대한 총체적 이해, 돌봄의 본질에 접근할 수 있을 것이다.

2) 질적 연구의 철학적 가정

질적 연구방법은 전체론적인 세계관을 기반으로 하며, '실재(reality)란 무엇인가?', '인간이란 어떤 존재인가?'에 대한 연구자의 관점을 밝히고자 하였다. 이에 실재의 본질(nature of reality)에 대해 질적 연구자들은 다음과 같은 신념을 가지고 있다.

- 인간은 여러 주관적 관점들로 각기 다른 실재를 구성하고 있다.
- 다중적이고 복합적인 구조화된 현실이 존재한다.
- 구성요소들은 서로 상호작용적이며 순환적이다.

즉, 인간은 환경과 상호작용하며 그 속에서 자신의 실재를 구성하는 능동적인 존재라는 상징적 상호주의 관점을 지지하며 인간을 안다는 것은 인간의 주관적인 세계를 이해하고 해석하는 것이다.

Creswell은 질적 연구의 철학적 가정을 존재론, 인식론, 가치론, 수사적, 방법론으로 구분하여 설명했다(Creswell, 2003).

존재론적 가정은 실재의 본질에 대한 태도와 관련된다. 실재는 연구 참여자 관점에서 주관적이고 다양하며 매우 복합적이다. 연구자는 다양한 실재를 받아들이고 참여자의 관점에서 그들의 언어를 인용하여 실재를 입증하고 보고할 목적으로 질적 연구를 수행한다.

인식론적 가정은 연구자의 아는 것을 인지하는 방법이자 연구자와 참여자의 관계에 대한 것이다. 질적 연구에서는 연구자는 참여자와 많은 시간을 보내거나 그 현장에서 연구를 수행하며 참여자와의 거리를 좁히고자 노력한다. 참여자와 함께하며 그들의 경험세계를 이해하고 동화되며 더 많은 것을 알 수 있다.

가치론적 가정은 연구의 가치 개입적 특성을 말한다. 연구자들은 참여자들의 경험적 자료를 해석하고 표현함에 있어 연구자 자신의 가치와 편이가 나타남을 인정하고 적극적으로 나타내며 이를 연구자 자신의 자리매김이라고 한다.

수사적 특징은 개인의 목소리를 바탕으로 글쓰기를 하는 질적 연구의 언어적 특성을 말한다. 질적 연구에서 글쓰기는 대개 1인칭 시점을 사용하며(연구 참여자의 관점) 포괄적 용어 대신 참여자가 제공하고 정의한 용어를 중요하게 사용한다.

질적 연구의 방법론은 귀납적 논리를 사용한다. 이는 연구과정이 이론으로부터 체계적 과정을 가지고 하향 전달되는 것이 아니라 맥락 내에서 주제를 연구하고 귀납적으로 드러내는 상향식 설계를 사용하며 연구 질문 등은 자료수집 중 변경, 추가될 수 있다.

2 질적 연구의 특성

질적 연구는 연구 현상을 이해하기 위해 연구 참여자의 경험과 그들이 현상에 부여하는 의미를 이해하고 해석하려는 시도이다. 질적 연구의 특성은 아래와 같다.

1) 연구 상황의 유연성

질적 연구의 연구 과정은 순차적으로 정해져 있는 것이 아니라 유연하며 수정될 수 있다. 양적 연구에서 연구문제를 선정하고 문헌고찰을 수행하고 자료를 수집하고 분석하는 등 미리 정해진 틀과 순서에 따라 순차적이고 선형적으로 연구를 진행한다면 질적 연구에서는 연구 단계들이 서로 상호작용에 의해 유연하게 수정될 수 있다. 예를 들어 심층면담을 통해 연구 현상에 대한 이해가 깊어지면 연구 질문, 연구 장소, 자료수집 방법 등이 수정될 수 있다. 또한 자료수집과 동시에 자료분석이 수행되고 분석된 자료를 바탕으로 그 다음 자료수집의 내용, 방법이 변경될 수 있다.

2) 자연스러운 상황

질적 연구는 연구 현상이 일어나는 세계에서 인간의 행동을 이해하고 그 맥락 안에서 현상의 의미를 구성한다. 인간 행위의 주관성을 탐구해야 하므로 현상이 존재하는 장소에서 참여자와 직접 이야기를 나누고 그 세계에 밀착해서 자료를 수집한다. 연구자는 참여자의 환경을 통제하거나 중재를 제공하지 않고 구조화된 검사나 설문지에 응답하라고 하지 않는다. 비조작적, 비통제적인 자연스러운 상황에서 현상을 연구하고 참여자와 상호작용하며 현상의 사회적 맥락에 주목한다.

3) 다양한 자료 이용

질적 연구는 매우 다양한 자료를 이용한다. 수량화된 측정도구 대신 심층면담이나 참여관찰 등을 통한 언어 자료 수집, 일기나 서류 등 문자 자료 수집, 그림이나 사진 등 영상 자료 등 여러 형태의 자료를 활용한다. 연구자는 다양한 자료를 수집하고 검토하며 현상을 이해하고 현상을 관통하는 주제를 조직할 수 있다. 또한 연구자 자신이 연구의 중요한 도구가 되며 연구자의 능력에 따라 자료수집이나 연구결과의 질이 달라질 수 있다.

4) 상호 주관성

질적 연구에서 주관성은 연구자와 참여자 사이의 상호 주관성이며 인간의 경험과 삶을 이해하는 방식을 의미한다. 인간의 행위는 지각된 세계에 대한 주관성의 표현이므로 경험세계의 이해를 위해서 주관성의 탐구가 중요하다. 내부자인 참여자들의 관점과 외부자인 연구자 관점의 분리를 거부하고 동시에 연구 참여자들의 관점과 그들의 주관적 의미에 초점을 맞춘다. 따라서 질적 연구는 잘 드러나지 않은 집단, 사회적 낙인집단, 특정한 환자집단이나 연구자에게 낯선 현상에 대한 이해와 설명에 유용하다.

5) 과정 중심적

양적 연구에서는 현상간의 인과관계와 그 결과에 주목한다면 질적 연구는 연구 과정이 매우 중요하며 연구결과 역시 연구 과정 중 일부이다. 질적 연구의 과정은 일련의 탐색적 과정으로 인간의 경험은 인간과 환경의 상호작용 속에서 구성되어진다. 따라서 인간의 경험을 바탕으로 한 현상은 매우 복잡하고 지속적으로 변화하며 그 역동적인 과정에 초점을 맞추어야 한다.

6) 귀납적 추론 과정

양적 연구의 연구 방향은 이론으로부터 가설을 만들고 검증하는 연역적 추론 과정이다. 연역적 추론 과정에서 원인과 결과의 값을 구할 수 있지만 발견의 맥락이나 차원은 배제된다. 질적 연구는 이와 반대가 되는 귀납적 추론 과정을 채택한다. 연구 주제가 되는 사건, 과정, 지각 등 많은 사례 속에서 추상적 정보 단위를 자료를 조직화하고 패턴을 발견하고, 카테고리를 구분하고 주제의 특성을 만들고 지식이 발견되는 과정에 있다. 귀납적 추론 과정에서 연구자와 참여자가 상호협력 관계에 있으며 연구 주제를 확정하기 전까지 개념과 주제를 다듬을 수 있는 기회가 있다는 것 역시 양적 연구와 다른 질적 연구의 특성이다.

7) 심층적인 기술

질적 연구는 현상에 대한 일반화보다 현상의 심층적 이해에 관심을 두고 있다. 따라서 질적 연구에서는 충분하고 자세하게 설명하는 풍부한 글쓰기가 요구된다. 글쓰기는 연구결과 또는 발견을 보고하는 것이며 참여자와 자연스러운 환경에서 함께하며 이해한 경험을 표현하는 것이다. 심층적 기술을 위해 연구자는 자료의 분석과 해석 등 연구결과를 단순히 보고하는 것이 아니라 연구 참여자들의 언어를 그대로 인용하는 등 연구 현상에 대해 이해를 높이는 노력이 필요하다. 글쓰기를 통하여 깊이 있는 사고를 할 수 있고 인간 경험의 실재를 볼 수 있는 능력을 단련시킨다.

8) 감정이입적 중립성

양적 연구에서 연구자는 연구대상자로부터 분리되어 있으며 객관성이 강조된다. 하지만 자료를 수집하고 해석하는 과정은 연구자의 가치관이 개입되어 있고, 연구 현상으로부터 연구자의 가치를 배제하고 완벽한 객관적 접근하는 것은 본질적으로 불가능하다. 이러한 이유에서 질적 연구자는 연구의 주관성과 객관성을 이분법적으로 구분하는 것을 거부하고 감정이입적 중립성 확보를 강조한다. 감정이입적 중립성이란 자료를 수집하고 분석하고 결과를 도출함에 있어 편중되지 않음을 뜻한다. 연구자는 감정이입적 중립성을 확보하기 위해 연구 참여자에게 감정 이입하고 그들의 입장에서 경험을 이해하며 동시에 연구자 자신의 직관력과 통찰력을 활용하여 편중되는 결과를 도출하고자 노력하는 것이다.

3 질적 연구의 목적

양적 연구는 연구 현상을 서술 및 설명하고 관련 요인들 간의 인과관계를 규명하여 일반화하는 것을 목적으로 한다. 반면 질적 연구의 목적은 현상을 전체적인 틀 속에서 탐구한다. 질적 연구자들은 스스로 연구도구로서 대상자들의 현상에 부여하는 의미와 현상에 대한 통찰력을 얻을 수 있다. 대상자의 경험 및 견해를 강조하며 자연스러운 환경에서 현상을 이해하는 데 도움을 주며 관심 현상에 대한 개념을 개발하는 것을 목적으로 한다. 질적 연구는 현상에 대한 새로운 관점을 발견하는 것부터 이론 개발까지 다양한 목적으로 수행된다. 대표적인 질적 연구의 목적을 이해하고 어떤 경우에 질적 연구가 필요한지 파악해보자.

1) 잘 알려지지 않은 현상에 대한 서술

질적 연구방법은 잘 알려지지 않은 현상에 대해 자세히 서술하기 위해 사용할 수 있다. 연구자는 심층면담과 현장 노트(field note)를 이용하여 현상에 대한 인간의 경험을 수집하고 내용 분석을 실시한다. 그 결과 잘 알려지지 않았던 현상에 대해 기술하고 개념화할 수 있다. 예를 들어 기존에 잘 알려지지 않았던 베트남 결혼 이민자들의 사회적 지지에 관한 연구를 수행한다면 심층면담과 현장 노트를 활용하여 자료를 수집하고 내용분석 방법으로 분석하여 결혼 이민자들의 사회적 지지를 개념화할 수 있다. 그 결과는 정책 결정, 사회적 결정의 방향을 제시해 줄 수 있다. 또한, 선행 연구가 있더라도 명확하게 입증되지 않은 개념이 있거나 편향된 연구가 있다면 질적 연구를 통해 연구 현상에 대해 다시 개념화해 볼 수 있다.

2) 현상에 대한 새로운 관점 제공

기존에 이미 연구가 된 분야이지만 양적 연구방법으로는 현상에 대한 충분한 설명과 이해하는 것에 한계가 있을 때 질적 연구방법으로 현상의 다른 측면을 볼 수 있다. 특히 객관적 변수로 설명하기 어려운 현상에 관해 질적 연구방법은 새로운 견해를 제공할 수 있다. 잘 알려진 연구로 중년 여성의 폐경에 관한 연구로 설명해보고자 한다(Dickson, 1990). 전통적으로 폐경은 생의학적 모형으로 호르몬과 생식기에 초점을 두었다. 따라서 양적 연구는 호르몬 결핍을 예방하거나 치료하는 중재의 근거가 되었다. 하지만 생의학적 모형으로 폐경을 완전하게 설명하기 어려웠고 Dickson은 폐경의 사회적 관점에 초점을 맞추어 중년 여성의 폐경 전과 폐경 이후의 삶의 경험과 그 맥락을 보고자 노력했다. 그 결과 양적 연구로 설명하기 어려웠던 폐경의 사회적 관점을 조명하여 폐경 연구 분야의 전환점이 되었다.

3) 현상에 대한 민감성 제공

질적 연구자와 연구결과를 읽는 독자들은 개인이나 집단의 경험을 바탕으로 현상에 대해 깊이 있는 이해와 통찰을 할 수 있고 현상에 대한 높은 민감성을 가질 수 있다. 예를 들어 말기 암 환자들이 어떻게 통증 관리를 하고 있는지 규명한 질적 연구가 있다면 연구결과를 통해 간호사들은 통증에 대한 환자의 입장을 잘 이해할 수 있다. 그 결과 간호사들이 암환자의 통증에 대한 높은 민감성을 바탕으로 효과적인 의사소통, 효과적인 중재를 마련하는 등 간호 서비스의 질을 높이는 행위의 변화로 이어질 수 있다.

4) 이론 개발

질적 연구는 연구 현상에 대한 개인들의 경험에 기초하여 개념을 구성한다. 현상의 심층적 기술 과정에서 연구자는 전형적인 예를 제시하거나 일련의 패턴을 발견할 수 있고, 실재로부터 구성된 개념을 바탕으로 이론을 개발할 수 있다. 주로 질적 연구 중 근거이론에서 상징적 상호작용에 근거하여 현상의 심층적 기술을 넘어 기본적 사회심리적 과정을 중심으로 추상적, 분석적 구조의 이론을 개발한다. 질적 연구를 통한 이론의 개발은 현상의 실천을 설명하고 다른 연구자들 및 다음 연구를 위한 연구틀을 제공할 수 있다.

5) 연구도구의 개발

엄격한 의미의 질적 연구의 목적은 아니지만, 현상을 측정하는 도구가 없거나 기존 도구로 연구 현상에 대해 포괄적 측정이 불가능한 경우 양적 연구를 위한 예비연구 단계로서 질적 연구방법을 활용할 수 있다. 질적 연구는 대상자의 경험을 심층적으로 탐구하기 때문에 관심 현상에 대한 다양하고 포괄적인 범주들을 드러낼 수 있고 심층적 이해를 기반으로 한 도구 개발이 가능하다. 연구자는 비구조적 심층면담을 통해 자료를 수집하고, 개념의 속성이나 하위 개념 등 현상에 대한 모든 범주를 포함하는 도구 개발을 개발하게 된다.

4 질적 연구의 단계별 과정

질적 연구는 다양한 철학적 배경과 관점에 따라 연구 과정이 달라질 수 있으며, 연구설계 방법에 있어 하나의 합의된 구조가 없다. 질적 연구는 연구 시작 전 완전한 연구의 틀을 정해 놓고 시작하지 않으며 연구 과정이 한꺼번에 수행되기도 하고 서로 상호 도움을 주기도 하며 연구 중 조정될 수 있다. 이 장에서 질적 연구의 대표적 연구 과정을 소개하고자 한다.

1) 현장연구(Field research) 전 단계

질적 연구는 주로 문제나 현상을 탐색할 필요가 있을 때, 현상에 대한 복합적이고 상세한 이해가 필요할 때 수행할 수 있다. 우리는 수많은 간호 현상 중 어디에서 질적 연구 주제를 발견할 수 있을 것인가? 대상자, 대상자와 간호사, 간호사와 간호사 등 심층적 이해가 필요한 모든 인간의 경험이 질적 연구 주제가 된다. 수량화할 수 없는 인간의 경험으로서 발달이나 질병 등 위기에 대한 적응 경험, 돌봄 과정, 사회적 소수집단이나 특수한 문화집단의 경험, 의사결정 과정, 사회적 상호작용 등 침묵하고 있는 목소리에 대해 탐구하고자 할 때 질적 연구가 적합하다. 또한 이미 연구가 된 분야라도 다른 측면을 확인할 수 있다. 관심 현상이 결정되면 연구 현장으로 들어가기에 앞서 관련 문헌고찰, 이론을 통해 관련 지식을 얻게 된다. 양적 연구와 달리 질적 연구에서 선행 문헌고찰은 편견의 위험으로 주의를 요한다. 연구자가 어느 정도 사전 지식을 가지고 있는 것이 대상자의 선정, 연구 질문 구성, 대상자의 이해와 연구 시작에 유용하다는 관점이 있다. 하지만, 선행연구에 몰입하면 연구자의 선지식이 편견으로 작용하여 자료수집과 자료분석 단계에서 큰 방해로 작용한다.

2) 연구의 도입

연구 도입단계에서 앞서 결정한 관심 현상을 보다 구체적이고 합당한 연구문제와 연구 목적으로 기술한다. 또한, 연구 시작 시점부터 결과 보고 때까지 현상에 대한 이론적이나 경험적 준거 체계로부터 도출된 연구자의 관점을 분명히 해야 한다. 연구자는 연구 시작 전에 연구자가 소속된 기관이나 연구가 시행될 기관의 허가를 받아야 한다.

3) 연구방법

(1) 질적 연구자 되기

질적 연구에서 연구자는 가장 중요한 연구도구이며, 연구자의 능력에 따라 연구의 질이 결정된다. 질적 연구의 근간이 되는 철학에 대한 이해, 연구 현상에 대한 깊은 지식과 애정, 공감 능력, 직관력, 글쓰기 능력 등이 요구된다. 또한, 연구도구인 연구자 자신의 가치관, 세계관 등에 대해서 성찰할 필요가 있다. 따라서 질적 연구를 수행하는 과정에서 많은 훈련이 필요하다. 형식화된 훈련은 없으나 초보 질적 연구자는 관련 수업이나 학회에 참가하여 이론적 지식을 쌓고, 공동연구에 참여하며 연구 전 과정을 관찰하고 모방하며 점차 숙련될 수 있다.

(2) 연구 참여자 선정

질적 연구는 양적 연구의 참여자 선정과 비교하였을때 무작위 배정을 이용하지 않으며 상대적으로 적은 수의 대상자가 연구에 참여한다. 질적 연구의 참여자는 탐구 현상을 경험한 연구 목적에 적합한 대상자를 선정해야 한다. 연구자는 연구 현상에 대한 풍부한 경험을 갖추고 분명한 표현으로 이야기 할 수 있는 가장 좋은 대상자들을 세심하게 선정해야 한다. 또한, 연구를 함께 만들어 나갈 적극성과 연구에 자발적으로 참여할 의사가 있는 사람이어야 한다.

질적 연구의 참여자 수는 양적 연구보다 작은 표본 수를 집중적으로 연구하지만, 연구 시작 전에 표본의 수가 완전히 결정되는 것은 아니다. 연구가 진행되며 자료수집의 양과 질에 따라 결정된다. 질적 연구에서 흔히 사용하는 표집 방법은 다음과 같다.

① 이론적 표출(theoretical sampling) : 목적적 표출(purposive sampling)과 유사한 의미로 연구 현상을 가장 잘 표현해 줄 수 있는 대상자를 연구목적에 맞게 표집하는 방법이다. 이 방법은 근거 이론에서 많이 사용되는데 이론 개발을 목적으로 자료를 수집하고 분석하게 된다.

② 임의 표출(convenience sampling) : 연구자가 쉽게 접근할 수 있는 대상자를 선정하는 방법으로 친구, 동료, 학생 등이 포함될 수 있다. 이 방법은 대상자를 쉽게 구할 수 있

다는 장점은 있지만, 대상자의 경험의 내용이 제한적일 수 있다.

③ **눈덩이 표출**(snowball sampling) : 작은 눈덩이를 굴리면 점점 커지는 것처럼 한 사람의 참여자가 다른 참여자를 소개해주는 방식이다. 이 표출 방법은 대상자의 규모가 작으며 쉽게 드러나지 않은 희귀병 환자, 마약 중독자, 에이즈 환자, 동성애자 등 사회적 낙인이 있는 집단의 경우 유용한 방식이다.

(3) 자료수집 범위 및 장소 결정

자료수집 단계는 연구 자료의 수집 범위의 결정, 연구 장소 선정, 다양한 방법으로 자료수집을 수행하게 되는 과정이다. 자료수집의 범위는 연구 현상을 주의 깊게 바라보고 어느 수준까지 어떤 범위로 탐색할지 결정해야 한다. 현상을 가장 풍부하고 심층적으로 드러낼 수 있되 현실적인 접근 가능성을 고려해야 한다. 연구의 장소는 연구목적에 맞게 결정하게 된다.

(4) 자료수집 방법 결정

질적 연구는 면담, 참여관찰, 문서, 일기, 사진, 그림, 청각 자료, 비디오 등 매우 다양한 자료수집 방법을 활용할 수 있다. 질적 연구에서 가장 흔하게 사용하는 자료수집 방법은 면담법이고 인류학이나 사회학에서 장기간 대상자의 삶과 문화를 관찰하기 위해 활용하는 방법은 참여관찰이다. 자료수집 유형에 대해 논의할 때는 자료의 형태가 구체적이어야 하고, 각 유형의 특징을 알고 결정해야 한다.

① 면담(interview)

면담은 질적 연구에서 가장 흔하게 사용되는 자료수집 방법이다. 질적 연구를 위한 면담은 연구자가 개인 참여자의 경험세계에 대한 정보를 얻기 위해 목적을 지닌 질문을 통해 대화를 심층적으로 이끌어나가는 것을 말한다. 면담 질문이 얼마나 구체적인가에 따라 구조화(구체적 면담 질문을 준비하고 수행하는 면담), 반구조화, 비구조화 면담으로 구분될 수 있다. 반구조화된 면담은 연구자가 질문할 내용들을 거의 알고 있지만 답변을 예측할 수 없는 경우에 활용된다. 주제 영역의 질문을 미리 그려보고 적절한 순서로 열거한 후 개방적 질문을 활용하여 연속적으로 질문한다. 비구조화된 면담은 연구자가 그 주제에 대해서 알고 있는 내용이 거의 없고 면담하면서 그 주제에 관해서 배우게 되는 경우 사용할 수 있다. 연구자는 계획된 질문을 할 수 없고 참여자의 이야기를 집중해서 듣는 것이 중요하다. 또한, 면담 시 참여하는 인원에 따라 개별 면담과 포커스그룹 인터뷰로 구분될 수 있다.

면담의 과정을 살펴보자. 면담 시작 전 연구자는 연구 전반에 관하여 참여자에게 설명하고 서면 동의서를 받는다. 연구자는 면담의 기록을 위해 녹음 또는 녹화를 할 수 있다. 이 경우 연구 참여자에게 녹음의 목적을 자세히 설명하고 사전에 허락을 받아야 한다. 면담 시간은 고정된 것은 아니나 1회에 약 60분~120분 정도로 한다. 성공적 면담을 위해 면담 순서를 미리 계획하고 질문을 정리해보거나 보조 자료로 중요한 사항들을 메모하는 것도 도움이 된다. 또 참여자에게도 면담 일정 및 소요되는 시간 등을 미리 알려 주어 일상생활에 방해가 되지 않도록 배려한다. 면담지침은 고정적인 것이 아니므로 대상자의 진술에 따라서 면담을 진행한다. 대게 편안하고 일상적인 주제로 질문을 시작하고 점차적으로 탐구현상에 초점 맞춰진 질문을 한다. 연구자는 참여자가 편안한 분위기에서 이야기 할 수 있는 조용한 장소를 마련하고 경청하는 자세가 요구된다. 대상자의 면담시 연구자의 판단을 중지하고 참여자의 이야기를 듣는 것이 중요하다. 면담시 연구자가 원하는 대답을 유도하거나 방향을 미리 정하고 질문하지 않도록 주의해야 한다.

② 참여관찰(participant observation)

참여관찰은 인류학에서는 특정 문화를 가진 지역, 사회학에서는 특정 집단의 삶과 문화를 관찰하고 기록하는 방법이다. 연구자는 대상자가 있는 그 문화의 현장으로 들어가 비교적 장시간 동안 관찰하는데 처음에는 문화에 익숙해지기 위해 서술적 관찰 시간을 가진다. 이후 관심 현상에 초점을 두고 관찰하게 된다. 초점 관찰을 통해 연구자는 중요한 의미를 지닌 부분과 부족한 부분을 파악한다. 이 부족한 점을 심층적으로 추가 관찰하게 된다. 관찰한 내용은 현장 노트로 기록하고 필요하다면 녹화나 사진 촬영을 할 수 있다. 기록 시 몇 가지 주의점이 있다. 우선 기록에 사용된 표현이 연구자, 대상자, 학술적인 것인지 언어적 확인을 해야 한다. 두 번째로 연구자의 주관적 판단을 배제하고 관찰한 현실을 충실하게 기록해야 한다. 마지막으로 추상적인 표현보다는 구체적인 표현으로 기록해야 한다.

(5) 자료분석

질적 연구에서 연구자의 역량이 가장 필요한 절차는 바로 자료분석이다. 연구자가 질적 연구의 가장 강력한 수집도구이자 분석도구이다. 분석의 목적은 연구문제에 대한 의미를 찾고 의미를 간결하게 제시하여 연구결과가 주관적인 것에 머무르는 것이 아니라 사회적으로 공유될 수 있도록 과학적 해석을 하는 것이다. 분석을 위해 기본적으로 자료를 이해하는 능력이 필요하다. 자료를 여러 번 읽고, 자료를 이해하고, 자료의 의미를 해석해나간다. 이 과정에서 연구자는 성찰, 비교, 창조성의 과정을 거친다. 성찰은 괄호치기(bracketing)라고 불린다. 이는 연구자가 가진 편견, 기존 지식, 가정을 인식하고 이에 대해 괄호치기를 하여 연구자료를 비평적으로 바라볼 수 있도록 하는 과정이다. 비교는 자료에서 나타난 연구 현상을 가장 잘 설명해주는 주제나 패턴을 찾을 때 개념의 유사점과 차이점을 찾아내고자 비교하는 노력을 말한다. 창조성은 연구자료에서 적절한 의미를 발견하는 과정에서 요구되는 연구자의 자질을 말한다. 이 모든 과정에서 참여자의 관점에서 자료가 말하는 것이 무엇인지 파악고자 하는 이론적 민감성이 필수적이다.

자료분석은 자료수집과 동시에 일어나며 자료수집 후 보다 정밀하게 자료분석에 돌입하게 된다. 질적 연구의 분석 방법은 포괄적 분석 방법을 따르기도 하고 연구의 종류에 따라 다른 분석 방법을 선택하기도 한다. 다음은 질적연구의 포괄적 자료분석 단계이다.

① 필사된 면담 내용을 반복적으로 들으며 내용을 숙지한다.
② 면담에서 가장 중요한 진술을 확인하여 코딩작업을 하고 일차적인 범주를 만든다.
③ 범주에 속하는 자료들을 검토하면서 범주를 수정한다.
④ 범주의 주된 중심의미를 확인하고 이름을 붙인다.
⑤ 중심의미를 통합하고 재구성한다.
⑥ 하나의 스토리로 구성하거나 이론을 만들고 질적인 글쓰기를 한다.

(6) 신뢰도, 타당도, 일반화

양적 연구와 질적 연구의 신뢰도와 타당도, 일반화의 개념은 다르다. 질적 연구의 타당도 평가는 특정 절차에 따라 연구결과물의 정확성을 평가하는 것이다. Gibbs(2007)가 제시한 아래의 절차에 따라 자신의 연구 방법이 다른 연구에서도 일관성 있을 수 있도록 주의를 기울이면 연구의 신뢰성을 높일 수 있다.

① 연구자료의 전사 시 오타나 의미가 다른 부분이 있는지 전사 자료를 면밀히 검토한다.
② 코딩과정에서 의미가 변하지 않도록 주의해야 한다. 이를 위해 코드와 각 코드가 의미하는 바를 메모하고 전사된 자료와 코드를 끊임없이 비교한다.
③ 공동 연구의 경우 팀원들과 주기적으로 소통해야 한다. 또한, 자료수집 직후 디브리핑을 하고 자료분석 시 논의하여 코딩 과정에서 충분한 의사소통을 해야 한다.

질적 연구에서의 타당도는 결과물을 연구자, 연구 참여자의 관점에서 정확성을 판단하는 것이다. 질적 연구는 일반화 보다 특수성의 개념을 다룬다. 질적연구의 목적은 일반화가 아니며 일반화 개념은 질적연구에서 연구 대상자, 연구 현장 등 연구를 한정하는 방식으로 활용된다.

4) 질적인 글쓰기

질적 연구결과는 자료를 통해 기술하고 주제를 전개하는 것이다. 연구자들은 참여자들의 다양한 관점 및 현장이나 개인에 대한 구체적인 서술을 담아서 기술하고 주제를 전개한다. 질적 전략을 활용함으로써 이 결과를 가지고 개인적 삶에 대한 연대기적 내러티브(내러티브 연구), 그 개인의 경험에 대한 구체적 기술(현상학), 자료를 이용하여 이론 구축하기(근거이론), 문화를 공유하는 집단에 대한 구체적 묘사(문화기술지 연구)를 할 수 있다.

5 질적 연구의 종류

대표적인 질적 연구방법에는 내러티브, 현상학, 근거이론, 문화기술지, 사례연구 등이 있다. 다양한 질적 연구방법은 귀납적 연구과정을 거친다는 공통점을 가지지만 연구과정, 자료분석 및 연구결과 기술에 분명한 차이가 있다(Creswell, 2007). 각 방법을 선택할 때 연구주제와 연구자가 얻고자 하는 목적에 따라 그 방법을 선택할 수 있다(표 4-1).

1) 내러티브 연구(Narrative Research)

내러티브 연구는 전체 이야기의 흐름에 초점을 두어 연대기적으로 연결된 개인의 삶에서 일어나는 사건들을 탐구하는 것이다. 대상자는 1명이 되거나 1명 이상의 개인의 삶에 대해 시간 순으로 진술하고 개인의 삶으로부터 도출된 관점과 연구자의 삶으로부터 나온 관점을 더해 이야기로 결합한다. 내러티브 연구의 전제는 사람들은 대부분 이야기의 구성, 재구성, 이야기함으로써 자신의 세계를 효과적으로 이해할 수 있고 그 의미를 전달하는 것이다. 따라서 내러티브 연구에서는 이야기를 분해하지 않는다.

표 4-1 질적 연구 전략 비교

구분	내러티브 연구	현상학적 연구	근거이론 연구	문화기술지 연구
초점	개인의 일생을 탐구	경험의 본질을 이해	기본사회심리적 속성으로서 현상을 기술	문화적 공유집단을 기술하고 해석
배경	페미니즘 비판이론	실존주의적 현상학	사회과학 상징적 상호작용주의	사회과학 인류학
자료수집	심층면담, 문서	심층면담	심층면담, 참여관찰	심층면담, 참여관찰
자료분석	이야기 발현	현상학적 주제 발견	반복적 비교분석법과 질문	대조법
글쓰기	개인 삶에 대한 자세한 묘사	현상학적 글쓰기	핵심변수 드러내고 이론 생성	심층기술

(1) 연구문제

핵심질문은 '이야기가 생성된 생활과 문화를 이해하고 설명하기 위해 어떻게 해석될 수 있는가?', '이 내러티브는 이야기를 만든 사람이나 세상에 관하여 무엇을 드러내주고 있는가?'이다.

(2) 연구방법과 자료수집

내러티브 연구 절차는 내러티브 연구에 적합한 연구문제의 결정, 한명 이상의 내러티브를 가진 사람을 선택, 이야기들의 맥락에 대한 정보수집, 이야기의 분석 과정으로 구분할 수 있다. 내러티브 연구를 위한 자료는 참여관찰, 대화와 개방적 면담, 다양한 종류의 문서, 사진, 영상, 그림, 자서전적인 글쓰기, 편지 등을 개인의 일대기를 설명할 수 있는 매우 다양한 자료를 활용할 수 있다. 연구자는 이 과정에서 개인을 관찰하거나 현장 노트를 기록할 수 있다. 개인의 일대기를 시간 순서대로 다루기 때문에 자료를 한눈에 볼 수 있게 요약하는 것이 매우 어렵고 자료의 요약을 권장하지 않는다. 내러티브 연구에서는 주요인물, 장소, 사건들을 다양하고 자세하게 묘사하여 연구 전반에 대한 감각을 가지고 맥락을 이해할 수 있도록 도움을 주는 것이 필요하다.

(3) 자료분석

연구자는 연구 참여자들의 이야기를 수집하고 분석한 후 이를 다시 이해할 수 있는 틀로 재구성(다시 이야기함)해야 한다. 연구 참여자들은 종종 자신의 이야기를 연대기적 순서로 말하지 않는다. 따라서 연구자료인 이야기를 몇 가지 큰 틀로 재조직해야한다. 이야기의 주요 요소인 시간, 장면, 장소 및 구조들을 틀로 삼아 연대기적 순서대로 재조직할 수 있다. 이야기의 재구성에 연구자의 중요한 역할은 틀 간의 인과적 연결을 마련하는 것이다.

2) 현상학적 연구(Phenomenology Research)

현상학이란 관심 있는 현상의 구조 및 근원을 탐구하는 연구방법이자 철학으로서 독일의 철학자 후설(Edmund Hussel)에 의해 제창되고 하이데거(Martin Heidegger), 퐁티(Merlearu Ponty) 등에 의해 알려졌다. 인간 경험에 대한 분석을 통해 그 경험의 의미를 귀납적으로 도출하는 연구방법으로 현상학의 중심에는 계속 진화해 나가는 존재로서의 인간과 인간의 경험의 의미에 대한 관심이 있다. 현상학은 인간의 행위를 가설을 세우고 검증하는 양적 연구의 접근으로는 인간의 경험 세계를 온전히 이해할 수 없기에 인간의 경험의 의미에 관심을 두고 '사태 자체로(zu den Sachen selbst)' 되돌아 가는데 중점을 두고 있다. 이는 이론적 세계가 아니라 경험적 세계를 의미하며 인간이 살아가며 경험하는 다양한 현상을 체험하고 살아가고 있으며 그 일상적인 세계로 되돌아 가자는 것을 의미한다. 연구자는 참여자들이 체험한 현상의 본질과 구조가 무엇인지에 대한 연구질문을 던지고 현상학적 환원을 통해 경험의 본질과 구조를 밝혀내고 기술한다. 인간에 대해 관심을 갖고 이해하고자 하는 간호학의 목적은 '사태 자체로'를 추구하는 현상학의 목적과 그 맥락을 같이한다. 현상학의 사태 자체는 간호학에서 강조하는 대상의 주관적 감정, 지각에 대한 개인의 반응인 경험세계로 돌아가는 것을 의미한다. 간호학에 다루는 현상학은 응용현상학의 한 축으로 분류되며, 양적 연구에서 소외되었거나 그 구조가 드러나지 않은 인간의 경험과 행동의 의미를 찾고 간호의 메타 패러다임의 실체에 대해 이해하고 간호사와 대상자의 관계를 이해하는데 도움을 주는 연구방법으로 활용될 수 있다. 현상학은 해석적 현상학과 기술적 현상학으로 구분할 수 있다.

(1) 연구문제

현상학은 대상자의 생생한 경험(lived experience)의 세계를 발견하고 서술하는 것이며, 핵심 질문은 '현상에 관한 개인 또는 집단의 의미, 구조, 본질은 무엇인가?'이다. 연구자는 현상을 확인하고 현상학적 질문을 형성한다. 구체적으로 '현상과 관련하여 경험한 것은 무엇인가? ', '경험에 영향을 준 전형적 상황이나 맥락은 무엇인가?' 등의 연구 질문을 구성한다.

(2) 대상자

현상학자들은 현상과 관련하여 무엇을 경험하였는지 파악하고자 한다. 따라서 연구문제를 경험하고 자신들의 경험을 잘 표현해줄 수 있는 참여자를 선정해야 한다. 참여자 수는 탐구 현상에 따라 달라진다. 즉, 참여자들이 공통적으로 동일하고 구체적인 체험을 하였다면 대상자 수는 적을 것이고 다양한 체험을 표현한다면 참여자 수는 늘어날 수 있다.

(3) 자료수집과 분석

현상학적 연구는 연구 대상자의 경험을 자세히 묘사함으로써 관심 현상에 대한 인간 경험의 본질을 확인하는 연구방법이다. 탐구 주제에 대한 해답은 주로 심층면담을 통해 수집하는 참여자의 이야기 속에 담겨 있다. 자료분석은 기본적으로 주제 분석 과정이며 조금씩 불필요한 특성을 삭제해 나가며 본질을 찾아내는 과정이다. 참여자들이 들려주는 현상에 대한 의미있는 진술을 인용문으로 강조하며 베일에 가려진 탐구현장의 본질을 밝혀주는 의미있는 이야기를 찾아낸다. 후설은 현상적 연구자에게 참여자의 순수한 경험을 이해하기 위해 연구자는 연구 현상을 가로막는 것들로부터 거리를 두고 선입견을 배제하기 위해 판단중지(bracketing)와 현상학적 본질을 파악하기 위한 본질적 영역을 직시할 수 있는 절차인 현상학적 환원(reduction)이 요구된다고 했다. 판단정지와 환원을 통해 현상의 본질을 놓치지 않고 경험을 바라볼 수 있다.

3) 근거이론 연구(Grounded Theory Research)

근거이론은 경험의 세계로부터 귀납적 방법으로 이론을 개발하는 연구방법으로 사회학자인 글레이저(Glaser)와 스트라우스(Strauss)의 1967년 '죽음'이라는 주제에 대한 협동 작업에서 시작되었다(Glaser & Strauss, 1966; Glaser & Strauss, 2009). 근거이론 방법은 사회적 현상에 대한 이론을 생성함으로써 인간 행동의 본질을 이해하기 위한 것으로 '상징적 상호주의(symbolic interactionism)'의 영향을 받은 질적 연구이다. 상징적 상호주의는 인간이 어떻게 실재를 규정하며 인간의 신념이 그들의 행동과 어떤 연관이 있는지를 상징에 초점을 두어 파악한다. 근거이론에서 인간은 의미 있는 방식으로 세계와 상호작용하는 존재이므로 개인의 삶이 주변의 환경과 어떻게 조화를 이루는지 이해하는 것이 중요하다. 즉 근거이론은 인간의 상호작용 내에 존재하는 사회적, 심리적 과정을 탐색하고 현상에 대한 이론을 생성함으로써 인간행동을 이해하고자 한다(Smith and Biley 1997).

근거이론의 주요한 특성은 다음과 같다. 첫째는 이론적 민감성으로 연구하고자 하는 현상에 대한 사전 지식, 경험, 인식 등에 기초하여 자료를 효과적으로 파악하고 분석하는 연구자의 자질을 의미한다. 둘째는 이론적 표본 추출로 목적적 표본 추출 방법은 연구의 초기 자료 분석에서 나온 범주를 중심으로 다음 대상자를 뽑는 것이다. 세 번째인 지속적 비교분석 방법은 자료 분석 시 기본이 되는 분석방법으로 자료로 끊임없이 되돌아와서 해석을 점검하고 새로운 자료를 모으는 과정을 의미한다. 즉 자료수집과 분석을 순환적, 지속적으로 수행하는 것이다. 네 번째는 이론적 메모로 연구자는 연구를 수행하는 동안 끊임없이 연구 내용을 생각하며 떠오르는 아이디어, 코드와 코드 간의 관계, 관련 상황에 대해 메모로 기록해 두는 것으로 일종의 연구자와 자료의 내적 대화이다.

(1) 연구문제

근거이론은 현상을 하나의 과정으로 설명하는 이론이 없을 때 적절한 연구방법이다. 핵심질문은 '관찰된 것을 설명하기 위한 체계적인 비교분석을 통해 어떠한 근거이론이 생성되는가?'로 사회적 상황에서 사람들이 상호작용을 통해 어떻게 공통된 의미를 형성해 나가는지 과정을 파악하고 인간 행위에 대한 설명적 이론을 만들어 나간다.

(2) 연구방법과 자료수집

스트라우스는 근거이론을 행동, 과정, 상호작용 등에 대한 분석적 구조인 이론을 생성하거나 발견하고자 하는 것이며 체계적 절차가 있다고 설명했다. 근거이론 연구 절차는 초기 문헌고찰, 연구 주제 선정, 이론적 민감성 키우기, 관찰, 자료수집, 수집된 자료의 체계화, 연구결과로서의 근거이론 서술, 논의를 위한 문헌고찰로 구성한다. 따라서 근거이론은 질적 연구이면서 동시에 양적인 요소를 가지고 있다. 근거이론 연구에서 중요한 방법론적 기술은 모든 자료들을 다른 모든 자료들과 비교하는 일정한 비교 과정이다.

근거이론에서 문헌고찰 과정은 매우 중요하다. 우리에게 익숙한 양적 연구의 문헌고찰과 차이가 있다. 근거이론에서는 이미 알려진 변수들의 이론적 민감성을 높이고자 선행문헌고찰을 실시한다. 근거이론에서 표집은 이론적 표집(theoretical sampling)방법을 사용한다. 선행 심층면담의 자료분석에 기초하여 다음에 어떤 자료를 어디에서 수집할지 결정되므로 근거이론에서 자료수집과 분석은 동시에 일어나며 선계획이 불가능하다. 자료는 이론적 포화(theoretical saturation) 시점까지 수집된다. 이론적 포화란 자료로부터 더 이상 새로운 개념이나 범주가 발견되지 않으며 범주간의 관계가 잘 구축되었을 때 범주들이 이론적 포화되었다고 말한다. 이론적 포화가 되면 자료수집이 종료된다.

(3) 자료분석

근거이론의 분석 과정은 여러 단계를 거쳐 수집된 자료를 코딩하고 분류하여 범주를 정하고 상호 관련성을 이어나간다. 스트라우스와 코빈은 개방코딩(open coding), 축코딩(axial coding), 선택코딩(selective coding)에 걸친 3단계 자료 분석 방법을 제시하였다.

첫째, 개방코딩(open coding)은 자료를 세밀하게 분리하고 검토하여 개념(concept)을 발견하고 유사한 내용끼리 묶어 범주화하는 이론 구축의 첫 단계로 자료수집과 동시에 시작된다. 이 단계에서 연구자는 녹취록을 정독하며 대상자가 경험한 것을 이해하는데 초점을 둔다. 연구 참여자의 면접 내용을 문서화하고 단어의 의미를 해석하도록 하나의 분석단위로 추출하는 과정이다.

둘째, 축코딩(axial coding; 연결코딩)은 개방코딩을 통해 이름 붙인 범주들을 축으로 연결시키고 범주들 간의 관련성과 복잡성을 설명하는 과정이다. 범주들 간의 관계를 파악하는 틀로 인과적 조건(causal condition), 중심현상(phenomenon), 맥락적 조건(context condition), 중재적 조건(intervening condition), 작용 · 상호작용 전략(action · interaction strategies), 결과(consequence)라는 패러다임 모형으로 설명되고 있다(Corbin & Strauss, 2008). 패러다임 모형에 의한 분석은 중심 현상과 그 현상을 둘러싼 다양한 맥락 그리고 현상의 결과를 논리적으로 통합시켜 현상의 심층적인 본질을 파악하게 해준다. 인과적 조건은 특정 현상의 발생에 영향을 미치는 사건이나 중심현상의 원인으로 설명되며, 중심현상은 어떤 작용 · 상호작용에 의해 다루어지고 조절되는 중심 생각(idea)이나 사건들이다. 맥락적 조건은 현상의 속성들로 작용 · 상호작용 전략을 조절하고 수행하며 특정 현상에 대응하는 구체적 조건으로 중심현상에 영향을 주는 것이다. 중재적 조건은 어떤 현상에 속하는 구조적이고 광범위한 전후 관계로 맥락적 조건에서 사용한 작용 · 상호작용 전략에 영향을 미치는 광범위한 상황을 의미하며 인과적 조건의 영향을 완화 및 변화시키는 요인을 의미한다. 작용 · 상호작용 전략은 현상에 대처하거나 현상을 다루기 위한 의도적 행위나 행동 전략들을 의미한다. 결과는 작용 · 상호작용 전략에 의해 발생한 결과물로 결과는 다시 상황이나 맥락의 매개요인이 되어 작용 · 상호작용 전략에 영향을 준다.

셋째, 선택코딩(selective coding)은 모든 범주들 사이의 관계를 정리하여 통합하는 과정으로 많은 범주들 사이에 현상을 가장 잘 설명할 수 있는 핵심범주를 찾아낸 후 이론적 틀로 정교하게 발전시키는 과정이다. 핵심범주는 연구가 나타내는 주제이며 다른 주요 범주들은 이 핵심범주와 관련되어야 한다. 선택 코딩을 통해 시간이 지남에 따라 전개되는 작용·상호작용의 연결된 의미의 과정을 분석하여 근거 이론적 분석의 본질을 파악할 수 있을 것이다.

4) 문화기술적 연구(Ethnography Research)

문화기술지는 인류학에 근간을 두며 문화 공유 집단의 행동, 가치, 신념, 상호작용의 의미들을 연구한다. 문화기술지에서 관심을 두는 문화는 새롭거나 잘 알려지지 않은 문화집단과 관련되며 연구자들의 문화적 시각을 넘어 새로운 시각을 도출할 수 있다. 연구자는 대상자들의 삶에 들어가 인간의 관점과 삶과의 관계를 파악하고 생생한 세계관을 느끼며 사람들이 무엇을 하고 왜 하는지를 이해하고 기술한다. 연구자는 관찰과 면담을 통해 장시간에 걸쳐 통제되지 않는 자연스러운 상황에 있는 문화 집단을 탐구한다. 따라서 연구과정은 유연하고 문화적 맥락을 잘 이해할 수 있다. 문화기술지에서 활용하는 연구자의 연구 접근 방법은 내부자적(emic) 관점과 외부자적(etic) 관점이 있다. 내부자적 관점(emic approach)은 연구의 참여자가 자신의 문화를 어떻게 개념화 하는가를 파악하는 것이다. 문화에 대한 지식은 문화 내 사는 사람들의 언어와 사물의 의미를 부여하는 방식은 자신이 속한 문화에 내재 되어 있다는 것이다. 연구자는 참여자의 문화에 대해 배우는 사람의 관점으로 해당 문화에 대해 전문가로서 참여자가 제공하는 정보를 보고 들으며 참여자의 삶에 대해 심층적으로 기술하고 참여자가 정의한 사물과 문화에 가깝게 의미와 범주를 찾아간다. 반면 외부자적 관점(etic approach)은 연구 참여자의 행동을 집중적으로 관찰하며 외부자인 연구자의 관점에서 의미 있는 범주와 의미를 부여하여 문화에 대해 파악하는 것이다. 외부자적 관점의 기본 가정은 연구 참여자들은 자신의 문화에 대한 지식과 행동의 사회적 의미를 충분하게 인식하지 못하고 있다는 점이다. 따라서 내부자인 연구 참여자의 지식은 전체의 일부분이며 모호하다는 점이다. 외부자적 관점에서의 연구자는 연구 참여자의 지식과 사회적 행위의 의미를 그대로 활용하기보다 적절하다고 판단되는 규칙 및 범주를 활용하여 행동 패턴을 분석하고 문화적 사건에 대해 정확하게 파악하고자 한다. 문화기술지 연구방법에는 비교 문화적 방법, 자연과 문화의 상호관계를 고찰하는 방법, 원주민의 관점에서 문화를 연구하는 방법의 세 가지가 있다.

(1) 연구현장 들어가기

문화기술적 연구의 주제와 범위가 설정되었다면 연구의 실제적인 연구수행 단계는 연구자가 현장에 발을 들이는 순간 시작된다.

(2) 연구문제

문화기술적 연구의 핵심 질문은 '이 집단 사람들의 문화는 무엇인가?', '문화가 어떻게 그들의 관점과 행동을 설명하는가?'이다. 구체적 질문으로 '이 상황에서 무엇이 일어났는가?', '이러한 행동의 개인적 또는 집단적 의미는 무엇인가?', '그것이 문화 안에서 어떻게 해석되는가?', '이 상황 속의 사건들은 다른 문화의 사건과 어떻게 관련되어 있는가?', '상황 변화에 따라 일상적 삶의 방식은 어떻게 변화하는가?' 등을 질문한다.

(3) 자료수집과 분석

연구자는 문화에 대한 기초지식을 얻기 위해 문헌고찰을 하고 질문을 구성한다. 질문에 따라 자료수집이 시작된다. 자료수집은 참여관찰, 면담, 관련문서 검토 등을 통해 얻는다. 면담은 그룹 또는 개별 심층면담을 수행하며 좋은 정보제공자는 문화에 정통하고 현재 그 문화에 관여하고 있으며 충분히 면담할 시간이 있는 사람이어야 한다. 너무 분석적이고 정형화된 사고를 하는 사람은 면담 대상자로 적절하지 않다. 또한 이 문화와 관련한 중요한 정보제공자가 누구인지 파악하고 반드시 면담해야 한다. 문화기술적 연구의 자료분석은 연구자에 따라 조금씩 차이가 있지만 공통적으로 현장노트와 면담을 코딩하고, 패턴을 규명하기 위해 분류하고, 구성과 이론들을 일반화하고, 개인적 성찰과 통찰을 기록하며 수행된다.

5) 질적 연구로서의 포커스그룹 인터뷰(Focus Group Interview)

포커스그룹 인터뷰는 마케팅, 사회과학 분야에서 정해진 주제에 대해 의견을 수집하는 방법으로 널리 사용되는 연구방법이다. 구체적인 포커스그룹 사용의 목적은 문제 확인, 최선의 방법을 찾는 계획, 원래의 계획을 수행하는 과정에서 정밀한 조정이 요구되는 경우, 추후 연구결과에 대한 지침과 통찰을 얻는데 유용하다. 포커스그룹 인터뷰는 질적 연구의 하나의 연구방법으로 단독으로 사용할 수 있다는 시각과 전통적인 질적 연구방법은 아니며 심층면담, 관찰 등을 수행할 때 보조적 방법 또는 혼합 방법으로 사용되어야 한다는 시각이 있다. 앞선 질적 연구방법과의 가장 큰 차이점은 여러 사람들의 의견을 한 번 또는 단기간에 들을 수 있다는 점과 그룹 내 상호작용을 통해 다양한 의견을 들을 수 있다는 점이다. 명목집단이나 델파이 집단은 그룹 상호작용이 발생하지 않는데 포커스그룹은 그룹 내의 상호작용에 중점을 둔다. 일반적 질적 연구는 연구의 초점이 넓고 대상자의 관점에 의해 연구의 초점이 결정된다면 포커스그룹은 연구자가 초점을 정하고 참석자에게서 이 초점에 대한 의견을 집중적으로 얻으려는 시도이다.

(1) 연구문제

포커스그룹 인터뷰는 잘 모르는 주제에 대한 탐색과 발견, 사람들의 생각과 경험에 대한 맥락적 이해에 적당하다. 따라서 마케팅 분야에서는 주로 생산품에 대한 의견을 수집하며 물건이나 서비스를 향상 목적으로 활용되었다. 건강 분야에서도 어떤 주제에 대한 의견을 종합하는 방법으로 많이 사용되었다.

(2) 연구방법

연구 참여자는 연구주제와 관련한 공통의 경험을 가진 사람이며, 표집 방법은 연구목적에 맞는 대상자를 의도적으로 표집한다. 한 그룹은 6–10명으로 하고, 3–5개 정도의 그룹으로 나누어 진행한다. 그룹의 크기는 면담 시간과 연구 질문의 수 등에 따라 결정될 것이며, 면담 횟수나 그룹의 수는 면담 결과 도출된 내용이 반복되기 시작하면서 이론적 포화에 이르는 시점에 따라 달라질 수 있다. 각 그룹은 서로 동질적인 특징(인구학적 특성, 서로 다른 태도나 견해, 서로 다른 경험)으로 분할될 수 있다. 예를 들어 간호사의 태움 문화를 연구한다면 1–3년차 그룹(신규간호사 그룹), 3–10년차 그룹, 선임간호사 그룹, 수간호사 그룹 등 연차에 따라 동질적 그룹으로 구분할 수 있다. 그룹 안에 선 · 후배가 섞여 있었다면 말하기 어려웠을 경험들을 동질적 그룹 내에서는 자유롭게 할 수 있어 다양한 이야기를 이끌어 낼 수 있다. 또한, 분석 시 그룹 간의 차이를 통해 서로 다른 시각과 견해를 비교할 수 있다.

(3) 자료수집과 자료분석

면담과정은 비구조화된 질문을 던지고 참여자 간에 자유롭게 상호작용이 허용되고 이때의 토의 내용을 분석하여 결과적으로 의견을 통합하는 방법이다. 연구 질문은 연구 주제에 따라 결정되며 질문 순서는 시작질문, 도입질문, 전환질문, 주요질문, 종료질문으로 구분할 수 있다. 시작질문은 이름, 날씨 등 편안한 느낌을 유도할 수 있는 짧은 질문을 던지는 것이다. 도입질문은 연구 주제에 대해 연구자가 소개하고 주제에 대해 참여자들이 경험을 상기할 수 있도록 도와준다. 전환질문은 주요 질문으로 들어가는 관문으로 연구주제에 대한 광범위한 질문에서 시작하여 점차적으로 구체적인 질문으로 구성된다. 주요 질문은 연구의 핵심으로 자료분석 시 핵심적으로 활용되는 질문이다. 주의할 점은 주요 질문 후 충분한 토론 시간이 필요하다는 점이다. 종료질문은 토론을 마무리 하는 것으로써 면담 결과를 요약하고 제언하며 면담 과정을 대상자들과 확인할 수 있다. 자료수집 과정에서 연구자의 역할은 주로 진행자, 보조진행자이다. 자연스러운 대화와 토론이 이어질 수 있도록 연구자는 의사소통 기술, 경청 기술 등을 갖추어야 할 것이다. 면담 후 진행자와 보조진행자는 면담 내용을 바탕으로 이번 면담의 주요 내용, 예상 했던 것과 동일한 내용과 다른 점, 앞선 면담과의 공통점과 차이점, 앞으로의 수정사항 등을 토의하는 디브리핑 과정을 수행해야 한다.

자료분석은 자료수집과 동시에 이루어지며 현상학, 근거이론에서 활용되었던 분석기법을 사용한다. 주로 근거이론에서 활용하는 코딩 기법을 활용한다. 면담 자료에서 의미 있는 자료에 이름을 붙이는 코딩 작업을 하고 유사한 코드를 모아 범주화하고 범주들을 분류하여 핵심범주를 발견하여 연구결과를 제시한다.

6 질적 연구의 한계

간호 대상자인 인간을 이해하고 해석을 제공하는 질적 연구는 매우 중요한 연구방법이나 패러다임과 관련된 문제, 윤리적 문제, 인간 이해의 문제가 존재한다. 먼저 연구방법으로서 패러다임의 문제가 나타날 수 있다. 양적 연구에 익숙한 연구자들은 흔히 질적 연구가 양적 연구와 비교하여 '과학적인가?'라는 의문을 제기한다. 다시 말해 양적 연구의 평가 기준을 바탕으로 질적 연구는 신뢰도와 타당도를 확인하기 어려우며 연구 상황의 조작, 통제 등이 이루어져 있지 않아 객관적이지 않고 과학적이지 않다는 주장이다. 그러나 이러한 의문은 객관적 증명 가능한 하나의 실재가 존재한다는 양적 연구의 패러다임에서, 주관적으로 구성된 실재와 상호주관성을 바탕으로 한 질적 연구로의 패러다임이동이 이루어지지 않았기 때문이다. 즉, 질적 연구는 양적 연구와 다른 평가 기준이 존재한다. 연구의 신뢰성, 적합성, 감사 가능성, 중립성으로 평가함으로써 이러한 한계점을 극복하고 있다.

질적 연구는 양적 연구보다 대상자의 세계에 더 깊이 다가가고 연구자가 개입함으로써 윤리적인 문제가 나타날 수 있다. 양적 연구와 비교하여 질적 연구는 사생활 노출의 위험이 크고 이는 윤리적 갈등을 야기한다. 대상자는 마주하고 싶지 않은 경험을 면담을 통해 떠올

리며 심리적 위험에 노출될 수 있으며 참여자가 권리를 보호하기 위한 세심한 노력이 필요하다. 또한, 연구 상황에서 연구자와 간호사로서의 역할 갈등이 발생할 수 있으며 이 경우 간호 행위가 연구보다 앞서야 한다고 언급했다.

질적 연구는 인간의 경험을 이해하고 해석을 제공하는 것이다. 하지만 타인의 경험을 잘 이해하고 해석한다는 것은 매우 어려운 문제이며 질적 연구가 경험에 대해 제대로 보고하고 있는지 의문이 생길 수 있다. 연구자의 연구 결과물이 과연 대상자의 실재와 일치하는지 문제를 해결하기 위해 질적 연구자들의 훈련은 매우 중요하다.

7 질적 연구의 평가

질적 연구는 양적 연구와 기본 패러다임이 다르므로 다른 평가 기준을 가지고 있다. 질적 연구는 각 방법론에 따라 철학적 배경이 다르고 특성이 달라 하나의 획일적인 평가 기준이 존재한다고 말할 수 없다. 따라서 이 절에서는 질적 연구의 일반적이고 대표적인 평가 기준을 알아보고자 한다. 양적 연구에서 신뢰도와 타당도를 주된 평가 기준으로 삼는다면, 질적 연구에서는 연구의 질 확보가 중요하다.

질 확보를 위해 산델로브스키(Sandelowski)가 제시한 4가지 질적 연구 평가기준을 알아보자(Sandelowski, 1986). 산델로브스키는 질적 연구에서 신뢰성(credibility), 적합성(fittingness), 감사가능성(auditability), 확인가능성(confirmability)을 고려해야 한다고 말했다.

첫째, 신뢰성(credibility)은 현상에 대한 연구자료가 참여자가 말한 것에 얼마나 부합되게 기술되었는지를 의미한다. 연구 참여자의 실제 경험에 대한 기술이 경험한 그대로 충실히 생생하게 기술되었을 때, 연구결과를 통해 그 현상에 대해 알아차리는 신뢰성을 확보할 수 있다. 자료의 신뢰성을 위해 참여자의 경험을 생생하게 기술하기 위해 면담 내용을 녹음하고 중요한 내용은 메모할 수 있다. 면담과정 중 연구자의 편견을 배제하고 연구 참여자의 이야기에 집중하기 위해 노력해야 하며 정확한 해석을 위해서는 참여자가 의미한대로 해석될 수 있도록 면담 후 되도록 빨리 필사하여 자료 누락이나 왜곡이 없도록 해야 한다. 자료 분석 시 연구자의 편견과 고정관념이 면담과 분석과정에 영향을 미치지 않도록 참여자의 이야기에 집중하고, 연구자의 편견과 고정관념을 괄호처리(bracketing)하면서 중립적 태도를 유지하고자 노력해야 한다.

둘째, 적합성(fittingness)은 연구결과의 일반화 가능성으로 연구결과가 본 연구의 참여자 이외의 대상자나 다른 상황에서의 적용 가능성을 의미한다. 연구자는 연구의 적합성을 높이기 위해 이론적 표집(theoretical sampling) 방법에 따라 다양한 참여자들을 선정하여 자료를 수집해야 하며, 이론적 포화(saturation)에 이르기까지 수집과 분석을 이어 나간다. 또한, 연구 참여자들의 일반적 특성을 제공해 연구결과에 일반화 가능성을 높이고자 노력할 수 있다.

셋째, 감사가능성(auditability)은 자료수집, 분석, 해석 과정의 일관성을 의미한다. 연구결과의 도출과정에 논리적 모순이 없고 그 도출과정을 분명하게 알 수 있어야 한다. 연구자가 진행한 연구를 다른 연구자가 따라갈 수 있도록 참여자 선정 및 자료수집절차, 자료를 수집한 세팅의 특성 등 자료분석의 전 과정을 자세히 기록해야 하며, 자료분석절차도 상세히 기술해야 한다.

넷째, 확인가능성(confirmability)은 연구의 전 과정에서 연구자의 편견을 배제하고 중립을 유지하는 것이다. 연구자는 연구 주제에 대한 자신의 선 이해를 미리 밝히고 연구의 전 과정을 통해 중립적 입장을 갖도록 노력해야 한다. 또한, 분석 후 연구 참여자에게 분석 결과를 보여주고 도출된 주제의 타당성을 검증하는 참여자 검증(member checked) 과정을 통해 확보할 수 있다. 연구 시작에서 종료시점까지 본 연구 참여자의 자료와 선행문헌의 내용 및 연구자의 자아인식 등을 기록하고 비교 구분하여 연구 참여자의 시각과 경험을 최대한 반영하고 연구자의 편중이 최소화되도록 연구 전과정에서 노력해야 할 것이다.

또한, 질적 연구를 평가할 때 일반적으로 다음의 질문을 하게 된다.

- 연구자가 자연스러운 상황에서 인간 경험에 초점을 둔 현상으로 인간의 주관적 본성을 탐구하고자 하였는가?
- 연구의 패러다임에 대한 철학적 입장을 기술하였는가?
- 자료수집과 자료분석의 절차를 기술하였는가?
- 연구결과가 현상을 포괄할 수 있도록 심층적으로 제시되었는가?
- 연구 논의에 있어 연구결과에 대한 현존이론과의 관계, 타 연구결과가 있다면 관련성 등 언급, 추후연구에 대한 방향 등을 제언하였는가?

각 전문 학술지는 양적 연구와는 다른 질적 연구 평가 기준을 적용하고 있다. 다음은 대한간호학회에서 질적 연구 평가에 사용하는 심사 평가지 양식이다(표 4-2).

표 4-2 한국간호과학회 질적 연구 논문심사 평가지

항목	점수	매우 부족하다	부족하다	보통이다	우수하다	매우 우수하다	비해당
연구문제	1. 연구현상이 간호와 관련되어 명확히 진술되었는가						
	2. 연구주제의 유연성이 제시되었는가						
	3. 연구문제가 구체적이고 면담 질문이 적절한가						
	4. 연구문제와 연구방법이 일치하는가						
	5. 연구방법에 대한 철학적 입장이 제시되었는가						
자료수집 및 분석	1. 연구자의 선입견을 배제하기 위한 훈련과 준비가 충분히 기술되었는가						
	2. 자료수집방법은 적절하였는가(예: 면접, 관찰 등)						
	3. 표본추출과정이 구체적으로 기술되었는가						
	4. 자료수집 시 윤리적인 측면을 고려하였는가						
	5. 자료분석의 모든 과정이 적절히 서술되었는가						
	6. 자료수집과 분석과정이 순환적 이었는가						
	7. 자료분석에 대한 다른 연구자의 논평과 대상자의 확인이 있었는가						
결과	1. 연구결과에 대한 대답이 이해될 수 있도록 서술되었는가						
	2. 연구결과가 명확하게 진술되었는가						
논의	1. 밝혀진 현상에 대한 논의가 적절한가						
	2. 연구결과의 적용성(간호연구, 간호교육, 간호실무)이 제시되어 있는가						
	3. 추후 연구에 대한 방향을 제시하고 있는가						
결론	1. 결론이 적합하게 기술되었는가						
기타	1. 참고문헌이 규정에 맞게 되었는가						
	2. 영문초록이 적절한가						

8 양적 연구와 질적 연구의 비교

양적 연구와 질적 연구는 연구의 양대 패러다임이다. 두 연구 방법을 서로 배타적 연구 방법으로 구분하는 견해도 있으나 각각 다른 철학적 배경을 근간으로하며 다른 연구목적 및 연구방법을 거쳐 서로 다른 지식체를 만들기 때문에 상호 보완적 연구방법이라고 할 수 있다.

양적 연구는 변수간의 관계를 조사하며 인과관계를 규명하기 위한 객관적, 체계적 과정으로 새로운 지식을 발견하거나 기존 지식을 바탕으로 수행되는 연역적 추론을 본질로 한다. 이에 따라 현상을 서술하고, 변수간의 관계를 조사하며, 인과관계를 규명하기 위한 수량화된 자료와 통계방법을 사용한다. 양적 연구의 장점은 객관적이고 일반화 할 수 있는 결과를 산출한다는 것이며 현재까지 재정지원과 출판에서 질적 연구보다 유리하다. 하지만 관심 현상의 구체화의 어려움, 관심 현상 이외 다른 변인의 통제의 어려움이 존재하며 이러한 단점을 극복하지 못한다면 그 타당성 또한 위협을 받게 된다.

반면 질적 연구는 인간의 경험의 총체적 이해, 이론 생성 등을 위해 수행되는 귀납적 추론을 본질로 한다. 인간의 삶의 경험을 개술하고 그 의미를 분석한다. 대상자의 지각에 대한 이해가 필요하며 통제하지 않은 자연스러운 연구 상황에서 연구를 수행한다. 질적 연구의 장점은 심층적이고 풍부한 사실을 발견할 수 있다는 것이다. 연구 현상에 대한 새로운 시각을 제공한다는 것 역시 장점이다. 양적 연구보다 연구 과정이 융통성이 있으며 연구의 시작은 쉽게 할 수 있다. 하지만 전체 연구 수행 시간이 대개는 양적 연구 보다 많이 소요되며 수집한 자료의 축소가 매우 어렵다는 단점이 있다.

구체적으로 양적 연구와 질적 연구를 비교해보면 다음과 같다(표 4-3).

표 4-3 양적 · 질적 연구의 비교

구분	양적 연구	질적 연구
철학적 배경	논리실증주의	후기 실증주의, 비판이론
실재에 대한 이해	객관적 실재	역동적 실재
연구의 초점	구체적, 환원적	총체적
연구 관점	객관적	주관적

구분	양적 연구	질적 연구
연구의 방향	연역적	귀납적
연구목적	서술, 관계조사, 인과관계 규명 이론 검증 통한 일반화	경험의 해석 및 의미 발견 이론 개발
연구 상황	통제	자연스러운 연구 상황
연구자-대상자 관계	객관적, 분리	상호주관적, 개입
자료수집	측정도구, 설문지	심층면담, 참여관찰, 기록, 일기
대상자 선정	표본추출 절차에 근거 대표성 있는 표본 선정 대상자수 미리 결정 주로 대규모 표본 크기	이론적 포화 개념에 기초한 표본 수 결정 주로 소규모 표본
자료분석	통계적 분석	의미 분석과 해석
연구결과	신뢰성 일반화 반복가능성	총체적 자료 특정 현상의 이해
연구종류	비실험연구 : 서술적 연구, 상관성 연구 실험연구 : 순수실험연구, 유사실험연구	내러티브 연구 현상학적 연구 근거이론 문화기술지 연구

두 연구방법은 인식론에 차이가 있다. 양적 연구는 과학 철학에 있어 양적 연구는 논리실증주의를 바탕으로 한 과학적 탐구방법에서 발달되었다. 양적 연구에서 실재는 절대적이고 측정에 의해 정의될 수 있는 단 하나의 실재를 의미한다. 따라서 인간의 행동은 객관적, 목적적이며 측정 가능하다고 본다. 다시 말해 관찰이나 실험으로 검증할 수 있는 지식만 인정하려는 입장이다. 연구자는 철저히 객관적이어야 하며 연구자의 가치, 감정, 지식은 관여하지 않는다. 질적 연구에서의 인간은 후기실증주의 이론 등에 의거 역동적, 총체적 인간으로 보고 있다. 실재는 인간의 지각이 변화함에 따라 변화하는 역동적인 실재로 이해하며 연구자와 연구 현장의 상호작용을 통해 실재를 발견할 수 있다고 믿는다. 복잡한 사회현상과 인간의 경험을 파악함에 있어 양보다는 질과 의미가 중요하다고 말한다.

양적 연구에서 연구의 방향은 가설을 설정하고 검증하는 연역적 방식이며 질적 연구는 참여자에 대한 이해와 관찰을 바탕으로 결론을 내리는 귀납적인 방식을 택한다. 이에 따라 양적 연구의 목적은 정확한 인과관계를 밝히는 것이며 연구를 위해 전체를 부분으로 쪼개어 연구의 초점이 구체적이고 환원적이다. 따라서 연구자는 연구로부터 영향을 미치지 않도록 철저하게 분리되어야 한다. 반면 질적 연구는 연구 참여자의 관점에서 연구 현상을 이해하고 설명하며 포괄적이고 총체적이다. 따라서 연구자는 객관적으로 분리되기 어려우며 연구자는 연구의 중요한 도구로서 참여자와 상호주관성을 통해 적극적으로 개입하며 연구 결과를 도출한다.

연구목적을 보면 양적 연구는 인간 행동의 원인과 결과를 탐색하고 이론을 검증하는 것이다. 반면 질적 연구는 인과관계의 규명이 아니라 인간의 경험과 행동을 전체적으로 이해하는 것이다. 이러한 전체적인 틀에서 질적 연구는 주어진 현상의 심층적 본질과 다양성을 탐구한다. 질적 연구를 통해 파악된 현상의 의미는 현상들의 관계를 파악하고 이론 개발의 시작점이 될 수 있다.

양적 연구는 대표성, 일반화 가능성에 초점을 두지만 질적 연구는 특수하고 이론적 근거에 합당한 작은 집단에서 실재의 본질에 관심을 둔다. 따라서 양적연구는 통제를 이용해 인과관계에 혼동을 주는 요소들을 배제하지만, 질적 연구는 통제되지 않은 자연스러운 상황에서 대상자와 상호작용을 중요하게 생각한다. 양적 연구 과정은 미리 확정된 순서와 체계가 있으나 질적 연구는 미리 정해진 전략이 없으며 개방적 연구 질문을 활용하며 연구 과정이 대상자의 상호과정 속에서 변경될 수 있다.

양적 연구는 미리 선택하고 정의한 변수와 변수간의 관계를 연구한다. 따라서 정해진 변수들을 수량적 자료로 산출할 수 있도록 측정도구, 설문지 등을 사용한다. 반면 질적 연구는 다양한 자료를 사용하고 연구자 자신이 가장 중요한 도구로 이용된다. 자료수집 및 분석은 접근하는 방식에 따라 달라진다. 질적 연구의 분석은 단어의 형태를 갖고 있고 자료분석은 경험의 의미분석과 해석으로 이루어진다. 연구자는 자료를 반복적으로 읽으며 패턴을 찾고 패턴을 주제로 묶고 분류하며 실재를 규명한다.

이렇듯 양적 연구와 질적 연구는 차이가 있다. 하지만 이 차이는 이분법적인 것이 아니라 연속선상의 차이이며 연구방법의 선택은 연구자의 철학적 배경, 훈련 경험, 연구 주제에 따라 결정된다. 양적 연구와 질적 연구 선택 시 해당 연구 분야의 기존 지식 정도, 연구목적 등이 고려될 수 있다. 해당 연구 분야에 알려진 것이 매우 적다면 질적 연구를 수행하거나 양적 연구 중에서 탐색적 연구를 시도하게 될 것이다. 또한 동일한 질병의 환자에 대해 연구한다고 하더라도 구체적 연구목적에 따라 연구방법은 달라질 수 있다. 연구목적이 현상에 대한 상관관계, 인과관계 등이라면 양적 연구가 적절할 것이고, 관심 분야의 전체 현상에 관해 궁금하다면 질적 연구를 수행하게 될 것이다. 예를 들어 유방암 환자에 대해 양적 연구와 질적 연구의 주제를 비교하면 다음과 같다(표 4-4).

표 4-4 유방암 환자에 대한 양적 질적 연구의 주제 비교

양적 연구	질적 연구
• 일 지역 여성의 유방암 위험요인과 유방암 조기검진 행위 분포 • 유방암 환자를 위한 통합적 집단치료가 삶의 질과 면역기능에 미치는 효과 • 유방암 수술 후 조기 운동프로그램이 어깨관절기능, 통증, 림프부종 및 일상생활 수행능력에 미치는 영향	• 유방암 환자의 적응과정에 관한 연구 • 유방암 환자들의 심리적 대처 과정 • 유방암 환자 자녀의 체험 세계에 관한 질적 연구

일부 간호연구자들은 간호연구에서 복잡하고 역동적인 인간과 건강 현상을 연구할 때 질적 연구와 양적 연구에서 도출된 자료를 함께 사용하는 혼합연구방법론(mixed method research)의 사용을 지지해왔다(Duffy, 1987; Mitchell, 1986). 혼합연구방법은 하나의 연구에 양적 연구와 질적 연구를 적어도 하나씩 포함하는 연구방법으로 심층적인 이해를 도모하려는 연구방법이다. 혼합연구방법의 장점은 사회현상의 불확실성에 대한 효과적 대처 방안, 조사 방법의 개선, 다양한 연구방법의 활용에 따른 시너지 효과 등이 있다. 하지만 관점이 다른 연구방법들을 한 연구에서 진행할 경우 연구 수행과정에서 세심한 주의가 필요하다. Morse(2005)는 이를 보완하기 위해 위해 관점이 다른 연구 방법 별로 철저한 사전 분석 과정을 거치도록 권고한다. 연구 방법별 연구 질문, 자료 수집 방법, 참여자, 자료분석 방법 등을, 선정한 연구방법별로 적합한 연구 질문, 기대되는 결과, 자료수집 상황과 참여자 집단, 분석의 방향과 기법 등을 사전에 파악하지 않으면 연구 질문에 부적절한 자료를 생성하고, 부적합한 분석 방법을 사용할 위험이 있다.

4 단단한 간호연구를 위한 학습문제

1 다음 중 질적 연구의 특징으로 볼 수 없는 것은?

① 조사설계 및 자료수집의 융통성이 있다.
② 연구자는 대상과 긴밀하게 관계를 유지해야 한다.
③ 질적 연구의 결과로 일반화 가능성이 높다.
④ 자료분석은 귀납적이다.

2 다음에서 설명하고 있는 질적 연구의 종류는 무엇인가?

- 연구대상자의 생생한 경험(lived experience)을 발견하고 서술하기 위함을 목적으로 하는 연구방법이다.
- 인간 경험에 대한 분석을 통해 그 경험의 의미를 귀납적으로 도출하는 연구방법이다.
- 핵심 질문은 '현상에 관한 개인 또는 집단의 의미, 구조, 본질은 무엇인가?'이다.

① 내러티브 연구 ② 현상학적 연구
③ 근거이론 연구 ④ 문화기술적 연구

3 다음 중 질적 연구의 표본추출 방법이 아닌 것은?

① 눈덩이 표출 ② 임의적 표출
③ 무작위 표출 ④ 이론적 표출

4 질적 연구방법론의 종류와 전략을 간략히 쓰시오.

5 질적 연구에서 연구결과의 질 확보를 위한 4가지 전략을 간략히 쓰시오.

제 5 장

5

간호연구 윤리

1. 연구 윤리의 역사적 배경
2. 인간대상자 보호를 위한 윤리원칙
3. 인간대상자를 위한 윤리적 보호방법
4. 연구자의 연구 윤리

제**5**장

간호연구 윤리

학습목표

1. 연구 윤리의 역사적 배경을 이해할 수 있다.
2. 인간대상자 보호를 위한 윤리 원칙을 나열할 수 있다.
3. 인간대상자 보호를 위한 윤리적 보호방법을 기술할 수 있다.
4. 연구자의 연구 윤리를 설명할 수 있다.

주요용어

- 뉘른베르크 강령(Nuremberg Code)
- 헬싱키 선언(Declaration of Helsinki)
- 벨몬트 보고서(Belmont Report)
- 선행(beneficence)
- 인간 존엄성의 존중 (respect for persons)
- 정의(Justice)
- 위험-이익 사정(risk-benefit assessment)
- 충분한 정보에 근거한 자발적 동의(informed consent)
- 익명성(anonymity)과 비밀 보장(confidentiality)
- 기관 윤리 심사위원회 (Institutional Review Boards, IRB)
- 과학적 객관성(scientific objectivity)
- 자료의 위조(fabrication)
- 자료의 변조(falsification)
- 표절(plagiarism)
- 이해관계(conflict of interest, COI)

간호학 연구는 대부분 인간을 대상으로 연구를 수행하게 되며 체계적 연구 과정을 통해 새로운 간호 지식을 만들고 기존 지식의 일반화를 높인다. 임상현장에서 간호사는 교육을 활용한 간호중재부터 신약 임상 실험이나 인위적 수단에 의한 생명 연장 등 다양한 연구를 마주하며 윤리적 문제에 대해 고민하게 된다. 연구자이자 동시에 대상자의 옹호자로서의 간호사는 과연 이 연구가 인간의 권리를 보호하기 위해 어떤 노력을 하고 있는지 윤리적 관심을 가져야 하고 적절한 조치를 취해야 한다.

연구 윤리란 연구의 계획, 수행, 보고 등과 같은 연구의 전 과정에서 책임 있는 태도로 바람직한 연구를 추진하기 위해 지켜야 할 윤리적 원칙을 말한다. 연구가 좋은 목적으로 수행되고 눈부신 과학적 업적을 이루었다 하더라고 접근이 신중하지 못하고 비윤리적이라면 연구 참여자에게 위험과 해를 줄 수 있다.

연구 윤리는 하루아침에 만들어진 것이 아니다. 과거 자행되었던 비윤리적 연구에 대한 반성, 연구 과정에서 일어나는 인권 침해에 관심이 커지며 연구 윤리강령, 윤리지침들이 만들어졌고 현재도 개정을 거듭하며 더 나은 연구 윤리를 만들어 나가고 있다. 이 장에서 연구 수행 시 준수해야하는 윤리원칙을 배우고 연구자의 과학적 사회적 책임을 이해하여 연구대상자인 인간을 보호하기 위한 책임 있는 연구를 수행하는 토대를 마련하고자 한다.

1 연구 윤리의 역사적 배경

1) 연구 윤리의 역사적 배경

과학적 연구를 통해 질병의 인과관계를 밝혀내거나 치료제를 개발할 수 있다. 하지만 동시에 그 과정에서 연구 참여자의 동의를 받지 않은 연구, 적절한 치료제가 있음에도 치료제를 제공해 주지 않은 연구 참여자에게 해를 줄 수 있는 약물 투여 등 비 윤리적 연구 행태의 문제가 나타났다. 전 인류에게 큰 공헌을 한 연구 업적이라고 하더라도 누군가의 인권을 무시하고 만들어진 연구라면 그 정당성을 상실하기에 윤리적 연구 수행은 중요하다.

20세기에 들어 인간 대상 연구가 폭발적으로 증가하였다. 하지만 동시에 인간의 몸은 연구의 '재료'로 간주되어 비극적 연구들이 자행되었다. 1930년대에서 1940년대의 나치는 전쟁포로와 불구자, 정신이상자, 노인, 유태인을 대상으로 안정성이 검증되지 않은 약물의 효과, 내성 및 반응 등을 연구했다. 나치 의사들은 이 연구가 인류에게 매우 중요하므로 이 실험은 정당하다고 주장하였다. 그 과정에서 연구대상자들은 연구를 거부할 수 없었으며 인권은 철저히 무시되었다. 그 결과 연구에 참여했던 많은 대상자는 살해당하였고 살아남은 대상자는 영구적인 신체적, 정신적, 사회적 상처를 남겼다.

1930년대부터 1970년대 사이에 미국 터스키기 지역의 매독 연구는 매독에 걸린 흑인 399명을 대상으로 하여 40년 동안 관찰하였다. 이 연구의 비윤리성은 매독의 자연적 질병 경과를 파악하고자 대상자에게 매독 치료를 하지 않았다. 연구대상자 대부분은 연구의 목적과 절차에 대해 듣지 못하였고 일부 대상자들은 자신이 매독에 걸렸음을 알지 못하였다. 1940년대에 매독에 효과적인 치료제인 페니실린이 개발된 후에도 그들은 적절한 치료를 받지 못했다. 연구자들은 매독이 치료 없이 어떻게 신체로 퍼져 가는지 계속 관찰했다.

1950년대 탈리도마이드는 입덧 예방제로 처방되었다. 이미 탈리도마이드가 태아의 기형을 발생시킬 우려가 있다는 연구결과가 있었으나 널리 통용되는 약에 대한 지나친 우려라는 판단으로 의학계는 해당 약물에 대한 부작용을 무시했다. 그 결과 약물을 복용한 임산부의 아이들에게서 사지 기형이 발생하였고 대중에게 알려진 후에야 사용이 중지되었다. 1980년대 뉴질랜드 오클랜드에서는 자궁 경부암의 자연적 질병 경과 연구를 위해 자궁경부암 여성들을 치료하지 않았다.

2000년대 이후 연구 윤리의 쟁점은 연구의 조작, 위조, 변조를 포함한 연구자의 윤리이다. 2004년, 2005년 유명 학술지 Science에 게재된 황우석 연구팀의 논문은 공여자의 DNA와 줄기세포 DNA 불일치(위조), 체세포 복제 줄기세포가 아닌 잔여배아줄기세포 사용(위조), 포토샵을 이용한 줄기세포 늘림(변조)를 포함한 조작된 논문이었다는 것이 밝혀졌다. 2018년 일본 iPS 세포연구소 야마미즈코헤이 교수는 뇌혈관 세포를 이용하여 뇌혈관 장벽을 만들었다는 논문을 발표하였으나 총 17곳에서 조작과 변조가 확인된 바 있다.

2) 윤리강령

위와 같은 인간을 대상으로 하는 연구에서 참여자에게 발생할 수 있는 비윤리적 연구들에 대한 반성으로 연구의 윤리적 측면을 강조한 규약이 필요하다는 인식이 높아졌다. 2차 세계대전 이후 연구라는 명목하에 자행된 나치의 잔혹한 행위가 뉘른베르크(Nurenberg) 군사 재판에서 공표된 후 1949년 재판부는 판결문에서 허용 가능한 의학실험 10가지 조항을 발표하였다. 이를 인간을 대상으로 한 연구 최초의 국제적 규약이며 공식적 윤리표준인 뉘른베르크 강령(Nurenberg Code)이라고 말한다. 뉘른베르크 강령에는 충분한 정보에 근거한 자발적 동의, 자유로운 연구 참여 중단, 연구자의 자격 중시, 신체적 또는 정신적 위해로부터 대상자 보호, 연구로 인한 이득과 위험의 균형 등이 포함되어 있다. 특징적인 것은 모든 인간 대상 연구에 사전 동의서를 요구했으며, 연구대상자의 건강에 혜택이 있어야 연구 참여가 정당화 될 수 있다고 언급하며 대상자의 이익과 자발성을 최초로 공식화 했다는 의의가 있다.

뉘른베르크 강령은 이후 1964년 세계의학협회가 공표한 생명의료 연구와 관련한 헬싱키 선언(Declaration of Helsinki)의 기초가 되었다(표 5-1). 이 선언에는 인간존중, 자기결정권, 자발적 동의서, 독립적인 윤리 심사위원회의 사전 심의, 대상자를 보호할 연구자의 의무, 취약계층의 보호, 과학적 근거에 기반한 연구, 위험과 이익의 평가, 프로토콜에 의한 연구자 훈련, 위약군이나 대조군 활용의 적절성, 출판 전 모든 저자의 동의 등이 포함되어 있다. 헬싱키 선언은 치료적 연구와 비치료적 연구를 구별하여 설명하였는데 치료적 연구는 환자에게 이득이 될지도 모르는 처치를 받을 기회를 제공하도록 하였으며, 비치료적 연구는 연구결과가 당장 환자에게 이득이 없더라도 향후 이득이 될지도 모르는 연구로 학문 분야의 지식생성을 위해 수행하는 연구라고 정의하였다.

표 5-1 헬싱키 선언의 기본 원칙

번호	선언 내용
1	인체실험을 수반한 의학연구는 일반적으로 인정되는 과학적 원칙에 따라야 하며 제대로 수행된 실험실 및 동물실험과 철저한 과학적 문헌자료의 지식에 바탕을 두어야 한다.
2	인체실험의 설계와 진행은 명확히 정의된 실험규정(protocol)에 따라야 한다. 이 규정은 연구자 및 그 연구의 후원자와 무관하게 연구가 행해지는 국가의 법률과 규정에 부합되도록 특별히 선정된 위원회에 제출 검토된 후, 의견 및 지침을 수렴하는 과정을 거쳐야 한다.
3	인체실험을 수반한 의학연구는 임상적으로 능력을 갖춘 의료 행위자의 감독 하에 과학적으로 자격을 갖춘 인력에 의해 진행되어야 한다. 피실험자에 대한 책임은 항상 의학적으로 자격을 갖춘 사람에게 있으며 비록 피실험자의 동의가 있다하더라도 결코 피실험자에게 그 책임이 돌아가서는 안 된다.
4	인체실험을 수반한 의학연구는 그 목적의 중요도가 피실험자에 대한 잠재적 위험요소와 비교할 만하지 않는 한 정당하게 진행될 수 없다.
5	인체실험을 수반한 의학연구에 앞서 피실험자나 혹은 타인에 대한 예측 가능한 혜택과 예측 가능한 위험요소에 대한 신중한 검토가 있어야 한다. 과학과 사회의 이해보다 피실험자의 이해가 더욱 중요하게 고려되어야 한다.

6	피실험자가 자신을 보호할 권리는 항상 존중되어야 한다. 피실험자의 개인에 대한 비밀이 철저히 보호되고 실험이 피실험자의 신체적 정신적 상태와 성격을 온전히 유지하는데 끼칠 수 있는 영향을 최소화하도록 모든 주의를 기울여야 한다.
7	의사는 인체실험을 수반한 연구에서 내재된 위험요소가 예측가능하다는 믿음이 충족되지 않는 한 연구과제에 참여하는 것을 삼가야 한다. 잠재적인 혜택에 비해 위험요소가 더욱 큰 것으로 밝혀지면 의사는 그 연구를 중단하여야 한다.
8	연구에 대한 발표에서 의사는 결과의 정확성을 유지할 의무를 진다. 이 선언에 기술된 원칙과 부합하지 않는 연구에 대해서는 논문의 출판이 거부되어야 한다.
9	인체실험을 수반한 연구에서 모든 잠재적인 피실험자는 그 연구의 목적과 방법, 예측되는 혜택과 가능한 위험요소 및 연구에 따르는 불편함 등에 대한 적절한 설명을 받아야 한다. 피실험자에게 연구에 참여하지 않을 자유가 있고 참여중이라도 언제든 참가동의를 철회할 수 있다는 사실을 설명하여야 한다. 의사는 설명 후 피실험자의 자유의사에 따른 동의를 구해야 하며 동의는 문서화하는 것이 바람직하다.
10	연구과제에 대한 설명 후 동의를 얻는 과정에서 의사는 피실험자가 그와 의존적인 관계에 있는 것은 아닌지 혹은 강요에 의한 것은 아닌지 특별히 주의하여야 한다. 이런 경우, 설명 후 동의는 연구에 직접 참여하지 않고 그 연구와는 전혀 공식적인 관련이 없는 다른 의사가 얻어야 한다.
11	피실험자가 법률적으로 무능력자인 경우, 개별 국가의 법률에 따라 법률적인 보호자가 대신 동의할 수도 있다. 신체적 혹은 정신적 무능력으로 인해 설명 후 동의가 불가능한 경우나 혹은 피실험자가 아직 미성년인 경우, 개별적인 국가의 법률에 따라 책임있는 친척의 동의가 피실험자의 동의를 대신할 수도 있다. 미성년자가 동의할 수 있는 경우, 미성년자의 법률적인 보호자의 동의와 더불어 미성년자의 동의도 반드시 함께 구해야 한다.
12	실험규정에는 윤리적인 내용을 고려한 문구가 항상 포함되어 있어야 하며 본 선언에 기술된 원칙과 부합함을 적시하여야 한다.

뉘른베르크 강령과 헬싱키 선언의 공통점은 연구 윤리의 기준을 제공하였다는 점이며 다음의 차이점이 있다. 뉘른베르크 강령이 '자발적 동의'를 개념화 했다면, 헬싱키 선언은 자발적 동의가 어려운 대상자들에게 '대리인 동의' 개념을 도입하였다. 치료적 실험과 비치료적 실험을 구분하였으며, 건강한 대상자에 대한 연구에 있어서 지켜야 하는 윤리적 원칙을 환자를 대상으로 하는 연구에서도 준수해야 함을 명시하고 있다.

투스키 지역 매독연구의 교훈으로 1979년 연구에 참여하는 인간대상자 보호를 위한 3가지 연구 윤리원칙과 지침을 포함한 '벨몬트 보고서(Belmont Report)'가 출판되었다(https://www.hhs.gov/ohrp/regulations-and-policy/belmont-report). 이는 미국 내 연구 관련법 제정과 세계 여러 나라에서 전문 분야별 윤리강령 구성에 큰 영향을 주었으며 연구윤리심의위원회 제도의 바탕이 되었다.

한국 역시 2000년대 이후 자연과학분야에서 많은 연구 관련 윤리적 이슈가 드러나고 있으며 급속한 발전과정에 있다. 황우석 사건을 계기로 하여 2005년 1월 생명윤리 및 안전에 관한 법률이 시행된 것이 주요한 이정표가 된다고 할 수 있다. 이 법은 인간과 인체 유래물 등을 연구하거나, 배아나 유전자 등을 취급할 때 인간의 존엄과 가치를 침해하거나 인체에 위해(危害)를 끼치는 것을 방지함으로써 생명윤리 및 안전을 확보하고 국민의 건강과 삶의 질 향상에 이바지함을 목적으로 한다.

독자적 윤리강령을 마련하고 있는 학문 분야들이 늘어나고 있으며 전문직 분야에 있어 윤리강령은 더 높은 수준을 요구한다. 전문직으로서 간호학 분야는 국제간호협의회(International Council of Nurses, ICN)는 국제간호협의회 간호사 윤리강령(ICN Code of Ethics for Nurses)을 발표하고 간호실무에 적합하게 지속적으로 개정하고 있다. 국제적 간호 윤리강령도 필요하지만, 각기 다른 국가의 간호실무에 적합한 독자적 간호사 윤리강령이 필요하다. 미국 간호사협회(American Nurses Association, ANA)는 간호사 윤리지침을 만들었으며, 간호사 윤리강령과 해석적 성명(Code of Ethics for Nurses with Interpretive Statements)을 2001년 개정해 공표했다. 이는 간호 실무에서의 윤리적 이슈들을 주로 다루고 있지만, 연구자로서 간호사에게 적용할 수 있는 윤리적 사항들도 포함하고 있다. 캐나다 간호사협회 (Canadian Nurses Association)는 간호사를 위한 윤리적 연구 지침을 2002년 마련했다. 한국은 한국간호과학회에서 2007년 간호사 윤리헌장 및 규정을 제정하고 공표하였다. 간호사 윤리헌장은 간호 연구자들이 지켜야 하는 10개의 조항으

표 5-2 간호연구 윤리헌장

윤리헌장 내용
1. 한국간호과학회는 간호학 및 관련 분야의 학문과 간호실무 발전에 기여함을 목적으로 하는 학술단체로서 인류의 건강회복과 증진을 지향한다.
2. 회원은 학문의 자유에 대한 기본권이 있다.
3. 회원은 사상, 종교, 나이, 성별 및 사회적 계층과 문화가 다른 집단의 학문적 업적에 대해 공정하고 개방적인 태도를 갖는다.
4. 회원은 학술활동 관련 연구대상자 및 연구보조자의 인권을 존중한다.
5. 회원은 간호학적 지식이나 연구결과물 공개 시 정확하고 진실하게 한다.
6. 회원은 자신의 주장을 반박하는 설득력 있는 증거를 발견하면 자신의 오류를 인정한다.
7. 회원은 타인의 논문과 저서를 심사할 때 공정해야 한다.
8. 회원은 새로운 연구문제, 사고체계 및 접근법에 편견을 갖지 않는다.
9. 회원은 연구비를 투명하고 공정하게 집행한다.
10. 회원은 학술활동 관련 법률 및 학회 윤리규정, 학계에서 권장하는 기본적인 연구학술 윤리를 준수한다.

로 구성하였다(표 5-2).

2 인간대상자 보호를 위한 윤리원칙

벨몬트 보고서는 인간을 대상으로 하는 연구에서 따라야 하는 선행, 인간 존엄성의 존중, 정의 세 가지 원칙을 제시하였다. 이 세 가지 원칙이 연구자의 윤리적 연구를 수행하기 위한 밑바탕이 될 수 있으므로 잘 숙지해 두어야 할 것이다.

1) 선행(Beneficence)

연구에서 선행이란 친절이나 자선보다 더 강한 의미로 '유익성'으로 해석할 수 있으며, 연구 참여자의 피해를 최소화하고 선행을 통해 대상자의 이익을 극대화해야 한다는 하나의 의무로 정의 내려진다. 이는 좁게는 연구 참여자와 연구자, 넓게는 사회 전반의 유익성을 가져다주는 방향으로 연구를 수행해야 한다는 의미이다. 이 원칙에는 몇 가지 권리들이 포함된다.

(1) 해로움이나 불편감으로부터 보호할 권리

연구대상자는 연구에 참여하며 불편이나 불필요한 위험에 처하지 않아야 하며 연구자는 연구의 전 과정에서 대상자에게 미칠 수 있는 실재적, 잠재적 위험이나 손상을 파악하여 이를 예방하고 피하거나, 최소화할 의무가 있다. 더불어 연구 참여는 사회적, 과학적 중요한 목적을 위해 필수적이어야 하며, 인간의 참여 이외에 다른 방법이 대신할 수 없는 중요한 것이어야 한다.

연구 참여자가 겪을 수 있는 해로움이나 불편감은 신체적, 심리적, 사회적, 재정적, 법적 해로움과 불편감 등 인간의 전 영역에서 나타날 수 있다. 우선 연구자는 선행 연구를 통해 예측할 수 있는 불편감이 있다면 미리 파악하고 대책을 마련해야 하며 예측하지 못하는 위험이 있을 수 있다는 점을 알고 있어야 한다. 또한, 연구 참여자의 불편감이 작고 일시적인 것이라 하더라도 간과해서는 안 되며, 최소화할 수 있는 전략을 마련해야 한다.

불편감의 영역 중 심리적 문제는 미묘하고 겉으로 드러나지 않은 경우가 많으므로 연구자의 높은 민감성과 주의가 요구된다. 특히, 질적 연구는 연구 참여자의 경험과 그 내면을 탐구하므로 연구 참여자의 불편감이나 해로움에 대한 높은 민감성이 요구된다. 질적 연구자는 연구 과정에서 대상자가 자신 내면의 불안감, 부정적 경험, 공포감 등에 노출될 수 있으며 이는 표면적으로 드러나지 않은 해악이 된다는 것을 반드시 알아야 한다. 예를 들어 대학생을 대상으로 데이트 폭력의 경험에 대해 심층면담을 한다면 대상자는 그 당시를 회상하면서 심리적 불편감과 공포감에 직면할 수 있다. 이것은 연구 참여로 대상자에게 심리적 해악이 될 수 있다. 연구 참여자를 보호하기 유사한 다른 연구들을 살펴보며 연구 참여자 보호 방법을 확인하고, 연구 참여자가 원하지 않으면 응답을 하지 않아도 된다는 확신, 편안한 분위기와 라포를 형성하는 방법 등을 활용할 수 있다. 만약 연구 참여가 참여자에게 지속적 불편감과 해로움이 된다면 그 연구를 중단될 수 있다.

(2) 이용되는 것으로부터 보호받을 권리

연구 참여자들은 연구에 참여하며 질문에 답하고 정보를 제공한다. 이 과정에서 연구 참여자는 연구에 참여함으로 인해 불이익을 당하거나 자신의 의지와 반대되는 목적으로 정보가 사용되어 대비하지 않은 상황에 처해서는 안 된다. 즉, 제공한 정보가 연구 참여자에게 부정적으로 이용되지 않을 것이라는 보장을 받아야 한다. 하나의 예로 사회 조사에서 사람들은 자신의 수입을 밝히기 꺼린다. 이 정보가 자신에게 높은 세금 부과로 돌아오거나 기존에 받았던 혜택에서 제외될 것을 우려하기 때문이다. 또한, 약물 남용, 마약 등 자신의 위법행위 사실이 노출되어 법적 처벌을 받을까 걱정한다. 연구 참여자의 정보 제공은 연구목적에 한정한 동의이며 연구자는 그 정보가 부당하게 이용되거나 다른 목적으로 이용하는 것은 연구 윤리에 어긋나는 행위이며 동시에 참여자를 위험에 노출시키는 행위이다.

2) 인간 존엄성의 존중(Respect for Persons)

연구 참여자의 인간 존엄성의 존중은 자율적 인간으로서의 자기 결정권과 완전한 설명을 받을 권리를 포함하고 있으며 이는 연구 참여를 위한 사전 동의의 기본 조건이 된다.

(1) 자기결정권(self-determination)

인간은 자율적 존재로 스스로 자신의 의사를 결정할 능력이 있고 그 방향대로 행동할 능력이 있다. 이 원칙에 따라 연구 참여자의 행동이 해로운 결과를 초래하지 않는 한 존중받아야 하며, 어떠한 간섭 없이 연구 참여를 자발적으로 결정하고 언제나 자유롭게 참여를 철회할 수 있음을 의미한다. 연구자는 이를 존중하여 자유롭게 선택할 수 있도록 해야 한다.

하지만 모든 인간이 자신의 의사결정을 할 능력이 있는 것은 아니다. 자기결정력은 성장과 더불어 증대되고 질병, 정신질환, 자유가 심하게 제한되는 상황 등에서 일부 또는 전체를 상실하게 된다. 예를 들어 어린이, 임산부, 노인, 죄수, 인지 장애자, 무의식 환자 등을 자기결정능력이 부족하거나 상실된 취약자로 간주하고 연구의 참여에 주의를 기울여야 한다. 이 경우 연구 수행 전 법적 대리인의 동의를 받아야 하며 연구 전 과정에서 보호받도록 해야 한다.

(2) 완전한 설명을 받을 권리(full disclosure)

연구 참여자가 앞서 설명한 자기결정권을 보장받기 위해서 연구에 대한 매우 자세하고 충분한 정보가 필수적이며 그 정보에 근거하여 자의적 결정권을 보장받을 수 있다. 연구에서 완전한 설명이란 연구목적, 연구의 특성, 연구에 참여 또는 거절할 권리, 발생할 수 있는 이익 또는 위험, 연구자의 책임 등을 완전하게 기술하고 설명하는 것이다. 이를 위해 연구자는 인간 존엄성의 원칙에 따라 연구 참여 동의 과정, 공정한 참여자 선정 과정 및 필요에 따라 연구 종료 후 추후관리 등 계획을 작성해야 한다.

하지만 완전한 설명이 오히려 특정 대상자들이 연구 참여를 회피하여 연구 참여자 모집의 문제가 발생하거나 거짓된 답변을 얻어 부정확한 연구결과를 도출할 수 있다. 이러한 상황에서 대상자의 사생활을 침해하지 않고 위험을 주지 않는 범위 내에서 연구에 대한 정보를 제한적으로 제공하고 자료를 수집할 수 있다. 대표적으로 은닉과 눈속임 등의 방법을 사용할 수 있으나 은닉과 눈속임은 윤리적 이슈가 될 수 있다. 따라서 연구자는 자신의 연구에서의 윤리적 문제를 고찰하고 소속된 학교, 학회 등의 은닉과 눈속임 방법 사용의 권고안을 따라 매우 주의하여 사용해야 할 것이다. 미국간호사협회는 눈속임은 연구의 마지막 수단으로 사용하고 가능한 사용하지 말 것을 권고하고 있으며, 사용 시 가능한 빨리 대상자에게 그 사실을 알려줄 것을 권고하고 있다.

3) 정의(Justice)

정의의 원칙은 공정성이라고도 불리며 대상자 선정과정에서 고려되는 원칙이다. 이 원칙에는 모든 참여자가 공정한 대우를 받을 권리가 있다는 것과 연구 전반에 걸쳐 프라이버시가 유지되어야 함을 포함한다.

(1) 공정한 대우를 받을 권리

연구에서 모든 대상자에게 혜택이 골고루 가야 한다. 공정한 대우를 받을 권리는 공평함과 동등성을 포함한다. 공평함은 연구에 참여하며 얻는 이득과 부담이 모든 참여자에게 공평하게 분배되어야 함을 의미한다. 앞선 연구 윤리 배경에서 언급한 비윤리적 연구의 예에서 살펴보았듯 19세기와 20세기 연구에서 연구 참여자로서의 부담은 주로 가난하고 참여하기 쉬운 일부 대상자(주로 가난한 자)를 대상으로 하였고, 그 결과 발전된 의료의 혜택은 주로 부유한 사람들에게 돌아갔다. 연구 참여자 선정은 집단의 취약성이 아니라 연구의 목적에 따라 결정되어야 한다. 분배에 있어서 연구의 결과 이익을 받을 수 있는 일부 대상자들을 체계적으로 차별해서는 안된다는 것을 의미한다.

공정한 대우를 받을 권리는 대상자 선정 외에도 연구의 전 과정에서 참여자들에 대한 적절한 대우와 존중을 포함한다. 연구자는 연구에 참여하지 않거나 중도 철회한 사람에 대한 불이익이 없도록 해야 하며, 연구 참여자의 문화, 신념, 생활양식 등에 대한 높은 민감성과 존중하는 태도를 보여야 한다.

(2) 사생활 보호받을 권리

인간을 대상으로 하는 연구는 크고 작게 개인의 생활을 침해할 수 있다. 사생활 보호를 받을 권리란 대상자의 개인 정보를 어디까지 공유하고 공유하지 않을지 대상자가 결정할 권리이며 연구자들은 연구 전 과정에서 참여자의 사생활이 보호되고 과도하게 침해 하지 않도록 노력해야 한다. 보호가 유지되고 필요 이상으로 침해 되지 않도록 보장해야 한다.

3 인간대상자를 위한 윤리적 보호방법

연구자는 연구에 참여하는 인간의 권리를 존중하고 보호할 책임이 있다. 연구 참여자의 권리가 연구 과정에서 침해받지 않도록 해야 한다. 인간 대상자 보호를 위한 윤리적 원칙을 연구 과정에 적용하고자 할 때 연구자는 아래의 방법들을 고려해야 한다.

1) 위험과 이익 사정(Risk-benefit Assessment)

모든 연구는 연구 참여의 위험이 존재하나 대부분의 경우 연구 참여의 위험은 일상적인 상황에서 당면하는 것보다 더 크지 않은 최소한의 위험 수준이다. 연구자는 연구 참여자를 보호하기 위해 연구 시작 전부터 연구 전 과정에서 연구 참여의 위험과 이익을 파악하고 그 비율을 평가해야 한다. 연구 참여의 위험과 이익은 참여자의 신체적, 정서적, 사회적, 재정적 등 다양한 범위에서 파악해야 하며 주요요소는 아래와 같다(표 5-3).

표 5-3 연구 참여자의 잠재적 이익과 위험

잠재적 이익이 될 수 있는 요소
• 연구 참여하지 않았다면 이용 불가능한 잠재적 유익한 중재를 받는 것 • 자신의 문제나 상황에 대해 논의할 수 있고 객관적 정보를 제공할 수 있는 사람(연구자)이 있다는 것에서 오는 편안함 • 연구자와의 상호작용, 연구의 참여과정에서 자기 성찰을 통한 상황 및 자기 자신에 대한 이해 증대 자기 자신 또는 자신의 상황에 대한 이해 증가 • 경험해 본 적 없는 연구에 참여한다는 즐거움 • 타인을 도울 수 있다는 만족감 • 연구 참여 사례비, 선물 등 재정적 이득
잠재적 위험이 될 수 있는 요소
• 신체적 위험(피로, 지루함, 예상치 못한 부작용) • 심리적, 정서적 위험(자기 노출, 타인에 대한 불편감, 잘 모르는 상황에 대한 두려움, 반발, 분노나 당혹감 등) • 사회적 위험(낙인, 인간관계에 부정적 영향, 사회적 지위 상실 등) • 사생활 침해 가능성 • 연구 참여에 소요되는 시간 • 금전적 비용(교통비)

위험과 이익은 적절한 비율로 균형을 이루어야 하며 위험의 정도가 연구 참여를 통해 얻는 이익보다 커서는 안된다. 연구 참여의 위험이 최소한의 위험보다 크다면 연구자는 위험을 감소시키기 위한 노력과 이익을 최대화 하도록 노력해야 한다. 만약 참여자에게 예상되는 위험이 연구의 이익을 넘어선다면 연구 수행을 중단하고 연구 계획을 고민하고 수정해야 할 것이다.

2) 충분한 정보에 근거한 자발적 동의(Informed Consent)

연구 참여자를 보호하고 연구에 참여하기 위한 가장 중요한 절차는 자기결정권에 근거한 연구 참여의 동의를 얻는 과정이다. 충분한 정보에 근거한 동의는 연구에 관한 충분한 정보에 근거한 설명을 듣고 충분한 숙지의 시간과 연구에 대한 이해를 바탕으로 한 연구의 참여 또는 거절의 자발성을 포함한다. 이 모든 과정은 연구 시작 전에 반드시 이루어져야 하므로 '사전 동의'라 말한다. 사전 동의에 포함되어야 할 내용은 다음과 같다(표 5-4).

표 5-4 사전 동의 내용

- 연구 제목
- 연구자 이름(이름 및 소속)
- 연구목적
- 참여자 선정과정(대략적인 참여자 숫자와 선정 조건 혹은 제외 조건)
- 연구 참여 기간
- 연구 참여 소요 시간
- 자발적 동의
- 동의와 철회에 관한 사항
- 연구참여로 예상되는 부작용이나 위험요소
- 연구참여로 예상되는 이득과 보상
- 개인 정보 보호에 관한 사항
- 연구자 연락처(전화번호 및 이메일)
- 연구비 제공기관(연구비를 제공 받은 경우)

연구 참여자는 사전 동의 내용을 읽고 설명을 듣게 되는데, 언제든 질문할 수 있으며 이해하기 어려운 것이 있다면 연구자가 도와주어 사전 동의 내용을 잘 이해할 수 있도록 해야 한다. 동의서 내용은 간단 · 명료하고, 쉽고 직접적인 용어를 사용하여 혼동을 막아야 한다. 연구 참여자의 특성에 따라 그들의 연령과 교육 수준에 맞는 용어를 사용하고 의학용어, 전문용어, 약어 등은 가급적 쓰지 않아야 한다. 특히 동의 내용 중 잠재적 위험 요소에 대한 내용은 대상자가 이해하였는지 다시 한 번 확인해야 한다. 사전 동의서 내용을 설명한 후 연구 참여에 자발적으로 동의하는 경우 연구 참여자는 서면 동의서 서명을 하게 된다. 서명 전 참여자가 서면 동의서 내용을 다시 한 번 점검하도록 해야 하며 서명 후 참여자에 동의서 사본 1부를 제공한다. 참여자의 서명을 받은 동의서는 연구 종료 후 일정기간(3~5년) 보관한다. 아래는 OO대학교에서 제시한 연구 참여자 설명서(그림 5-1) 및 동의서(그림 5-2) 예시이다.

연구 과제명 :
연구 책임자명 : 성명(소속, 지위)

이 연구는 (연구에 대한 간략한 설명)에 대한 연구입니다. 귀하는 (연구참여자 선정 이유 기술)이기 때문에 이 연구에 참여하도록 권유 받았습니다. 이 연구를 수행하는 00대학교 소속의 (연구 책임자 혹은 직접 동의서를 받는 연구원명) 연구원(이름, 전화번호 명시)이 귀하에게 이 연구에 대해 설명해 줄 것입니다. 이 연구는 자발적으로 참여 의사를 밝히신 분에 한하여 수행될 것이며, 귀하께서는 참여 의사를 결정하기 전에 본 연구가 왜 수행되는지 그리고 연구의 내용이 무엇과 관련 있는지 이해하는 것이 중요합니다. 다음 내용을 신중히 읽어보신 후 참여 의사를 밝혀 주시길 바라며, 필요하다면 가족이나 친구들과 의논해 보십시오. 만일 어떠한 질문이 있다면 담당 연구원이 자세하게 설명해 줄 것입니다.

1. 이 연구는 왜 실시합니까?
   이 연구의 목적은 (간략히 한 두 문장 정도로 기술)입니다.

2. 얼마나 많은 사람이 참여합니까?
   00명의 사람이 참여할 것입니다.(연구참여자 숫자를 연구참여자 집단의 특징과 함께 기술)

3. 만일 연구에 참여하면 어떤 과정이 진행됩니까?
   만일 귀하가 참여의사를 밝혀 주시면 다음과 같은 과정이 진행될 것입니다.(동의 이후 연구참여자가 겪게 되는 모든 과정을 자세히 기술)
   예시 : 1) 귀하는 15분 정도 분량의 비디오테이프 2개를 보게 될 것입니다. 하나는 유쾌함에 대한 것이고 다른 하나는 불쾌함에 대한 것입니다.
   2) 두 비디오테이프를 본 후 (　　　　) 연구자가 주관하는 집단 토론에 참여하도록 요청받을 것입니다. 토론에 참여하는 모든 사람들은 이 비디오를 시청했습니다. 귀하와 다른 사람들은 두 테이프를 본 후에 나타난 반응에 대해 토론하게 될 것입니다. 이 토론 과정은 녹음될 것이며 소요시간은 30분 정도 걸릴 것입니다.
   3) 귀하는 비디오테이프를 본 후 그와 관련된 설문조사를 하게 될 것이며 설문조사에는 총 15분 정도 소요될 것입니다. 모든 과정은 (장소를 기술, 만일 각각의 절차가 서로 다른 장소에서 이루어지면 각각을 기술)에서 이루어 질 것입니다.

4. 연구 참여 기간은 얼마나 됩니까?
   1) 단기간 참여시
      약 (1시간 이내인 경우 분단위로 기재)시간이 소요될 것입니다.
   2) 장기간 참여시
      (0)일 동안 (0)일에 한 번씩 (0)회 참여하도록 요청받을 것입니다. 1회 방문 시마다 (0)시간이 소요됩니다.

5. 참여 도중 그만두어도 됩니까?
   예, 귀하는 언제든지 어떠한 불이익 없이 참여 도중에 그만 둘 수 있습니다. 만일 귀하가 연구에 참여하는 것을 그만두고 싶다면 담당 연구원이나 연구 책임자에게 즉시 말씀해 주십시오. 그만두는 경우 모아진 자료는 (그만 둘 경우 수집된 자료의 처리 사항에 대해 기재)
   예시 : 중도 탈락 시 수집된 자료의 폐기를 원하시면 즉시 폐기됩니다. 그러나 폐기를 원하시지 않는다면 중도 탈락 이전 자료는 연구 자료로 사용됩니다.

그림 5-1 연구참여 설명서 예

6. 부작용이나 위험요소는 없습니까?

예시 : 몇몇 비디오테이프는 불쾌한 감정을 유발할 수 있습니다. 이럴 경우 귀하는 언제든지 비디오 시청을 멈출 수 있습니다. 만일 연구 참여 도중 발생할 수 있는 부작용이나 위험 요소에 대한 질문이 있으면 담당 연구원에게 즉시 문의해 주십시오.

7. 이 연구에 참여시 참여자에게 이득이 있습니까?

예시 : 비디오 시청과 토론을 통해 OO주제에 대해 통찰력이 생길 수 있습니다. 또한 시간을 내주신 것에 대해 소정의 사례를 드립니다.

8. 만일 이 연구에 참여하지 않는다면 불이익이 있습니까?

예시 : 귀하는 본 연구에 참여하지 않을 자유가 있습니다. 또한, 귀하가 본 연구에 참여하지 않아도 귀하에게는 어떠한 불이익도 없습니다.

9. 연구에서 얻은 모든 개인 정보의 비밀은 보장됩니까?

개인정보관리책임자는 OO대학교의 연구책임자명(연락처)입니다. 본 연구에서 수집되는 개인정보는 (개인정보 나열)입니다. 이러한 개인정보는 (접근자명 기재)에게만 접근이 허락되며, (보관방법 기재)한 방법으로 보관이 될 것입니다. 동의서는 관련 법령에 따라 3년을 보관한 후 폐기할 예정이며, 연구자료의 경우는 서울대학교 연구윤리 지침에 따라 가능한 한 영구 보관할 예정입니다. 저희는 이 연구를 통해 얻은 모든 개인 정보의 비밀 보장을 위해 최선을 다할 것입니다. 이 연구에서 얻어진 개인 정보가 학회지나 학회에 공개될 때 귀하의 이름 및 기타 개인 정보는 사용되지 않을 것입니다. 그러나 만일 법이 요구하면 귀하의 개인정보는 제공될 수도 있습니다. 또한 모니터 요원, 점검 요원, 생명윤리위원회는 연구참여자의 개인정보에 대한 비밀 보장을 침해하지 않고 관련규정이 정하는 범위 안에서 본 연구의 실시 절차와 자료의 신뢰성을 검증하기 위해 연구결과를 직접 열람할 수 있습니다. 귀하가 본 동의서에 서명하는 것은, 이러한 사항에 대하여 사전에 알고 있었으며 이를 허용한다는 동의로 간주될 것입니다.

10. 이 연구에 참가하면 사례가 지급됩니까?

귀하의 연구 참여시 교통비 등의 실비로 귀하에게 0,000원이 지급될 것입니다.

11. 연구에 대한 문의는 어떻게 해야 됩니까?

본 연구에 대해 질문이 있거나 연구 중간에 문제가 생길 시 다음 연구 담당자에게 연락하십시오.

이름 : 연구담당자명 **전화번호 :** 연구담당자 연락처 기재

만일 어느 때라도 연구참여자로서 귀하의 권리에 대한 질문이 있다면 다음의 00대학교 생명윤리위원회에 연락하십시오.

그림 5-1 연구참여 설명서 예(계속)

연구 과제명 :
연구 책임자명 : 성명(소속, 지위)

1. 나는 이 설명서를 읽었으며 담당 연구원과 이에 대하여 의논하였습니다.
2. 나는 위험과 이득에 관하여 들었으며 나의 질문에 만족할 만한 답변을 얻었습니다.
3. 나는 이 연구에 참여하는 것에 대하여 자발적으로 동의합니다.
4. 나는 이 연구에서 얻어진 나에 대한 정보를 현행 법률과 생명윤리위원회 규정이 허용하는 범위 내에서 연구자가 수집하고 처리하는 데 동의합니다.
5. 나는 담당 연구자나 위임 받은 대리인이 연구를 진행하거나 결과 관리를 하는 경우와 법률이 규정한 국가 기관 및 OO대학교 생명윤리위원회가 실태 조사를 하는 경우에는 비밀로 유지되는 나의 개인 신상 정보를 확인하는 것에 동의합니다.
6. 나는 언제라도 이 연구의 참여를 철회할 수 있고 이러한 결정이 나에게 어떠한 해도 되지 않을 것이라는 것을 압니다.
7. (타 연구 활용 가능성 있는 경우) 나는 수집되는 자료가 본 연구 이외에 연구책임자 및 다른 연구자의 연구의 목적으로 사용되는 것에 동의합니다.
   동의함 ☐ 동의하지 않음 ☐
8. 나의 서명은 이 동의서의 사본을 받았다는 것을 뜻하며 나와 동의받는 연구원의 서명이 포함된 사본을 보관하겠습니다.
9. (녹음이나 녹화를 진행하는 경우) 나는 연구를 수행하는 중에 녹음, 녹화가 진행되는 것에 동의합니다.
   동의함 ☐ 동의하지 않음 ☐
10. (연구용으로 개인식별정보를 수집하는 경우) 나는 나의 ( )가 수집되는 것을 알고 있으며, 연구에 사용되는 것을 허락합니다.

※ 개인식별정보: 이름, 주민등록번호, 여권번호, 전화번호, 이메일 주소, 신용카드 번호 등
개인을 식별할 수 있는 정보(단, 사례비 지급 및 단순 연락을 위한 정보는 해당하지 않음)
동의함 ☐ 동의하지 않음 ☐

연구참여자 성명 서 명 날짜 (년/월/일)

법정 대리인 성명 참여자와의 관계 서 명 날짜 (년/월/일)
※ 만 18세 이하 법정대리인(부모) 서명 필수. 법정대리인 서명 시 참여자와의 관계는 반드시 기재

입회인 성명 서 명 날짜 (년/월/일)
※ 법정대리인 / 입회인: 서명이 필요 없는 경우

동의받는 연구원 성명 서 명 날짜 (년/월/일)

그림 5-1 연구참여 설명서 예(계속)

3) 익명성(Anonymity)과 비밀 보장(Confidentiality)

참여자의 사생활에 대한 권리는 익명성과 비밀유지를 통해 보호된다. 익명성은 연구자가 수집한 자료에 연구대상자에 대한 이름, 주소 등 인적 정보를 수집하지 않아 자료로부터 특정 개인을 연결지을 수 없음을 의미한다. 익명성은 대상자의 사생활을 보장하는 강력한 수단이나 모든 연구에서 익명성이 가능한 것은 아니다. 대상자의 이름, 성별 등 개인 정보를 수집한 경우 연구자는 참여자의 개인 식별 정보를 ID번호를 부여하는 등 비식별화하고, 연구 참여자가 제공한 모든 정보를 연구목적 이외에 쓰지 않도록 비밀 보장을 위해 노력해야 한다. 만약 자료수집 중 질병 치료 등 정보 공유가 필요한 경우 무엇을 공유하고 누구와 공유할지에 대해서도 대상자가 선택하도록 해야 한다. 연구자는 비밀 보장을 위한 다음의 예방 절차를 거쳐야 한다(표 5-5).

표 5-5 비밀유지 절차

- 개인을 식별할 수 있는 정보는 필요시 한정적으로 수집(이름, 주소, 전화번호 등)
- 각 참여자의 자료를 구분하기 위해 ID를 부여
- 참여자의 정보가 담긴 파일은 잠금 장치 설정하여 보관
- 참여자의 정보가 담긴 자료의 접근을 소수에게만 허용(개인을 식별할 수 있는 정보에 접근하는 경우 비밀유지 서약서 서명)
- 개인을 식별할 수 있는 정보는 가능한 한 빨리 폐기
- 참여자에 관한 정보를 보고해야한다면 참여자를 식별할 수 없도록 가명 등을 이용

질적 연구는 그 주제와 연구방법에서 대상자의 내면을 보다 심층적으로 다루고 있으며, 연구보고서에도 대상자의 경험에 대한 자세한 서술이 기록되므로 참여자의 비밀 보장을 위한 더 많은 노력이 필요하다. 질적 연구자에서 참여자의 비밀 보장을 위해 단순히 이름을 밝히지 않는 것은 충분하지 않다. 예를 들어 '50세 남성으로 서울에 A구에 거주하는 폐암을 앓고 있는 선생님'이라는 기술은 충분하지 않다. 따라서 대상자의 특성을 알릴 수 있는 인구학적 특성에 관한 정보를 자세히 밝히지 않고 자료를 변질시키지 않은 범위에서 약간 변화를 주어 '중년 나이로 암을 앓고 있는 직장인'이라는 표현을 쓰는 것이 좋다.

4) 결과 보고와 의뢰

연구자는 연구 참여자들과 적절한 상호작용과 관심이 필요하다. 연구 과정 중 정서적 위험을 최소화하기 위한 노력이 필요하다. 예를 들어 문화적, 사회적, 언어적 배경이 다양한 참가자가 있다는 것을 이해하고 주의 깊게 질문하고 민감성을 가져야 한다. 자료수집 후에도 참여자와 디브리핑 자리를 마련해 질문이나 의견을 청취해야 한다. 특히 연구의 목적상 눈속임 등이 있었다면 가능한 빨리 이 사실을 알려주어야 할 것이다. 자료분석 후 연구결과를 대상자와 공유하는 것도 좋은 방법이다. 연구결과의 공유를 희망하는 참여자에게 요약문을 발송하거나 웹사이트에 공개함으로써 참여자와 상호작용하고 정서적 위험을 최소화할 수 있다. 또한, 연구 중 적절한 의료, 사회적, 심리적 서비스가 필요한 문제 상황이 있다면 연구 참여자를 다른 기관에 의뢰하여 도와줄 수 있다.

5) 취약집단에 대한 대우

취약집단(vulnerable population)은 자신의 권리를 스스로 보호할 수 없는 인간으로 성장 발달과정에 근거하여 자기결정권이 부족한 미성년자, 자기결정권을 행사할 능력이 없거나 부족한 무의식환자나 정신지체자, 자율성이 감소된 수감자나 병원 등 시설 입소자, 임산부처럼 일시적 상황으로 의도하지 않은 부작용을 초래하여 위험에 처할 수 있는 대상자이다. 취약집단의 연구 참여 여부는 연구의 심각성이나 잠재적 위험의 정도 및 대체 가능한 대안의 여부에 따라 달라지며, 취약집단 참여시 강력한 연구 참여의 정당성이 요구된다. 연구 절차에 있어 취약집단의 권리는 윤리적 차원에서 각별한 주의를 요구하며 부가적 절차와 대상자 보호를 위한 노력이 필요하다. 연구 전 과정에서 발생 가능한 위험과 이익을 사정하고 그 비율은 평가되어야 하며 취약집단에 대한 위험/이익 비율이 낮거나 다른 대안이 없을 때 연구를 실시하게 된다.

(1) **미성년자** : 미성년자들은 성장 발달 과정상 사전 동의를 할 능력이 없거나 부족하여 부모나 법적 대리인으로부터 연구 참여 동의를 얻어야 한다. 미성년자의 연구 참여 동의 방법은 연령에 따라 차이가 있다. 일반적으로 6세 이하의 어린이는 자발적 동의할 능력이 없는 것으로 간주하여 법적 보호자의 허락만 있어도 되지만, 6세 이상의 어린이라면 연구의 직접 대상자인 어린이의 동의와 법적 보호자의 허락이 필요하다.

이 경우 연구에 대한 설명과 동의서의 용어 선택은 어린이의 이해능력에 적합해야 할 것이다.

(2) 정신 · 정서 장애인 : 인지장애인, 정신질환자 및 혼수상태에 있는 대상자들은 연구참여를 스스로 결정할 능력이 결여되어 있다. 따라서 윤리적, 법적으로 연구 참여 동의를 할 수 없다. 이 경우 연구자는 대상자 보호를 위해 연구 전 과정을 면밀히 점검해야하고 많은 주의를 기울여야 한다. 또한 대상자의 법적 대리인을 통하여 서면 동의를 얻어야 한다.

(3) 질환자 및 신체장애인 : 연구의 대상집단이 질병 치료를 받고 있는 환자나 신체장애인이라면 연구의 내용을 이해하고 자발적 참여를 하는 등 이성적 결정을 내릴 수 있는 능력이 있는지 먼저 확인해야 한다. 대상자의 신체적 능력에 따라 연구 참여의 동의에 특정 절차가 필요할 수 있다. 예를 들어 청각 장애인에게는 전체 동의 과정이 서면으로 이루어져야 하고, 신체적 손상이나 장애로 읽거나 쓸 수 없는 사람은 동의의사록의 녹화나 녹음 등을 활용하여 서면 동의를 대신할 수 있다.

(4) 말기 환자 : 말기환자는 연구참여의 위험과 이익 비율에 있어서 연구로부터 얻을 수 있는 이익이 적다는 점에 주의해야 한다. 연구자는 대상자의 위험과 이익 비율을 주의 깊게 사정하고 환자의 의료서비스와 편의를 보장하도록 노력해야 한다.

(5) 시설 입소자 : 간호연구는 병원에 입원 한 환자를 대상으로 수행할 수 있다. 간호사와 환자의 관계는 치료적 관계로 보이지 않는 강압과 권력 구조를 형성할 수 있다. 몇몇 환자들은 연구에 참여하지 않으면 자신에 대한 대우가 달라질 것을 우려하여 원하지 않는데 연구에 참여할 수 있다. 따라서 병원 등 시설 입소자를 대상으로 한다면 연구의 참여 여부는 자발적으로 결정할 수 있다는 것을 강조해야 한다.

(6) 임산부 : 임산부와 태아를 대상으로 한 연구는 매우 신중해야 한다. 임산부는 임신상황으로 인하여 일시적으로 의도하지 않은 부작용의 위험에 노출될 수 있다.또한, 태아의 자기결정권이 누구에게 있는지에 대한 윤리적 문제도 존재한다. 따라서 연구자는 신체적 · 정신적 위험이 높은 임산부와 자발적 참여여부를 결정할 수 없는 태아를 모두 보호하기 위해 노력해야 한다. 따라서 수행하고자 하는 연구가 임산부와 태아에게 가해지는 위험이 최소가 아니라면 연구를 수행할 수 없으며 임산부의 건강이 충족되지 않는다면 연구에 참여할 수 없다.

(7) 학생 : 교수가 연구의 목적으로 학생들에게 설문지에 참여하라고 한다면 많은 학생들은 연구 참여의 거부 시 성적에 나쁜 영향을 받을지도 모른다는 두려움을 느낀다.

또한, 연구 주제에 따라 평소와 다른 행동을 보여 왜곡된 연구결과를 초래할 수 있다. 따라서 학생을 대상으로 자료수집 시 연구의 참여 여부에 따른 불이익이 없다는 점을 강조해야 한다. 더불어 이름, 학번 등의 개인 정보를 수집하지 않고 설문지 응답하는 동안 교수는 자리를 비우는 등 실제적 조치가 요구된다.

6) 기관생명윤리위원회(Institutional Review Boards, IRB)

개별 연구자가 자신의 연구에 대한 위험과 이익의 평가, 참여자들의 권리를 보호하기 위한 절차를 객관적으로 평가하기에는 편향의 위험성이 있다. 따라서 연구자는 연구 시작 전 연구 참여자를 보호하기 위한 목적으로 연구계획서에 대해 대외 평가를 받아야 한다. 간호연구가 수행되는 학교와 병원 등의 기관은 연구계획서를 사전에 검토하기 위한 기관생명윤리위원회(Institutional Review Boards, IRB)가 설립되어 있다. IRB는 인간 대상의 연구를 시작하기 전에 연구 참여자를 보호(대상자의 권리, 안전, 복지 등)하기 위한 목적으로 연구 기관 내에 독립적으로 설치되어 연구계획서의 윤리적 측면을 심의하는 조직이다. IRB는 연구자 보호를 목적으로 하지 않으며, 취약집단을 대상의 연구는 건강집단 연구보다 까다로운 평가 기준을 적용하고 있다. IRB의 구성은 기관마다 차이가 있지만, 편향을 배제하기 위해 다양하게 구성된다. 구체적으로 다섯 명 이상의 위원으로 구성되며 그중 한 명 이상은 성직자 또는 변호사 등 연구자가 아니어야 한다. 또한, 최소 한 명 이상의 위원은 해당 기관에 자신 또는 가족들이 소속되지 않아야 한다. 연구심의위원회의 기능은 다음과 같다.

(1) **대상 :** 인간을 대상으로 하는 연구

(2) **심의 내용 :**

① 연구계획서의 윤리적, 과학적 타당성

② 연구 참여자 등으로부터 적법한 절차에 따라 동의를 받았는지 여부

③ 연구 참여자 등의 안전에 관한 사항

④ 연구 참여자 등의 개인정보보호 대책

(3) 그 밖에 기관에서의 생명윤리 및 안전에 관한 사항

(4) 해당 기관에서 수행 중인 연구의 진행 과정 및 결과에 대한 조사 및 감독

(5) 해당 기관의 연구자 및 종사자 교육

(6) 취약한 연구대상자 등의 보호 대책 수립

IRB 심의는 연구 진행 전부터 연구 종료까지 연구의 전체 과정이다(그림 5-2). 연구에

착수하기 전에 연구자는 연구 윤리에 대한 교육을 받아야 하며, IRB에 연구계획서를 제출해야 한다. 위험이 최소 수준인 연구의 경우나 연구의 유형상 연구 참여자에게 대한 뚜렷한 위험이 없다면(이미 존재하는 자료에서 정보를 수집하는 이차 자료 분석이나 체계적 문헌 고찰 및 메타 분석 연구 등) 정해진 절차에 따라 심의 면제 또는 신속 심의(약식 심의)를 받을 수 있다. 위원회는 연구 계획을 연구 윤리의 기준에서 면밀히 평가하고 연구 계획의 승인, 연구 계획의 수정 또는 연구 승인 거부를 할 수 있다. 연구 과정 중 심의받은 내용에서 변화가 있다면 변경심의를 받아야 하고 기간 연장이 필요할 때 변경심의 또는 지속심의를 받아야 한다. 연구 종료 후 종료보고서를 제출하여 종료 심의를 받게 된다. 미국 보건부에서는 사람을 대상으로 하는 모든 연구는 연구 분야에 대한 전문적 지식을 가진 자와 비전문가로 구성된 IRB에서 연구의 윤리성, 안전성 및 과학성에 대한 사전 승인을 받은 후에 실시하도록 명시하고 있으며(DHHS, 2009), 한국의 경우 2013년 생명윤리 및 안전에 관한 법률 개정으로 모든 인간 대상 연구는 IRB를 통과하여야 하는 것으로 법제화되었다. 또한, 유수의 전문 학술지의 경우 대부분 IRB의 승인이 된 논문만을 수용하고 있다.

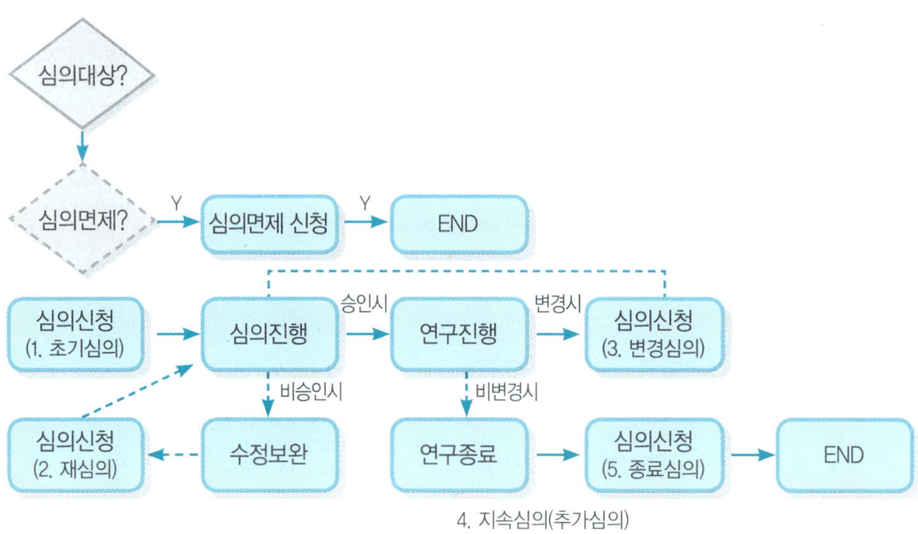

그림 5-2 기관생명윤리위원회 심의 절차의 예

IRB는 연구자가 연구를 못하도록 하는 것이 절대 아니다. 가능한 참여자의 인권을 침해하지 않고 연구를 진행할 수 있도록 보완하고 도우려는 것이다. 따라서 IRB 작성 시 주의

점들을 확인하고 연구에 임하도록 해야 할 것이다.

- 어떠한 경우에도 IRB 승인 확정 이전에 연구를 시작해서는 안된다.
- 승인은 기간이 정해져 있어 그 기간 내에 연구를 끝내야 한다.
- 우리나라에 모든 인간대상 연구는 IRB를 통과해야 하는 것으로 법제화되어 있다.
- 각 기관마다 정해진 형식이 있다. 하지만 주요 내용은 연구목적, 연구대상자, 연구방법, 연구시기, 데이터 보관, 말소 등에 대해 자세한 서술 등으로 유사하다.
- IRB 제출 연구계획서에는 연구참여 동의서의 내용, 양식, 동의를 받는 과정 등 연구의 전 과정이 자세히 서술되어야 한다.

4 연구자의 연구 윤리

연구 윤리는 연구 참여자와 연구자를 동시에 보호하는 중요한 보호 장치이자 학문 발전에 중요한 역할을 담당하고 있는 요소이다. 따라서 연구에 참여하는 사람들은 연구의 전 과정에서 연구 윤리를 준수해야 한다. 따라서 앞서 언급한 연구 참여자 보호 방법 뿐만 아니라 연구 과정 및 연구결과의 출판 시 연구윤리를 위반하지 않도록 주의를 기울여야 한다. 한국은 2005년 황우석 줄기세포 논문 조작 사건을 계기로 연구자 연구 윤리의 필요성 및 명확한 연구 윤리 지침의 필요성을 인식하였다. 2007년 2월 과학기술부 훈령으로 '연구윤리 확보를 위한 지침'이 마련되었고 2012년 개정되었다. 연구 윤리를 확보하기 위해 교육과학기술부와 한국연구재단은 '좋은연구(Good Research Practice, GRP)'프로그램을 개발하였고 2008년 연구 윤리와 관련된 정보를 제공하고 연구 과정에서 발생할 수 있는 궁금증을 해소하기 위한 '연구윤리정보센터'라는 웹사이트(http://www.cre.or.kr)를 개설하였다. 본 장에서는 연구자의 연구 윤리인 과학 연구에서의 진실성, 연구의 의도적 부정행위, 출판윤리 등을 설명하고자 한다.

1) 연구의 진실성(Research Integrity)

연구자는 연구 자료 수집, 자료 분석 및 결과 도출에 있어 연구자의 부주의나 부정확한 지식으로 인한 비의도적인 부정행위와 의도적 부정행위가 개입되지 않는 객관성과 정확성이 확보된 연구를 수행해야 한다.

2) 의도적 부정행위

의도적 부정행위는 연구 진실성을 저해하는 행위이다. 다음과 같은 연구 부정행위가 있는 논문은 보고서, 학술지 등에 게재하지 않거나 게재되었더라도 철회될 수 있다.

(1) 위조(fabrication)

자료의 위조는 의도적으로 존재하지 않는 기록이나 연구결과를 허위로 만들어내는 행위를 말한다.

① 인터뷰하지 않았으면서 가상의 주제에 대한 설문지를 완성하여 연구결과를 허위로 제시하는 경우
② 설문조사, 실험 및 관찰 등에서 나타나지 않은 데이터를 실재하는 것처럼 제시하는 경우
③ 실험 등을 통해 얻은 자료의 통계학적 유효성을 추가하기 위해 허구의 자료를 첨가하는 경우
④ 연구계획서에 합치한다는 점을 보여주기 위해 연구 기록을 허위로 삽입하는 경우

(2) 변조(falsification)

자료의 변조는 연구재료, 장비 및 통계 등의 처리 과정들을 인위적으로 조작하거나 데이터를 임의로 변형, 삭제함으로 연구의 내용이나 결과를 왜곡하는 행위를 말한다.

① 연구자료를 의도적으로 실제와 다르게 변경하는 경우
② 연구자료의 통계분석 결과 분명하지 않은 것을 고의 또는 중대한 과실로 그릇되게 설명하는 경우
③ 통계학적 근거 없이 연구자료들을 선택적으로 생략, 삭제, 은폐하는 경우
④ 연구자료를 과정, 축소 또는 변형함으로써 왜곡된 연구결과를 도출하는 경우

(3) 표절(plagiarism)

표절은 타인의 연구계획서와 연구논문의 아이디어, 연구 과정, 연구결과, 문장의 기술 등을 적절한 이용 없이 사용하는 행위를 말한다. 과거에는 내용 표절을 표절의 정의로 활용하였으나 최근에는 연구의 아이디어나 의미가 변하지 않은 상태에서 문장을 바꾸어 쓰거나 외국의 논문을 적절한 인용 없이 번역하는 행위 등을 포함하여 넓게 정의 내리고 있다.

① **내용 표절, 텍스트 표절** : 적절한 인용 표시 없이 타인의 글을 그대로 사용하는 경우

② **말 바꿔 쓰기** : 다른 사람의 글을 적절한 인용 표시 없이 사용하는 경우이나 글을 그대로 인용하는 것은 아니고 뜻이 변하지 않은 범위 안에서 문장의 구조, 단어나 문장을 일부 변형하여 사용하는 경우
③ **요약** : 다른 사람이 작성한 논문의 일부를 사용하면서 그 내용을 줄여서 표현하는 경우
④ **아이디어 표절** : 타인의 독창적인 생각 등을 활용하면서 출처를 표시하지 않은 경우
⑤ **번역 표절** : 타인의 저작물을 번역하여 활용하면서 출처를 표시하지 않은 경우
⑥ **자기 표절** : 자신의 이전 저작물의 일부 또는 전부를 정당한 출처 표시 없이 사용하는 것으로 새로운 창작물인 것처럼 속이는 경우

3) 출판윤리

(1) 저자권(Authorship)

논문의 저자란 연구에 중요한 지적, 사회적, 재정적 공헌을 한 사람으로서 연구에 충분히 참여하고 완성된 논문 작성에 기여도가 있는 사람을 말한다. 중요한 공헌을 한 사람이란 연구의 기획과 설계, 데이터 수집과 분석, 논문의 초안 작성, 최종 원고의 승인한 사람이 포함된다(대한의학학술지편집인협의회, 2013). 저자는 제1저자(first author), 교신저자(corresponding author) 및 공동저자(coauthor)가 있다. 저자의 등재 여부와 순서는 연구 시작 전에 연구팀이 상의하여 저자 순서의 배치를 논의하여 결정하고 각 연구자는 자신의 역할을 인지하는 것이 필요하다.

논문의 저자 표시에서 가장 앞에 이름이 배치되는 사람을 제1저자라고 한다. 제1저자는 초안 작성에 가장 기여도가 큰 사람으로서 연구의 개념과 설계, 자료수집과 결과 분석, 초안 작성에 기여하는 사람이다. 교신저자란 완성된 논문 내용에 책임을 지는 사람을 뜻한다. 교신저자는 연구결과를 학술지에 투고하고 심사하는 과정에서 심사위원과 소통하며 연구논문으로 출간된 이후 독자와 소통하는 사람이다. 공동저자는 연구 수행에 참여한 사람들이며 여러 사람이 될 수 있다. 연구에 기여한 정도에 따라 공동 연구자로 등재하거나 감사의 표시를 할 수 있다. 그렇다면 여러 연구자 중 제1저자나 교신저자는 누구여야 하는가? 주로 연구의 전체 과정을 총괄하는 연구책임자(primary investigator, PI)가 제1저자 또는 교신저자가 되며 이 구분은 연구팀에서 상의하게 된다.

출판윤리에서는 부당한 저자 표시는 연구자의 비윤리적 행위로 간주하고 있다. 부당한 저자 표시란 연구내용 또는 결과에 대하여 지적, 사회적, 재정적, 기술적 공헌 또는 기여를

한 자에게 정당한 이유 없이 논문 저자 자격을 부여하지 않거나, 기여하지 않은 자에게 논문 저자 자격을 부여하는 행위를 말한다.

(2) 이해관계(conflict of interest, COI)

이해관계는 논문 작성, 논문 심사 및 출판 과정에 영향을 줄 수 있는 저자, 소속기관, 심사자 및 편집자와의 재정적 또는 개인적 관계의 여부를 살피는 것이다. 이해관계는 연구 및 출판과 관련된 저자의 결정, 판단, 원고작성에 관한 판단을 왜곡할 가능성이 있기 때문에 경계해야 한다(대한의학학술지 편집인협의회, 2013).

(3) 중복출판(duplicate publication)과 이중게재

연구결과를 출판할 때 다른 언어, 일부 혹은 전부, 인쇄 혹은 전자매체, 학술지의 등록 및 등재 여부를 막론하고 게재된 적이 없어야 한다. 중복출판은 이미 출간된 연구 논문과 같거나 내용이 겹치는 연구결과를 다시 출간 하는 것을 의미한다. 구체적으로 동일한 내용을 다른 논문으로 복사하는 행위, 연구의 대상을 분할하거나 가설을 나뉘어 분할 출간하는 행위, 대상이나 기간을 추가하여 덧붙이기, 국내에 투고한 논문을 외국에 다시 투고하는 행위 등이 포함된다. 중복출판은 연구자의 비윤리적 행위이며 엄격히 금지되는 행위이다. 많은 학술지의 경우 중복출판이 발견된 경우 출판 여부에 따라 게재불가나 게재취소를 한다(대한의학학술지편집인협의회, 2013). 이중게재는 이미 학술지에 발표한 논문의 내용을 다른 학술지에 '원저(original article)' 논문으로 다시 발표하는 행위를 의미한다. 다만 석사 및 박사 학위논문(unpublished로 간주)은 독립된 출판물(published)로 보지 않기에 요약 정리 후 학술지로 투고하는 것이 허용된다.

4) 연구 윤리의 평가

인간 대상 연구에서 가장 중요한 것은 연구 참여자 보호 및 윤리적 고려이다. 앞서 벨몬트 보고서에서 제시한 선행, 인간 존엄성의 존중, 정의의 원칙 들을 다시 상기해 보자. 대부분 연구는 연구 수행 전 IRB에 연구계획서를 제출하고 연구의 윤리적 측면에 대해 대외 평가를 받았을 것이다. IRB의 검토와 승인이 된 연구라면 연구의 윤리적 측면을 충분히 검토하였다고 가정한다. 연구의 윤리적 측면을 평가하기 위한 대표적인 사항들은 다음과 같다(표 5-6).

표 5-6 연구 윤리 평가 지침

1	연구가 기관생명윤리위원회, 연구윤리위원회 또는 그 외에 유사한 윤리심의위원회의 승인을 받았는가?
2	참여자가 신체적 위해, 불편, 정신적 고통을 겪었는가? 연구자가 위해를 제거하거나, 예방하거나, 최소화하기 위해 적절한 절차를 밟았는가?
3	참여자의 이익이 잠재적인 위험 또는 실제 불편을 능가했는가? 사회가 얻을 이익이 참여자가 소비한 비용을 능가했는가?
4	참여자를 모집할 때 강제력이나 과도한 영향력이 존재하지 않았는가? 참여자가 참여를 거부하거나 불이익 없이 참여를 중단할 권리가 있었는가?
5	참여자가 어떤 방식으로든 속임을 당했는가? 참여자들은 자신이 연구에 참여한다는 사실을 완전히 지각하고 있으며 연구의 목적과 성격을 이해했는가?
6	적절한 사전동의 절차가 이루어졌는가? 그렇지 않을 경우, 타당한 이유가 존재하는가?
7	참여자의 사생활을 보호하기 위해 적절한 절차를 밟았는가? 비밀은 어떻게 유지되었는가? 사생활보호 규정을 따른 절차가 준수되었는가? 비밀유지 인증을 취득하였는가? 그렇지 않은 경우, 획득해야 할 필요가 있지는 않았는가?
8	취약 집단이 연구에 참여했는가? 그렇다면 취약성을 고려해 특별한 예방책을 마련했는가?
9	여성(또는 남성), 소수자, 노인 등의 집단이 타당한 이유 없이 배제되지는 않았는가?
10	연구 과정에서 간호사의 윤리강령, 환자의 권리 등에 어긋나는 점은 없는가?
11	연구 보조자, 협조자에 대해 명시하였는가?
12	연구비 지원에 대한 안내가 되었는가?
13	연구보고서에 편견 없이 연구결과를 제시하였는가?

5 단단한 간호연구를 위한 학습문제

1 다음은 연구윤리에 대한 설명이다 옳은 것은?

① 간호사 A는 병원에서 50만원을 지원받아 연구를 진행하였다. 연구결과를 B간호학회에 게재하였다. 이때 1,000원 이하의 연구비의 경우 연구비 지원 사실을 밝히지 않아도 된다.

② 연구원 B는 연구결과 중 마음에 들지 않은 데이터를 누락하였다. 이는 연구 부정행위 중 위조에 해당한다.

③ 연구 참여자를 보호하기 위해 연구 과제에 대한 보호자의 동의를 받아야 한다.

④ IRB는 각 기관마다 정해진 형식이 있다.

2 기관생명윤리위원회에 대한 설명으로 틀린 것은?

① 연구 시작 전 연구참여자를 보호하기 위한 목적으로 연구계획서를 심의하는 조직이다.

② 성인보다 초등학생을 대상자으로 연구할 때 제한이 많다.

③ 위원회에 심의를 낸 연구계획서는 연구를 즉시 시작할 수 있다.

④ OO시 거주 80세 이상 남녀를 대상으로 연구할 때는 성인과 동일하게 연구를 진행할 수 없다.

3 연구대상자의 권리에 속하지 않는 것은?

① 해를 받지 않을 권리

② 연구에 대해 알 권리

③ 사후동의

④ 프라이버시, 익명, 비밀보장의 권리

4 한 연구자가 '자살로 자식을 잃은 부모에게 상실감 과정'을 연구하려고 한다. 이 경우 위협받을 수 있는 대상자 보호 윤리원칙은 무엇인가?

① 선행　　② 인간존중

③ 자기결정권　　④ 정의

5 다음 보기의 설명은 연구자의 윤리 중 무엇을 위반한 것인가?

[보기]

- 인터뷰하지 않았으면서 가상의 주제에 대한 설문지를 완성하여 연구결과를 허위로 제시하는 경우
- 설문조사, 실험 및 관찰 등에서 나타나지 않은 데이터를 실재하는 것처럼 제시하는 경우

① 위조 ② 변조 ③ 표절 ④ 중복출판

6 다음에서 설명하고 있는 윤리강령은 무엇인가?

[보기]

- 2차 세계대전 이후 인간 대상 연구의 최초의 국제적 윤리 강령이다.

① 뉘른베르크 강령 ② 헬싱키 선언
③ 간호사 윤리강령 ④ 벨몬트보고서

제6장

6

연구질문과 문제설정

1. 연구문제와 연구목적
2. 연구문제의 출처
3. 연구문제의 선정
4. 연구문제와 연구목적의 진술
5. 연구문제의 평가

제6장

연구질문과 문제설정

학습목표

1. 연구문제와 연구목적을 구분할 수 있다.
2. 연구문제와 연구목적의 설정 과정을 설명할 수 있다.
3. 연구수준에 따른 연구문제 형태를 기술할 수 있다.
4. 연구문제의 평가기준을 기술할 수 있다.
5. 연구문제에 따른 연구목적을 기술할 수 있다.

주요용어

- 연구주제(research topic)
- 연구문제(research topic, research problem)
- 연구목적(research aim, research objective)
- 요인 추구형(factor pursuing) 연구문제
- 요인 관련형(factor relating) 연구문제
- 상황 관련형(situation relating) 연구문제
- 상황 생성형(situation producing) 연구문제
- 연구문제의 중요성(significance)
- 연구 가능성(researchability)
- 연구수행 가능성(feasibility)

간호학을 공부하는 학생으로서, 또는 다양한 간호현장에서 일하는 간호사, 또는 초보연구자로서 궁금해 하는 관심영역에서 연구질문이 떠오른다. 강의실에서 수업에 참여하거나, 간호현장에서 실무에 임할 때 문득 떠오르는 궁금증이 실마리가 될 수 있다. 간호 연구문제의 설정은 연구의 첫 단계로 연구의 핵심이 되는 중요한 부분이다. 이 장에서는 간호현장에서 연구문제를 도출하고 이를 연구목적으로 기술하는 방법에 대해 논의하고자 한다.

1 연구문제와 연구목적

훌륭한 연구는 "나는 궁금하다"라는 문장에서 시작한다. 연구절차를 시작하는 데 있어서 호기심만한 것이 없다. 문제에 대한 관찰은 질문을 생성하며 이 질문이 연구문제가 되어 간호연구로 이어진다. 연구문제를 선정하는 것에서 연구가 시작된다. 즉 '무엇을 연구할 것인가?'에 답해보는 것이다. 연구문제의 발상은 간호현장에서 관심영역이나 간호사의 궁금증에서 시작한다. '정맥천자 시 통증 조절은 어떤 방법이 적절한가?', '홀로 사는 노인을 위한 사회연결망 강화 중재의 효과는 어떠한가?' 이러한 궁금증이 있다면 이미 연구의 첫 단계를 시작한 것이다. 연구질문에서 시작하여 연구문제를 선정하는 것은 연구의 첫걸음으로서 매우 중요하다. 연구질문에서 다듬어진 연구문제를 통해 연구주제가 분명하게 드러나며, 해당 연구주제에 대한 문헌고찰을 더 하다보면 연구문제를 구체화하여 연구목적을 명료하게 기술할 수 있게 된다.

연구문제는 대부분 논문의 첫 페이지에 있다. 연구문제(research problem)는 무엇(what)을 연구하려고 하는지, 그 방향과 주제를 의미한다. 관심영역에서 근거기반의 간호실무(evidence based practice)를 수행하기 위한 지식을 만드는 것이다. 연구자는 간호현장에서 직관력과 통찰력으로 현상을 기술하고 분석적으로 그 현상의 원인을 밝혀내게 된다. 연구문제는 양적 연구, 질적 연구를 포함한 다양한 연구방법으로 연결될 수 있다. 따라서 연구문제는 명료하고 구체적이어야 하며 모호한 연구문제와 연구목적은 연구진행과 결과의 해석을 어렵게 만든다.

연구주제는 관심 분야와 연구문제에 대한 문헌고찰을 하면서 그 범위가 점점 좁혀질 수 있다. 연구주제를 결정하는 과정에서 연구자는 연구 수행 시 동원되어야 하는 시간, 돈, 대상자 모집, 윤리적 고려, 시설과 장비, 연구자의 능력 등 연구수행 가능성(feasibility)도 함께 고려해야 한다.

연구목적(research aim)은 연구의 목표나 초점에 대해 분명하고 간결하게 진술한 것이다. 앞서 떠오른 연구문제를 바탕으로 연구를 통해 알고자 하는 구체적인 목적을 명확하고 간결하게 기술하는 것이다. 앞서 세운 연구문제에 대한 해답을 과학적인 방법을 통하여 실제적인 답을 제시할 수 있도록, 연구의 결과가 어떻게 사용될 것인가를 암시하게 된다. 연구목적은 간결하고 구체적인 목표가 드러나도록 명료하게 진술해야 한다. 모호한 질문에 답하기 어렵듯이 구체적이고 분명한 연구의 목적 아래 명확한 답을 얻을 수 있다. 연구의 목적이 명료하게 진술되면 이후 연구방법, 연구설계, 자료수집 방법, 자료분석 방법, 논의

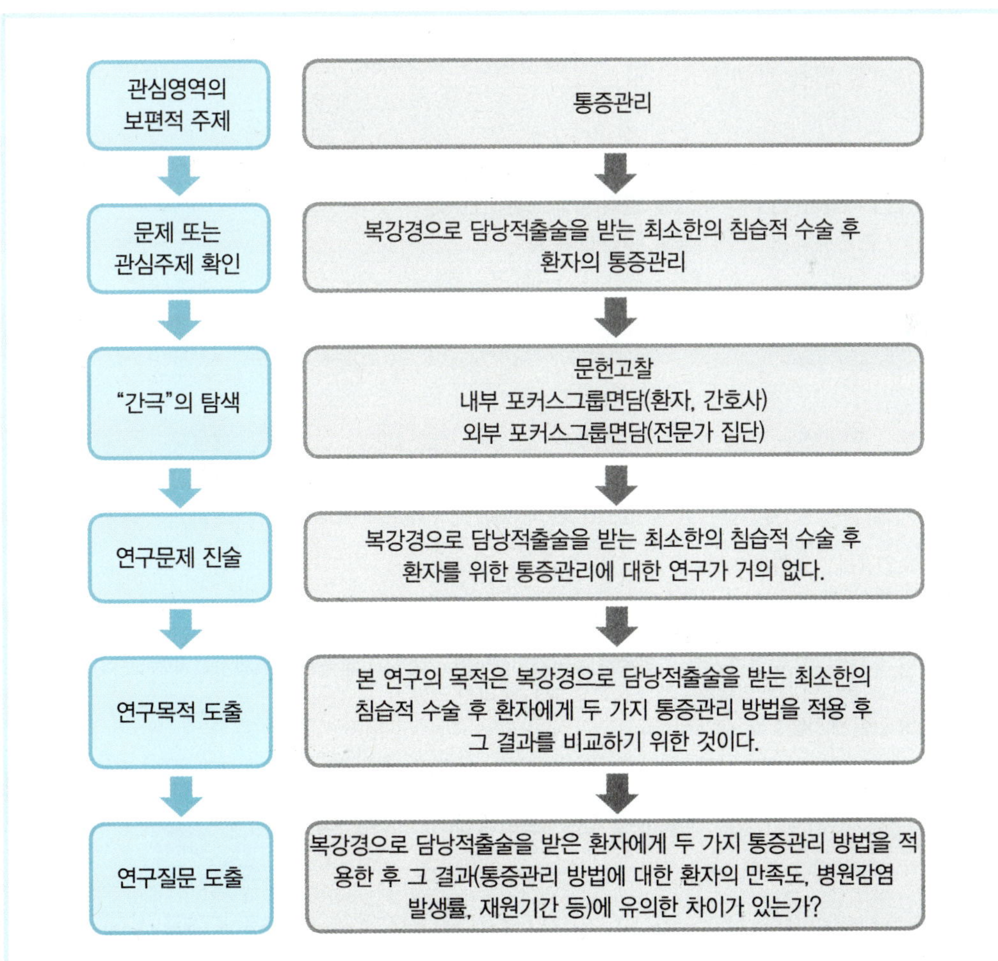

그림 6-1 연구문제와 연구목적 도출 과정

및 결론까지 끌어갈 수 있는 연구의 방향 설정과 안내 역할을 할 수 있게 된다.

보편적인 관심주제로부터 연구문제를 이끌어내고 범위를 좁혀 문제진술을 정교화하면서 연구목적을 기술하는 과정이 필요하다. [그림 6-1]에서는 관심주제가 연구문제로 정교화되는 과정을 보여주고 있다. 관심주제를 충분히 탐색하다보면 연구자가 알고자 하는 것과의 간극(gap)이 드러난다. 이 간극을 메우기 위한 것이 결국 연구목적으로 연결된다고 할 수 있다.

연구에도 제목이 필요하다. 앞서 제시된 연구문제와 연구목적이 드러날 수 있도록 연구의 내용이 무엇인지 명확하게 표현하는 것이 연구제목이다. 따라서, 적절히 기술된 연구제목은 읽는이로 하여금 어떤 연구인지 대략적인 그림을 그려볼 수 있게 해야 하므로, 되도록이면 대상자, 독립변수, 종속변수를 포함하여 서술하는 게 좋다. [그림 6-2]에서 연구제목 설정 시 고려할 점을 보여주고 있다.

▶ **연구제목은 연구의 내용을 명확하게 표현하는 것**
→ 논문제목이 연구내용을 대변해야 함

제목	자기결성성 강화 프로그램에 의한 비만 근로자의 체지방량 감소효과

독립변수	종속변수	연구설계	대상자

1) 간결하고 명확한 기술
2) 핵심어(keyword)의 기술
3) 일반화된 용어의 사용
4) 가치중립적 단어의 사용 : '한국의 대학입시제도가 고등학교 교육을 황폐화시킨 이유 분석'
→ '한국의 대학입학제도가 고등학교 교육에 미친 영향"
5) 간결한 기술 : 15~30자 내외

그림 6-2 연구제목 설정 시 고려할 점

좋은 연구문제는 간호학적으로 이론적 의의와 실무적 의의가 있는 주제여야 하며, 연구주제 선정과 연구문제의 기술을 위해서는 연구문제의 출처, 연구문제의 선정과정 및 평가방법을 이해하고 수행할 수 있어야 한다.

2 연구문제의 출처

연구문제의 출처는 연구자의 관심에 따라 다양하게 달라진다(표 6-1). 이 때 연구자의 자질은 직관력, 분석력, 비판적 사고력, 창의성 등이 요구된다. 이 중 몇 가지를 살펴보면 다음과 같다.

표 6-1 연구문제의 출처

• 임상 실무현장에서의 경험과 관찰	• 전문분야의 문헌
• 교육과정과 경험	• 실무 질향상 연구보고서
• 간호대상자나 동료와의 상호작용	• 연구보고서와 우선순위 보고서
• 이론적 모델과 이론틀	• 사회적 쟁점

1) 임상 실무현장에서의 경험과 관찰

많은 연구자들에게 연구문제 선정은 가장 어려운 과제 중 하나로 여겨진다. 현재까지 알려진 것이 너무 부족하거나 반대로 이미 확인된 사실이 너무 많은 경우 연구문제를 정하기가 쉽지 않다. 연구자에게 익숙한 일상 및 실무경험에서 해결해야 하거나 호기심을 유발시키고, 때로는 의문을 제기하는 문제 상황에 대한 관심은 연구문제 발굴의 시발점이 될 수 있다. 풍부한 실무경험을 갖춘 간호사의 경우 연구문제를 찾기에 유리한 입장에 있기는 하나, 경험이 많더라도 비판적 사고를 하지 않는다면 문제에 대한 인식을 할 수 없다. 따라서 간호 현장의 문제점에 대해 민감하게 알아차리고 이를 비판적 사고로 분석하며 해결방법에 대해 과학적 근거를 찾고자 하는 노력이 필요하다.

2) 간호대상자나 동료와의 상호작용

연구자와 동료 간의 상호작용은 연구문제 발견에 소중한 자원이 된다. 초보연구자들의 경우 해당분야의 다양한 전문지식과 경험을 가진 지도교수나 노련한 연구자들과의 공동작업을 통해 특정 분야의 기초지식부터 전문지식까지 순차적으로 습득해나갈 수 있다. 임상 현장이나 학교, 또는 학술대회 중에 연구 아이디어를 토론해보면 연구주제가 명확해지며 연구과정 중에 발생할 수 있는 오류를 예측하게 되고 다양한 관점에서 연구주제를 볼 수 있게 된다.

3) 이론적 모델과 이론틀

간호학과 인문사회를 걸친 간호 관련 분야에 구축되어 있는 이론은 연구문제의 중요한 출처이다. 이론은 추상적이고 어렵고 현실과 동떨어져 있는 것이라고 생각하기 쉽다. 하지만 이론은 상황이나 현상에 대해 방향을 제시하는 보편적인 명이므로 간호연구문제에 유용한 자원이 된다. 기존의 이론을 바탕으로 하여 연역적인 방법으로 연구문제를 발견하고 연구자 자신의 현실에서 적용 및 검증을 통해서 기술, 설명, 예측, 통제할 수 있다.

4) 전문분야의 문헌

연구자는 최신의 연구동향과 과학적 근거를 확인하기 위하여 학술지, 연구보고서 등의 문헌을 자주 읽게 된다. 관심 있는 연구 분야가 연구자에게 낯설고 관련지식이 부족하다면 체계적인 문헌고찰이 선행되어야 할 것이다. 여러 문헌을 읽으면서 해당 연구 분야의 최신 경향을 습득할 수 있는 것에서 그치지 말고 같은 문제에 대해 연구한 여러 선행논문에서 연구결과가 일치하지 않을 때 또한 연구결과와 임상경험 간에 차이가 있을 때에도 연구문제를 도출할 수 있다. 또한 선행연구에서 대상자 수가 적거나 동질적인 그룹일 때 연구자는 더 많은 대상자에게 혹은 다양한 대상자에게 반복 연구할 필요가 있는지 생각해 볼 수 있다. 선행논문의 '제언' 부분을 읽어보면 연구자는 반복연구의 필요성이나 후속 연구에 대한 구체적인 의견을 제시하고 있으므로 이를 참고로 하여 연구문제를 설정할 수 있다.

3 연구문제의 선정

간호현장에서 벌어지는 일에 민감하게 반응하면서 관찰하고 궁금해하는 중에 관심 있는 연구문제를 발견한다면 주저 말고 기록을 남겨두는 것이 좋다. 기록하며 모아둔 연구문제들은 영역을 정하여 분류하고 목록화해야 한다. 이 중 하나의 연구문제를 선정하였다 하더라도 나머지 목록들은 지우지 말고 남겨두는 것이 좋다. 하나의 연구문제를 결정했다면 연구자는 실제로 연구 가능한 수준으로 연구문제의 영역을 좁혀나가야 한다.

이 때 필요한 작업이 문헌고찰, 동료와의 토론이다. 문헌고찰과 토론을 통하여 선행 연구자들이 비슷한 연구를 수행하였으면 그 결과는 무엇인지 정리해야 하고 구체적인 주제로 좁혀 나갈 수 있다.

4 연구문제와 연구목적의 진술

양적 연구에 있어서 연구문제와 연구목적의 진술은 분명하고 객관적으로 드러나야 한다. [표 6-2]는 연구문제와 연구목적 진술에 있어서 가장 공통적인 요소를 기술한 것이다.

표 6-2 연구문제와 연구목적의 진술 시 구성요소

연구문제 구성요소	연구목적 구성요소
• 지식에 있어서 간극의 기술 • 연구문제의 부분이 되는 개념들	• 연구설계 • 연구변수 • 연구대상자 • 연구현장

1) 연구문제의 형태

연구문제의 형태는 연구의 수준에 따라 나눠진다. James와 Dickoff(1968)는 연구문제의 형태를 ① 요인 추구형, ② 요인 관련형, ③ 상황 관련형, ④ 상황 생성형으로 구분하였다. 요인 추구형 연구문제는 관심 있는 연구문제가 현상을 구성하고 규명하는 서술적 연구의 수준인 경우를 말하며, 현상을 구성하고 있는 요인들간의 관계를 살펴보는 상관성 연구라면 요인 관련 연구문제, 이미 밝혀진 요인과 연구자가 관심있어 하는 현상의 관계를 살펴보는 유사실험연구 수준이라면 상황 관련형 연구문제라 할 수 있고, 연구자가 원하는 상황을 통제하고 그 효과를 실험하는 연구라면 상황 생성형 연구문제의 형태가 될 것이다. 연구문제가 이 4가지 방법으로 구분되지 않은 경우도 있지만 연구를 진행할 때 위의 4가지 중 어디에 해당하는지 파악해보는 것은 중요한 고려사항이다.

2) 연구문제의 진술

연구문제의 진술을 위해서는 다음사항이 고려되어야 한다.

(1) 연구 대상자의 선정과 관심분야를 명확하게 규명

(2) 연구의 의의와 중요성을 제시

(3) 연구문제가 기반한 이론적 배경 제시

(4) 문제진술을 통해서 이 연구가 필요한 이유 기술

문제진술이나 연구목적의 진술 형태에는 기본적으로 서술문 형식과 의문문 형식이 있다. 연구문제는 서술문보다는 의문문의 형식으로 표현함으로써 연구자는 자신의 연구문제를

표 6-3 연구문제의 형태

연구문제 형태	연구방법	정의	예제	활용통계
요인 추구형 연구문제 (factor pursuing)	서술적, 탐색적 연구	사실을 기술, 분류하는 것, 서술적 정의	노인 허약이란 무엇인가?	기술 통계
요인 관련형 연구문제 (factor relating)	상관성 연구	요인들 간의 관계를 규명하는 것. 무엇이 일어나고 있는지 서술하고, 어떤 상황의 중요한 요인을 명확하게 한 후 그 관계를 규명하는 것	노인의 우울과 허약의 진단은 관련이 있는가?	상관성 통계
상황 관련형 연구문제 (situation realating)	유사실험 연구	결과를 발생시키는 원인을 찾으려는 시도. 선행된 상황의 발생에 따른 결과에 대한 답을 얻는 것. 가설검정 관계의 방향과 관계의 정도를 알 수 있음. 상황 생성형과의 차이점은, 이미 존재하는 상황에 대해 관련성을 파악하는 것이지 상황을 새로 만드는 것은 아니라는 것이다.	허약이 발생하는 노인과 발생하지 않은 노인 사이에는 어떤 차이가 있는가?	차이 검증 통계
상황 생성형 연구문제 (situation producing)	실험연구	구체적인 목표 상황을 설정하고 그 목표를 달성하기 위해 계획과 중재를 투입하는 연구. 외생 변수를 통제해야 하는 필요조건을 가지고 있다.	허약 발생 위험이 높은 노인에게 사회연결망 강화중재를 하면 허약 발생이 낮아지는가?	t-test, ANOVA

좀 더 분명하게 제시할 수 있기 때문에 가능한 의문문으로 기술할 것을 권장한다. Gay (1996)는 가장 잘 진술된 연구문제란 이렇게 의문문의 형태로 진술된 연구문제를 서술문으로 바꾸었을 때 바로 연구가설이 될 수 있는 경우라고 하였다.

3) 연구목적의 진술

연구문제를 통해 진술되는 연구의 목적은 간결하고 구체적이며 명확해야 한다. 연구의 목적이 간호 현장의 문제를 확인, 기술, 설명, 예측 및 통제하는데 있으므로 연구목적의 진술에는 변수와 그 변수간의 관계, 연구참여자, 연구장소가 포함되어야 한다. 양적 연구에서의 연구목적의 진술은 결과를 명확하게 확인할 수 있는 시각적 모형이 드러나기도 하며 연구에서 제시하는 중요한 변수(독립변수, 매개변수, 종속변수)를 확인하는 것과 그 변수를 어떻게 측정하고 관찰할 것인가를 정하는 것으로 시작한다.

[그림 6-3]은 연구목적에 따른 연구문제의 형태를 구분하여 그 예를 제시한 것이다.

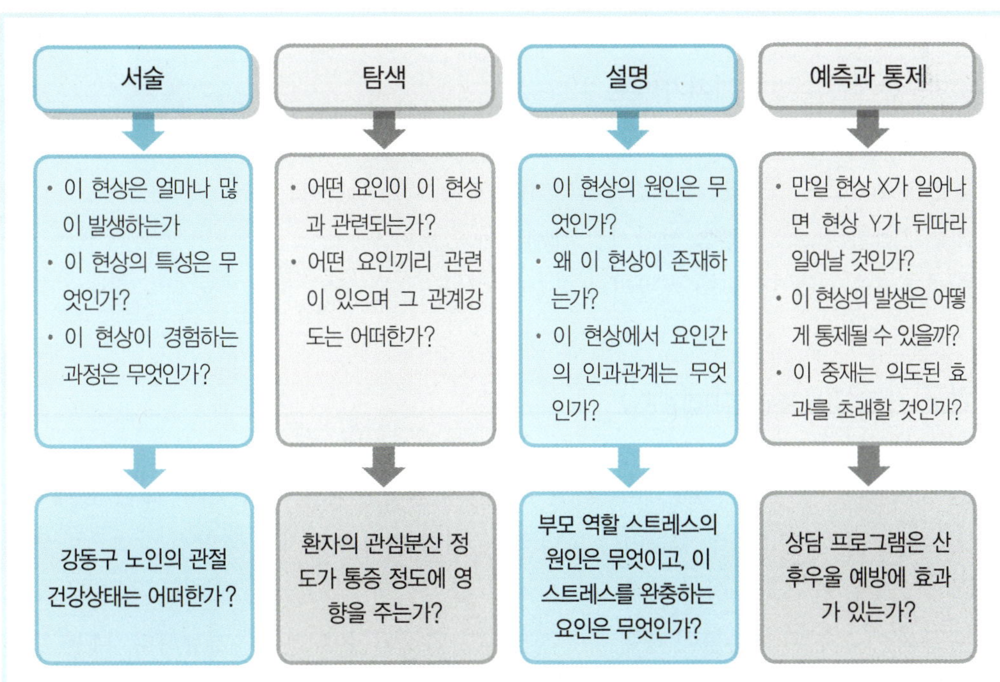

그림 6-3 연구목적에 따른 연구문제의 형태

5 연구문제의 평가

연구문제가 결정되면 연구자가 설정한 연구문제의 중요성, 연구가능성, 연구자의 능력 및 흥미 등을 평가해야 한다. 선정한 연구문제를 해결하기 위해 연구과정을 실행할 의미가 있는지를 반드시 평가한 후 연구를 실행에 옮겨야 하는데, 중요하지 않거나 가치가 적은 연구는 많은 시간과 노력을 요구되는 연구과정에 적합하지 않다. 연구문제를 평가하기 위해서는 다음과 같은 평가기준을 적용한다.

1) 연구문제의 중요성(Significance)

연구문제의 중요성을 평가하기 위해서는 설정된 연구문제의 의미를 확인하고, 연구결과가 이용될 수 있는 범위와 이론 및 실무 향상에 기여할 수 있는 잠재력을 확인해야 한다. 다음의 질문들에 스스로 답해보고 긍정적인 결과가 나오지 않는 연구문제는 그 중요성이 낮다고 볼 수 있다.

(1) 연구문제는 의미와 가치가 있는가?
(2) 연구결과는 간호 실무 적용이 가능한가?
(3) 연구결과로 습득한 지식이 간호사와 사회에 이익이 되는가?
(4) 연구결과는 간호실무를 향상시킬 잠재력이 있는가?
(5) 연구결과는 간호이론의 개발이나 확장에 이익이 되는가?

2) 연구 가능성(Researchability)

연구 가능성을 평가하는 것은 연구문제가 과학적 탐구를 통해 연구될 수 있는 문제인지를 확인하는 것으로, 철학적 질문이나 도덕적, 윤리적 속성의 문제는 과학적 방법으로 연구될 수 없으므로 연구 가능성이 낮다.

연구문제에 관련된 변수들이 명확하게 정의되고 측정되어야 연구가 가능하다. 예를 들면 '알츠하이머병 노인 환자의 삶의 질'에 관해 연구하고자 할 때 연구자가 삶의 질에 대해 정의를 내리고 삶의 질을 측정할 수 있는 방법을 규명해야 연구가 가능하다. 만일 그렇지 못하면 아무리 관심이 있는 개념이라도 연구 가능성이 떨어진다고 할 수 있다.

3) 연구수행 가능성/용이성(Feasibility)

연구 가능성이 있다고 평가된 연구문제라 하더라도 현재 연구자의 처한 상황이 현실적으로 연구를 수행할 수 있는지 그 여건 또한 평가해야 한다. 연구수행의 용이성을 위해 연구시간, 시기, 대상자 접근가능성, 관련자나 관련기관의 협조, 시설이나 기구의 동원, 비용, 연구자의 경험, 윤리적 측면 등을 고려해야 한다.

(1) **시간** : 연구를 수행하기에 충분한 시간이 확보되어야 한다.
(2) **대상자 접근 가능성** : 연구에 참여할 대상자를 일정시간 내에 충분히 확보하여 연구에 참여하도록 할 수 있어야 한다.
(3) **관련자나 관련기관의 협조** : 연구수행 기관과 관련자의 승인을 받을 수 있어야 한다.
(4) **시설이나 기구** : 연구에 적절한 공간, 기구, 수송, 컴퓨터 시설 등이 이용 가능해야 한다.
(5) **비용** : 연구문제는 예산 범위 내에서 제안되어야 한다. 또한 연구에 투입되는 비용이 정당화될 만큼 충분한 연구가치가 있어야 한다.
(6) **연구자의 경험** : 연구문제는 연구자의 지식이나 경험이 있는 분야에서 선택하는 것이 좋다. 연구자는 또한 자료수집과 분석에 필요한 기술과 자원도 가지고 있어야 한다.
(7) **윤리적 측면** : 연구문제가 대상자에게 부당하거나 비윤리적 요구가 되어서는 안 된다.

6 단단한 간호연구를 위한 학습문제

1 다음 중 연구문제의 출처로 적절하지 않은 것은?

① 전문분야의 문헌
② 이론적 모델과 이론틀
③ 연구자의 경험과 수용적 사고
④ 사회적 쟁점

2 다음에서 설명하고 있는 연구문제의 형태는 무엇인가?

[보기]

- 이미 밝혀진 요인과 연구자가 관심있어 하는 현상의 관계를 살펴보는 것
- 결과를 발생시킨 원인을 찾으려는 시도로 가설검정 관계의 방향과 정도를 알 수 있음
- 유사실험 연구 수준의 연구문제

① 요인 추구형 ② 요인 관련형 ③ 상황 관련형 ④ 상황 생성형

3 연구문제의 중요성을 평가하기 위한 질문이 아닌 것은?

① 연구문제는 의미와 가치가 있는가?
② 연구결과는 연구자 개인에게 이익이 되는가?
③ 연구결과는 간호실무 적용이 가능한가?
④ 연구결과는 간호이론의 개발이나 확장에 이익이 되는가?

4 연구문제와 연구목적 도출 과정에서 고려해야 할 사항으로 적절하지 않은 것은?

① 연구주제는 관심 분야의 문헌 검토를 통해 범위를 좁혀나갈 수 있다.
② 연구주제를 결정할 때 연구수행 가능성을 함께 고려해야 한다.
③ 연구주제를 탐색할 때 발견한 간극(gap)을 메우기 위한 연구 활동은 연구목적과 연결된다.
④ 추상적인 연구문제는 연구진행과 결과의 해석을 용이하게 한다.

제 7 장

7 문헌검색과 문헌고찰

1. 문헌고찰의 목적과 중요성
2. 문헌고찰의 범위
3. 문헌의 출처
4. 문헌고찰의 주요 전략
5. 참고문헌 정리양식
6. 문헌고찰의 조직화
7. 문헌고찰 평가
8. 이론적 기틀 작성
9. 강력한 문헌고찰을 위한 방법

제 7 장

문헌검색과 문헌고찰

학습목표

1. 문헌고찰의 개념과 기능을 설명할 수 있다.
2. 문헌고찰의 유형과 범위를 기술할 수 있다.
3. 일차문헌과 이차문헌을 구분하여 기술할 수 있다.
4. 문헌고찰의 단계별 전략을 기술할 수 있다.
5. 참고문헌 정리양식을 설명할 수 있다.
6. 문헌고찰의 조직화 전략을 기술할 수 있다.
7. 이론적 기틀의 개념과 개발과정을 기술할 수 있다.

주요용어

- 문헌고찰(literature review)
- 선행연구(advanced research)
- 이론(theory)
- 체계적 고찰(systematic reviews)
- 서술적 고찰(narrative review, 종설)
- 메타분석(meta-analysis)
- 문헌의 출처(bibliographical source)
- 일차문헌(primary source)
- 이차문헌(secondary source)
- 주요어(keywords)
- 표제어(subheading)
- 데이터베이스(database)
- 참고문헌(reference)
- CINAHL(Cumulative Index to Nursing and Allied Health Literature)
- MEDLINE(Medical Literature On-Line)
- MeSH(Medical Subject Headings)
- APA(American Psychological Association) 스타일
- Vancouver 스타일
- 엔드노트(Endnote)
- 이론적 기틀(theoretical framework)
- 개념적 기틀(conceptual framework)
- 이론적 정의(theoretical definition)
- 조작적 정의(operational definition)

문헌고찰은 연구 과정에 있어서 아주 중요한 요소이다. 문헌고찰 과정을 통해 알려진 것과 빠진 것에 대한 심층적인 분석을 할 수 있으며, 연구와 궁극적으로 환자 간호의 토대를 형성한다. 그러나 오늘날의 디지털 건강 정보 환경은 복잡하고 거대하다. 게다가 정보는 너무 역동적이어서 간호학생이나 간호사는 더 이상 친숙한 자원에 의존할 수 없으며, 오히려 수많은 출처에서 나온 새로운 발견 앞에서 끊임없이 비판적 사고를 동원해야 한다. 즉, 간호학생이나 간호사는 건강 데이터베이스를 통해 필요한 문헌을 효율적으로 검색하고 검색한 정보의 권한, 객관성 및 유효성을 평가할 수 있는 기술을 개발해야 한다.

연구자가 연구할 만한 주제를 선정하고 연구에 대한 문제를 제시했다면 과학적 연구를 위한 문헌고찰 과정은 필수적이다. 문헌고찰은 연구과정의 시작에서 끝까지 계속적으로 이루어져야 하는 과정으로, 연구자는 문헌고찰을 통해 연구주제에 대한 구체적인 지식을 획득하고 선행연구와 현재 시행하려는 연구와의 연관성, 기존의 연구를 확장시켜 앞으로의 진행할 연구에 대한 개관을 얻을 수도 있다. 각 문헌을 읽은 후에는 적절한 양식으로 그 고찰 결과를 정리해야 하며, 실제 연구논문이나 보고서에 인용된 문헌은 반드시 참고문헌으로 제시하여야 한다.

1 문헌고찰의 목적과 중요성

문헌고찰은 연구자가 앞으로의 조사에 제시한 주제의 중요성에 대해 주장한 것에 타당성을 더하는 절차이다. 같은 주제의 영역에서 다른 연구자들이 무엇을 발견했는지를 확인하는 것은 연구자의 책임이다. 철저한 문헌고찰을 통해 반복연구, 표준화된 검증 연구, 또는 제언에서 제안된 연구에 적용할 수 있는 절차를 찾아낼 수 있다. 또한, 문헌을 통해 종종 적절한 이론적 틀에 대한 아이디어를 얻을 수 있다.

문헌고찰은 특정 문제에 대한 지식의 본문을 강화하거나 문제의 주제에 대한 지식의 부족이 있음을 입증할 수 있다. 비록 많은 연구자들이 특정 주제에 대한 발표된 연구결과가 부족하여 낙담하는 경우도 많지만, 오히려 이것은 실제로 이점이 될 수 있다. 간호 문제에 대한 지식의 격차는 조사연구나 중재연구를 위해 필요한 영역을 찾아내고 연구자가 조사를 위한 새로운 문제를 개척하고 있다는 신호를 보낸다. 또한 출판의 가능성을 높이고 고급 학문 연구의 기초가 될 수 있다. 어느 쪽이든, 문헌 검토는 연구 질문의 중요성과 연구의 잠재적 방법을 평가하는 첫 번째 단계이다.

연구자는 문제와 직접적인 관련이 있는 실질적인 문헌적 지원을 제공해야 하지만, 모든 것을 포함시키고자 하는 유혹에 저항하는 것이 중요하다. 연구자는 이론에서 명백한 요점을 찾는 것을 중단할 시기를 결정해야 하지만, 때로는 실행하기 어려운 시점을 결정해야 한다. 연구자는 새로운 것이 드러나지 않거나 문헌적 자원이 고갈되어 있다는 것을 의식적으로 주목하고 싶어 할 수도 있다. 연구의 유형, 독자의 기대, 그리고 필요한 학문적 정교성의 수준에 따라 문헌고찰의 범위가 결정될 것이다.

연구자들이 연구를 수행하기 전이나 연구과정의 초기과정에 문헌고찰을 수행하는 이유는 연구문제에 대해 지식을 포괄적으로 '찾기' 위함이다. 적절한 문헌을 찾은 다음에는 문헌고찰을 통해 얻은 지식들을 요약해서 진술하게 되는데 이를 글로 '쓰기' 위한 과정이라고 할 수 있다. 문헌을 찾고 쓰는 이 두 과정을 통해 연구자는 연구문제에 대해 알려진 것과 알려지지 않은 것이 무엇인지 분석함으로써 연구의 필요성을 다시 확인하고 연구의 방향을 설정할 수 있다. 문헌고찰 과정에서 연구자는 다음과 같은 질문에 답하기 위해 노력해야 한다(표 7-1).

표 7-1 문헌고찰 과정에서 확인 사항

- 이 주제에 대한 주요 연구자들은 누구인가?
- 지금까지의 연구 노력의 초점은 무엇이며 현재 상태는 무엇인가?
- 선행연구를 바탕으로 한 연구들은 어떻게 이루어져 있는가? 본 연구의 새로운 해석은 무엇인가?
- 연구에 대한 논쟁이나 논쟁이 있었는가? 합의가 있었는가? 모순이 있는가?
- 어떤 분야가 더 많은 연구가 필요한 것으로 확인되었는가? 어떤 경로가 제안되었는가?
- 이 지식의 본문에 내 연구주제가 어떻게 독특하게 기여할 수 있을 것인가?
- 문헌의 연구자들은 어떤 방법론을 사용했으며, 어떤 방법론이 가장 생산적인 것으로 보이는가?
- 나에게 유용할 만한 정보나 자료의 출처는 무엇인가?
- 이미 행해진 연구의 맥락에서 나의 특정 주제는 어떻게 들어맞는가?
- 이미 진행된 연구가 현재 내 조사의 틀을 잡는 데 어떤 도움이 되었는가?

1) **관심 분야의 연구 현황 파악** : 관심 있는 연구문제에 대해 선행연구들을 고찰하는 과정에서 연구문제를 이해하는데 지식을 얻을 수 있다. 이를 통해 연구자가 동일한 연구를 또 다시 수행하는 것을 피할 수 있고 기존의 연구결과를 수정하거나 발전시키는 데 도움을 준다.

2) **새로운 연구문제 발견** : 문헌을 읽다보면 기존 문헌에서 해결되지 않은 연구문제를 찾

을 수 있으며, 효과가 입증된 중재 방법을 다른 상황, 다른 대상자에게 적용하여 일반화할 수 있는지 검증하는 연구문제를 도출할 수도 있다. 막연했던 연구문제를 중심으로 현재의 지식을 검토하고 간극을 발견하면서 나의 연구문제를 더욱 구체화하고 명료화할 수 있다.

3) **연구문제의 명료화** : 관련문헌을 검토하면서 추상적이었던 연구문제가 연구주제로 보다 명료해진다. 연구자는 해당 분야에 유용하면서 동시에 구체적이고 실천 가능한 연구목적을 설정할 수 있게 된다.

4) **기존 연구와의 중복 최소화** : 연구자가 하려고 했던 연구문제에 대해 이미 충분한 선행연구가 이루어졌다면 반복하여 연구하는 것은 피하고, 연구의 범위를 확대하거나 다음 단계의 연구로 진행할 수 있다.

5) **연구의 이론적 기틀 제공** : 연구문제에 적용시킬 수 있는 이론적 기틀에 대한 정보를 제공한다. 연구주제에서 활용된 이론이나 가정 등을 파악할 수 있다.

6) **연구방법의 기틀 제공** : 문헌고찰을 통해 연구가능성 뿐 아니라 실제 연구의 연구방법, 자료수집방법, 측정도구, 통계분석방법에 대한 정보를 얻을 수 있다.

7) **연구 설계의 완성도 확보** : 체계적 고찰과 메타분석을 위한 자료를 수집하는 과정에서 연구자는 일반 서술적 고찰(narrative review, 종설)에서 생길 수 있는 비뚤림(bias)을 최소화할 수 있는 다양한 연구결과와 연구물의 연구설계 및 특성을 조사하고, 자료를 종합하여 그 결과를 추정하는 체계적 고찰(systematic reviews)과 서로 다른 양적연구에서 효과크기 결과들을 통계적으로 통합하는 메타분석(meta-analysis) 연구를 시행할 경우 문헌고찰을 통해 핵심 자료를 얻을 수 있다.

2 문헌고찰의 범위

문헌고찰의 범위는 연구문제에 대한 이해와 민감도를 높이기 위해 광범위하게 시작하여 연구문제와 직접 연관된 분야까지 구체적이며 깊이 있게 이루어져야 한다. 따라서, 문헌고찰의 범위는 정해져 있는 것이 아니라 연구의 유형이나 연구주제에 따라 달라질 수 있다.

연구자는 다음의 내용을 고려하여 문헌고찰의 범위를 결정해야 한다.

문헌고찰을 통해서 얻게 되는 정보는 통계자료, 연구의 결과, 이론, 연구자의 견해, 임상사례 등으로 분류할 수 있다.

(1) 통계자료

통계청 등 국가나 기관이 발간하는 통계자료들은 연구문제와 관련한 현 상태(status)나 흐름을 파악하기에 좋다. 예를 들어 유병률, 발생률의 정보를 얻을 수 있어서 연구의 필요성 부분에서 유용한 자료가 된다.

(2) 연구보고서

연구논문의 핵심적인 정보유형이 바로 연구보고서일 것이다. 선행 연구자가 연구문제에 대해 과학적 탐구과정을 거쳐 도출한 근거가 무엇인지 알 수 있다. 이 결과를 통해 현재까지 알려진 지식의 확인, 연구 아이디어의 발견, 연구의 이론적 개념화, 연구방법의 설정에 도움을 줄 수 있다.

(3) 이론

이론은 관심 연구주제에 대해 광범위한 개념을 다루는 것이다. 연구자의 이론이나 이론의 해석에 관한 문헌고찰은 연구에 적합한 이론적 기틀 선정에 유용한 근거를 제공할 수 있다.

(4) 연구방법

연구문제에 대한 기존 연구의 결과에만 초점을 맞추는 것이 아니라 선행연구의 연구설계와 연구과정에 대해서도 고찰해야 한다. 즉 연구결과가 도출된 과정에 대한 관심이 필요하다. 연구자의 연구주제와 유사한 연구논문, 교과서 등을 살펴보며 연구자들은 '어떤 접근방식을 선택했는가?', '변수의 측정방법은 무엇인가?', '통제방법은 무엇인가?', '수집된 자료의 통계적 분석 방법은 무엇인가?' 등을 확인해야 한다.

(5) 제언

연구논문의 논의, 제언 부분에서는 연구주제에 대한 연구자의 견해나 태도를 다루고 있다. 또한 논문자체가 연구주제에 대한 저자의 관점을 제시하는 것에 초점을 맞추는 논문들도 있다. 이러한 논문들을 통해 이슈가 되고 있는 간호학 주제가 무엇인지 확인하고 연구의 새로운 아이디어를 제공할 수 있다.

(6) 종설

종설은 초보 연구자가 아닌 경험이 풍부한 연구자가 자신의 학문 분야의 경험과 임상의 일화에 대해 서술한 것이다. 종설을 읽는 연구자가 해당 연구분야에 대한 지식과 경험이 부족한 경우 종설을 읽으므로 연구문제에 대해 이해하는데 도움을 줄 수 있다. 다만, 종설은 통계적인 수치가 아닌 연구자의 주관적인 느낌과 주장을 다루고 있기 때문에 종설에 의존하는 것은 매우 위험하며 우리는 이를 통해 아이디어를 얻고 참고로 활용하는 것이 좋다.

(7) 오픈 액세스 문헌(Open Access)

오픈 액세스(open access)란 비용과 장벽의 제약 없이 이용 가능한 연구성과물을 말한다. 기존 학술생태계의 모순을 극복하기 위한 대안으로 등장하였으며 법적, 경제적, 기술적 장벽 없이 누구라도 무료로 정보에 접근, 활용할 수 있도록 저작물 생산자와 이용자가 정보를 공유하는 행위를 부르는 말이기도 하다. 오픈 액세스는 저자의 비용 부담, 이용자의 무료 접근, 시공간을 초월한 상시적 접근, 저자의 저작권 보유 등의 4대 원칙을 강조하는 정보 공유 체제이다.

3 문헌의 출처

문헌의 출처는 크게 일차문헌(primary source)과 이차문헌(secondary source)으로 구분할 수 있다. 일차문헌은 해당 문헌의 저자가 직접 연구를 수행하고 그 결과를 발표한 논문이다. 연구자가 직접 연구를 수행하고 그 연구결과를 내 놓은 논문으로 연구자의 견해와 결론까지 알 수 있다. 이차문헌은 여러 사람의 연구결과를 제3자가 연구주제에 맞추어 전개한 문헌으로 간접적으로 소개되기 때문에 해당문헌의 상세한 내용을 알기보다는 특정 주제에 한하여 소개되며 주관적 해석의 개입 가능성이 있다. 예를 들어, 특정 주제에 관한 관련 문헌을 요약해놓은 종설은 이차문헌에 속한다. 주의해야 할 사항은 이차문헌은 객관성이 결여될 수 있으므로 이차문헌에서 차후 인용하고 싶은 부분이 있다면 이차문헌에서 인용한 원 논문을 찾아 내용을 다시 확인하고 인용해야 한다. 이차문헌은 일차문헌과 관련된 것이므로 이차문헌을 통하여 연구주제에서 행해진 일차문헌을 찾는 것이 유용하다.

4 문헌고찰의 주요 전략

연구주제와 관련된 문헌을 효과적으로 찾는 것은 중요한 기술이며 이를 위해 가능한 지식의 출처(저서, 간호전문학술지, 색인집, 초록집 등)에 익숙해야 한다.

질 높은 문헌고찰은 단순한 기계적 과정이 아니라 기술이며 과학이다. 따라서 연구자는 포괄적이고 철저하게 최신의 문헌을 대상으로 하고, 분명한 규칙에 따라 결정을 내려야 하며, 문헌을 포함시키거나 배제하는 기준도 명확해야 한다. 또한 문헌고찰 과정에서 연구자는 선입견을 배제하고 '부분의 합'을 능가하는 통찰력 있는 조사를 위해 노력해야 할 것이다. 컴퓨터를 이용한 문헌검색 방법의 구체적인 예는 〈부록 1〉을 참조하도록 한다.

문헌고찰과정에서 연구자는 다음의 내용들(표 7-2)을 포함하는 문헌들을 고찰해야 하고, 나름의 효율적인 전략을 활용해야 한다(그림 7-1).

표 7-2 문헌고찰의 포함 내용

- 흥미 분야의 간호연구
- 이론에 관련된 문헌
- 관련 분야의 일반적인 문헌
- 방법론에 관련된 문헌
- 연구도구에 관련된 문헌
- 간호학 이외의 관련 분야의 연구 – 의학, 심리학, 사회학 등
- 논문들에 대한 고찰논문(review article)

1) 주요어 선택

가장 먼저 할 일은 연구문제를 선택하고 연구문제에서 다룰 개념이 무엇인지 명확하게 하면 주요어(keywords)와 표제어(subheading)을 선정할 수 있다. 이때 선택한 주요어의

▶ **검색 범위와 전략 결정 :** 이론적 배경과 필요성 작성과 연결

1) 민감도 검색 : 핵심용어들의 합집합으로 문헌검색, 종설 작성 시 사용, "OR"
2) 특이도 검색 : 핵심용어들의 교집합으로 문헌검색, "AND"
3) MeSH 용어만 사용하는 경우도 있음. (Medical Subject Heading)
4) 그 외 검색용어 전략

Phrase Searching	• "　　　　　" • 따옴표를 앞뒤에 붙여 입력하는 방법
Truncation Searching	• Proprio • Proprio 문자열로 시작되는 모든 단어를 자동으로 찾아서 검색
연산우선순위	• (　　) • 한 단어로 처리되며, 우선 검색
Author Searching	• Pak [au] • 성+이니셜, 저자명으로 검색

그림 7-1 문헌고찰을 위한 검색 범위와 전략 결정 방법

동의어, 유의어, 반의어를 파악하고 검색해야 한다. 문헌검색 시 검색하는 키워드(검색어)는 표준이 되는 용어로 검색하면 더 용이하게 검색할 수 있다. 간호, 의료 분야에서 문헌검색의 표준이 되는 용어는 대개 MeSH(Medical Subject Headings; https://www.nlm.nih.gov/mesh/MBrowser.html)이므로 이에 맞는 검색어를 사용하면 원하는 문헌을 찾을 수 있다. 예를 들어, 노인에 대해 문헌을 검색하고자 한다면 elderly, old adult, MeSH term인 aged 모두 검색하여 찾아야 한다. 이 중 MeSH term인 aged는 표준화된 용어이므로 가장 정확하게 원하는 문헌을 찾을 수 있다. 검색의의 유의어, 동의어가 있다면 해당 용어도 검색해야 놓치는 문헌이 없을 것이다.

2) 데이터베이스 선정

과거에는 문헌들이 출판물의 형태로 되어 있었지만 근래에 가장 쉬운 문헌의 접근은 컴

퓨터를 이용한 문헌의 검색이다. 학교 도서관 웹사이트에 접속해보면 도서관의 소장본을 데이터베이스로 만들어져 손쉽게 검색할 수 있으며 학교도서관을 통하여 유용한 데이터베이스에 쉽게 접속하여 문헌을 검색할 수 있고 논문 전문(fulltext) 혹은 초록(abstract)을 볼 수 있고 유료문헌에도 연결된다.

컴퓨터 데이터베이스를 활용하여 문헌고찰을 위해서는 연구자가 처한 환경이 검색장치를 활용할 수 있어야 하며 연구자 자신의 컴퓨터 활용 능력과 전략적 문헌고찰의 능력에 따라 얻을 수 있는 정보가 달라질 수 있다. 즉, 컴퓨터는 만능장치가 아니라 연구자가 원하는 정보를 얻기 위한 데이터 선택, 검색어 선택, 검색식 활용 등을 전략적으로 사용할 때 그 효용가치가 높아진다고 할 수 있다.

(1) 국내 데이터

① DBPIA (http://www.dbpia.co.kr/) : (주)누리미디어에서 제공하는 국내 학술정보포털 데이터베이스로 인문, 사회, 의학 등 국내 우수 학회가 발행하는 2,300여종의 학술지와 230만여편의 학술논문을 전문으로 서비스하도록 데이터베이스화 되어 있다.

② **간호과학회지** DB (http://www.kan.or.kr/) : 간호정보도서관에 정보 검색창에서 1978년부터의 원문을 제공하고 있다. 뿐만 아니라 한국 간호과학회 산하의 분야별 간호학회 홈페이지를 방문하면 보다 많은 연구문헌들을 접할 수 있다.

③ RISS (http://riss.kr) : RISS(Research Information Sharing Service)는 전국 대학이 생산하고 보유하며 구독하는 학술자원을 공동으로 이용할 수 있도록 개방된 대국민 서비스로, 한국교육학술정보원에서 제공하며 학위논문 2백만여건, 국내학술논문 6백만여건, 해외학술논문 5백만여건 등에 대해 검색가능하다. 특히 주제별로 최신 인기 논문을 검색할 수 있으며 관심키워드를 등록해놓으면 알림서비스를 받아볼 수 있다.

④ **국회도서관** (http://www.nanet.go.kr/) : 국회도서관은 국내 학술지, 석박사 학위논문, 세미나 자료 등의 학술자료 뿐 아니라 국내 정부간행물, 신문검색, 단행본 등을 한눈에 찾을 수 있다.

⑤ KISS (http://kiss.kstudy.com/) : 우리나라 최초의 학술 데이터베이스 서비스로 1,330여 개의 학회에서 발행된 3,320여 종의 학회지를 데이터베이스화하여 전세계 약 700개 이상의 기관과 기업에 제공하고 있다.

(2) 국외 데이터베이스

① PubMed (http://www.ncbi.nlm.nih.gov/pubmed/) : 미국 국립의학도서관에서 무료로 제공하는 약 4800여 종의 의학, 생의학, 간호학, 치과학 관련 논문 검색 데이터베이스

② CINAHL (https://health.ebsco.com/products/the-cinahl-database/) : 간호학에 초점이 맞추어져 있는 건강관련 분야 데이터베이스이다.

③ Cochrane database (http://www.ncbi.nlm.nih.gov/pubmed/) : 건강 분야에 근거기반의 실무를 위한 자료 제공을 목표로 만든 온라인 데이터베이스이다. 주제별로 선행연구에서 나온 자료를 종합하여 이 중재의 효과가 유용한지 분석한다.

(3) 기타 : 구글 학술 검색(google scholar, http://scholar.google.co.kr/)

3) 검색 방법 선정

연구문제의 변수와 주제에 포함된 키워드를 검색할 수 있다. 동의어나 유의어로 확대하여 검색할 수 있다. 한 번에 하나의 변수만 입력할 수도 있지만 보다 정확한 검색을 위하여

▶ **어떠한 연구주제를 검색할 지 글로 써보자**
"What is the best method to screen pregnant women for streptococcal infections?"

▶ **소개념(concept)으로 쪼개자**
"pregnant / women / screening / streptococcal infections"

▶ **개념을 표현할 키워드 결정**
"pregnant / pregnancy / screening / testing – women / woman / female – streptococcal infections"

▶ **각 개념에 해당하는 키워드의 MeSH term 찾기**
"streptococcal infections"의 MeSH 검색(예, "heart attack – myocardial infarction")

▶ **각 개념을 AND, OR, NOT을 이용하여 조합**
(pregnant or pregnancy) and (screening or testing) and (women or woman or female) and "streptococcal infections" [mesh]

▶ **검색 결과 보기**
- 가장 관련 있는 논문 하나를 선택하여 MeSH Term을 확인하고 MeSH Term에 링크된 논문 확인
- Related citations 확인

그림 7-2 문헌고찰을 위한 검색 전 체크리스트

두 개의 개념사이에 교집합의 개념인 'AND' 혹은 합집합의 개념인 'OR'을 넣어 동시에 입력하여 복합적인 검색을 할 수도 있다. 데이터베이스마다 약간의 차이가 있을 뿐 기본 검색 시스템이 유사하다. 이 책에서는 대표적인 검색 엔진인 PubMed의 검색을 따라볼 것이다.

문헌검색 첫 시작에 'obesity'라는 키워드로 검색했을 때 약 451,805개의 결과를 얻었다. 이 때 obesity와 child를 교집합의 개념인 'AND'로 묶어 다시 검색을 하면 66,839개의 결과로 줄어든 것을 볼 수 있다. 즉 연구자가 소아 비만에 관심이 있다면 아동으로 제한하여 연구문제에 적합한 것을 선정하고자 폭을 좁힌 것이다.

검색 전 체크리스트(그림 7-2)를 통해 검색 시 오류를 최소화하도록 한다.

4) 상세검색(advanced research) 활용

연구자가 원하는 연구를 찾기에는 너무나 방대한 결과를 보여주고 있다면 다음 방법으로 범위를 줄일 수 있다. 이 때 결과창의 왼쪽을 보면 검색의 범위를 제한할 수 있도록 되어 있다. 종류, 연도, 주제, 언어, 대상자 연령, 주제 등 내 연구에 적합한 범위로 조절할 수 있다. 예를 들어, 위의 결과에서 '최근 5년 내 출간한 논문', '무료 원문 제공', '사람 대상 연구', '영어로 된 연구', '대상자의 연령이 0-23세까지'로 범위를 조절하면 총 9,249개의 결과를 찾을 수 있다.

5) 범위의 조정

문헌검색의 결과가 너무 많거나 적은 경우 범위의 변경이 필요하다. 검색 결과가 너무 많다면 내 연구주제와 보다 일치하는 검색결과를 찾기 위해 상세검색(Advanced search) 기능을 활용하여 폭을 좁히고 반대로 너무 적은 결과를 보일 때는 주요어의 동의어, 유의어 및 해당 단어의 더 광범위한 개념으로 변경해볼 필요성이 있다.

예를 들어 '고도 비만'에 대해 연구결과를 찾고자 했는데 검색결과가 너무 적었다면 MeSH 브라우저에 다음의 단어를 검색해보자.

고도 비만의 MeSH Term은 Obesity, Morbid였다. 우선 동의어, 유의어인 See Also의 칼럼의 단어를 확인하고 검색해 본다. 또한 나뭇가지 형태로 구성되어 있는 MeSH Term은 잔가지에 해당하는 고도비만의 굵은 가지인 상위 단어인 비만(obesity)이 있음을 확인하고 폭을 넓혀 검색해볼 수 있다.

6) 저장

찾은 문헌의 관련성과 적절성을 선별하여 관련성이 떨어지는 문헌은 제외하고 관련 있는 문헌은 선별하여 저장한다.

7) 데이터베이스 범위 확대하기

하나의 데이터베이스만 활용하는 것은 관련성이 있는 논문을 놓칠 가능성이 있어 다른 데이터베이스에서도 문헌검색을 시도해야 하며 논문의 인용구를 따라 레퍼런스의 원 논문을 찾아 읽어야 한다. 또한 해당 분야가 아직 낯선 초기 연구자들은 연구종설이나 메타분석 논문을 찾아 읽어보면 연구 초기에 이 분야의 현황을 파악할 수 있어, 연구 시작시점에 주제를 좁히는 시기에 매우 유용하다.

8) 문헌의 정리

검색을 통해 찾아낸 자료들을 연구자가 비판적 시각으로 분석하고 평가하여 결과를 읽는 독자가 이해할 수 있도록 체계적으로 정리하는 것은 매우 중요한 작업이다. 많은 양의 자료들을 처음부터 전문 모두를 읽는 것이 아니라 순차적으로 처음에는 제목을 읽어보고 적합성을 평가하고 합당한 논문만 다시 초록을 읽어본다. 초록을 읽어보았을 때 나의 연구주제에 적합한 논문들을 모아 전문을 읽어보면 효율적으로 논문을 읽을 수 있다.

연구문제에 적합한 문헌으로 결정된 문헌은 체계적으로 정리해야 한다. 정리 방법은 개인에 따라 달라질 수 있는데 다음의 방법을 참고하여 문헌 정리에 활용하면 된다.

(1) 각각의 문헌을 목록화하기

(2) 문헌의 연구주제에 맞게 범주화하기

고찰한 문헌을 한 곳에 한꺼번에 기록해 둔다면 매번 어디에 논문을 두었는지 찾기도 어렵고 체계적으로 비교하기가 어렵다. 연구자는 읽은 선행연구의 결과를 기록하고 체계적으로 비교하기 위해 엑셀 목록과 주제별 분류를 위해 개발되어 있는 서지관리 소프트웨어들을 이용할 수 있다. 최근에는 웹 기반의 참고문헌을 저장하고 관리하는 것을 돕는 소프트웨어 RefWorks와 엔드노트(EndNote)가 개발되어 편리하게 관리할 수 있다. 이들 소프트웨어는 작성된 참고문헌을 학술지가 요구하는 서지정보 기록양식에 맞추어 변형해주기도 한다.

고찰한 문헌들의 정리 시 고려해야 할 요소들에 대해서는 [그림 7-3]에서 보여주고 있다.

표	• 저자, 대상자, 대상자수, 연구설계, 변수, 측정방법, 중요결과 등
본문	• 말이 길면 개요를 쓴 후 내용이 뒤따르도록 쓴다.
시간	• 그 분야 연구가 시간에 따라 달라지고 발전한 것이라면 시간 순으로 쓴다.
과정	• 이론이 확장되어온 것이라면 그 과정을 따라 쓴다.
양적 연구	• 독립변수 먼저, 종속변수 나중에 • 두 변수간의 관계도 제시한다.

그림 7-3 고찰한 문헌 정리 시 고려 요소

많은 연구자들은 선행논문에서 중요한 내용을 엑셀 등의 표로 요약해 놓는다. 저자, 연도, 연구목적, 연구설계, 측정도구, 대상자, 결과 등, 관심 변수, 독립변수, 외생변수, 중재내용, 관련 변수 순, 연구방법, 연구 윤리성 확보, 연구 결론의 일반과 가능성 타당성 평가 등의 중요한 내용들을 요약한다. 위의 내용들을 논문 하나씩 기록하며 내가 하고자 하는 연구와 비교하고 내 연구를 발전시킬 수 있다. 표로 정리하면 한 눈에 비교가 가능하기에 도움이 된다.

표 7-3 고찰한 문헌들의 정리를 위한 표 형식

저자, 연도, 저널	연구 목적	대상자	이론적 틀	개념	연구 설계	독립 변수	종속 변수 및 도구	결과	적용 가능성	참조

연구문제에 대한 문헌고찰과 경험 등을 기초로 독립변수, 종속변수, 관련요인 등을 구분하여 기술해 볼 수도 있다. 예를 들어 '수술 전 불안'이 연구문제라면 문헌고찰을 통하여 다음의 틀을 채워볼 수 있다.

표 7-4 문헌고찰 정리 예제

독립변수	관련요인	종속변수
점진적 근육이완	연령	혈압
대화	성별	맥박
손잡아주기	진단명	통증
음악요법	수술종류	수면
호흡요법	과거의 경험	신체증상
상담	성격	불안도

이 과정이 끝나면 이 중에서 연구자가 구체적으로 자신이 하고 싶은 것이 무엇인지, 무엇이 가장 필요한 연구인지, 연구의 가능성과 선행연구들의 타당성을 평가할 수 있다. 선행연구라 하여 무조건 엄격한 신뢰도와 타당도를 가지고 있는 것은 아닐 수 있다.

5 참고문헌 정리양식

학술지에 따라 각기 다른 참고문헌 정리양식을 요구한다. 논문을 읽어보면 어떤 논문에는 숫자로, 다른 논문에는 사람의 이름과 연도를 인용한 자리에 표기한 것을 본 적이 있을 것이다. 학술지마다 자신들의 정리된 참고문헌 스타일을 사용하여 통성일은 물론 시간과 비용 및 의사소통을 용이하게 할 수 있다. 참고문헌의 스타일은 여러 가지가 있고 가장 대표적인 것이 APA(American Psychological Association) 스타일이다. 또한 최근 의학, 간호학에서 Vancouver 스타일의 사용이 증가하고 있다. 투고하는 저널의 양식을 참고하여 요구하는 양식에 맞게 수정하면 된다. 여기에서는 간호학에서 가장 많이 사용하는 APA 스타일에 대해서 알아볼 것이다. 인용하는 것이 학술지인지, 저서인지, 온라인 자료인지 등 종류에 따라 조금씩 표기하는 방법이 다르다. APA를 작성하는 일반적 원칙은 다음과 같다.

1) 저자의 성에 따라 알파벳순으로 나열한다. 한명의 저자가 여러 출판물이 있는 경우에는 최근 연대순으로 나열한다.

2) 참고문헌은 모두 영어 또는 한글로 표기하며 잡지명(학술지명), 책명, 학위논문 제목, 보고서명 잡지의 권(volume)은 이탤릭체로 한다.
3) 책인 경우에 책명은 첫 자만 대문자로 표기한다. 잡지(journal)는 단어마다 첫 글자를 대문자로 표기하고 전체 잡지명을 쓴다. 호마다 새 페이지로 시작하는 잡지는 호를 권 다음에 기입한다. 온라인 저널은 페이지 번호 이후 DOI(Digital Object Identifier) 번호 또는 인출된 웹사이트 주소를 입력하되 마지막 마침표를 임의로 기입하지 않도록 주의한다.

이 중 가장 많이 사용하는 정기간행물에 대해 예제를 보도록 하자. 모든 저자의 이름(last name, initial) (출판년도), 제목, 잡지명(전체 잡지명), 권(호), 첫 페이지– 마지막 페이지, 순서로 기재한다.

앞서 언급한 서지프로그램인 엔드노트(EndNote)를 사용하면 투고형식에 맞춰 쉽게 변환 가능하며, 문서작성 소프트웨어인 MS word와 연동되어 참고문헌 정리 스타일을 쉽게 변환할 수 있다. 하지만 자동으로 입력된 서지 스타일은 오류가 있을 수 있으므로 반드시 연구자가 최종적으로 점검해야 한다.

표 7-5 APA 표기법의 예제

원칙

- 연구자명 (발행년). 논문명. 자료명(발행단체명), 권(호), 논문수록면수.
- Author, A. A., Author, B. B., & Author, C. C. (Year). Title of article. *Title of Periodical, volume number*(issue number), pp–pp.

예제

- 박정숙과 오윤정 (2018). 건강지도자 활용 건강증진 역량강화 프로그램이 허약노인의 건강과 역량강화에 미치는 효과. *지역사회간호학회지, 29*(3), 335–348.
- Park, Y. H., Chang, H. K., Lee, M. H., & Lee, S. H. (2019). Community-dwelling older adults' needs and acceptance regarding the use of robot technology to assist with daily living performance. *BMC Geriatrics, 19*(1), 208.

6 문헌고찰의 조직화

연구자가 관련된 주요 선행문헌을 모두 찾아서 읽고 비판적으로 검토하였으면 마지막 작업은 문헌고찰 결과를 체계적으로 조직하여 진술하는 것이다.

문헌고찰의 조직화 과정은 선행연구들의 결과를 단순 나열하는 것이 아니라 관련 연구의 중요한 방법과 결과에 대한 종합적 분석인 논리적 글쓰기 과정이다. 연구자는 연구문제에 대해 모든 면을 다 반영하도록 총괄적으로 분석하고 간단명료하게 기술하되, 인용된 문헌이 연구결론을 어느 정도 지지했는지도 밝혀야 한다.

문헌고찰 기술의 가장 좋은 방법은 그 연구의 이론적 기틀을 지지하는 내용과 가정을 포함하고 연구문제나 가설을 지지하는 내용을 포함해야 하며 선행연구의 약점을 찾아 제시함으로써 내 연구의 방향을 보다 분명하게 할 수 있다. 이를 통해 해당 연구분야에서 지금까지의 연구결과를 통해 간극(gap)을 찾고 앞으로 연구의 방향을 제시해야 한다. 잘 쓴 문헌고찰을 위해 다음의 사항들을 반드시 고려해야 할 것이다.

1) **체계적인 전개** : 간략하면서도 중요 내용의 흐름이 있도록 쓰기 해야 한다.
2) **범주의 구조화** : 전체 문헌을 읽으면서 어떤 전체적인 그림이 머릿속에 생긴 다음 어떤 것을 포함할지에 대한 대주제와 소주제(category)가 들어가도록 순서를 정한다. 즉 전체 구조를 짜고 채워나가며 쓰는 것이 좋다. 그래야 자신의 연구 방향과 초점이 맞는다.
3) **서술내용의 요약, 결론 부분 포함** : 문헌고찰 내 연구의 길잡이가 되고 자신의 연구의 필요성이나 연구방법의 타당성을 뒷받침 해주는 것이므로 주제별, 문헌별로 연구자 자신이 제시하고자 하는 의견이나 결론을 쓰는 것도 도움이 된다.
4) **서술 후 재확인** : 써놓은 글을 읽어보면서 흐름을 확인한다.

7 문헌고찰 평가

문헌고찰의 효율적인 조직화와 연구결과의 도출을 위해서는 문헌고찰 전 과정에서 문헌에 대한 지속적인 평가가 이루어져야 한다. 우선 연구자는 문헌고찰 작성 후 일차문헌과 이차문헌을 구분해본다. 다음으로 선택한 문헌들이 해당 주제에 대해 잘 알려진 중요한 문헌이 포함되어 있는지 확인한다. 또한 선택한 연구가 나의 연구와 관련성이 있다고 결정한 기준과 근거, 문헌에서 활용한 지표 및 결정기준, 선행문헌들의 연구시점 등을 확인해야 한다.

표 7-6 문헌고찰에 대한 평가지침

- 간결하게 정리되었으며 자신의 연구주제에 초점이 맞는가?
- 연구주제에 대한 타당한 정보원이 모두 포함되었는가?
- 정보 자원이 비판적으로 검토되었는가?
- 고전적 자료와 최근 자료가 모두 포함되었는가?
- 지지와 반대이론이 적절하게 제시되었는가?
- 인용된 문헌이 주로 일차정보인가?
- 주제별로 논리적인 흐름이 있는가?

8 이론적 기틀 작성

이론적 기틀(theoretical framework)은 개념적 기틀(conceptual framework)과 비슷한 의미로, 연구자가 연구하고자 하는 현상을 설명할 수 있는 개념과 개념간의 관계를 구조화한 고도의 추상성을 내포하는 개념들의 집합체이다. 이론적 기틀은 연구에 포함된 개념과 이들 개념이 어떻게 관련되는지에 대한 명제로 구성되며, 연구될 현상에 대한 조직화된 이미지(organized image)인 개념지도(conceptual map)를 제공하고, 전체적인 이론적 맥락 내에서 연구의 위치를 보여준다.

이론적 기틀은 연구 영역에서의 과학적 지식의 상태를 보여주므로 어떤 현상이 더 기술되어야 하는지, 어떤 개념간의 연결이 더 필요한지 또는 바람직한 결과를 초래하기 위하여 연구방법에 대한 지식이 더 필요한지를 규명하는 데 도움을 준다. 이론적 개념을 작성하기 위해서는 연구에 사용되는 개념을 분명하게 제시해야 한다.

1) 이론적 정의

이론적 정의란 변수에 대한 이론적, 개념적, 추상적인 정의이다. 이론적 정의는 조작적 정의보다 추상적이고 넓은 범위를 포함하고 있으며 다른 학자나 기존 이론을 통해 정의 내려진다. 이론적 정의를 통해 그 개념에 대한 연구자간의 의사소통을 할 수 있기 때문에 명확하고 정확하며 일관성이 요구되어진다. 예를 들어 우울이라는 개념은 간호학에서 많이 사용되는 것이지만 추상성이 높은 개념이다. 우울의 이론적 정의는 부정적인 감정, 침울한 감정, 무력감, 무가치함 등을 포함하는 기분장애라고 할 수 있다. 무력감, 무가치함 등은 우울이라는 것을 정의내리기 위하여 다른 개념을 빌려온 것으로 개념이 명확하게 정의 내려지지 않으면 연구를 진행하기 어렵다. 그러나 이론적 정의를 통해 의사소통을 할 수 있지만 추상성이 높기 때문에 측정하기는 어렵다.

2) 조작적 정의

개념에 대한 이론적 정의가 내려졌다면 이를 측정할 수 있도록 조작적 정의를 내려야 한다. 이론적 정의와 비교하여 구체적이며 직접 측정 가능한 정의라는 특징이 있다. 측정의 방법인 지표, 척도 등이 제시되어야 한다. 앞서 예를 든 우울의 조작적 정의를 내린다면 대표적인 것이 CES-D, BECK 등의 사정도구로 측정하는 것을 들 수 있다. 같은 개념이라도 연구자의 연구목적, 연구대상자에 따라 정의가 달라질 수 있다. 따라서 선행연구에서 같은 개념에 대해 사용한 조작적 정의를 답습하는 것이 아니라 내 연구목적에 맞게 수정 보완해야 한다는 것을 반드시 기억해야 하며 같은 변수에 대해서 이론적 정의와 조작적 정의가 함께 제시되어야 한다.

표 7-7 이론적 정의와 조작적 정의의 예

이론적 정의	통증이란 개인이 느끼는 신체적, 심리적 불편감의 정도이다
조작적 정의	통증 정도는 McGill의 통증 측정도구로 측정한 점수로 점수가 높으면 통증이 높은 것이다

3) 이론적 기틀 개발과정

앞서 충분한 문헌고찰을 통해 포함될 개념을 충분하게 검토하였다면 연구에 적합한 이론적 기틀을 만들 수 있다. 이론적 기틀의 작성은 상당히 어려운 지적 작업으로 기존 이론으로부터 연역하여 작성하거나 연구와 직접적으로 연관되는 이론을 선택하기도 하고, 선행연구결과를 연구자가 창조적으로 통합하여 작성함으로써 이루어진다.

(1) **연구의 주요 개념 정하기** : 연구의 독립변수, 종속변수 및 혼란변수 등 연구에서 다루는 모든 변수를 포함하여 선정해야 한다.

(2) **주요 개념의 정의** : 선정된 개념들을 정의. 선행연구, 책에서 개념의 정의를 찾아 자신의 연구에서의 개념으로 정의한다.

(3) **명제의 계층(hierarchy), 서열(level)** : 정의된 개념들을 서로 연결하는 단계이다. 두 개

념의 관계를 도식화하는 것이고 선행연구에서 지지되는 관계에 대해 이미 살펴보았을 것이다. 이를 문장으로 기록한 후 그림으로 그려볼 수 있다. 모든 주요 명제들이 도식화될 때까지 그림을 그리고 그 진술 간 연관성도 조사한다.

9 강력한 문헌고찰을 위한 방법

문헌고찰을 '진짜' 연구 과제로 삼는 일은 쉬울 것이다. 잘만 해낸다면 선행문헌에 대한 철저한 검토는 실제로 연구자의 시간을 장기적으로 절약해 줄 수 있다. 문헌고찰을 통해 연구자는 연구문제에 초점을 맞추는 데 도움을 받게 될 것이다.

문헌고찰 과정에서 연구자는 연구설계의 세부 사항을 개발하고 더 큰 맥락에서 연구를 진행할 수 있다. 문헌검색에는 시간이 많이 들고 좌절감에도 자주 빠지게 되지만, 이 중요한 단계에서 활용할 수 있는 몇 가지 방법이 있다.

이 과정에서 건강 분야에 정통한 사서가 문헌검색에 참여하게 되면 크게 도움 받을 수 있다. 문헌을 검색하는 것은 체계적인 과학이며, 사서가 제공하는 전문 지식은 매우 귀중한 것이다. 건강 분야의 사서가 데이터베이스를 찾고 검색 전략을 개발하는 데 도움을 줄 수 있다. 둘 다 성공적인 검색의 가능성을 향상시킬 수 있다.

검색 전략에 있어서는 일반적 주제에서 구체적인 주제로 넘어가도록 한다. 먼저 전반적인 주제에 대한 연구를 살펴본 다음, 독특한 질문에 더 구체적인 연구를 검색한다. 가장 관련 있는 연구목록에서 검토할 참고문헌을 선택한다. 원문 전체를 찾아주는 데이터베이스만 보고 싶은 충동을 억누르자.

가치 있는 연구가 누락될 수 있으며, 연구가 쉽게 접근할 수 있는 기사에만 초점을 맞추면 불완전한 문헌 검토로 끝날 수 있다. 학술대회 자료집(Conference proceeding), 논문 요약 및 정부 보고서와 같은 "회색 문헌"을 포함한 광범위한 출처를 사용하도록 한다.

시간이 많이 걸리지만 가장 관련있는 저널의 목차 표를 수동으로 검색하면 누락된 연구가 드러날 수 있다. 다른 기사의 인용문이나 요약 대신 주요 출처, 즉 원래의 연구 원본을 찾도록 한다. 선행연구는 잘못 인용되고 발견이 잘못 보고될 수 있으므로 주요 출처를 평가하여 발견이 올바르게 보고되도록 해야 한다.

강력한 문헌 검토에는 연구자의 아이디어를 지지하고 반박하는 연구가 포함될 것이다. 현재 증거에서 어떤 격차, 특정 강점 또는 명백한 약점도 밝혀져야 한다. 문헌고찰의 목표는 내 연구 절차에 대한 지원을 탐색하는 것이지 요점을 증명하는 것이 아니다. 최선의 문헌고찰은 전문적인 탐구의 필요성을 강화하면서 방향을 제시한다.

7 단단한 간호연구를 위한 학습문제

1 **1. 다음 중 문헌고찰의 기능으로 적절하지 않은 것은?**

① 연구방법에 대한 정보를 얻을 수 있다.
② 기존 문헌에서 해결되지 않은 연구문제를 찾을 수 있다.
③ 선행연구를 파악하여 동일한 연구를 수행할 수 있다.
④ 연구문제에 적용시킬 수 있는 이론적 기틀을 제공한다.

2 **문헌의 출처에 대한 설명으로 적절한 것은?**

① 이차문헌을 통해 연구자의 견해를 파악할 수 있다.
② 특정 주제에 관한 문헌들을 요약해놓은 종설은 이차문헌에 속한다.
③ 이차문헌은 저자가 직접 연구를 수행하고 발표한 논문이다.
④ 일차논문은 객관성이 결여될 수 있으므로 인용할 때 주의해야 한다.

3 **다음은 무엇에 대한 설명인가?**

[보기]
- 연구개념들을 실증적으로 측정하기 위하여 구체화하는 것
- 같은 개념이라도 연구목적, 연구대상자에 따라 정의가 달라질 수 있음
- 신뢰도와 타당도가 검증된 도구를 사용하여 변수 수준으로 정량화하여 정의하는 것

① 이론적 정의 ② 실증적 정의 ③ 연구적 정의 ④ 조작적 정의

4 **다음 중 이론적 기틀을 개발하는 과정에서 고려할 점이 아닌 것은?**

① 선정된 개념들은 선행연구나 문헌에서 사용한 정의를 그대로 적용한다.
② 연구에서 다루는 모든 변수를 포함하여 주요 개념을 선정한다.
③ 개념 간의 관계를 도식화하고 진술 간 연관성을 확인한다.
④ 기존 이론에서 연역하거나 연구과 직접적으로 연관된 이론을 선택하여 작성할 수 있다.

5 **다음 중 강력한 문헌고찰을 위한 방법으로 옳지 않은 것은?**

① 일반적인 주제의 연구를 살펴본 다음, 구체적인 주제의 연구를 검색한다.
② "회색 문학"은 가치 있는 연구라 할 수 없으므로 문헌 검토에 포함하지 않는다.
③ 선행연구가 잘못 인용되지 않도록 출처를 정확히 기록한다.
④ 연구자의 아이디어를 지지하고 반박하는 모든 연구가 포함되어야 한다.

제8장

8

연구가설 설정

1. 가설의 기본 개념
2. 가설의 목적
3. 가설의 개발 단계
4. 가설의 유형
5. 가설의 검증과 오류
6. 가설의 진술 단계

제8장

연구가설 설정

학습목표

1. 연구문제와 가설의 차이점을 설명할 수 있다.
2. 변수의 종류 및 각 변수의 의미를 기술할 수 있다.
3. 가설의 목적을 기술할 수 있다.
4. 유용한 가설의 특성을 설명할 수 있다.
5. 가설의 유형을 기술할 수 있다.
6. 가설 검증과 오류에 대해 설명할 수 있다.

주요용어

- 가설(hypothesis)
- 독립변수(independent variable)
- 종속변수(dependent variable)
- 매개변수(mediating / intervening variables)
- 외생변수(extraneous variable)
- 혼동변수(confounding variable)
- 귀납적 가설(inductive hypothesis)
- 연역적 가설(deductive hypothesis)
- 귀무가설(null hypothesis)
- 연구가설(research hypothesis)
- 단순가설(simple hypothesis)
- 복합가설(complex hypothesis)
- 지시적 가설(directional hypothesis)
- 비지시적 가설(nondirectional hypothesis)
- 양측검정(two-tailed test)
- 단측검정(one-tailed test)
- 1종 오류(type 1 error)
- 2종 오류(type 2 error)
- 유의수준(level of significance)

가설(hypothesis)은 측정가능한 수준의 둘 또는 그 이상 변수들 간의 예측되는 관계를 설명하는 문장으로 연구문제의 잠재적인 해답을 제시하는 것이다. 가설은 연구문제, 연구목적, 구체적인 연구의 목적에서 도출되며 이들이 일관성을 가지고 있어야 한다. 하지만 연구가설이 모든 연구에서 필요한 것은 아니다. 질적 연구에서는 가설이 없으며, 연구하려는 문제가 요인추구형 이상의 연구라면 가설이 필요하다. 가설은 두 변수 또는 그 이상의 변수간의 관계를 연구의 실제적인 자료의 수집 이전에 그 결과를 예측하는 형태로 제시해야 하므로 문장의 형태는 미래형이다. 예를 들어, 서울에 거주하는 성인과 대구에 거주하는 성인의 고혈압 유병률의 차이가 있는지 확인하고자 하는 것이 연구문제라면 연구를 통해 두 지역의 고혈압 유병률의 '차이가 있다'와 '차이가 없다'라는 두 가지의 가설을 세울 수 있다. 이 장에서는 위의 두 가지의 차이와 가설 설정에 대해 논의하고자 한다.

1 가설의 기본 개념

가설은 변수 사이의 관계에 대해 연구자가 기대하는 결과를 서술하는 것이다. 가설은 연구문제로부터 도출되는데 조사연구나 사례연구와 같이 현상의 서술이 목적인 경우는 문제 진술만 있을 뿐 가설이 필요 없다. 양적 연구에서는 연구문제를 가설의 형태로 변환하여 서술하고 연구과정을 통해 수집된 결과를 경험적으로 검정하면서 설정된 가설을 지지하거나 기각하게 된다.

1) 연구문제에 대한 잠정적인 해답
2) 둘 이상의 변수들 간의 예상되는 관계를 설명한 문장
3) 문제를 해결하기 위해 제시되는 잠정적이고 예견적이며 측정 가능한 수준의 서술로서 두 변수 또는 그 이상의 변수 간의 관계를 미래형으로 진술해야 함

가설이 반드시 필요하지는 않은 연구

- 현상의 서술이 연구목적인 사례연구, 서술연구, 탐색연구 및 질적 연구, 도구개발연구 등

그림 8-1 가설의 기본 개념

1) 연구문제와 가설의 차이점

가설과 연구문제는 서로 연결되어 있다. 연구자가 무엇을 연구할지 결정하면 연구목적을 설정하고 이에 따른 가설을 기술하게 된다. 차이점은 연구문제는 연구자가 무엇을 연구할지에 대해 의문형이나 연구목적의 형태로 기술하는 반면 가설은 연구문제에서 다루고자 하는 개념들을 측정 가능한 조작적 정의 수준의 변수로 기술하고 두 개 이상의 변수간의 관계에 대해 잠정적 해답을 제시하는 것이다. 한 마디로 구분하자면 연구문제는 연구할 현상이 무엇인지 규명하는 이론적 차원의 진술이고 가설은 그것에 대한 잠정적인 답을 제시한 경험적 차원의 진술이다. 가설은 결과에 따라 지지되거나 기각되는 임시적 속성을 가지고 있다.

표 8-1 연구문제와 연구가설의 차이점

- 연구문제 : 알코올의 과량섭취와 간기능과 관계가 있는가?
- 연구가설 : 일주일에 5회 이상 한번에 7잔 이상 음주자는 비음주자에 비해 SGOT, SGPT가 높을 것이다.
- 연구문제 : 폐암과 흡연은 관계가 있는가?
- 연구가설 : 흡연자는 비흡연자 보다 폐암의 발생률이 높을 것이다.

2) 변수의 이해

변수는 가설의 가장 작은 단위라고 할 수 있다.

가설을 작성하기 위해서는 가설의 서술에 포함되어 있는 변수에 대한 이해가 필요하다. 변수(變數; variable)란 수학적으로 변하는 수를 말하는 것이며 반대되는 개념으로 변화하지 않은 것은 상수라고 한다. 개념이 정의되고 측정방법이 결정되면 그것을 변수라고 할 수 있다. 변수에는 다른 변수에 영향을 미치는 독립변수(independent variable)와 독립변수의 변화에 따라 그 값이 변화하는 종속변수(dependent variable), 독립변수와 종속변수 사이에 중간 역할을 하는 매개변수(mediating/intervening variable), 독립변수와 종속변수의 관계를 혼란시키는 혼란변수(혼동변수 confounding variable) 등이 있다. 이러한 변수들에 대한 이해와 변수들 간의 관계를 통해 가설설정을 할 수 있다. [그림 8-2]에서 가설을 구성하는 기본적인 변수들을 소개하고 있다.

독립변수 예측변수, 종속변수의 원인/선행요인

- 조작이 가능한 독립변수 : 독립변수를 실험 상황에 투입하는 집단과 투입하지 않는 집단으로 나누어 종속변수의 상태를 비교하는 경우
- 조작이 어려운 독립변수 : 인간의 특성을 독립변수로 사용하는 경우

종속변수 결과변수, 준거변수

- 인과관계에서 독립변수의 변화로 인하여 결과적으로 나타나는 현상

외생변수 혼동변수, 두 변수 간의 우연적 관계를 발생시키는 변수

- [예] 황새 수 → 신생아 수
- 외생변수를 통제할 수 있다면 인과관계의 검정이 훨씬 더 강력한 의미를 줌

매개변수 중재변수

- 독립변수의 결과이면서 종속변수의 결정요인
- [예] '사회경제적 수준이 낮은 사람에게 우울증의 발생률이 높다'는 가설. '사회적 고립'이 매개변수

그림 8-2 가설을 구성하는 기본적인 변수들

(1) 독립변수(independent variable)

독립변수는 종속변수 즉 연구의 결과에 대한 원인, 선행되는 요인으로 예측변수(predictor variable)라고도 불린다. 연구자의 의도에 의해 조작되어 다른 변수를 변화시킨다. 예를 들어 '비만 유무에 따른 고혈압 유병률 차이가 있다'에서 '비만'은 독립변수가 된다. 연구자는 비만을 측정하고자 대상자의 키와 몸무게를 측정하여 BMI 산출 시 25 이상을 비만이라고 조작적 정의를 한다. 변수에 따라 측정 가능한 조작적 정의와 그렇지 않은 경우도 있다.

① **조작이 가능한 독립변수** : 독립변수를 실험 상황이나 중재효과의 유무로 그룹을 나누어 종속변수의 상태를 비교하는 경우에는 독립변수가 조작가능하다. 예를 들어 새로운 신약 투여군과 위약군으로 나누어 투약 후 통증정도를 검사한다면 독립변수는 조작 가능하다.

② **조작이 어려운 독립변수** : 인간의 특성을 독립변수를 사용한다면 그 독립변수는 조작

적 정의를 내리기 어려울 수 있다. 예를 들어 '불안' 이라는 변수는 불안의 정도는 인간의 내부에서 발생하며 측정하는 시기에 따라 매우 달라질 수 있으며 엄격한 통제는 불가능하다. 또한 폐암과 담배와의 관계를 파악하고자 담배를 피우지 않은 사람들에게 담배를 피우게 할 수 없는 윤리적 문제로 조작이 어려운 경우도 있다.

(2) 종속변수(dependent variable)

종속변수는 독립변수의 활동(조작, 자극)에 따라 영향을 받아 변화하는 변수이므로 결과변수(outcome variable, 준거변수)라고 한다. 즉 독립변수의 조작과 변화가 종속변수의 선행조건이 된다. 앞선 예제 가설에 따르면 '고혈압의 유병률, 즉 고혈압 진단여부'가 종속변수가 된다. 연구자들은 흔히 종속변수의 타당성과 신뢰성을 간과하는 경향이 있는데, 연구개념들이 조작적 정의과정을 거쳐 측정 가능한 변수로 변경되면 의례히 타당성과 신뢰성이 있다고 잘못 인식하기 때문이다. 만약 타당성과 신뢰도가 낮은 도구를 사용하여 종속변수를 측정한다면 그 결과는 신뢰하기 어렵다.

(3) 매개변수(intervening variables, mediating variables)

독립변수와 종속변수의 사이에 존재하며 독립변수의 결과이며 동시에 종속변수를 결정하는 결정요인이다. 두 변수의 관계의 크기를 크게 혹은 작게 만드는 매개변수에 대해 이해한다면 독립변수와 종속변수의 관계를 보다 잘 이해할 수 있다. 예를 들어 '저소득층 사람에서 정신질환 발생률이 높다'라는 가설이 있다면 저소득층은 사회적으로 고립되어 사회적 고립이라는 매개변수가 정신질환 발병을 증가시킬 수 있다.

(4) 외생변수(extraneous variable, confounding variable)

연구의 선행 요인인 독립변수, 연구의 결과의 종속변수 이외 독립변수는 아니나 종속변

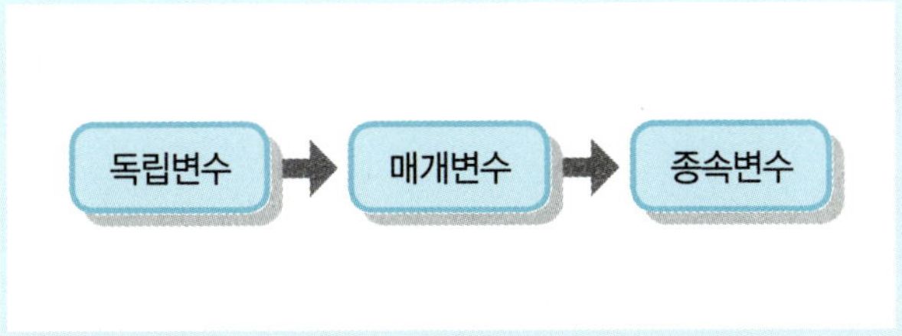

그림 8-3 매개변수

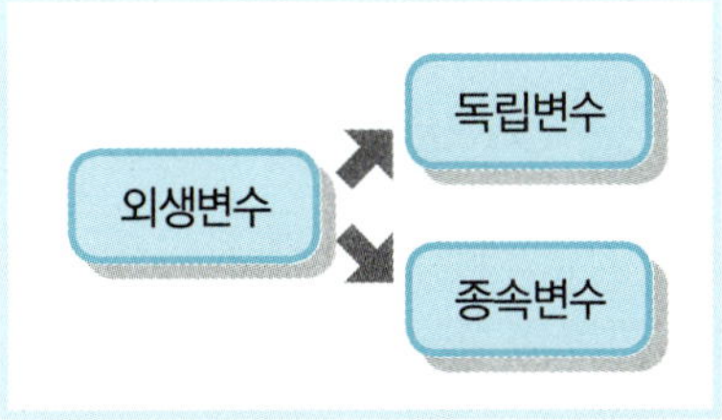

그림 8-4 외생변수

수에 영향을 주는 변수 중 하나가 외생변수 혹은 혼란변수이다. 외생변수는 연구에서 독립변수와 종속변수와의 관계에 영향을 미칠 수 있다. 연구에서 외생변수를 통제하지 않으면 우리는 우연에 의해 발생하는 결과를 독립변수와 종속변수와의 결과로 잘못된 결론을 도출할 수 있다. 연구자는 발생 가능한 외생변수를 파악하여 통제하여 잘못된 결과에 도달하지 않도록 해야 한다. 예를 들어 '라이터의 소지여부와 폐암은 양의(positive) 관계가 있다.'라는 연구결과가 있다면 우리는 당황하게 될 것이다. 폐암에 걸리지 않기 위해서는 라이터를 버려야 하나? 당연히 이는 혼란변수를 고려하지 못한 것이다. 라이터와 폐암사이에는 흡연의 유무라는 혼란변수가 있다. 흡연자들은 라이터를 소지하고 있고 이로 인해 폐암환자에서 라이터 소지가 높다는 잘못된 해석을 할 수 있다. 연구에서 외생변수를 발견, 통제하면 독립변수와 종속 변수의 관계를 더 확실하게 할 수 있다.

표 8-2 외생변수의 예

- A구 보건소는 산모들을 대상으로 산전 영양교실을 운영하고 있다. 간호사B는 가설을 '산전 영양교실에 참여한 산모는 그렇지 않은 산모에 비해 분만 후 규칙적인 식습관을 실천할 수 있다'라고 설정하였다. 이때 가능한 외생변수는 대상자들의 분만형태이다. 정상분만을 한 산모와 제왕절개 수술을 한 산모는 회복 속도의 차이가 존재하므로 식습관에 신경 쓸 에너지가 부족할 수 있다.

3) 외생변수와 매개변수 차이점

외생변수와 매개변수에 대해 혼란스러워 하는 초보 연구자들이 많은데, 외생변수는 혼란변수라는 이름처럼 독립변수와 종속변수 사이에서 관련성이 없는데 있는 것처럼 혼란을 주는 것이고 매개변수는 두 변수 사이에 실제로 관련성이 존재하며 매개변수로 인하여 그 관련성이 커지거나 작아진다.

2 가설의 목적

1) 이론의 검증

기존의 이론을 검정하기 위한 가설은 이론적 기틀로부터 파생되며 현실세계에서 이 가설을 검증하게 된다. 이론의 타당도는 결코 이론의 상태에서 직접적으로 검증될 수 없으며 오직 가설을 통해서만 가능하다.

2) 지식의 확장/비판적 사고

기존의 이론이 없는 경우에는 개인적 관찰, 선행연구 또는 이들의 결합을 기초로 이론적 기틀을 세우고 가설을 설정할 수 있다. 예측된 가설이 연구를 통해 지지된다면 지식의 확장을 가져올 것이고, 반대로 가설이 기각된다 하더라도 비판적 사고를 증진하고 선행연구를 분석하는 연구문제에 대한 이해력 증진에 도움이 된다.

3) 연구의 방향 설정

가설은 연구문제의 주요 개념들을 측정 가능한 변수들로 서술하고 연구에서 검증하게 된다. 따라서 연구설계에서 자료수집, 분석방법 등에서 방향 설정에 도움이 된다.

3 가설의 개발 단계

가설은 연구문제에 근거하여 설정하기 때문에 연구목적이나 연구질문이 우선되어야 한다(그림 8-5).

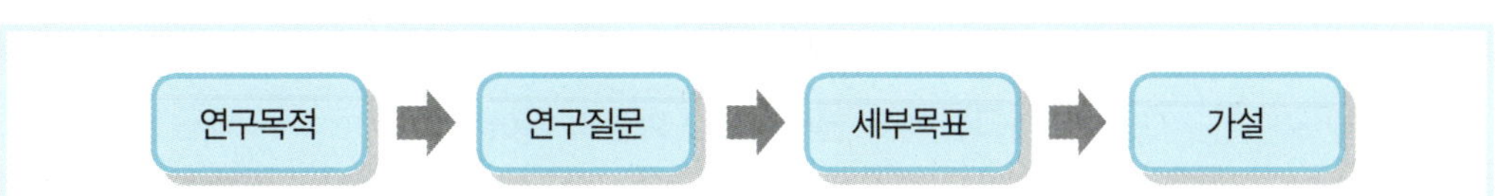

그림 8-5 가설의 개발 단계

1) 연구목적의 설정

연구목적은 연구문제로부터 전개되며, 연구목적으로부터 구체적인 연구목표가 도출된다. 연구목적은 연구자가 연구를 통하여 달성하고자 하는 바를 현재형으로 표현하여 기술한다. 연구목적은 구체적이면서도 명확하게 기술해야 연구의 주요 개념을 명확하게 알게 된다.

2) 연구질문의 설정

연구질문이란 변수들간의 관계에 대한 서술로서, 독립변수와 종속변수가 포함되어 있어야 한다. 또한 연구질문은 간결하게 현재형으로 표현하여 기술한다.

3) 가설의 도출

가설은 연구문제에 대한 잠정적인 해답으로서, 두 개 이상의 변수들 간의 예상되는 관계를 설명하는 문장 형식으로 기술한다. 연구질문과 가설의 차이는 [그림 8-6]에서 설명하고 있다.

연구질문	• 이론적 차원에서의 진술 • 개념들이 어떻게 관련되어 있는지에 대해 의문체나 연구목적의 형태로 표현
가설	• 경험적 차원에서의 진술 • 연구질문보다 구체적으로 자료수집과 분석의 방향을 제시해 주고, 그 결과 경험적 검증을 가능하게 함

그림 8-6 연구질문과 가설의 차이

4 가설의 유형

가설의 종류는 연구에서 일반적으로 검정하고자 하는 귀무가설과 연구에서 궁극적으로 원하는 대립가설, 서술 방법에 따라 서술적 가설과 통계적 가설, 부등호의 여부에 따라 등가설과 부등가설로 구분하게 된다.

1) 귀납적 가설과 연역적 가설

귀납적 가설은 연구자의 직관과 비판적 분석력이 결합된 연구자의 경험에서부터 출발한다. 이는 경험세계에서 관찰되고 경험되는 현상에서부터 변수들의 관계를 규명하려는 질적 연구에서 나타나는 가설이다. 어떤 현상에 관한 이론이 아직 정립되지 않은 경우에 연구자가 그 현상의 형태, 경향, 관련성 등을 관찰한 후 이를 이용하여 가설을 설정하는 것이다.

연역적 가설은 기존 이론에 근거하여 그 이론을 한번 더 확인하거나 이론을 수정하기 위한 가설이다. 즉 현상들이 어떻게 상호 관련되는지에 관한 이론을 직접 검정할 수 있다. 연역적 가설은 일반적인 법칙이나 이론을 출발점으로 해서 구체적인 경험적 상황의 가설로 도출된다.

2) 귀무가설과 대립가설

연구자는 일반적으로 연구 시작 전 연구를 통해서 검증하고자 하는 가설을 귀무가설(영가설, null hypothesis, H0), 귀무가설의 반대되는 가설인 대립가설(연구가설, alternative hypothesis, Ha, H1)이라고 한다. 이는 가설검정의 근거로 하여 구분되는 것인데 연구자는 이러한 관계를 기대하면서 연구를 수행하게 된다. 귀무가설이 기각되기 전까지 연구자는 귀무가설이 옳다고 가정을 하는데 이는 대립가설이 사실이 아닌 경우 연구자의 기대는 수포로 돌아가기 때문에 귀무가설을 영가설이라고도 부른다. 대립가설은 연구자가 이 연구를 통해 궁극적으로 증명하고 주장하고 싶은 것을 대립가설 혹은 연구가설이라고 한다. 연구자가 연구결과를 통해 통계적으로 귀무가설을 받아들일지 기각할지 결정하게 되는데 귀무가설이 기각되는 경우 귀무가설의 반대인 대립가설을 채택하게 된다.

3) 단순가설과 복합가설

가설의 단순성에 의한 구분으로 하나의 독립변수와 하나의 종속변수가 있고 두 변수간의 기대되는 관계를 서술하였다면 단순가설(simple hypothesis)이라고 한다. 이 때 통계는 이원통계분석으로 충분하다. 반면 둘 또는 그 이상의 독립변수와 둘 또는 그 이상의 종속변수 사이의 관계를 서술한 경우 복합가설(complex hypothesis)이라고 하며 이때는 다변량 분석이 필요하다. 복합가설은 현실 세계의 복잡성을 반영하는 장점을 가지고 있다. 현실의 종속변수는 여러 가지에 의해 영향을 받고 있으므로 이들을 독립변수로 포함시킴으로써 종속변수에 대한 설명력이 높아진다. 이때 주의할 점은 한 개의 가설은 한 개의 통계로 검정 가능해야 한다.

표 8-3 단순가설과 복합가설

- **단순가설** : 음악요법을 받은 백내장 수술환자는 받지 않은 환자보다 수술 후 불안이 낮을 것이다(독립변수 : 음악요법, 종속변수 : 수술 후 불안).
- **복합가설** : 실외온도, 기압의 변화가 클수록 무릎관절염환자의 통증은 커질 것이다(독립변수 : 실외온도의 변화, 기압의 변화, 종속변수 : 통증).

4) 지시적 가설(directional hypothesis)과 비지시적 가설(nondirectional hypothesis)

연구자가 A와 B 집단의 평균을 비교할 때 가설을 두 가지 형태로 진술할 수 있다. 'A가 B보다 클 것이다' 또는 'A가 B보다 높을 것이다'와 같이 비교급을 사용하여 변수 간의 관계에서 기대되는 방향을 제시하는 지시적 가설이다. 두 번째는 관계의 방향을 규정짓고 있지 않는 비지시적 가설이다. 연구자는 가설이 이론이나 선행연구로부터 근거를 가지고 특정기대를 가지고 있을 때 지시적 가설을 설정하고 선행연구가 없거나 일관성이 없을 때 비지시적 가설을 사용한다.

표 8-4 지시적 가설과 비지시적 가설

- **비지시적 가설** : 간호사의 경력기간과 환자 만족도는 관련이 있을 것이다.
- **지시적 가설** : 간호사 경력 기간이 길수록 환자의 만족도 점수는 높을 것이다.

지시적 가설과 비지시적 가설은 통계적 검증에서도 다른 방법을 사용한다. 비지시적 가설은 양측검정(two-tailed test)을 지시적 가설은 단측검정(one-tailed test)으로 검증한다. 양측검정에서 유의하다고 판정하는 것은 [그림 8-7] (a)의 양쪽 기각역 중 한쪽이라도 해당한다면 통계적으로 유의하다고 판정한다. 단측검정은 [그림 8-7] (b)와 같이 기각역이 한쪽에만 있다.

연구자는 본인의 연구의 목적을 고려하여 지시적 가설 혹은 비지시적 가설을 설정하고 단측검정 혹은 양측검정을 실시하면 된다.

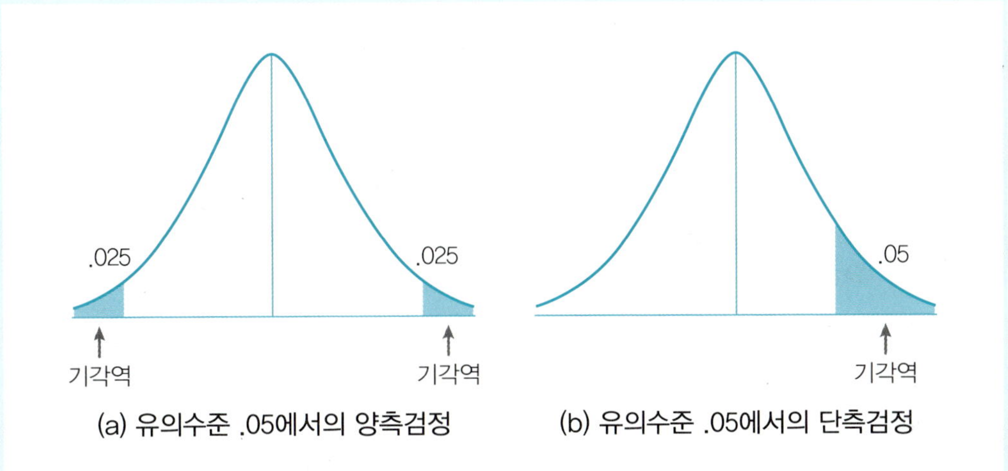

그림 8-7 양측검정과 단측검정에서의 기각역

5 가설의 검증과 오류

가설의 검증은 가설의 설정 후 연구방법 선택, 적절한 모집단과 표본의 수 산정, 측정도구 선정, 실제로 자료의 수집과 결과분석을 통해서 검증하게 되며 실증적인 연구에서 가장 중요한 부분이다. 연구자는 모집단 전체에 대한 정보는 제한적으로 가지고 있고 모수를 모르기 때문에 모집단을 대표할 수 있는 연구대상인 표본을 선정하고 표본의 결과를 통해 모집단의 결과인 모수를 추정하게 된다. 이를 통계적으로 검정과정을 거치게 된다. 연구자는 기본적으로 회의론에서 시작하여 연구결과는 항상 일시적인 것, 즉 이 연구에만 해당한다는 것으로 간주하므로 연구결과는 단지 이 연구가설을 지지하거나 기각하는 것으로 이해해야 한다. 동일한 연구주제에서 동일한 결과가 반복된다면 우리는 신뢰성 있는 결론에 도달하고 일반화한다고 할 수 있다. 가설이 지지되지 못한 경우 연구자는 연구를 단순 종결하는 것이 아니라 그 원인을 찾고 논의 부분에 그 이유를 제시해야 할 것이다.

1) 1종 오류와 2종 오류

연구자가 연구결과를 통해 가설에 대해 판단을 내리게 되는데 그 판단은 오류의 가능성이 있다. 통계적 검정 과정에서 연구자는 두 종류의 판단의 오류를 할 수 있다. 1종 오류

(type I error)는 귀무가설이 참일 때 귀무가설을 기각하고 연구가설을 채택하는 것으로 알파(α)라고 한다. 2종 오류(type II error)는 귀무가설이 거짓일 때 귀무가설을 채택하는 것으로 베타(β)라고 한다. 연구의 오류는 연구대상자의 건강에 치명적인 해를 입힐 수 있는데 실험 연구에서 그 가능성이 크다. 연구자는 이 오류를 최소화 하고자 노력해야 한다.

예를 들어, 새로운 진통제 A를 개발했다. A가 효과가 없는데 효과가 있다고 채택한다면 1종 오류에 해당하고 A가 효과가 있는데 효과가 없다고 채택한다면 2종 오류에 해당한다. 앞의 경우에는 환자들의 건강에 심각한 위해를 가하게 될 것이고 후자의 경우에는 약제를 개발한 제약회사에 금전적인 손해가 클 것이고 환자들은 효과 있는 약제를 사용하지 못하게 될 것이다. 둘 중 어느 오류가 더 심각한 오판일까? 1종 오류가 2종 오류보다 심각한 오판이며 양적 연구에서는 대개 심각한 오류를 귀무가설로 설정한다.

표 8-5 오류의 종류

	귀무가설이 참	귀무가설이 거짓
귀무가설 기각	1종 오류 α	올바른 결정 1−β (검정력, power)
귀무가설 채택	올바른 결정 1−α	2종 오류 β

1종 오류와 2종 오류는 서로 반대적 특징을 가지고 있어서 1종 오류의 위험이 줄어들면 2종 오류를 범할 위험성이 늘어나게 된다. 이때 두 가지 오류의 위험성을 동시에 줄이기 위해서 연구자는 적절한 표본의 수를 확보해야 하고 표본수를 크게 하고 신뢰도 높은 측정도구를 선택하고 변수의 측정 시 연속변수로 측정하는 것이 바람직하다.

2) 유의수준

앞에서 1종 오류와 2종 오류의 개념을 알게 되었고 이를 줄여야 한다는 것을 배웠는데 어느 정도의 오류를 연구에서 허용할지 그 허용수준을 결정해야 하고 이것을 유의수준(level of significance)이라고 한다. 유의수준의 결정은 연구의 이론적 배경에 기초하여 정하게 되는데 이론적 배경이 강하면 유의수준은 낮게 설정하게 된다. 대상자에게 심각한 위해를 가할 수 있는 1종 오류가 0에 가까울수록 좋은데 인간을 대상으로 하는 간호학에서는 실험 환경을 통제하기가 어려우므로 주로 0.05, 0.01 수준으로 정한다. 유의수준이 0.01이라는 연구자가 원래 알고자 하는 모집단에서 표본을 100번 추출해서 연구를 시행할 때 귀무가설이 옳음에도 불구하고 귀무가설이 거짓이라고 판단해서 기각할 오판확률이 100번 중 1번이라는 것이다. 연구결과에서 연구대상(표본)의 결과가 귀무가설이 사실이라는 전제하에 나오는 확률을 유의 확률(p-value)이 0.01보다 작은 수치가 나온다면 일어날 확률이 매우 낮으므로 귀무가설을 기각하고 통계적으로 유의하다고 해석할 수 있다.

연구자들은 연구결과가 통계적으로 의미 있게 나오는 것에 집중하여 임상적 유의성에 대해 놓치게 된다. 예를 들어, 수술 후 통증을 경감하기 위하여 A방법과 B방법을 비교하였을 때 통계적으로 A방법이 B방법보다 0.2점 감소하였다. 통계적으로는 A와 B는 유의미하게 차이가 있고 연구자는 이 차이를 해석하려고 하지만 실제적으로 유의성을 고민해본다면 0.2점 차이가 환자에게 어떤 의미가 있을까? 통계적 유의성이 실제 임상에서는 중요한 의미를 가지지 않을 수 있다. 통계적으로 유의미한 결과에 대해 해석할 때 확대해석을 주의해야 한다. 또한 표본수가 증가하거나 줄어듦에 따라 실제적 의미와 차이가 나는 통계적 유의성을 얻을 수 있다. 표본이 100,000명일 때는 1점이라는 작은 차이로도 귀무가설을 기각할 수 있지만 표본이 100명 이하라면 5점차이가 나더라고 귀무가설을 기각하지 못할 수 있다. 즉 연구결과 해석에 항상 주의해야 하며 통계적 유의성을 발견하지 못하여도 A와 B의 차이가 있을 때 의미 있는 연구결과일 수 있다는 것을 잊지 말아야 한다. 이 경우 연구자의 판단의 길잡이로 활용될 수 있다.

또한 여기서 연구자가 유의해야 하는 것은 가설의 검증을 통해 이론의 가치를 증명, 진리를 발견하는 것은 아니다. 연구의 결과는 '이번 연구'의 결과이며 여러 연구에서 동일한 결과가 반복된다면 일반화될 수 있다.

6 가설의 진술 단계

가설을 진술할 때는 연구문제를 바탕으로 하여 문헌고찰을 하고 가설이 연구문제 진술을 반영하도록 서술한다. 두 번째로는 대상집단(target population)이 누구인지를 확인하고 세 번째로는 관련 이론을 고찰하고 이론의 명제를 기초로 이용한다. 가설의 종류 중 지시적 혹은 비지시적 가설이 필요한지 결정을 하고 변수간의 관계를 한 개의 통계 방법으로 검증할 수 있도록 서술해야 한다. 가설진술에서 연구변수는 측정 가능한 것으로 구체적으로 분명하게 제시해야 한다. 마지막으로 연구에서 이론적 기틀, 문제의 진술, 연구의 목적, 연구가설을 비교하고 일관성이 있는지 다시 한 번 확인해야 한다.

유용한 가설의 특징은 두 개 이상의 변수들 간의 기대되는 관계를 진술하는 것이다. 예측에 대한 관계의 양상은 '~보다 많다', ' ~보다 적다', ' ~보다 크다', ' ~와 다르다', '~와 관계가 있다' 등과 같은 구문(phrase)을 포함한다. 그러므로 이러한 구문이 포함되지 않은 가설은 수정되어야 한다. 잘 서술된 가설의 특징은 다음과 같다.

① 가설에 사용된 용어가 개념적으로 명확하여 이해하기 쉬워야 한다.
② 가설에 사용된 용어가 경험적 수준이어서 관찰 가능하고 측정 가능해야 한다.
③ 가설은 이론, 이론적 기틀 또는 문제진술로부터 논리적으로 도출되어야 한다.
④ 가설에 의한 자료분석의 결과로 이론의 진위가 밝혀져야 한다.

표 8-6 이론적 기틀, 연구문제, 연구목적, 연구가설의 일관성 검토 예

이론적 기틀	연구문제	연구목적	연구가설
요독성 소양증은 피부 pH, 수분감소, 노폐물 축적에 의해 나타난다.	수준의 공급과 피부 pH를 낮추는 간호중재인 목욕은 요독성 소양증에 영향을 주는가?	식초목욕과 미온수목욕의 소양증 경감효과 비교	식초목욕을 받은 투석환자 집단이 미온수목욕을 받은 집단보다 소양증의 경감 정도가 높을 것이다.

8 단단한 간호연구를 위한 학습문제

1 **1. 다음 중 가설에 대한 설명으로 옳지 않은 것은?**

① 변수들 간의 예측되는 관계를 설명하는 문장이다.
② 질적 연구에는 반드시 가설이 존재한다.
③ 자료 수집 이전에 결과를 예측하는 것으로 문장의 형태가 미래형이다.
④ 양적 연구에서는 연구결과를 검정하며 가설을 지지하거나 기각한다.

2 **보기의 개념지도를 통해 유추할 수 있는 명제로 적절한 진술이 아닌 것은?**

[보기]
- 연구문제에서 다루고자 하는 개념들을 측정 가능한 수준으로 기술한 것
- 두 개 이상의 변수 간의 관계에 대해 잠정적인 해답을 제시하는 경험적 차원의 진술
- 연구결과에 따라 지지되거나 기각되는 임시적 속성을 가짐

① 변수 ② 연구문제 ③ 이론적 기틀 ④ 가설

3 **다음 중 각 변수에 대한 설명으로 옳은 것은?**

① 종속변수: 독립변수의 변화에 따라 그 값이 변하는 변수
② 결과변수: 다른 변수에 영향을 미치는 변수
③ 매개변수: 독립변수와 종속변수의 관계를 혼란시키는 변수
④ 외생변수: 독립변수와 종속변수 사이에 중간 역할을 하는 변수

4 **급성기 뇌졸중 생존자를 돌보는 가족의 자가 관리 영향요인을 연구하려고 한다. 이때 가장 많은 영향을 미치는 요인은 생존자를 돌보는 가족의 우울이었으며, 생존자의 연령이 높을수록 뇌졸중 생존자를 돌보는 가족의 자가 관리 정도가 높은 것으로 파악되었다. 이 연구에서 종속변수는 무엇인가?**

① 우울 ② 연령 ③ 자가 관리 정도 ④ 뇌졸중 생존자

5 다음 정의된 개념 중 적절하지 않은 것은?

① 독립변수는 연구결과에 대한 원인으로 예측변수라고도 불린다.
② 매개변수를 통제하지 않으면 우연에 의해 발생한 결과로 잘못된 결론을 도출하게 된다.
③ 매개변수는 독립변수와 종속변수 사이에 존재하며 종속변수를 결정하는 요인이다.
④ 외생변수는 독립변수와 종속변수와의 관계에 영향을 미친다.

6 다음 중 가설의 목적이 아닌 것은?

① 이론의 검증
② 지식의 확장
③ 개념지도 작성
④ 연구의 방향 제시

7 다음 중 가설의 개발 단계를 옳게 나열한 것은?

① 연구목적 → 연구문제 → 세부목표 선정 → 가설 도출
② 개념 지도 → 개념 정의 → 명제 도출 → 이론 정립
③ 개념 정의 → 명제 도출 → 명제의 위계 설정 → 이론적 기틀
④ 연구목적 → 연구질문 → 세부목표 선정 → 가설 도출

8 다음의 가설에서 그 유형이 옳게 짝지어진 것은?

[보기]
• 손 마사지를 받은 복부 수술환자는 받지 않은 환자보다 수술 후 불안이 낮을 것이다.

① 단순가설, 비지시적 가설
② 단순가설, 지시적 가설
③ 복합가설, 지시적 가설
④ 대립가설, 비지시적 가설

9 **다음에서 설명하는 가설의 종류는 무엇인가?**

[보기]

- 연구자의 직관과 비판적 분석력이 결합된 연구자의 경험에서부터 출발하는 가설
- 경험세계에서 관찰되는 현상에서부터 변수들의 관계를 규명하려는 질적 연구에서 나타나는 가설
- 어떤 현상에 관한 이론이 아직 정립되지 않은 경우, 연구자가 그 현상을 관찰한 후 이를 이용하여 설정하는 가설

① 귀무가설 ② 귀납적 가설 ③ 연역적 가설 ④ 지시적 가설

10 **다음 중 가설의 예와 종류가 옳게 짝지어진 것은?**

① 간호사의 경력기간과 환자 낙상 횟수는 관련이 있을 것이다. → 연역적 가설
② 임파워먼트 프로그램에 참여한 실험군은 참여하지 않은 대조군보다 공감 능력이 증가할 것이다. → 복합가설
③ 시뮬레이션 교육을 받은 실험군은 교육을 받지 않은 대조군에 비해 임상수행능력이 높을 것이다. → 단순가설
④ 임파워먼트 프로그램을 제공받은 실험군은 프로그램을 제공받지 않은 대조군과 불안점수에서 차이가 있을 것이다. → 지시적 가설

11 **다음 중 가설의 오류에 대한 설명으로 옳지 않은 것은?**

① 귀무가설이 참일 때 이를 기각하고 연구가설을 채택하는 것은 1종 오류이다.
② 귀무가설이 거짓일 때 귀무가설을 채택하는 것은 2종 오류이다.
③ 양적 연구에서는 대개 심각한 오류를 귀무가설로 설정한다.
④ 1종 오류의 위험이 줄어들면 2종 오류를 범할 위험성도 줄어든다.

12 **다음 중 가설의 오류 위험성을 줄이기 위한 방법으로 옳지 않은 것은?**

① 적절한 표본수의 확보
② 신뢰도 높은 측정도구 사용
③ 순수실험설계 사용
④ 변수 측정 시 연속변수로 측정

제 9 장

9

연구설계와 연구계획

1. 실험연구설계
2. 비실험연구설계
3. 연구의 통제
4. 연구설계의 타당도

제 9 장

연구설계와 연구계획

학습목표

1. 실험연구설계의 유형과 특성을 설명할 수 있다.
2. 비실험연구설계의 유형과 특성을 설명할 수 있다.
3. 연구설계에서 외생변수 통제에 대하여 설명할 수 있다.
4. 연구설계의 유형별 타당도를 기술할 수 있다.

주요용어

- 연구설계(research design)
- 실험연구설계(experimental design)
- 비실험연구설계(non-experimental research design)
- 순수실험설계(true experimental design)
- 무작위대조군실험연구(randomized controlled trial, RCT)
- 유사실험설계(quasi-experimental deisgn)
- 인과성(causality)
- 비뚤림(bias)
- 조작(manipulation)
- 통제(control)
- 무작위화(randomization, randomisation)
- 서술적 조사연구(descriptive survey)
- 상관성 연구(correlational study)
- 방법론적 연구(methodological study)
- 전향적 연구(prospective study)
- 후향적 연구(retrospective study)
- 횡단적 연구(cross-sectional study)
- 종적 연구(longitudinal study)
- 체계적 고찰(systematic review)
- 내적 타당도(internal validity)
- 외적 타당도(external validity)

설계(design)는 쉽게 설명하면 계획을 세우는 일을 통칭하는 표현이다. 특히 공학 분야 중 토목, 건축, 기계, 전기, 전자 분야에서 목적물을 만들거나 변경, 해체하는 일에 대한 계획을 세우는 일을 뜻한다. 이와 유사하게 연구설계(research design)는 연구의 계획을 세우는 것이라 할 수 있다. 연구문제와 연구목적에 대한 답을 얻기 위해 수립하는 전반적인 계획으로 연구의 청사진이다. 연구설계의 목적은 연구목적과 가설을 달성하기 위한 상황을 과학적으로 구현하는 것이다. 연구설계의 유형은 어떠한 연구목적을 설정하느냐에 따라 그 유형이 정해진다.

연구설계는 연구목적에 부합되도록 정해야 하고, 연구설계의 타당도를 최대한 확보하기 위하여 개입될 수 있는 외부 요인들을 통제해야 한다. 연구설계는 대개 양적 연구에서 다루어지며 주로 실험연구설계와 비실험연구설계로 분류된다. 본 장에서는 실험연구설계와 비실험연구설계를 유형별로 살펴보고, 연구설계에서 통제와 타당도에 대하여 설명할 것이다.

1 실험연구설계(experimental design)

실험(experiment, 實驗)이란 과학에서, 이론이나 현상을 관찰하고 측정하는 것으로 가설이나 이론이 실제로 들어맞는지를 확인하기 위해 다양한 조건 아래에서 여러 가지 측정을 실시하는 일을 의미한다. 연구에서의 실험은 연구자가 단순히 일어나는 일을 관찰하는 것이 아니라 적극적으로 참여하여 관찰하고자 하는 상황에 개입하고 조작을 한다. 간호학에서 실험연구의 예를 들면 구강 냉요법이 항암화학요법을 받는 부인암 환자에게 효과가 있는지 확인하기 위하여 연구자가 실험세팅을 만들어서 실제로 중재를 해보고 효과가 있는지 중재를 제공하기 전과 중재를 제공한 후에 측정하여 그 차이를 비교하는 것을 들 수 있다. 그런데 실험을 하는 과정에서 수많은 요인들이 영향을 미칠 수 있다. 문제는 이런 영향들로 인해 연구의 결과가 연구자가 제공한 중재가 아니라 우연에 의해 도출되는 오류를 발생시킬 수 있다. 따라서 이러한 오류를 막기 위하여 실험연구설계에서는 상황을 통제(control)하고, 최대한 타당한 방법을 적용하여 연구설계의 타당도(validity)를 확보해야 한다.

실험연구설계에는 3가지 충족해야 하는 조건이 있다. 첫째, 처치의 조작(manipulation)이다. 실험연구에서는 연구자가 연구목적을 달성하기 위하여 의도하는 대로 실험처치를 유발하기 위하여 연구상황에 개입하고 특정한 방향으로 조작을 가한다. 둘째, 외생변수의 통제(control)이다. 외생변수란 독립변수나 종속변수가 아닌 제3의 변수가 독립변수나, 종속변수, 또는 두 변수 모두에 작용하여 연구결과를 혼란시키는 변수를 의미한다. 바로 실험연구에서는 외생변수를 통제하는 것이 독립변수와 종속변수의 진정한 관계를 밝힘으로써 연구의 타당성을 확보하는 중요한 방법이다. 셋째, 표본의 무작위화(randomization)이다. 표본의 무작위화는 표본이 실험연구에서 실험군이나 비교를 위한 대조군에 연구대상자가 무작위로 배정되는 것을 의미한다. 연구대상자가 실험군이나 대조군에 배정될 확률이 동등해지므로서 연구 상황에 영향을 미칠 대상자의 특성이 두 군 모두 고르게 분포되도록 하는 것이다.

이 3가지 조건이 모두 충족되면 순수실험설계(true experimental design)라고 하며, 이 3가지 중 하나 이상이 충족되지 않으면 유사실험설계(quasi-experimental design)라고 한다. 3가지 조건이 모두 충족되는 순수실험설계는 유사실험설계에 비하여 타당도를 더 확보할 수 있다.

실험연구에서는 인과성(casaulity)이 수반되어야 한다. 인과성이란 원인과 결과의 관계가 있어야 한다는 뜻이다. 즉 실험연구에서 인과성은 'A는 B의 원인이다', 혹은 'A가 발생하면 B가 뒤따른다'의 진술이 성립된다. 변수 간의 인과관계(causal relationships)는 아래의 기준이 모두 만족되어야 성립된다.

① 원인과 결과로 정해진 요인이 함께 변화한다. A가 변화하면 B도 변화한다.

② 원인의 변화는 결과의 변화에 선행하여 발생한다. A가 먼저 변하고, 나중에 A가 변화한다.

③ 원인이 결과에 주는 효과에 다른 변수의 영향이 없어야 한다. A가 영향을 주어 B가 변화해야 한다. 이때 다른 요인이 영향을 주지 않도록 해야 한다.

1) 실험연구의 특성

실험연구설계의 특성에는 조작, 통제, 무작위화가 있다. 하나씩 구체적으로 살펴보자.

(1) 조작(manipulation)

조작(manipulation)은 연구자가 실험 연구대상자에게 실험처치(experimental treatment)나 중재(intervention)를 적용하는 것을 의미한다. 연구대상자를 구분하여 실험을 제공하는 집단인 실험군에는 처치를 제공한다. 반면 효과 비교를 위한 집단인 대조군(비교군)에는 처치를 제공하지 않거나 다른 처치를 제공하는 방식으로 조작한다. 조작에 해당되는 현상은 실험처치, 또는 독립변수(independent variable), 원인변수라고 한다. 실험처치에 따라 반응의 변화를 측정하는데 이를 결과변수, 종속변수(dependent variable), 효과변수라고 한다.

실험연구에서 연구자는 원하는 효과를 얻기 위하여 독립변수를 의도적으로 변화시키고, 그 변화가 종속변수에 미치는 효과를 관찰한다. 이때 종속변수의 뚜렷한 변화를 유발하기 위하여 실험처치의 강도와 기간을 정해야 하며 이를 비롯하여 실험처치 진행 전반에 대한 계획을 수립해야 한다.

(2) 통제(control)

통제란 실험처치와 효과, 즉 독립변수와 종속변수 사이에 영향을 미쳐 결과를 혼란스럽게 하는 요인인 외생변수(exogenous variable)를 통제하는 것을 말한다. 외생변수를 통제하는 대표적인 방법은 대조군을 두는 것이다. 비슷한 조건의 대상자를 대조군으로 둠으로써 실험군과 대조군 사이에 차이를 실험처치로 한정하여 실험군과 대조군의 결과를 비교하여 실험처치의 효과의 크기를 측정하게 된다. 대조군이 없으면 실험군의 변화가 실험처치로 발생한 것인지 정확하게 평가하기 어렵다.

(3) 무작위화(randomization)

무작위화(randomized)는 무작위 배정(random assignment) 또는 무작위 할당(random allocation)이라고 하는데, 특정한 패턴이나 규칙성이 없도록 무엇인가를 만드는 모든 과정을 의미한다. 즉 실험연구에서 연구대상자를 실험군이나 대조군에 배정할 확률이 같은 것을 의미한다. 연구대상자가 실험군이나 대조군에 무작위로 배정이 된다면 실험 결과에 영향을 줄 만한 실험 전에 대상자들의 속성이 한 쪽으로 치우치는 것을 방지할 수 있다.

연구대상자를 실험군과 대조군에 무작위로 배정하는 방법에는 컴퓨터 프로그램을 이용한 난수표, 동전 던지기 혹은 카드뽑기, 제비뽑기 등이 있다.

표 9-1 무작위 배정과 무작위 표본추출 구분하기

무작위 배정(random assignment)과 무작위 표본추출(random sampling)은 혼동되기 쉽지만 완전히 다른 개념이다. 무작위 배정의 목표는 모든 연구대상자가 각 군에 배정될 기회를 같게 만드는 것이다. 무작위 표본추출의 목표는 모집단에서 얻어진 작은 크기의 표본집단이 모집단을 대표할 수 있도록 무작위로 표본을 뽑는 것으로 표본으로 뽑힐 확률을 동등하게 만드는 것이다. 무작위 배정은 실험연구의 특징이며, 무작위 표본추출은 비실험연구의 특징이다.

실험설계의 유형에는 크게 순수실험설계와 유사실험설계가 있다. 순수실험설계는 실험설계의 3가지 조건을 모두 충족된 설계를 말하고, 유사실험설계는 3가지 조건 중 하나 이상이 충족되지 않은 설계를 뜻하며 유사실험설계에서는 주로 무작위화나 통제가 충족되지 않는다. 다음에는 순수실험설계와 유사실험설계를 유형별로 설명하겠다.

2) 순수실험설계(true experiment design)

순수실험설계는 실험연구의 조건 3가지를 모두 갖추고 있는 연구설계 방법으로 조작, 통제, 무작위화를 모두 충족하므로 순수실험설계는 유사실험설계보다 타당도가 더 높다. 그 종류에는 무작위 대조군 사전사후설계, 무작위 대조군 사후설계, 요인설계, 무작위 임상시험이 있다.

(1) 무작위 대조군 사전사후설계(randomized pretest-posttest control group design)

무작위 대조군 사전사후설계는 대조군을 설정하고, 연구대상자를 실험군과 대조군에 무작위로 배정하여 실험처치 전 실험군과 대조군 간의 조건을 동질하게 유지한다. 실험처치 전에 모든 연구대상자의 종속변수를 사전에 조사하여 기준값을 측정한다. 실험처치는 실험군에게만 실시한 후에 정해진 시기에 다시 모든 대상자의 종속변수를 조사한다. 이 실험설계는 가장 전통적인 실험설계로서 실험군에게만 실험처치를 할 때 사용하게 된다. 무작위 대조군 사전사후 실험설계의 도식화 예시는 [표 9-2]와 같다.

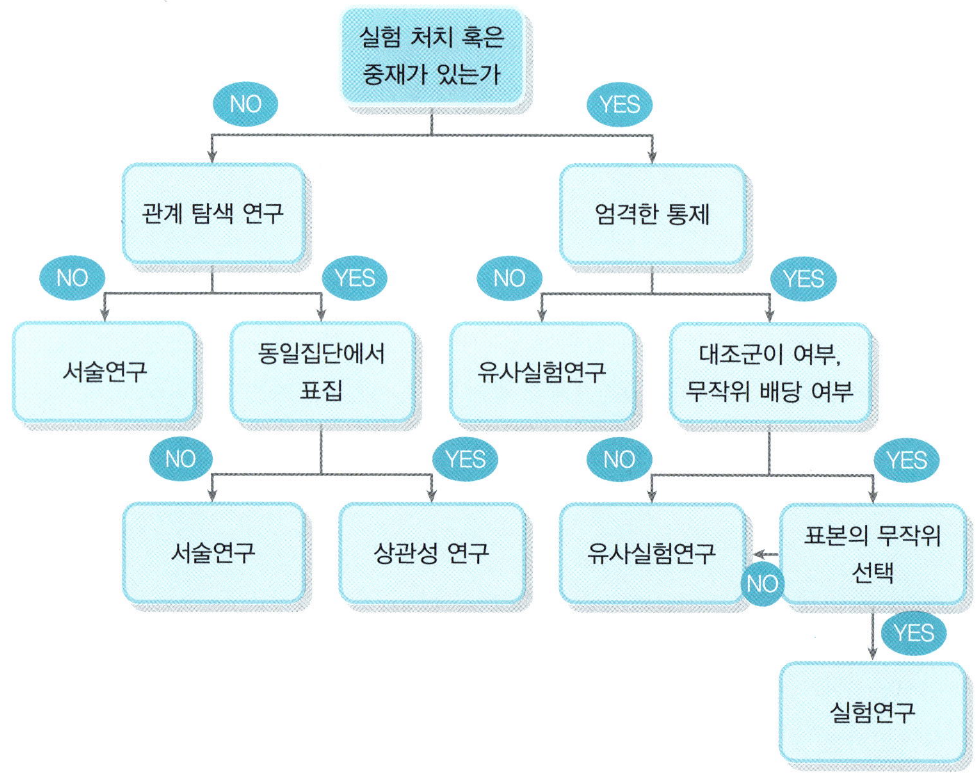

그림 9-1 연구 유형의 구분

Burns & Grove(2007), Understanding Nursing Research(4th ed.). Philadelphia; Saunders. p. 241

표 9-2 무작위 대조군 사전사후설계 예시

	사전조사	실험처치	사후조사
실험군	E1	X	E2
	스트레스 정도	명상요법 시행	스트레스 정도
대조군	C1		C2
	스트레스 정도		스트레스 정도

E : experimental group, C : control group, X : intervention

예를 들어 [표 9-2]와 같이 실험군과 대조군을 무작위로 배정하면 연구대상자가 양 집단에 배정될 확률이 동등해지므로 사전조사 시 양 집단의 스트레스 정도와 관련된 일반적 특성에 차이가 없을 것이라 가정할 수 있다. 또한 조건이 동일한 상태에서 명상요법 시행 여부만 차이가 나타나므로 사전조사와 사후조사 간의 시간이 경과하더라도 양 집단 간에 실험처치 외에는 실험군의 사후조사에 영향을 주지 않을 것이다. 따라서 무작위 배정을 한 경우 실험군의 스트레스 정도의 실험처치 전후 변화는 명상요법의 효과라고 할 수 있다.

(2) 무작위 대조군 사후설계(randomized posttest-only control group design)

무작위 대조군 사후설계는 실험군과 대조군을 무작위로 배정하여 양 집단 모두 사전조사를 하지 않고 실험처치 후에 사후조사만 실시하는 연구설계이다. 이 설계의 약점은 사전조사를 하지 않아서 실험처치 전 양 집단이 동등한지 알 수 없다는 점이다. 그러나 무작위 대조군 사후설계는 대상자 상황이 사전조사를 할 수 없거나, 사전과 사후 반복 조사를 통한 시험 효과(testing effect)가 발생할 수 있을 때 유용하다. 약점을 보완하기 위하여 연구설계 시 실험군과 대조군이 동등할 가능성을 높이기 위하여 표본수를 크게 잡는 것이 좋다. 무작위 대조군 사전사후 실험설계의 도식화 예시는 [표 9-3]과 같다.

표 9-3 무작위 대조군 사후설계 예시

	실험처치	사후조사
실험군	Xe	E
	위관영양 술기술 평가 후 스마트폰 동영상을 활용한 교수 피드백	위관영양 술기술 자신감 피드백 만족도
대조군	Xc	C
	위관영양 술기술 평가 후 기존 교수 구두 피드백	위관영양 술기술 자신감 피드백 만족도

E : experimental group, C : control group, X : intervention

예를 들어, [표 9-3]과 같이 술기술 평가 후 피드백에 대한 실험처치는 사전조사를 하는 것이 불가능하다. 따라서 실험군과 대조군을 무작위로 배정한 후 실험군에게는 위관영양 술기술 평가 후에 스마트폰 동영상을 활용한 교수 피드백을, 대조군에게는 위관영양 술기술 평가 후 기존 교수의 구두 피드백을 제공하고 사후조사로 두 집단 모두 위관영양 술기술에 대한 자신감과 피드백에 대한 만족도를 조사하였다.

(3) 무작위 블록설계(randomized block design)

무작위 블록설계는 무작위 대조군 사전사후 실험설계와 유사하지만 종속변수에 영향을 미치는 영향요인, 즉 통제할 수 없는 혼동변수, 외생변수를 하나의 블록으로 통제하는 연구설계이다. 연구를 수행할 때 성별, 나이 같은 변수들은 조작할 수 없는 변수이면서 일종의 외생변수로 작용할 수 있다. 그래서 무작위 블록설계에서는 이런 변수를 독립변수의 하나처럼 포함하여 통제한다. 예를 들어 명상요법 수행을 통한 스트레스 정도의 감소에서 성별에 따른 차이가 크다면 성별을 연구설계에 포함하여 독립변수처럼 분석한다(표 9-4). 이렇게 하면 외생변수를 통제할 수 있어 오차를 효과적으로 줄일 수 있지만, 통제하기 위한 블록의 수만큼 집단 수가 늘어나 대상자가 더 많이 필요하다.

표 9-4 무작위 블록설계의 예시

		실험군	대조군
성별(혼동변수)	남자	E1	C1
	여자	E2	C2

E : experimental group, C : control group
* 남자 대상자를 E1, C1에 무작위 배정하고 여자 대상자를 E2, C2에 무작위 배정한다.

(4) 요인설계(facoral design)

요인설계는 두 개 이상의 독립변수와 한 개의 종속변수를 조작할 때 사용하는 연구설계이다. 여기서 요인(factor)은 독립변수를 의미하며, 두 개 이상일 때 요인으로 구분하고, 각 독립변수를 조작하는 정도를 요인 수준(factor level)이라고 한다. 요인설계에서는 실험처치에 해당되는 독립변수를 여러 개 포함할 수도 있고, 독립변수 한 개와 종속변수에 영향을 줄 수 있는 외생변수들을 포함하여 독립변수처럼 포함하여 요인으로 설정할 수도 있다. 요인설계의 가장 쉬운 유형은 2개 요인(독립변수)과 각 독립변수의 수준이 2개인 2×2 요인설계이다. 2×2 요인설계는 집단이 4개가 만들어지며, 각 집단마다 무작위로 대상자를 배정하여 계획된 대로 실험처치를 수행하게 된다.

표 9-5 요인설계 예시

		독립변수 1	
		개인	소그룹
독립변수 2	1시간	E1	E2
	2시간	E3	E4

E : experimental group

예를 들어 [표 9-5]와 같이 어떤 교육을 시행할 때 교육방법과 교육시간을 모두 독립변수로 적용할 수 있다. 이때 2×2 요인설계를 적용하면 교육방법은 개인교육과 소그룹교육으로, 교육시간은 1시간과 2시간으로 구분할 수 있다. 그렇게 되면 연구대상자들은 개인으로 1시간 교육받는 집단, 개인으로 2시간 교육받는 집단, 소그룹으로 1시간 교육받는 집단, 소그룹으로 2시간 교육받는 집단 총 4개의 집단으로 무작위 배정되어 집단별 실험처치를 받게 된다.

(5) 무작위 임상시험(randomized clinical trial, RCT)

무작위 임상시험은 무작위 대조연구(randomized controlled trial)라고 하며, 임상시험의 3번째 단계로서 제3상(phase Ⅲ)이라고 하며 순수실험연구를 의미한다.

임상시험은 총 4단계로 구성되어 있는데 1번째 단계인 제1상(phase Ⅰ)은 새로운 약물이나 치료방법 개발 후에 안전성을 시험하기 위해 실시된다. 2번째 단계인 제2상(phase Ⅱ)은 새로운 약물의 효과와 안전성을 평가하기 위한 예비 시험으로 소규모 실험연구로 실시된다. 3번째 단계는 제3상으로 무작위 임상시험을 다수의 대상자에게 수행한다. 4번째 단계는 제4상(pahse Ⅳ)으로 새로운 약을 승인 받은 후에 시행되는 실험연구로 대상자를 추적하여 흔하지 않는 부작용을 확인하고 안전성을 재확립하며, 새로운 적응증을 파악한다.

무작위 임상시험은 새로운 약물이나 치료방법의 효과성을 파악하기 위하여 시행된다. 실험군과 대조군을 무작위로 배정하고 엄격히 통제되는 환경에서 연구가 수행된다. 무작위 임상시험은 의학분야에서 새로운 치료방법이 기존의 표준 치료방법보다 더 효과적인지, 부작용은 어느 정도인지 파악하기 위하여 주로 실시된다. 통계적인 검정력을 높이기 위하여 비교적 큰 표본수를 설정하여 많은 수의 대상자들을 다수의 기관이나 지역에서 선정한다.

(6) 순수실험연구의 장단점

순수실험연구의 장점과 단점에 대하여 알아보자. 장점을 살펴보면, 순수실험연구는 독립변수와 종속변수 사이의 인과성을 확인하기 위한 가설을 검증하는 가장 강력하고 과학적인 방법이다. 특히 대상자를 무작위로 배정하기 때문에 집단 간의 조건이 동등해지므로 제3의 원인이 작용하여 우연으로 인해 인과성이 발생할 가능성을 통제할 수 있다.

다음으로 순수실험연구의 단점을 살펴보자. 첫째, 실험처치를 할 수 있는 변수가 제한적이다. 특히 간호학처럼 인간을 대상으로 하는 학문들의 경우 사람의 속성을 무작위로 배정하는 것이 제한되기도 하고 실험처치가 불가능한 경우도 많이 있다. 둘째, 실험처치는 인위적인 상황에서 몇몇 독립변수 조작과 종속변수의 측정이 이뤄지므로 현실 상황과 맞지 않게 된다. 셋째, 연구대상자가 자신이 실험 대상자라는 것을 인지하게 되어 대상자의 반응에 영향을 미치는 Hawthorne 효과가 발생할 수 있다.

3) 유사실험설계(quasi-experimental design)

유사실험설계는 순수실험연구의 특성 중 무작위나 통제가 지켜지지 않았으나 독립변수를 조작하는 실험처치를 시행한 연구설계를 말한다. 간호학 연구에서는 연구대상자를 실험군과 대조군에 무작위로 배정하거나 순수실험연구를 수행하는 것이 어렵다. 유사실험설계는 무작위 배정을 하지 않지만 발생가능한 외생변수를 통제하여 변수 간의 인과관계를 연구할 수 있다. 하지만 완벽한 통제가 이루어지지 않았기 때문에 인과관계에 대한 추론성이 순수실험연구 보다 약하다.

(1) 비동등성 대조군 사전사후설계(non-equivalent control group pretest-posttest design)

비동등성 대조군 사전사후설계는 대조군은 있으나 집단 간 대상자의 무작위 배정이 안 된 실험설계이다. 예를 들어 간호학생들에게 PBL 연계 투약시뮬레이션 교육을 실시할 때 두 개의 간호대학을 선정하여 A대학교 학생을 실험군으로, B대학교 학생을 대조군으로 설정하는 경우이다. 이때 무작위 배정이 되지 못하였기 때문에 사전조사를 통하여 실험군과 대조군 두 집단의 특성을 파악해야 한다. 사전조사 결과의 비교를 통해 실험처치 전에 실험군과 대조군의 동질성을 확인할 수 있다. 동질성이 확인되면 사후조사 시 종속변수의 정도 차이를 실험처치에 의해 발생한 것으로 볼 수 있다.

표 9-6 비동등성 대조군 사전사후설계 예시

	사전조사	실험처치	사후조사
실험군	E1	X	E2
A대학 학생	학습몰입 정도	PBL 연계 시뮬레이션 교육	학습몰입 정도
대조군	C1		C2
B대학 학생	학습몰입 정도		학습몰입 정도

E : experimental group, C : control group, X : intervention

예를 들어 [표 9-6]과 같이 A대학 학생을 실험군에, B대학 학생은 대조군에 배정하여 사전조사시 두 집단 모두 학습몰입 정도를 조사하고, 실험군에는 PBL 연계 시뮬레이션교육을 제공하고 대조군에는 교육중재 없이 중재 기간이 지난 후 두 집단 모두 학습몰입 정도를 조사하는 것을 들 수 있다.

(2) 비동등성 대조군 사후설계(non-equivalent control group posttest design)

비동등성 대조군 사후설계는 대조군이 있지만 무작위로 배정이 되지 않은 상태이며 실험처치 후 사후조사만 하는 실험설계이다. 비동등성 대조군 사후설계는 사전조사를 할 수 없거나 사전조사를 하면 시험효과가 발생할 위험이 있거나 이미 실험처치가 진행 중이어서 사전조사를 할 수 없는 상황일 때 적용한다. 이 설계는 단점으로 여러 가지 비뚤림이 발생할 수 있는데, 선택 비뚤림, 성숙 효과, 제3변수의 개입 등이 발생하여 연구결과에 영향을 미칠 수 있다.

표 9-7 비동등성 대조군 사후설계 예시

	실험처치	사후조사
실험군	X	E
	자아성찰 자율실습	간호술 수행능력 정도
대조군		C
		간호술 수행능력 정도

E : experimental group, C : control group, X : intervention

예를 들어 [표 9-7]과 같이 실험군에는 사전조사시 간호술 수행능력을 평가하는 경우 사후조사에 영향을 줄 수 있으므로 사전조사 없이 실험군에게만 실험처치로서 자아성찰 자율실습을 실시하고 대조군에는 실험처치 없이 두 집단 모두 사후조사에 간호술 수행능력을 평가하는 것을 들 수 있다.

(3) 비동등성 대조군 사전사후 시차설계(non-equivalent control group pretest-posttest non-synchronized design)

비동등성 대조군 사전사후 시차설계는 무작위 배정이 되지 않았지만 대조군이 있고 실험군과 대조군 간의 실험처치와 사전 · 사후조사 시점에 차이가 있는 실험설계이다. 실험군과 대조군의 사전조사와 사후조사가 동일한 시기에 진행될 경우 실험군에게 제공되는 실험처치가 대조군에게 노출되는 실험효과인 확산의 가능성이 있거나, 같은 시기에 조사를 진행하기에 대상자 수가 충분하지 않을 때 적용할 수 있다. 보편적으로 대조군을 먼저 선정하여 사전조사와 사후조사를 실시한 후 실험군을 선정하여 사전조사부터 사후조사까지 실시하여 두 집단 간에 자료수집의 시기가 달라 제3변수 개입의 가능성이 있다.

표 9-8 비동등성 대조군 사전사후 시차설계 예시

	연구시점 1(3~4월)		연구시점 2(5~6월)		
	사전조사	사후조사	사전조사	실험처치	사후조사
대조군	C1	C2	-		
	당뇨 자가간호 정도	당뇨 자가간호 정도			
실험군	-		E1	X	E2
			당뇨 자가간호 정도	개별 당뇨교육	당뇨 자가간호 정도

E : experimental group, C : control group, X : intervention

예를 들어 [표 9-8]과 같이 제2형 당뇨병 환자를 대상으로 개별 당뇨교육의 효과를 파악하기 위하여 연구시점 1인 3~4월에 대조군을 선정하여 당뇨 자가간호 정도에 대하여 사전조사와 사후조사를 실시한다. 이후 연구시점 2인 5~6월에 실험군을 선정하여 사전조사, 개별 당뇨교육, 사후조사를 실시하는 것을 들 수 있다.

(4) 단일군 사전사후설계(one-group pretest-posttest design)

단일군 사전사후설계는 대조군 없이 실험군만 선정하여 사전조사와 사후조사를 하는 실험설계이다. 이는 대조군을 두는 것과 무작위 배정이 어려운 경우 적용할 수 있다. 그러나 순수실험연구의 특성 중 조작에 해당되는 실험처치만 하는 경우에는 연구결과가 실험처치의 효과로 도출되었다고 확신하기에는 영향을 미칠 수 있는 제3변수 또는 외생변수의 개입 가능성이 높아 연구결과의 타당성에 심각한 문제를 초래한다.

표 9-9 단일군 사전사후설계 예시

	사전조사	실험처치	사후조사
실험군	E1	X1	E2
	의사소통능력 정도	정신간호 실습	의사소통능력 정도

E : experimental group, C : control group, X : intervention

예를 들어 [표 9-9]와 같이 일 간호대학의 학생을 대상으로 정신간호실습의 효과를 파악하기 위하여 전체 학생들을 실험군으로 선정하여 사전조사로 의사소통능력 정도를 파악하고, 실험처치로 정신간호실습을 실시한 후 사후조사로 의사소통능력 정도를 조사한다. 이때 정규 교육과정으로서 정신간호실습을 운영해야 하므로 대조군을 별도로 두어 실험처치의 유무에 따른 사전, 사후 비교가 제한되므로 단일군 사전사후설계로 적용한 것으로 볼 수 있다.

(5) 시계열 설계(time series design)

시계열 설계는 실험 처치 이전에 시기를 다르게 하여 2회 이상 사전조사를 하고 실험처치를 제공한 후 시기를 다르게 하여 2회 이상 사후조사를 실시하는 실험설계이다. 사전조사를 여러 번 하여 제3변수의 개입, 성숙, 평균으로의 수렴 등을 파악할 수 있다. 이 설계는 대조군을 두고 할 수도 있으나 대부분 대조군 없이 실험군만 선정하여 진행된다. 여러 번 반복하여 조사를 실시하여 대조군이 없지만 대상자에게 수차례의 조사를 통하여 통제의 효과도 있어 보다 단일군 사전사후설계보다 연구결과가 더 타당하다는 장점이 있다. 그러나 수차례의 조사를 실시해야 하므로 연구기간이 장기화되면서 대상자의 탈락문제나 계절의 변화에 따른 영향이 실험 결과에 영향을 미칠 위험이 있다.

표 9-10 시계열 설계 예시

	사전조사	실험처치	사후조사
실험군	E1, E2, E3, E4	X	E5, E6, E7, E8

E : experimental group, X : intervention

(6) 유사실험연구의 장단점

유사실험연구는 순수실험연구에 비하여 실용성, 수행가능성(feasibility)이 높다는 장점이 있다. 또한 현실적으로 상황에서 연구를 수행하므로 부분적으로 일반화가 가능하다. 수행되는 많은 간호연구의 현상들이 순수실험연구로 해결하기에 어려움이 있다. 무엇보다도 무작위 배정이 불가능하거나 대조군을 설정하는데 제한되는 경우가 많다. 따라서 유사실험연구는 과학적 간호 지식을 발전시키고 축적하기 위한 현실적인 연구방법이라 할 수 있다. 유사실험연구의 단점으로는 무작위 배정이 되지 않아서 외생변수 통제가 불가능하여 실험군과 대조군 간의 종속변수 차이가 실험처치로 발생한 것인지 확신할 수 없다는 것이다. 따라서 유사실험연구를 할 때는 문헌고찰을 통하여 결과에 영향을 줄 수 있는 가능한 외생변수를 사전에 파악하여 연구계획단계에서부터 가능한 외생변수를 통제하는 노력을 해야 한다.

표 9-11 유사실험 설계별 장점과 단점

연구설계	장점	단점
비동등성 대조군 사전사후설계	대개의 내적 타당도 위협요인 통제	도구, 선택 비뚤림, 성숙 등의 상호작용 통제 불가능
비동등성 대조군 사후설계	사전조사가 불가능한 경우 유용 대조군이 제3의 변수의 개입과 성숙의 위험을 감소시킴	사전실험의 결여로 실험처치 전에 두 집단의 동질성을 확인할 수 없음
비동등성 대조군 사전사후 시차설계	대개의 내적 타당도 위협요인 통제	도구, 선택 비뚤림, 성숙 등의 상호작용 통제 불가능 제3변수 개입
단일군 사전사후설계	사전조사를 수행하기 불가능할 때 유용 대조군이 제3의 변수의 개입과 성숙의 위험을 감소시킴	내적 타당도를 위협 제3변수 개입, 성숙, 도구의 문제, 평균으로 수렴
시계열 설계	수차례 측정으로 성숙의 효과가 잘 드러남	도구, 선택 비뚤림, 성숙 등의 상호작용 통제 불가능

2 비실험연구설계(non-experimental research design)

비실험연구설계는 연구자가 독립변수를 조작하여 실험처치를 하지 않는 연구설계이다. 비실험연구는 의학에서는 관찰연구(obervational study)라고도 하는데 주어진 시점에 존재하는 자연적인 현상이나 문제를 관찰하여 서술하는 것을 목적으로 한다. 실제로 사람을 대상으로 하는 많은 연구가 실험이 없다.

비실험연구설계는 다음과 같은 상황에서 유용하다. 첫째, 본질적으로 성별이나 나이, 질환명 같이 조작이 불가능한 독립변수를 조사할 때이다. 둘째, 흡연의 폐해를 조사하기 위하여 대상자가 흡연을 하게 할 수 없듯이 윤리적인 이유로 조작이 어려운 특성을 조사할 때 적용할 수 있다. 셋째, 실험처치를 위한 자금이나 시간 투자가 많이 요구되는 경우와 같이 실험연구로 진행하는 것이 어려울 때 적용한다. 넷째, 조사하려는 상황을 관찰하고 어떤 특성이나 요인이 영향을 주었는지 파악할 때 주어진 결과를 통해 원인을 찾기 위하여 비실험연구를 적용한다.

비실험연구설계는 구분 기준에 따라 여러 가지 유형으로 분류된다(표 9-12). 첫째, 연구목적에 따라서는 서술적 연구(descriptive research)와 상관성 연구(correlational research)로 구분할 수 있다. 둘째, 연구시점에 따라서는 후향적 연구(retrospective research)와 전향적 연구(prospective research)로 구분할 수 있다. 셋째, 연구기간에 따라서는 횡단적 연구(cross-sectional research)와 종적 연구(longitudinal research)로 구분할 수 있다. 넷째, 연구대상자 수에 따라 전수 조사연구, 대단위 조사연구, 표본 조사연구로 구분할 수 있다.

1) 서술적 연구(descriptive research)

서술적 연구는 관심 현상을 있는 그대로 관찰하여 특성을 서술하는 것을 목적으로 하는 연구이다. 서술적 연구에서는 관찰하는 변수들 간에는 나타나는 양상을 서술하고자 하며 원인-결과 관계를 가정하지 않는다. 서술적 연구는 연구대상 집단에 존재하는 새로운 현상이나 특성을 조사하여 새로운 가설을 생성하거나 이론을 개발하는 시작 연구로 활용된다.

2) 상관성 연구(correlational research)

상관성 연구는 연구자가 조작할 수는 없으나 추정되는 원인과 그에 대한 결과들 간의 관계양상을 파악하는 것을 목적으로 하는 연구이다. 상관성 연구는 연구하고자 하는 변수들을 잠재적으로 독립변수, 종속변수로 구분하여 변수 간의 관계의 방향성과 그 크기를 파악하고자 하나 인과관계에 대한 추론은 가정할 수는 없다. 이는 어떠한 처치를 할 수 없는 상황에서 기존에 존재하던 변수들 간에 관계가 있다고 해서 그것이 한 변수가 다른 변수의 원인이라고 확신할 수 없기 때문이다. 다만 연구자는 상관성 연구를 통하여 변수들 사이의 관계를 예측할 수는 있다. 예측이란 변수들 간에 인과관계를 조사할 때 사용되는 접근방식으로 한 변수는 종속변수, 나머지 변수는 독립변수가 된다.

상관성 연구의 예를 들면, 김유미 등(2018)은 간호학생의 전공만족도와 진로결정 자기효능감, 진로성숙도 간의 관계를 파악하는 연구를 실시하였다. 이 연구에서 간호학생의 전공만족도, 진로결정 자기효능감, 진로성숙도 간에 상관관계를 분석한 결과 전공만족도는 진로성숙도와 양의 상관관계가 밝혀졌으며, 진로결정 자기효능감은 진로성숙도, 전공만족도와 양의 상관관계가 있는 것으로 나타났다.

표 9-12 비실험연구설계의 유형

분류기준	연구유형
연구목적	서술적 연구 상관성 연구
연구시점	후향적 연구 전향적 연구
연구기간	횡단적 연구 종적 연구
대상자 수	전수 조사연구 대단위 조사연구 표본 조사연구

상관성 연구는 어느 정도의 인과성을 부여하여 설정된 독립변수들이 종속변수에 얼마나 영향을 미치는지 그 관계를 검증할 수도 있다. 예를 들어, Yang(2019)은 간호학생의 모유수유 지식과 태도, 모유수유 간호활동 간의 관계에 대한 상관성 연구를 수행하였다. 이 연

구의 계획 시 연구자는 모유수유 지식과 태도, 모유수유 간호활동에 대한 이론이나 문헌을 고찰한 후 변수들 간의 관계의 방향성을 설정한다. 그리고 대상자를 선정하여 제반 변수들과 일반적 특성을 측정하여 그 결과를 분석한다. 이때 통계분석방법으로는 주로 회귀분석이 활용된다. 주의할 점은 상관성 연구는 자연현상에서 변수 간의 인과성을 추론하고 대부분 특정 한 시점에 조사가 이루어져 상관성 연구의 결과를 통한 인과성에 대한 추론의 근거가 약하므로 연구결과를 유의해서 해석해야 한다는 것이다.

3) 후향적 연구(retrospective research)

후향적 연구는 관심 현상이 발생한 상태에서 어떤 요인들이 그 현상과 인과관계가 있는지 결과에서 시작하여 잠재적 원인에 해당되는 과거의 선행요인을 파악하는 연구이다. 후향적 연구는 상관성 연구의 일종이며, 사후조사연구(ex post facto : 사건이 일어난 후를 의미하는 라틴어)이다. 후향적 연구는 비실험 연구이지만 결과를 바탕으로 원인을 추론할 수 있다. 전 향적 연구에 비하여 시간과 비용이 절약되는 장점이 있으나 외생변수의 통제가 어렵다.

후향적 연구의 대표적인 형태는 역학연구라고 할 수 있다. 예를 들어, Kwon 등(2019)이 5세 미만의 소아환자를 대상으로 호흡기세포융합바이러스와 라이노바이러스의 단독 혹은 동시감염의 역학 및 임상적 특성을 일 지역의 단일 기관의 자료를 활용하여 후향적 연구를 수행하였다. 이때 대상자의 검사결과와 의무기록을 분석하여 역학적 특성과 임상적 특성을 파악하여 질환 감염에 영향을 미치는 정도를 분석하여 설명할 수 있다. 이상과 같이 질환과 질환의 위험요인을 연결하는 대부분의 연구가 후향적 연구라고 할 수 있다.

또 다른 후향적 연구의 형태는 환자-대조군 연구이다. 환자-대조군 연구는 특정 조건을 가지고 있는 대상자(case)와 그 조건이 없는 대상자(control)를 비교하여 두 집단 사이에 조건의 원인 또는 위험요인을 파악하는 것을 목적으로 하는 연구이다. 환자-대조군 연구를 설계할 때는 대조군이 환자군과 일반적 특성이 유사하도록 선정해야 주요 외생변수를 통제할 수 있다. 이를 위하여 짝짓기법이나 통계적인 방법을 활용한다. 하지만 두 집단에 영향을 줄 수 있는 외생변수를 완전히 통제할 수는 없다는 데 한계가 있다. 예를 들어 김지우 등(2019)은 인구기반 표준 코호트를 이용한 대장 내시경 후 천공 발생을 후향적으로 비교하며 환자-대조군 연구를 실시하였다. 이 연구에서는 대장 내시경 수검군과 비수검군을 인구기반 표준 코호트 자료를 활용하여 성별, 연령, 공존질환을 짝짓기 하여 대상자를 나누어 분석하였다.

4) 전향적 연구(prospective research)

전향적 연구는 변수 간의 인관관계에 초점을 둔 후향적 연구와 유사한 상관성 연구이다. 후향적 연구와 다른 점은 후향적 연구는 현재의 결과의 원인을 과거에서 찾으려 하지만, 전향적 연구는 현재의 가정된 원인을 현지 시점부터 조사를 하는 것으로 연구를 앞으로 진행한다는 것이다. 전향적 연구의 예를 들면 흡연이 폐암 등 만성병의 위험요인이므로 현재 대상자들의 흡연 여부에 따라서 향후 관련 질병 발생 결과를 관찰하여 서술하게 된다. 의학분야에서 전향적 연구는 코호트 연구(cohort research)라고도 한다. 코호트는 동일한 특성을 갖는 집단을 말하는데, 그 유래는 고대 로마에서 전투에 참가한 군인집단을 이르는 명칭으로 사용된 데 있다. 전향적 연구의 단점으로는 후향적 연구에 비하여 장기간 연구가 진행되어야 하고 경비가 더 많이 소요된다. 또한 장기간 연구를 진행하다 보니 대상자 탈락률이 높아지고, 제3변수의 개입, 시험효과 등이 발생하여 내적 타당도를 위협받을 가능성이 높아진다.

전향적 연구는 후향적 연구에 비하여 인과성을 설명하는데 더 타당성이 있지만 실험처치나 무작위 배정없이 관찰을 하는 것이기 때문에 관찰 현상을 일으키는 다른 원인이나 관련요인이 있을 수 있어 실험연구에 비하여 인과성의 추론은 약하다.

5) 횡단적 연구(cross-sectional research)

횡단적 연구는 특정 한 시점에 연구자료를 수집하는 연구이다. 예를 들면, 김정희 등(2019)이 간호사의 야간전담 및 유연근무제도 정착을 위하여 전국 344개 종합병원급 기관을 간호사의 야간전담 및 유연근무제도의 실태에 대하여 조사 및 분석한 연구가 있다. 횡단적 연구의 장점으로는 특정한 시점만 조사를 하므로 비용이 적게 들고 관리가 용이하다는 것이 있다. 그러나 단점으로는 조사 시점만 파악할 수 있으므로 시간의 변화에 따른 추이는 파악할 수 없다는 것이 있다. 그리고 대상자의 특성을 포함한 혼동변수가 연구결과에 영향을 줄 수도 있다. 따라서 횡단적 연구에서 연구의 타당도를 높이기 위해서는 연구대상자가 모집단을 잘 대표하는 표본이어야 한다.

6) 종적 연구(longitudinal research)

종적 연구는 동일한 대상자를 장기간에 걸쳐 두 번 이상 자료를 수집하는 연구설계이다. 예를 들면, 정영미(2018)는 간호학생을 대상으로 신입생 때부터 4학년까지 매년 진로정체감, 진로적응 및 전공만족도를 조사하는 4년간의 종적 연구를 실시하였다. 종적 연구의 장점은 동일한 대상자를 반복 조사하여 대상자별 특성에 영향을 받지 않고 시간의 변화에 따른 추이와 경향성을 파악할 수 있으며, 인과성을 밝히는데 필요한 현상의 시간적 연속성을 드러낼 수 있다는 것이다. 단점은 시간과 비용이 횡단적 연구에 비하여 많이 들고, 동일한 도구에 반복 노출되면서 시험효과가 발생하게 되며, 대상자들이 탈락한다는 점이 있다.

7) 전수 조사연구/대단위 조사연구/표본 조사연구 (census/mass survey/sample survey)

대상자 수에 따라 연구를 구분할 때 전수 조사연구, 대단위 조사연구, 표본 조사연구로 구분이 된다. 전수 조사연구는 모집단 전체를 대상으로 조사하는 연구이다. 예를 들면 매년 우리나라 전 인구집단을 대상으로 실시하는 인구주택총조사가 있다. 대단위 조사연구는 대규모 표본을 대상으로 조사하는 연구이다. 예를 들면, 선거철에 실시하는 전국 단위의 여론조사가 있다. 표본 조사연구는 모집단을 대표하는 일부 표본을 선정하여 조사하는 연구이다. 모집단 전체를 조사하는 것은 많은 어려움이 있기 때문에 대부분의 연구는 표본 조사연구라고 할 수 있다.

8) 방법론적 연구(methodological research)

방법론적 연구는 연구의 방법론에 대한 연구를 의미한다. 대표적으로 연구의 측정도구를 개발하는 연구가 해당된다. 간호연구에서 관심현상을 변수로 측정하기 위하여 측정도구를 활용하고, 측정도구는 대부분 심리적 설문조사, 생물학적인 수치 측정 장비 또는 기구, 사회적 설문조사 도구 등이 해당된다. 관심현상을 보다 타당하고 정확하게 측정하기 위하여 방법론적 연구는 보다 신뢰할 수 있고 타당한 측정도구를 만들고 타당한지 평가하기 위해 시행되는 연구라고 할 수 있다. 방법론적 연구는 기존의 연구방식과는 차이가 있는데 추상적인 관심현상을 관찰하고 파악하여 개념을 정확하게 정의하고 구체화된 도구로 만드는 것이 목적이다.

방법론적 연구의 단계는 아래와 같다.

① 측정하고자 하는 개념을 선정한다.
② 선정된 개념과 관련된 문헌을 포괄적으로 고찰하고 해당 개념이 적용되는 대상자들을 면담한다.
③ 측정하고자 하는 개념을 이론적으로 설명하는 기틀(framework)을 확인한다.
④ 개념의 속성들을 나타내는 예비문항들을 만든다.
⑤ 응답자를 위한 도구 작성 지침을 만든다.
⑥ 예비문항 및 일반적 특성, 도구 타당도 측정을 위한 다른 측정도구 등을 포함하여 전체적인 도구를 만든다.
⑦ 작성된 도구를 활용하여 연구대상자들에게 조사를 실시한다.
⑧ 도구의 타당도와 신뢰도를 분석한다.
⑨ 수집된 자료를 분석한 결과에 따라 문항들을 수정 · 보완하여 최종 도구를 완성한다.

예를 들어, 김경원 등(2019)은 간호사의 문화간호역량 측정도구를 개발하기 위한 방법론적 연구를 실시하였다. 연구자들은 문화간호역량 관련 문헌고찰을 실시하고 다문화 대상자를 3년 이상 간호한 경험이 있는 간호사 7명을 심층면담한 후 53개의 예비 문항을 개발하였다. 개발된 도구를 활용하여 다문화 대상자를 간호한 경험이 있는 병원급 이상 기관에서 근무하는 간호사 360명을 대상으로 조사를 실시하고 타당도와 신뢰도를 분석하여 최종 35문항의 문화간호역량 측정도구를 완성하였다.

9) 사례연구(case study)

사례연구는 특정 질환이나 상황에 있는 개인, 집단, 기관을 연구대상으로 연구자의 관심현상을 근접, 심층, 상세히 조사하여 사례와 관련 맥락적 조건을 설명, 서술하는 연구설계이다. 사례연구는 아직 잘 알려지지 않은 문제를 좀 더 심층적으로 파악하기 위하여, 특정현상에 대한 서술을 보다 풍부하게 제시하고, 이후 단계의 연구를 위한 기초자료를 확보하기 위하여 실시된다.

예를 들어, 한수연(2019)은 호스피스 및 연명의료결정 과정에서 호스피스 팀의 상호관계를 분석하기 위하여 일 기관의 호스피스팀원 9명을 대상으로 개별, 심층면담을 실시하여 그 결과를 분석하여 8개의 범주와 19개 하위범주, 86개 개념들을 도출하는 사례연구를 실시하였다. 예시에서 볼 수 있듯이 사례연구는 면담이나 관찰을 활용하여 대상자의 주관적인 생각과 느낌을 도출하여 질적 연구와 유사하지만 면담이나 관찰뿐만 아니라 의무기록, 임상검사, 관련 조사지 등 다양한 자료를 활용한다.

간호학생이 임상실습 교과목에서 작성하는 사례연구 보고서는 사례연구의 기초적인 형태라고 할 수 있으며 의학 학술지에 출판되는 증례연구도 사례연구이다.

10) 이차 자료 분석연구(secondary data analysis research)

이차 자료 분석연구는 이미 다른 연구에서 수집된 자료를 이용하여 연구목적에 따라 추가적인 분석을 하는 연구이다. 이차 자료는 이미 수집되고 분석된 적이 있는 자료로서 자료수집 시 시간과 공간의 제약이 없고, 빨리 자료를 수집할 수 있어 시간과 비용이 절약된다. 2차 자료의 단점은 일차적으로 수행된 연구의 목적에 따라 해당 자료가 수집되었기 때문에 원래 연구목적과 틀의 범주에 있는 내용만 분석이 가능하다는 것이다. 또한 2차 자료는 이미 완성된 자료로서 후향적 자료이고 내용이 불완전할 수 있다.

2차 자료의 출처에는 기관 내부, 또는 외부 자료, 공공자료, 민간자료 등이 있다. 기관 내부 자료는 업무와 관련하여 작성된 기관 내부에 보유하고 있는 자료로 추가 비용 없이 언제든 활용할 수 있다는 장점이 있다. 기관 외부 자료는 기관 외에 보유하고 있는 자료로서 공공자료, 민간자료로 구분할 수 있다. 공공자료는 공공기관에서 조사 발생한 각종 통계자료, 국가 보고서 자료 등이 있고, 민간자료는 민간의 개인이나 단체에서 발행한 연구보고서, 정기간행물 등이 있다.

11) 체계적 고찰(systematic review)

체계적 고찰은 문헌을 포괄적으로 검토하여 타당한 근거(research evidence)를 종합하여 신뢰할 수 있는 객관적 근거를 제공하는 연구이다. 요즘 시대는 개인이 헤아릴 수 없을 정도로 수많은 정보가 쏟아지고 있다. 따라서 개별적인 연구들로 어떤 보건의료 문제를 해결하기 어려운 상황이다. 체계적 고찰은 관심 중재나 현상에 대한 문헌들을 체계적인 방법을 적용하여 주로 무작위 임상시험 연구를 중심으로 포괄적으로 고찰하여 결론을 내리는 연구설계이다. 근거중심의학의 등장과 함께 중요한 보건의료분야로 자리 잡게 되었다.

예를 들어, 송지아와 허명행(2019)은 산욕기 산모의 유방간호 중재의 효과성을 포괄적으로 파악하기 위하여 체계적 고찰을 실시하였다. 연구목적에 따라 다양한 검색정보원을 활용하여 포괄적으로 문헌을 검색하여 1,020편의 논문을 검색하였고, 중복되는 논문과 연구주제와 관련이 없는 논문들을 제외하고 최종 12편의 논문을 문헌의 질평가 도구로 분석하여 정리하여 온찜질과 냉찜질, 마사지, 양배추 요법이 효과적인 중재임을 확인하였다.

3 연구의 통제

연구에서 통제는 연구 상황의 조건을 일관되게 하고 수집된 연구결과에 비뚤림이 영향을 미치지 못하도록 하는 일체의 방법을 말한다. 연구의 통제는 궁극적으로 연구결과의 타당성을 좌우하므로 중요하다. 연구 수행 간 통제를 잘 하기 위해서는 연구설계 단계에서부터 연구의 상황과 발생가능한 외생변수를 파악하여 그 영향을 사전에 막아야 한다. 외생변수는 두 가지 형태로 구분할 수 있는데, 하나는 연구대상자에게 내재된 내적 요인으로 예를 들어 나이, 성별 등이 해당되며, 다른 하나는 연구 상황에서 발생된 외적 요인으로 예를 들어 환경, 자료수집 도구 등이 해당된다. 각 요인 별로 통제해야 할 요인과 통제 방법에 대하여 살펴보겠다.

1) 외적 요인의 통제

(1) 환경적 요인

환경은 사람의 정서와 행동에 지대한 영향을 주는 요인이다. 환경을 통제하는 것은 자료수집을 위한 조사나 면담을 하는 시간과 장소 같은 환경의 일관성을 주는 것이라 할 수 있다. 만약 A 대상자는 연구자의 연구실에서 자료를 수집하고, B 대상자는 대상자의 집에서 하는 방식은 일관된 환경을 제공하지 못한다. 실험연구는 환경적 요인에 대한 통제가 상대적으로 용이한데 특히 실험실에서 이루어지는 실험처치의 경우 거의 완벽한 통제가 가능하다. 그러나 실험실이 아닌 일반적인 환경에서는 통제가 쉽지 않다. 실험연구에서는 특히 실험군에게만 제공되는 실험처치가 대조군에게 확산되어 연구결과가 오염되는 것을 막아야 한다. 따라서 연구자는 자료수집 시 가능한 환경을 유사하게 만들어 연구의 환경적 요인이 연구결과에 영향을 주지 않도록 해야 한다.

(2) 시간적 요인

시간은 연구의 주제와 목적에 따라 연구의 자료수집에 다양하게 영향을 미친다. 예를 들어, A 대상자는 오전 10시에, B 대상자는 오후 10시에 조사를 한다면 달라진 시간대로 인하여 연구결과가 영향을 받을 수 있다. 특히 피로나 안녕감을 연구하거나 학교생활 스트레스를 연구하는 경우, 오전이냐 오후냐, 또는 학기 중 시험 기간이냐 방학 기간이냐에 따라 결과가 달라질 것이다. 그러므로 자료를 수집하는 시간을 통제해야 한다. 즉, 자료수집 시 시간, 날씨 등의 조건을 일관되게 유지하는 것이다.

(3) 자료수집 방법의 일관성

자료수집 방법의 일관성은 자료수집하는 절차와 자료수집하는 사람의 일관성을 말한다. 자료수집 절차는 단계적으로 프로토콜화 되어 있어야 한다. 자료수집하는 시간, 장소, 도구, 도구 작성 절차 등을 모든 대상자에게 동일하게 적용해야 한다. 그리고 자료수집하는 사람은 한 사람이든 여러 사람이든 사전에 훈련을 실시하여 자료수집 시 행동요령이 일관되도록 준비해야 한다. 특히 실험연구에서 실험처치가 일관되게 구현되도록 연구자는 프로토콜을 만들고 연구자 및 자료수집자들이 지키도록 해야 한다.

예를 들어, 박미라와 박경민(2019)의 연구에서는 산욕기 첫 출산 부부를 위한 산후관리 행동기술 강화 프로그램을 개발하고 그 효과를 파악하기 위하여 실험처치를 위하여 실험절차를 개발하였다. 총 회기는 분만 후 4주간 총 6회기 프로그램이 진행되었는데 첫 2주 간 4회기에 걸쳐 산모 산욕기 관리와 신생아 양육에 대한 정보를 유인물로 제공하고, 배우자가 함께 참여하는 가운데 필요한 행동기술을 숙달하기 위하여 신생아 모형 등을 활용하여 실습 교육을 하였다. 분만 후 3~4주 간 남은 2회는 실제로 산모가 산후관리행동을 원활하게 할 수 있도록 교육하고 반복 연습하게 하였다. 연구자가 교육중재를 직접 진행하였고 각 산후조리원에 근무하는 근무자를 연구보조원으로 두고 그들을 훈련시켜 대상자 모집, 프로그램 전 준비, 사전조사 및 사후조사 등이 일관되게 진행되도록 준비하였고, 프로그램의 교육적 질을 높이기 위하여 교육인원을 회기 당 10명 이내로 제한을 두었다. 교육 시간은 남편의 참여가 가능하도록 평일 저녁시간 또는 주말 시간에 시행하였고 일정은 전화나 SNS를 활용하여 일정이 조율되도록 하였다.

2) 내적 요인의 통제

(1) 무작위화

무작위화(randomization)는 가장 효과적으로 외생변수를 통제하는 방법이다. 대상자를 무작위로 배정하는 것은 외생변수의 발생 가능성에서 실험군과 대조군의 모든 대상자가 동등해졌음을 뜻한다.

Box 9-1 눈가림법(Blinding)

눈가림법(Blinding, 맹검법)은 실험연구에서 대상자가 각 군에 할당된 이후에 치료효과를 평가할 때 나타날 수 있는 비뚤림을 통제하기 위하여 사용하는 방법이다. 이는 고대 그리스 여신 중 정의의 여신이 Dike가 눈을 가리고 있는 데서 비롯되었다. 눈가림법의 종류에는 단일눈가림(Single blind), 이중눈가림(Double blind), 삼중눈가림(Triple blind)가 있으며, 단일눈가림은 대상자가 자신이 실험군인지 대조군인지 모르게 하는 것을 의미하고, 이중눈가림은 대상자와 처치 제공자가 누가 실험군이고 대조군인지 모르게 하는 것을 의미한다. 삼중눈가림은 대상자, 처치 제공자, 결과 분석 또는 평가자가 누가 실험군이고 대조군인지 모르게 하는 것을 의미한다. 임상시험 연구에서는 경우 최소한 이중 눈가림을 시행하는 것이 권장된다.

(2) 대조군 두기

대조군은 실험군의 실험처치에 대한 효과를 비교하기 위하여 두는 비교 집단이다. 대조군을 설정하면 실험처치가 제공되지 않는 대조군의 종속변수 변화 정도와 실험처치를 제공받는 실험군의 종속변수 변화 정도를 비교함으로써 실험처치로 인한 효과를 파악할 수 있다.

(3) 동질성(homogeneity)

동질성은 무작위화가 불가능한 경우 예상되는 외생변수 요인들을 동질하게 가지고 있는 대상자들을 선정하는 것을 말한다. 예를 들어, 신체활동 교육 프로그램의 효과를 파악하는 연구에서 대상자의 나이가 신체활동을 수행하는데 영향을 많이 미친다면 대상자의 나이 범위를 제한할 수 있다. 대상자의 나이를 50~60세로 제한하여 대상자 간 동질성을 유지할 수 있다. 그러나 동질성을 유지하는 경우 연구결과의 일반화에 제한이 발생한다. 50~60세 성인의 연구결과를 80세 이상 노인에게 일반화시킬 수 없다는 것이다. 연구에 참여한 유형의 대상자들에게만 일반화가 가능해진다.

(3) 차단(blocking)

차단은 외생변수를 독립변수로 포함하여 통제하는 방법이다. 예를 들어, 성별이 연구의 중요한 외생변수인 경우, 성별은 연구자가 조작할 수 없으나 독립변수로 간주하고 연구설계에 포함하는 것으로 이러한 변수를 차단변수(blocking variable)라고 한다. 이때 실험군과 대조군에서 무작위 배정을 할 때 각각 남성 집단과 여성 집단으로 분리하여 4개의 집단을 만들면 성별이 실험군과 대조군 모두에 영향을 미치지 않도록 통제할 수 있다.

(4) 짝짓기(matching)

짝짓기는 연구결과에 영향을 주는 대상자의 특성이 사전에 파악된 경우 이런 특성을 가진 대상자를 짝을 지어 실험군과 대조군으로 각각 배정하는 것을 의미한다. 예를 들어, 대상자의 나이와 성별을 동일한 대상자들을 두 명씩 짝을 지어 한명은 실험군으로 한명은 대조군으로 배정한다. 그러나 이 방법은 어떤 외생변수가 연구에 영향을 미치는 지 정확히 파악하기가 어렵고, 외생변수의 수가 3개 이상인 경우 짝짓기가 현실적으로 불가능하다는 단점이 있다.

(5) 공변량 분석(analysis of covariance)

공변량 분석은 자료수집이 끝난 후 중요한 외생변수가 발견되어 해당 외생변수를 공변량(covariance)으로 설정하여 통계적으로 통제하는 방법이다(자료분석방법 참조).

4 연구설계의 타당도(validity)

연구를 수행하는 목적은 과학적이고 합리적으로 관심 현상에 대한 문제를 해결하는 것이다. 연구설계가 타당해야 연구결과가 타당한 근거로서 가치를 인정받을 수 있다. 연구설계의 타당도란 연구문제나 가설을 타당하고 정확하게 조사하고 분석할 수 있는 정도를 의미한다.

연구설계의 타당도는 내적 타당도(internal validity), 외적 타당도(external validity), 구성 타당도(construct validity), 통계 타당도(statistical validity) 등으로 구분할 수 있다.

내적 타당도는 실험연구에서는 종속변수의 변화가 독립변수에 의한 것인지에 대하여 추론이 가능한 정도를 말하며, 비실험연구에서는 변수들을 관찰한 결과가 변수들 간의 상호작용에 의한 것인지 추론이 가능한 정도를 의미한다.

외적 타당도는 연구결과를 다른 대상자나 다른 모집단, 다른 연구 환경에 일반화시킬 수 있는 정도를 의미한다.

구성 타당도는 측정하고자 하는 연구 개념의 모든 속성을 측정한 정도를 의미한다. 연구자가 연구변수의 개념적 정의와 조작화가 잘 된 정도의 결과라고 할 수 있다.

통계 타당도는 통계분석을 통해 드러난 변수 간의 관계와 차이에 대한 결론이 현실을 반영할 수 있는지 연구자가 결정을 내릴 수 있는 정도를 의미한다.

연구설계의 타당도에 문제가 생기면 연구결과의 신뢰성이 떨어지므로 연구결과를 일반화하고 연구결과를 활용하는 데 제한이 생긴다. 따라서 연구자는 연구설계 단계부터 타당도를 위협할 수 있는 요인들을 파악하여 통제하려는 노력을 해야 한다.

1) 내적 타당도 위협요인

연구설계의 내적 타당도를 위협하는 요인에는 제3변수의 개입, 성숙, 시험효과, 측정도구의 문제, 통계적 수렴, 선택 비뚤림, 탈락률, 후광효과 등이 있다.

(1) 제3변수의 개입(history)

제3변수의 개입은 독립변수가 종속변수에 영향을 주는 동안 우연히 일어난 다른 사건이 종속변수에 미친 영향을 독립변수의 효과라고 혼동하게 되는 것을 의미한다. 예를 들어, 고혈압 환자들에게 매주 1회 60분의 회기로 12주 식이 관리 프로그램의 효과를 파악하는 연구에서 사전조사 후 프로그램을 진행하는 12주 동안 주 1회 중재를 제공하는 외에 점검이 되지 않는다면 외식 같이 영향을 주는 사건들이 발생하여 연구결과에 영향을 미칠 수 있다. 이때 실험연구에서 대조군을 두면 제3변수 개입이 내적 타당도를 위협하지 않게 되는데 이는 제3변수 개입의 실험군과 대조군에서 모두 동등하게 발생하기 때문이다.

(2) 성숙(maturation)

성숙은 연구 기간 중 시간의 경과에 따라 대상자에게 자연스럽게 발생하는 변화과정에 의한 것을 의미하며, 이로 인해 종속변수의 변화가 독립변수에 의한 것처럼 여겨질 수 있다. 특히 성장발달이나 상처치유 같은 신체의 변화에 대한 연구를 진행할 때 발생 가능성이 높다. 예를 들어, 초등학교 고학년을 대상으로 8주간의 건강교육 프로그램을 실시하고 효과를 파악한다면 교육 프로그램이 없어도 대상자의 발달에 따라 연구결과에 영향을 줄 수 있다. 성숙의 문제도 대조군을 두거나 횡단적 연구를 시행하면 통제할 수 있다.

(3) 시험효과(testing effect)

시험효과는 반복조사 시 이전에 대한 조사가 영향을 주는 것을 의미한다. 사전조사로 인해 대상자가 이미 조사 내용에 노출이 되어 사후조사에서 실험처치의 노출 여부와 상관없이 종속변수의 정도가 높아질 수 있다.

특히 태도나 의견을 자가보고의 형태로 조사하는 경우 시험효과가 크다. 예를 들어, 대학생의 윤리의식을 조사하는 설문조사를 한 경우 윤리의식에 대한 교육 프로그램을 제공하는 것과 관계 없이 대상자의 윤리의식에 대한 중요성 인식이 증가되어 사후조사에서 윤리의식 점수가 상승될 수 있다. 시험효과를 방지하기 위하여 사전조사와 사후조사 간에 충분한 1~2주 이상의 시간차를 두는 것이 필요하다.

(4) 측정도구의 문제(instrumentation)

측정도구의 문제는 변수를 측정하는 방법이나 도구의 변화로 인하여 연구결과에 대한 일관성에 문제가 생기는 것을 의미한다. 여기서 측정도구는 설문조사 도구나 혈압계 등의 장비에만 해당하는 것은 아니고 자료를 수집하는 사람이 될 수도 있다. 예를 들어, 운동 프로그램의 효과를 파악하기 위하여 몸무게를 측정하기 위한 체중계를 사전조사 시와 사후조사 시 다른 종류의 체중계를 사용한다면 연구결과가 달라질 수 있다. 또는 연구자가 도구를 사용하여 종속변수를 측정을 할 때 장시간 측정이 지속되는 경우 피로도가 누적되어 연구결과에 영향을 줄 수도 있다. 측정도구의 문제를 방지하기 위해서는 표준화된 프로토콜을 사전에 제작하여 자료수집 과정을 표준화시키고, 연구자나 자료수집자들이 사전에 훈련을 통하여 일관되게 자료수집을 할 수 있어야 한다.

(5) 통계적 수렴(statistical regression)

통계적 수렴은 대상자들이 처음에 극단값을 표기했다가 두 번째 조사 시 보다 평균에 가까운 값에 표기하는 현상을 의미한다. 통계적 수렴은 독립변수에 의한 변화 정도를 감소시키게 된다. 통계적 수렴으로 인한 문제는 보다 신뢰도 높은 도구를 사용하거나 대상자를 실험군과 대조군에 무작위로 배정하여 통제할 수 있다.

(6) 선택 비뚤림(selection bias)

선택 비뚤림은 비교 집단 간에 이미 다른 조건이나 특성이 있어 발생하는 오차를 의미한다. 특히, 무작위로 대상자를 배정하지 않는 집단 비교 시에는 집단들이 같지 않을 가능성을 생각해야 한다. 이는 종속변수의 변화가 독립변수의 영향에 의한 것인지 이미 존재하고 있던 집단 간의 차이인지 알 수 없기 때문이다. 선택 비뚤림의 문제는 연구대상자를 무작위로 배정하면 통제가 가능하다. 그러나 1회 조사만 실시하는 비실험연구에서는 내적 타당도를 위협하게 된다.

(7) 탈락률(mortality, drop out)

탈락률은 연구 기간 중 대상자가 탈락하는 비율을 의미한다. 끝까지 참여한 대상자와 중간에 탈락한 대상자의 특성이 다를 수 있어 연구의 내적 타당도를 위협하게 된다. 탈락률이 높아질수록 오류의 가능성도 높아진다. 예를 들어, 실험연구에서 중재 기간이 3개월 이상 길어지는 경우, 실험군 대상자의 연구참여 동기가 부족한 경우, 실험처치가 대상자에게 불편감을 유발하는 경우 또는 대조군에서 실험처치 없이 사전조사 후 사후조사만 하는 경우 중도에 탈락할 가능성이 있고 실험군과 대조군의 탈락률도 각각 달라질 수 있다. 따라서 연구자는 대상자의 탈락이 발생한 경우 그 수와 이유 등을 모두 고려하여 연구결과를 분석해야 한다.

(8) 후광효과(halo effect)

후광효과는 연구자가 대상자의 특징에 영향을 받아서 일관되지 못하게 평가하는 것을 의미한다. 예를 들어, 연구자가 실험군의 대상자를 조사할 때 대상자가 실험군임을 알고 있어 대상자의 반응을 우호적으로 기록할 수 있다. 후광효과를 방지하기 위해서 연구자는 실험처치 제공자와 자료수집자를 각각 다른 사람으로 운영하는 방법이 있다. 또한 자료수집자가 대상자가 실험군인지 대조군인지 알 수 없도록 단일눈가림법(single-blind method)을 활용할 수 있다.

2) 외적 타당도 위협요인

외적 타당도 위협요인에는 호손효과, 새로움 영향, 표본의 타당도 등이 있다.

(1) 호손효과(Hawthorne effect)

호손효과는 대상자가 연구의 대상으로 자신이 관찰되고 있음을 인지하여 그에 대한 반응으로 보이는 행동 변화를 의미한다. 대상자가 연구에 참여하고 있다는 사실을 인지하는 것만으로도 행동을 평상시와 다르게 할 수 있다. 호손효과는 1920년 대 미국 일리노이주의 호손웍스라는 전기회사에서 조명도와 근로자의 생산성의 관계에 대한 연구를 수행하던 중 작업조건의 변화와 상관없이 작업능률이 연구 전보다 높아진 결과를 분석한 데서 유래되었다. 분석 결과, 근로자들이 연구에서 관찰되고 있음을 인지하는 것만으로도 자신들의 행동을 변화시켜서 작업능률에 변화가 발생한 것이었다. 호손효과를 줄이기 위해서는 대상자 자신이 실험군인지 대조군인지 모르도록 눈가림법을 활용할 수 있다.

(2) 진기성 효과(novelty effect)

진기성 효과는 실험처치가 새로워서 대상자의 행동에 영향을 주게 되는 현상을 의미한다. 새로운 상황이나 방법을 접하면 연구자든 대상자이든 반응이 달라질 수 있다. 따라서 연구결과가 실험처치 자체보다 실험처치의 진기함에 대한 반응으로 나타날 수도 있다. 진기성 효과는 새로움에 대한 반응이므로 시간이 지나 진기함이 사라지면 그 효과가 사라진다.

(3) 로젠탈 효과(Rosenthal effect)

로젠탈 효과는 실험자 효과(experimenter effect)라고도 하는데 실험처치를 제공하는 사람의 기대가 의도치 않게 대상자의 반응에 영향을 주는 것을 의미한다. 실험자가 무의식적으로 대상자를 칭찬하고 격려하는 행동을 하며 무의식적으로 실험자 자신의 기대를 전달하여 대상자에게 긍정적인 영향을 미칠 수 있다. 또는 실험자의 외모나 성별이 실험처치와는 상관없이 생리심리사회적 특성으로 인해 대상자에게 영향을 미칠 수도 있다.

로젠탈 효과는 1960년대 샌프란시스코의 초등학교에서 지능 테스트 후 실험자가 학급 담임에게 무작위로 뽑은 아동들의 명부를 보여주고 해당 아동들이 앞으로 성적이 향상될 학생이라고 알려준 후 학급 담임이 해당 아동들의 성적이 향상될 것이라는 기대를 품었고 실제로 그 아동들의 성적이 수개월 뒤 향상된 데서 유래하였다. 이는 담임의 기대와 그 기대를 인지한 아동들의 반응에 의한 결과로 해석되어진다.

예를 들어, 실험자가 젊은 남성이고 대상자가 젊은 여성이라면 이성에 대한 호감으로 인해 대상자의 반응이 달라질 수 있다. 이렇게 얻어진 연구결과는 실험처치나 변수들간의 관계에 의해서 도출된 결과로 보기 어려울 것이다.

로젠탈 효과의 발생가능성을 줄이기 위해서는 눈가림법을 활용한다. 연구자로 하여금 대상자가 실험군인지 대조군인지 모르게 하면 보다 객관적인 실험처치를 제공할 수 있다. 또 다른 방법은 실험처치 프로토콜을 명확하고 구체적으로 만들어 일관된 연구환경에서 실험자들이 분명하고 일관성 있게 실험처치를 수행할 수 있게 하는 것이 있다.

이상을 통해 연구설계의 타당도에서 내적 타당도와 외적 타당도를 살펴보았다. 내적 타당도와 외적 타당도를 동시에 높이는 것은 어려운 일이다. 내적 타당도를 높이기 위해서는 연구 상황을 인위적으로 통제해야 하므로 그런 인위적인 연구 상황에서 얻은 결과를 현실적인 상황에서 적용하는데 문제가 있다. 그러나 연구결과가 내적 타당도를 갖추지 못하면 외적 타당도도 확보할 수 없으므로 내적 타당도가 외적 타당도보다 우선시 된다.

9 단단한 간호연구를 위한 학습문제

1 다음 중 순수실험설계의 조건 3가지를 기술하시오.

2 다음 중 보기가 설명하는 비실험 연구설계로 옳은 것은?

[보기]
- 어떤 개념의 관계 정도와 양상을 설명함
- 변수들 간의 관계를 체계적으로 탐구함
- 관계강도를 숫자로 표시하여 드러냄

① 서술적 연구
② 상관성 연구
③ 방법론적 연구
④ 체계적 고찰 연구

3 다음 보기의 설명이 나타내는 연구설계의 개념으로 옳은 것은?

[보기]
- 연구자가 연구대상자에게 처치나 중재를 적용하는 것
- 독립변수 또는 원인변수라고 부름
- 원하는 효과를 얻기 위해 처치의 강도와 기간을 정함

① 조작 ② 타당도 ③ 확률 ④ 비뚤림

4 **다음 중 연구설계에 대한 설명으로 옳은 것은?**

① 주로 질적 연구에서 중요하게 다루어진다.
② 실험설계 시 연구자의 개입을 최소화한다.
③ 연구설계는 연구목적과 독립적인 관계이다.
④ 연구결과에 영향을 주는 외부 요인들을 최대한 통제한다.

5 **다음 중 실험연구의 특성에 대한 설명으로 옳은 것은?**

① 실험처치를 제공하는 집단을 대조군이라고 한다.
② 외생변수를 통제하는 대표적인 방법은 실험군을 두는 것이다.
③ 실험설계의 3가지 조건이 충족된 설계를 순수실험설계라고 한다.
④ 무작위화는 대상자를 실험군과 대조군에 일정한 확률로 배정하는 것이다.

6 **다음 연구설계의 조건 중 "무작위 배정"에 대한 설명으로 옳은 것은?**

① 무작위로 표본을 뽑는 방법이다.
② 표본수가 많을 때 대표성을 보장하는 방법이다.
③ 모든 대상자가 각 군에 배치될 확률이 동등하다.
④ 일정한 패턴을 두어 대상자를 배정하는 방식이다.

7 **다음 중 비실험연구설계의 분류기준과 연구유형이 옳은 것은?**

① 연구목적 – 후향적 연구, 전향적 연구
② 연구기간 – 서술적 연구, 상관성 연구
③ 대상자수 – 대단위 조사연구, 표본조사연구
④ 연구시점 – 횡단적 연구, 종적 연구

8 **후향적 연구에 대한 설명으로 옳은 것은?**

① 의학분야에서 코호트 연구라고 한다.
② 가정된 원인을 현재 시점부터 앞으로 조사해 나간다.
③ 현상의 결과에서 시작하여 과거의 선행요인을 파악한다.
④ 연구 변수들 간의 관계의 방향성과 그 크기를 파악하는 연구이다.

9 **사례연구에 대한 설명으로 옳은 것은?**

① 가장 상위 수준의 연구설계이다.
② 인과성을 밝히는 것을 목적으로 한다.
③ 주로 설문조사를 활용하여 자료를 확보한다.
④ 특정 상황에 있는 대상자를 심층적으로 조사한다.

10 **외생변수의 통제에 대한 설명으로 옳은 것은?**

① 연구결과의 신뢰도를 좌우한다.
② 연구상황에 비뚤림의 영향을 최대화하는 것이다.
③ 주로 연구결과 분석 단계에서 통제가 이루어진다.
④ 연구상황의 조건을 일관되게 하는 일체의 방법이다.

11 **자료 수집자의 특성은 연구대상자의 반응에 영향을 준다. 이를 통제하기 위해 연구대상자가 자신이 실험군인지 대조군인지 알지 못하게 하고, 처치를 제공하는 사람이 어느 대상자가 처치를 제공 받는지 알지 못하게 하는 방법으로 옳은 것은?**

① 측정자 간 신뢰도 측정　② 관찰자 훈련
③ 이중 눈가림　④ 무작위 표본추출

12 **외생변수가 가장 효과적으로 통제할 수 있는 내적 통제로 옳은 것은?**

① 동질성 유지　② 공변량 분석
③ 무작위화　④ 짝짓기

13 **운동 중재 프로그램의 효과를 파악하는 연구에서 성별과 나이에 따라 연구결과의 차이가 있음이 선행연구에서 확인되어 성별과 나이가 동일한 대상자들을 두 명씩 각각 실험군과 대조군에 무작위 배정하였다. 이때 활용된 내적 통제로 옳은 것은?**

① 대조군 두기　② 동질성 유지
③ 짝짓기　④ 무작위화

14 타당도 중 연구결과를 다른 대상자나 다른 모집단에 일반화시킬 수 있는 정도를 의미하는 것으로 옳은 것은?

① 내적 타당도　　② 외적 타당도
③ 통계 타당도　　④ 구성 타당도

15 다음 중 외적 타당도를 위협하는 요인으로 옳은 것은?

① 통계적 수렴　　② 시험효과
③ 후광효과　　④ 호손효과

제10장

10

표본 추출과 배정

1. 표본 추출의 개념
2. 표본 추출의 목적
3. 표본 추출 방법
4. 표본수 산정
5. 표본 추출 과정

제 10 장

표본 추출과 배정

학습목표

1. 모집단과 표본 추출, 대표성 등 표본 추출 개념에 대해 설명할 수 있다.
2. 표본 추출의 목적과 방법을 설명할 수 있다.
3. 표본의 크기를 산정할 수 있다.
4. 표본 추출 과정을 설명할 수 있다.

주요용어

- 모집단(population)
- 표적 모집단(target population)
- 근접 모집단(accessible population)
- 표본(sample)
- 표본 추출(sampling)
- 확률 표출법(probability sampling)
- 비확률 표출법(nonprobability sampling)
- 표본의 대표성(representativeness of sample)
- 단순 무작위 표본 추출(simple random sampling)
- 층화 무작위 표본 추출(stratified random sampling)
- 계통 표본 추출(systematic sampling)
- 집락 표본 추출(cluster sampling)
- 편의 표본 추출(convenient sampling)
- 눈덩이 표본 추출(snowball sampling)

표본 추출(sampling)은 표집이라고도 하는데 연구를 진행하는 과정에서 모집단으로부터 연구에 필요한 수의 대상자를 선정하는 과정을 의미한다. 연구자는 연구목적을 정하고 연구설계를 확정하면 연구대상을 선정한다. 이때 연구대상자의 수와 대표성을 고려해야 한다. 그 이유는 모집단 전체를 대상으로 연구를 하는 것은 시간, 비용, 인력 문제 면에서 거의 불가능하기 때문에 모집단의 일부 대상자를 선정하여 연구를 수행하게 된다. 그런데 대상자 수가 너무 적으면 연구결과의 일반화에 제한이 생기고, 수가 너무 많으면 시간과 자원이 불필요하게 많이 소요될 것이다. 또는 특정 성향만 있는 대상자들이 선정되어도 그 결과가 전체를 대표할 수 없게 된다. 따라서 모집단의 특성을 대표하는 적정한 수의 사람들이 선정되어야 연구의 타당성이 확보된다.

이 장에서는 표본 추출의 기본 개념을 살펴보고 표본 추출 방법과 과정에 대하여 학습할 것이다.

1 표본 추출의 개념

1) 모집단(population)

모집단은 연구자가 관찰 또는 조사하려는 대상자 전체 집단으로, 대상자의 기준에 맞는 사례 전체의 집단을 의미한다. 예를 들면, 연구의 대상이 50세 이상의 폐경기 여성이라면, 모집단은 우리나라 전국 시도에 거주하고 있는 50세 이상 폐경기 여성이다.

모집단은 표적 모집단(target population)과 근접 모집단(accessible population)이 있다. 표적 모집단은 연구자가 연구결과를 일반화하여 적용할 사례 전체의 집단을 의미한다. 근접 모집단은 연구자가 접근할 수 있는 사례 집단을 의미한다.

예를 들어, 표적 모집단이 우리나라 간호학생인 경우, 근접 모집단은 서울의 일개 구에 위치한 간호대학에 재학 중인 간호학생으로 설정할 수 있다.

모집단을 기술할 때는 연구대상에 대하여 시간, 범위, 표집 단위, 내용 등을 포함한다. 예를 들어, 2020년(시간)에 서울 및 경기(범위)에 위치한 종합병원(표집 단위)에서 부인암을 진단받은 성인 여성(내용)으로 기술할 수 있다.

2) 표본과 표본 추출

표본(sample)이란 모집단의 부분 집합으로, 모집단을 이루는 하위단위의 집합을 의미한다. 표본의 개별 단위는 요소(element)라고 한다. 표본의 요소는 사람, 사건, 행동, 문헌이 될 수 있다. 표본 추출 또는 표집(sampling)은 전체 모집단에서 모집단을 대표하는 요소를 뽑는 과정을 의미한다. 모집단을 대표하는 표본은 모집단의 특성을 잘 갖추고 있다. 표본의 대표성은 표본 선정에서 가장 중요한 고려사항으로 비실험 연구에서는 표본의 대표성이 연구의 타당도를 좌우한다고 할 수 있다.

연구자는 대표성 있는 표본 추출을 위해 모집단을 정의하고 대상자 선정기준(eligibility criteria)을 구체적으로 제시해야 한다. 대상자 선정기준은 포함기준(inclusion criteria)이라고도 하는데 모집단에서 표본으로서 대상자의 적합성을 위한 필수적인 특성들을 나타낸다. 예를 들어, 초산모의 양육스트레스에 대한 연구를 한다면 대상자 선정기준은 1) 서울 및 경기의 종합병원에서 자연 분만한, 2) 초산모, 3) 다른 분만 합병증이 없고, 4) 연구의 목적을 이해하고, 5) 연구 참여에 동의하며, 6) 설문내용을 이해하고 작성할 수 있는 사람으로 할 수 있다.

대상자 선정기준은 포함기준(inclusion criteria) 혹은 제외기준(exclusion criteria)으로 기술된다. 포함기준(inclusion criteria)은 연구대상이 갖추어야 할 특성이며, 제외기준(exclusion criteria)은 포함기준의 반대가 될 것이다. 포함기준과 제외기준은 연구결과의 해석과 일반화의 근거가 되므로 각 기준에 대한 정당한 근거가 있어야 한다.

대상자 선정기준을 모집단의 특성을 고려하여 구체적이고 명확하게 제시하면 대표성 있는 표본을 추출할 수 있게 된다. 대표성 있는 표본으로부터 얻어진 연구결과는 모집단에 일반화시킬 수 있다. [표 10-1]에는 대상자 선정기준의 예시가 제시되어 있다.

표본추출 단위 또는 표집단위(sampling unit)는 표본의 요소들의 집합이다. 예를 들어, 표적모집단을 전국 종합병원에서 진단받은 부인암 환자로 하면, 근접 모집단은 서울시 소재의 종합병원에 등록된 부인암 환자가 될 수 있고, 표집단위는 서울시에 소재한 각 종합병원이 될 수 있다.

표 10-1 대상자 선정기준의 예시

연구 문제	모집단	대상자 선정기준
유방암 환자의 항암화학요법 관련 인지기능 변화와 삶의 질(이정란 & 오복자, 2019)	항암화학요법을 받는 유방암 환자	• 유방암으로 진단받은 후 서울시 소재 일개 암 전문 병원에서 인지기능장애를 초래한다고 보고된 항암화학요법을 받았거나 받고 있는 • 19세 이상의 성인 • 연구의 목적과 방법에 대한 설명을 듣고 자발적으로 참여를 수락한 자
유아기 자녀를 둔 결혼이주여성의 양육행위 유형별 모성이데올로기 및 양육스트레스 (문소현, 김미옥 & 나현, 2019)	유아기 자녀를 둔 결혼 이주 여성	• 유아기 자녀를 둔 결혼이주여성으로 • 한국어로 의사소통이 가능하고 베트남어나 중국어, 필리핀어, 영어 중에 한 가지 언어를 알고 이해하며 • 연구의 목적을 이해하여 자발적으로 연구 참여에 동의한 자

3) 계층(strata)

계층은 한 가지 이상의 특성을 기준으로 분류한 모집단 내의 상호 배타적인 하위집단을 의미한다. 예를 들어, 대학생이 모집단이라면 할 때 성별을 계층으로 하면, 여자 대학생과 남자 대학생 두 집단으로 구분된다. 또는 병원에서 근무하는 간호사가 모집단이라면, 병원의 규모를 계층으로 했을때, 3차 병원, 2차 병원, 병 · 의원의 세 집단으로 구분할 수 있다.

3) 표본 비뚤림(sampling bias)

표본 비뚤림은 연구문제와 관련하여 어떤 특성의 대표성이 과하거나 부족한 것을 의미한다. 표본 비뚤림은 의도적으로, 또는 무의식적으로 발생할 수 있다. 예를 들어, 자료수집에 호의적인 대상자만 표본으로 선정하고, 비호의적인 대상자는 표본에서 제외하는 것을 들 수 있다. 이런 표본은 모집단을 대표한다고 보기 어렵다. 또는 특정 장소에서 자료수집을 실시하여 당시 해당 장소에 있는 사람만 표본으로 선정이 되는 것이므로 이 역시 대표성을 갖추었다고 볼 수 없다.

2 표본 추출의 목적

표본 추출의 목적은 모집단에 연구결과를 일반화시킬 수 있도록 모집단의 특성을 잘 드러내는 표본을 선정하는 것이다. 연구자들의 시간과 자원은 한정되어 있으므로 전체 모집단을 대상으로 하는 연구는 거의 드물며, 표본을 활용하여 자료수집을 해야 한다.

연구자는 표본의 대표성을 확보하기 위하여 연구자는 표본 추출 시 전략을 세워야 한다. 표본 추출 전략은 표본 추출 과정의 경비를 최소화하고 동시에 표본의 대표성을 최대화 시키는 것을 뜻한다. 표본 추출 전략은 연구의 목적과 상황에 따라 적절한 방법으로 선택해야 한다.

3 표본 추출 방법

표본 추출 방법에는 확률 표출법(probability sampling)과 비확률 표출법(nonprobability sampling)이 있다.

1) 확률 표출법(probability sampling)

확률 표출법은 대상자를 무작위로 선택하는 표본 추출법을 의미한다. 대상자를 무작위로 선택한다는 것은 모든 대상자가 선택될 확률이 같다는 것이다. 확률 표출법의 목적은 표본이 모집단의 대표성을 확보하게 하는 것이다.

확률 표출법의 종류에는 단순 무작위 표출법과 층화 무작위 표출법, 집락 표출법, 계통 표출법 등이 있다.

(1) 단순 무작위 표출법(simple random sampling)

단순 무작위 표출법은 확률 표출법의 가장 기본이 되는 표본 추출법이다. 확률 추출법의 기본으로 추출 절차는 다음과 같다

① 연구에서 표본의 표적 모집단에 대하여 명확히 규정한다.

② 모집단의 특성을 반영하여 대상자의 선정기준을 정한다.

③ 표본 추출 단위(sampling unit)를 정하고 표본 추출 틀(sampling frame)을 준비한다. 표본 추출 단위는 대상자가 되는 표본 요소나 표본 요소들의 묶음으로, 표본 추출 틀은 이들 표본 요소나 표본 요소들의 묶음을 정리한 목록을 말한다. 모집단의 규모가 방대한 경우 표본 요소를 선택하기 전에 표본 추출 단위를 선택해야 한다. 예를 들어, 표본 추출 단위는 병원, 병동, 학교, 학년, 반, 가구 등이 될 수 있다.

④ 각 표본 요소에 일련번호를 부여한다.

⑤ 표본 요소를 무작위로 연구자가 정해놓은 표본 수를 충족하도록 뽑는다.

단순 무작위 표출법에서 무작위는 난수표를 활용한다. 표본 추출 틀에 총 50개의 요소가 있고 그 중에 20개를 선택한다면 쉽게 난수표에서 눈을 감고 아무 숫자나 무작위로 번호를 선택한 후 해당 번호부터 시작해서 1부터 50까지 숫자 중 20개를 선택하면 된다[표 10-2].

표 10-2 난수표 예시

20	17	42	01	72	33	94	55	89	65	58	60
74	49	04	27	56	49	11	63	77	79	90	31
94	70	49	49	05	74	64	00	26	07	23	00
22	15	78	49	74	26	50	94	13	90	08	14
93	29	12	20	26	87	66	98	37	53	82	62
45	04	77	48	87	72	66	91	42	98	17	26
44	91	99	08	72	97	33	58	12	08	91	12
16	23	91	95	97	87	52	49	40	37	21	46
04	50	65	37	99	98	74	98	93	99	78	30
32	70	17	05	79	63	50	26	54	30	01	88
03	64	59	55	85	96	49	46	61	89	33	79
62	49	00	67	28	94	19	65	13	44	78	39
61	00	95	85	86	60	64	17	47	67	87	59
89	03	90	40	10	05	18	43	97	37	68	97

난수표를 활용한 단순 무작위 표출 방법은 다음과 같다.

① 난수표에서 한 숫자를 무작위로 정한다.

② 눈을 감고 선택한 숫자가 12라면 20명 중의 숫자이므로 표본 추출 틀에서 해당 번호의 표본을 선정한다.

③ 12에서 상하좌우 또는 대각으로 움직이면서 한쪽을 무작위로 정하여 20 이내의 숫자를 뽑아 해당 번호의 표본을 선정한다.

④ 난수를 선택하는 과정에서 이미 나온 수는 중복 처리하고 다른 수를 계속해서 선택하며 모두 20개의 표본을 선택한다.

난수는 난수생성 프로그램을 이용해서도 얻을 수 있다. 이렇게 무작위로 선정된 표본은 항상 대표성을 가질 수는 없지만, 비뚤림 가능성이 없어서 표본의 수를 많게 하면 대표성을 높일 수 있다.

단순 무작위 표출법은 모집단이 매우 클 때는 적용하기가 어려워진다. 표본 추출 틀을 만들고 모든 표본 요소에 일련번호를 부여하고 요소 하나하나를 무작위로 선정해야 하기 때문에 시간이 많이 소요된다. 또한 모든 표본 요소를 목록으로 만드는 것이 불가능한 경우도 많다.

(2) 층화 무작위 표출법(stratified random sampling)

층화 무작위 표출법은 모집단을 2개 이상의 계층이나 하위 집단으로 구분하여 각 계층에서 무작위로 표본을 뽑는 방법을 의미한다. 층화 무작위 표출법은 무작위로 뽑는다는 점에서 표본의 대표성을 보장한다. 계층은 종속변수에 영향을 주는 성별이나 나이 같은 일반적 특성을 이용하여 구분한다. 예를 들어 전국 병원에 근무하는 간호사를 선정할 때 성별이 중요한 요인이라면 남자 간호사 집단과 여자 간호사 집단으로 구분하여 표본을 추출하는 방식이다. 계층으로 구분하며 모집단은 동질한 하위집단으로 구성되고 하위집단에서 단순 무작위 표출이나 계통 표출로 표본을 선정할 수 있다.

층화 무작위 표출법은 비례 층화 표출법과 비(非)비례 층화 표출법으로 구분된다. 비례 층화 표출법은 계층에서 구분된 하위집단의 구성 비율대로 표본수를 추출하는 방법이다. 예를 들어, 성별을 계층으로 할 때 모집단에서 남녀의 비율이 6:4라고 하면 그 비율에 따라 남자는 60%, 여자는 40%로 표본을 구성하는 것이다. 층화 무작위 표출법의 장점은 모집단을 대표할 수 있도록 표본을 구성할 수 있어 모집단의 특성을 알기에 좋다는 점이다. 단점은 계층이 여러 개가 되면 비례해서 표본 요소를 뽑기 어렵다는 점이다.

비비례 층화 표출법은 계층별 하위집단의 규모와 차이 정도를 고려하여 한 하위집단의 규모가 너무 작거나, 집단 내 구성원들의 차이가 너무 큰 경우 하위집단들의 비율에 상관없이 일정한 표본수를 추출하는 방법이다. 장점은 상대적으로 너무 작은 표본일 경우 비비례 층화 표출법을 적용하여 통계분석이 가능한 수를 선정하여 연구를 수행할 수 있다는 점이 있다.

층화 무작위 표출법은 계층별로 표본을 확보할 수 있어 표본의 대표성을 높여 표본을 통한 추론의 정확성이 증가되고, 모집단의 특성이 한쪽으로 치우쳐 있을 때 유용하다. 그러나 모집단의 계층별 특성을 잘 모르면 적용하기 어렵고 계층 수만큼 표본 추출 틀이 필요하므로 모집단이 큰 경우에는 사용하기 어렵다.

(3) 계통 표본 추출(systematic sampling)

계통 표본 추출은 모집단에서 매 n번째 표본 요소를 연구대상자로 선정하는 방법이다. 절차를 살펴보면, 첫째, 전체 모집단의 수를 추정하여 표본의 수를 정한다. 둘째, 모집단의 수를 표본 수로 나눈 값으로 표본 추출 간격을 정한다. 셋째, 일련번호로 구성된 모집단의 표본 추출 틀에서 표본 추출 간격을 적용하여 대상자를 선정한다.

예를 들어 70명으로 구성된 모집단에서 6명을 뽑는다면 70을 표본크기인 6으로 나누면 11.3이 나온다. 이렇게 했을 때 통상 11이 표본 추출 간격이 된다. 난수표에서 4번이 선택되었다고 할 때 표본 추출 틀에서 4번을 선정하고, 이후 15, 26, 37, 48, 59번을 선택하는 방식이다.

계통 표본 추출은 단순 무작위 표본 추출에 비하여 좀더 편리하고 효율적으로 같은 결과를 얻을 수 있다는 장점이 있다. 단점으로는 표본 요소들이 배열될 때 어떤 특성이 반영되어 일정한 간격으로 배열되는 경우 계통적으로 오차가 개입될 수 있다. 예를 들어, 표본 추출 간격이 10인 경우, 표본 추출 틀에서 남녀 순으로 배열이 되어 있다면 대상자가 한 쪽 성으로만 선정될 수 있다.

계통 표본 추출의 단점을 극복하기 위해서는 사전에 표본 추출 틀이 무작위로 구성되어야 하고, 특정 규칙이 적용되어 구성되어 있다면 해당 규칙을 알고 표본 요소를 선정해야 한다.

(4) 집락 표본 추출(cluster sampling)

집락 표본 추출은 표본 추출 단위를 개인이 아닌 모집단을 이루는 하위 단위인 집락(集落), 즉 하위 집단을 단계적으로 선택한 후, 최종 하위 집단 내의 구성원들을 표본 추출 틀로 구성하여 표본 요소를 추출하는 방법이다. 예를 들어, 집락 표본 추출은 16개 광역시도 중 3곳을 선정하고, 3개의 광역시도에서 각각 3개의 도시들을 선정하고, 9개의 도시들에 있는 초등학교와 중학교를 각각 1개씩 뽑아서, 각 학교에서 무작위로 대상 학년 학급을 각각 1학급씩 무작위로 뽑아 최종적으로 해당 학급의 학생을 모두 선정하는 방식이다. 연구의 예를 들면, Kim 등(2018)은 초등학생의 휴대전화 의존도와 공격성 간의 관계를 파악하는 연구에서 2010년 16개 광역시도의 초등학교 1학년과 4학년, 중학교 1학년을 대상으로 하여 광역시도와 도시 규모(대도시, 중소도시, 군)를 교차하여 추출한 27개의 집락별로 확률비례추출법을 적용하여 학교를 선정하고, 선정한 학교당 해당 학년 중 한 학급을 무작위로 뽑아, 해당 학급 학생 전원을 선정하여 총 7,071명의 표본으로 조사하였다.

집락 표본 추출은 단순 무작위 표본 추출이나 층화 무작위 표본 추출에 비하여 표본 추출 오차가 발생할 수 있지만 경제적이면서 실용적인 방법이다. 특히 집단들을 선정하여 집단에서 표본 요소를 선정하기 때문에 표본 요소 하나하나를 뽑는 방식 보다 효율적이어서 대규모 광범위한 지역을 대상으로 하는 연구일 때 집락 표본 추출을 활용하기에 좋다.

2) 비확률 표본 추출법(nonprobability sampling)

비확률 표본 추출법은 각 표본 요소가 모집단에서 선정될 확률이 동등하지 않은 표본 추출 방법이다. 따라서 표본의 대표성이 보장되지 않는다. 그러나 비확률 표본 추출법은 경제적이고 실용적이라는 장점이 있다. 비확률 표본 추출법에는 편의 표본 추출, 할당 표본 추출, 의도 표본 추출, 눈덩이 표본 추출이 있다.

(1) 편의 표본 추출(convenient sampling)

편의 표본 추출은 접근하기 편리한 대상자들을 연구자가 자신의 판단에 따라 선정하는 방법으로 임의 표본 추출(accidental sampling)이라고도 한다. 예를 들어, 병원의 간호사가 근무하는 병동의 환자들을 대상자로 선정하는 것을 들 수 있다. 또는 모집 공고를 내고 관심을 갖고 참여하기를 희망하는 사람을 대상자로 선정하는 것도 한 예이다.

편의 표본 추출의 한 분류로 눈덩이 표본 추출(snowballing)이 있다. 눈덩이 표본 추출은 대상자의 조건을 갖춘 사람들의 연결망이나 조직을 활용하여 처음에 1~2명의 대상자를 추출한 다음, 그 대상자들을 통하여 다른 대상자를 소개 받고, 다시 그 관계망을 통해 다른 대상자를 소개받는 방법을 의미한다. 눈덩이 표본 추출은 에이즈 환자처럼 쉽게 찾기 어려운 모집단의 대상자를 선정할 때 유용한 방법으로 주로 질적 자료를 수집하는 데 쓰인다.

이정란과 오복자(2019)는 유방암 환자의 항암화학요법 관련 인지기능 변화와 삶의 질을 조사하기 위하여 연구자가 접근 가능한 서울시 소재의 일 암 전문 병원을 선정하여 해당 병원에서 인지기능장애를 초래한다고 보고된 항암화학요법을 받고 있는 19세 이상의 성인 환자 중 서면으로 연구에 대하여 설명을 듣고 자발적으로 참여한 사람을 대상자로 선정하였다.

편의 표본 추출의 장점은 쉽게 대상자를 얻을 수 있다는 것이다. 단점은 비뚤림의 위험이 다른 종류의 표본 추출보다 크기 때문에 대표성에 문제가 있어 모집단에 대하여 일반화하는 것은 제한된다. 이는 연구에 자발적으로 참여한 대상자와 연구에 참여하지 않은 모집단의 다른 표본 요소들 간에 특성의 차이가 있을 수 있고, 그로 인해 연구결과에 영향을 미칠 가능성이 충분하기 때문이다. 따라서 편의 표본 추출은 활용하기 용이하지만 문제점이 큰 표집 방법이며 모집단 내의 구성원 들 간에 이질성이 크다면 비뚤림이 존재하기 때문에 활용한 경우 연구결과의 해석 시 신중을 기해야 한다.

(2) 할당 표본 추출(quata sampling)

할당 표본 추출은 모집단의 특성에 따라 계층과 해당 계층을 구성하는 집단의 비율에 따라 표본을 선정하는 방법이다. 비율에 따라 연구자의 임의로 표본을 추출한다. 주로 모집단의 계층에 해당되는 변수는 일반적인 특성으로 성별, 나이, 교육수준, 직업, 근무지, 진단명 등이 있다. 예를 들면, 박영수와 오의금(2018)은 중환자실 간호사의 대상자 중심 의사소통 역량수준 및 관련요인을 조사하기 위하여 서울, 경기 및 지방 소재 500병상 이상 상급종합병원 44개에 각 시도 별 중환자실 근무 간호사 수에 비례하여 할당 표본 추출을 사용하여 이중 30개 상급종합병원 별로 병원 당 표집 대상자 수에 따라 200명의 대상자를 선정하였다.

할당 표본 추출은 연구자가 편리한 대로 표본 요소를 추출하는 점에서 편의 표집과 비슷하다. 대신 계층, 계층의 구성 비율을 고려하여 표본을 선정하므로 표본의 대표성이 높아진다. 할당 표본 추출과 층화 무작위 표본 추출의 차이는 할당 표본 추출은 계층에 따라 표본을 선정할 때 연구자가 임의로 표본을 선정하고, 층화 무작위 표본 추출은 무작위로 표본을 선정한다는 것이다.

(3) 의도 표본 추출(purposive sampling)

의도 표본 추출은 연구자가 연구목적에 따라 가장 적합하다고 판단한 대상자를 선정하는 방법을 의미한다. 판단 표본 추출(judgemental sampling)이라고도 한다. 의도 표본 추출은 연구자의 주관적인 판단에 따라 대상자를 선정하게 되므로 모집단을 대표하기 보다는 연구에 목적에 따른 표본 추출이어서 연구결과를 일반화하기에는 모집단의 특성을 대표하는지 객관적으로 판단할 수 없다. 특히 모집단이 이질적인 경우 의도 표본 추출을 활용하면 선택 비뚤림이 발생하게 된다. 대신 질적 연구나 도구 개발 연구 초기 단계에서 유용하다.

예를 들어, 최현주와 정귀임(2019)은 병원간호사의 직업존중감에 대한 개념을 분석하기 위하여 간호사 임상경력관리체계모형의 임상경력 등급 5단계를 기준으로 3년 이상 근무경력에 해당되는 3등급 이상 병원간호사를 종합병원 및 대학병원 3곳의 간호부에 협조하여 부서장으로부터 대상자로 적합하다고 판단되는 간호사를 추천받았고 이중 연구자가 12명을 자료가 포화될 때까지 의도 표본 추출하였다.

4 표본수 산정

표본 추출 방법과 함께 중요한 것이 적절한 표본수를 정하는 것이다. 이상적으로 표본수는 많을수록 모집단을 대표할 수 있고 표본을 뽑는 과정에서 생기는 선택 비뚤림으로 인한 표본 오차를 줄일 수 있다. 그러나 표본의 적절성에서 가장 중요한 것은 표본의 대표성이다. 표본수가 많다고 해서 표본의 대표성이 보장되는 것은 아니다. 표본의 수가 많더라도 표본 오차는 발생할 수 있기 때문이다. 또한 표본수가 적정치보다 많은 경우 비용과 시간이 더 많이 소요된다. 따라서 표본수는 사전에 설정한 목표치를 만족시키는 범위 내에서 탈락률을 고려하여 가능한 한 작은 수로 정하는 것이 좋다.

표본수를 정할 때에는 다음과 같이 몇 가지 고려할 사항이 있다.

① 양적 연구는 질적 연구보다 많은 수의 표본이 요구된다.

② 조사연구는 실험연구에 비하여 많은 표본이 필요하다.

③ 실험연구설계에 필요한 표본수는 기본적으로 10~30명이다.

④ 모집단의 동질성이 보장되는 경우 적은 수의 표본으로도 대표성을 드러낼 수 있으나 이질성이 큰 경우 표본의 수가 커야 대표성이 보장된다. 특히 인간의 심리적 특성처럼 변화가 많은 변수는 표본의 수가 커야 한다.

⑤ 변수의 수가 많을수록 많은 수의 표본이 요구된다. 변수당 5~10명의 표본이 요구된다.

⑥ 측정도구가 민감하지 못하고 정확성이 떨어지면 표본수가 커야 한다.

⑦ 한 표본을 여러 하위 집단으로 나누어 연구할 때 한 집단만으로 할 때보다 표본수가 커야 한다.

⑧ 종적 연구를 할 때는 많은 수의 표본이 필요하다. 이는 연구기간이 길수록 대상자 탈락이 늘어나기 때문이다.

⑨ 표본수를 정할 때는 검정력 분석(power analysis)을 고려한다.

표본수 산정을 위한 검정력 분석에서는 기준 통계분석방법, 효과크기(effect size, ES), 유의수준(significance level, α), 검정력(power, 1−β)의 4가지 요소가 기본적으로 필요하며 회귀분석 같은 통계분석방법의 경우에는 변수의 수도 요소에 포함된다. 효과크기는 변수들 간의 관계의 크기 또는 집단 간 차이의 크기를 말한다. 검정력은 변수간 관계나 집단간 차이를 밝혀낼 수 있는 통계적 힘이다. 일반적으로 검정력은 .80, 유의수준은 .05로 정한다. 효과크기는 통계분석방법에 따라 낮은 효과, 중간 효과, 높은 효과 3가지로 구분하여 선택, 적용한다.

표본수 산정은 기존에 개발되어 있는 소프트웨어 프로그램을 활용하는 것이 편리하다. 가장 흔히 활용하는 프로그램으로는 G*Power가 있다. G*Power는 통계적 검정력을 계산하는데 사용되는 무료 소프트웨어로 간호학 연구에서 많이 활용하고 있다. 홈페이지에서 무료로 다운로드 할 수 있다.

G*Power 사용 예시는 [그림 10-1]과 같다. 김유미 등(2018)은 간호대학생의 전공만족도, 진로결정 자기효능감과 진로성숙도에 관한 상관성을 파악하기 위한 연구를 진행하면서 일 도시에 소재한 4년제 대학의 간호학과에 재학 중인 대학생을 대상자로 선정하고, 표본수를 산정하기 위하여 통계분석방법을 선형회귀분석(Linear multiple regression)으로 하고 유의수준(α) .05, 효과크기(ES) .15(medium), 검정력(1−β), 예측변수 12개를 적용하여 최소 표본수를 184명으로 확인하였다.

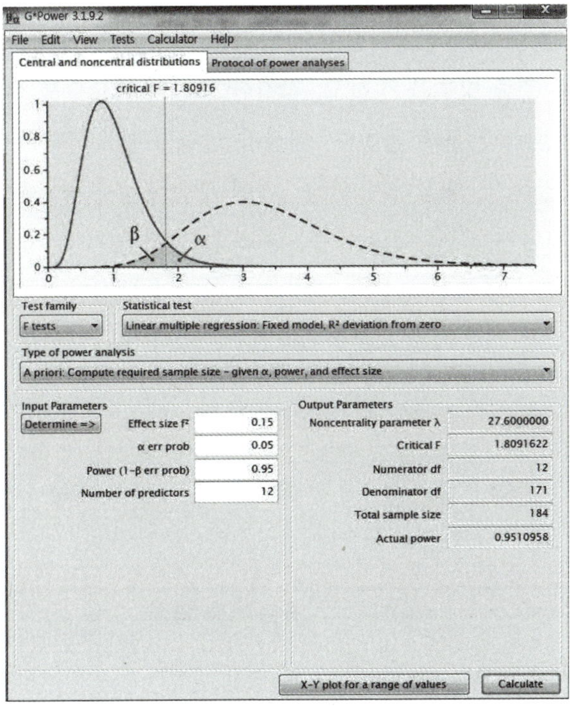

그림 10-1 G*power를 활용한 표본수 산정 예시

* http://www.psychologie.hhu.de/arbeitsgruppen/allgemeine-psychologie-und-arbeitspsychologie/gpower.html

5 표본 추출 과정

표본 추출 과정의 일반적인 단계는 다음과 같다(그림 10-2).

① 연구목적에 따라 대상자의 모집단과 모집단의 특성을 파악한다.

② 대상자의 선정기준을 구체적으로 정한다.

③ 표본 추출 계획(표본 추출 방법 선택, 표본수 산정)을 수립한다.

④ 표본 추출 계획에 따라 표본 요소를 선정한다.

표본 추출을 할 때 가장 기본은 연구의 결과를 일반화할 모집단이 누구이며 그 모집단의 특성이 어떠한지 명확히 파악해야 한다. 따라서 표적모집단과 근접모집단에 대하여 정의를 내려야 한다. 그 다음에 대상자의 선정기준을 정하는데 가능한 상세하게 기준을 기술해야 한다. 이렇게 모집단과 대상자 선정기준이 수립되면 표본 추출 계획을 수립한다. 모집단의 범위를 고려하여 표본 추출 방법을 정하고, 적정한 크기의 표본수를 산정한다. 그리고 계획에 따라 대상자를 선정, 표본을 추출한다. 대상자 선정이 완료되면 추출된 표본을 통해 연구목적을 달성할 수 있는지, 대상자가 선정조건에 부합하는지 평가하기 위하여 표본의 주요 일반적 특성(성별, 나이, 직업, 교육수준, 종교 등)을 확인하고 해당 특성별로 도수분포표를 작성해본다. 원칙상 추출된 표본은 변경하지 않지만 모집단이 너무 광범위하거나, 표본의 대표성이 너무 낮은 경우에는 표본을 보완할 수 있다.

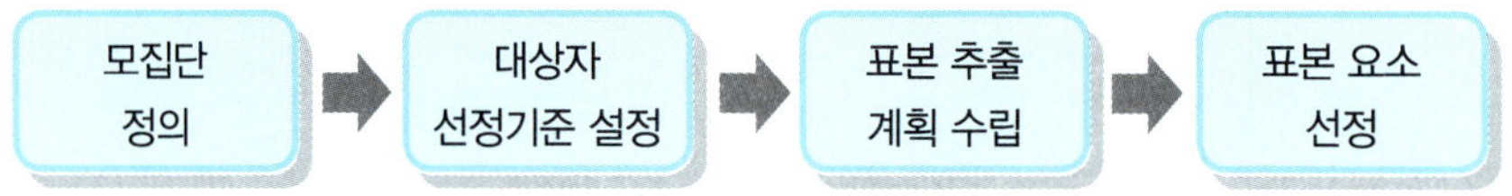

그림 10-2 표본 추출 과정

10 단단한 간호연구를 위한 학습문제

1 다음 중 표본 추출 방법에 대한 설명으로 옳은 것은?

① 비확률 표출법은 표본의 대표성이 보장되는 방법이다.
② 비확률 표출법은 모든 표본 요소가 표본으로 선정될 기회가 동등하다.
③ 표본 추출에서 가장 중요한 것은 표본이 모집단의 특성을 잘 대표하는 것이다.
④ 확률 표출법은 대표성이 부족하여 일반화가 어려우나 신뢰도가 높은 방법이다.

2 다음 중 모집단에 대한 설명으로 옳은 것은?

① 모집단을 기술할 때는 시간, 범위, 표집 단위 등을 포함한다.
② 표적 모집단은 연구자가 자료수집이 가능한 집단을 의미한다.
③ 근접 모집단은 연구자가 연구결과를 일반화할 집단을 의미한다.
④ 모집단은 연구자가 조사하려는 전체 대상자의 일부 집단을 의미한다.

3 다음 중 표본에 대한 설명으로 옳은 것은?

① 표본의 단위는 표집틀이라고 한다.
② 표본의 대표성은 실험연구의 타당도를 좌우한다.
③ 표본의 요소는 사람이나 사건, 문헌이 될 수 있다.
④ 표본을 뽑을 때 대상자의 제외기준을 반드시 제시한다.

4 단순 무작위 표출법에 대한 설명으로 옳은 것은?

① 비확률 표출법의 기본이 되는 표출법이다.
② 모집단이 매우 클 때 적용하기 좋은 방법이다.
③ 항상 대표성을 가질 수 있는 방법이다.
④ 대표적으로 난수표를 활용한다.

5 **층화 무작위 표출법에 대한 설명으로 옳지 않은 것은?**

① 계층은 종속변수에 영향을 주는 변수로 구분한다.
② 무작위로 뽑는다는 점에서 표본의 대표성이 보장된다.
③ 모집단을 2개 이상의 계층으로 구분하여 표본을 뽑는다.
④ 비비례층화표출법은 하위 집단의 구성 비율대로 추출한다.

6 **계통 표본 추출에 대한 설명으로 옳은 것은?**

① 모집단의 특성에 따라 하위 집단별로 표본을 뽑는다.
② 일정한 간격으로 특정 순서의 표본을 선택한다.
③ 일정한 간격으로 대상자를 선정하여 무작위화가 보장된다.
④ 모집단의 크기가 대규모일 때 좋은 방법이다.

7 **집락 표본 추출에 대한 설명으로 옳은 것은?**

① 실용적인 표본 추출 방법이다.
② 모집단에서 개인을 표본요소로 추출한다.
③ 모집단이 소규모일 때 활용하기 좋은 방법이다.
④ 단순 무작위 표본 추출에 비하여 오차 가능성이 적다.

8 **편의 표본 추출에 대한 설명으로 옳은 것은?**

① 확률 표본 추출의 대표적인 방법이다.
② 대규모 표본 조사 시 활용하는 방법이다.
③ 연구자가 접근하기 편리한 대상자를 선정한다.
④ 대표성을 확보하여 모집단에 일반화하기 좋다.

9 할당 표본 추출에 대한 설명으로 옳지 않은 것은?

① 모집단의 특성에 따라 계층과 집단을 구분한다.
② 연구자가 편리한 대로 표본 요소를 선정한다.
③ 모집단의 계층이 되는 변수에는 성별, 나이, 학력 등이 있다.
④ 계층에 따라 구성된 집단 비율에 따라 무작위로 표본을 선정한다.

10 적절한 표본수를 산정하기 위하여 필요한 구성요소로 옳지 않은 것은?

① 효과크기(effect size)
② 모집단의 크기(population size)
③ 유의수준(significance level)
④ 검정력(power)

제11장

11 자료수집 절차

1. 측 정
2. 자료수집 방법
3. 자료수집 계획
4. 자료수집 수행

제 11 장

자료수집 절차

학습목표

1. 측정의 정의와 측정 수준에 대해 설명할 수 있다.
2. 측정방법의 유형을 설명할 수 있다.
3. 연구목적에 따라 적절한 자료수집 방법을 기술할 수 있다.
4. 자료수집 절차를 계획하고 수행할 수 있다.

주요용어

- 명목 척도(Nominal scale)
- 서열 척도(Ordinal scale)
- 등간 척도(Interval scale)
- 비율 척도(Ratio scale)
- 개념적 정의(Conceptual definition)
- 이론적 정의(Theoretical definition)
- 조작적 정의(Operational definition)
- 평정 척도(Rating scale)
- 리커트 척도(Likert scale)
- 시각적 상사 척도(Visulal analogue scale)
- 측정 오차(Measurement error)
- 신뢰도(Reliability)
- 타당도(Validity)
- 내적 일관성 신뢰도, 검사-재검사 신뢰도, 반분 신뢰도
- 내용 타당도(Ontent validity)
- 준거 타당도(Riterion validity)
- 구성 타당도(Construct validity)
- 생리적 측정 방법(Physiological measures)
- 구조적 관찰법(Structured observation)
- 비구조적 관찰법(Unstructured observation)
- 구조적 면담법(Structured interview)
- 비구조적 면담법(Unstructured interview)
- 설문지법(Survey method)
- 초점집단면담(Focus group interview)

자료수집은 자료를 얻기 위한 수집활동이나 이를 지원하는 모든 과정이다. 자료수집 과정에서 연구자는 연구목적에 따라 파악하고자 하는 간호개념을 변수로 구체화하여 측정한다. 측정(measurement)은 사물의 성질을 구체화하기 위하여 수를 부여하는 절차로, 어떤 특성, 사물, 또는 상황에 일련의 규칙에 따라 수치를 부여하는 과정이다. 연구에서의 측정은 추상적인 개념을 수량화가 가능한 수준인 변수의 형태로 수량화함으로써 이루어진다. 예를 들어, 점수화할 수 있는 문항들로 구성된 설문지나 키, 체중, 활력징후로 측정하는 방식이다. 그런데 간호개념들인 키나 혈액 검사 수치 같이 물리적으로 측정할 수 있는 개념보다는 불안이나 자아존중감 같이 추상적인 개념들이 많아 타당하게 측정하기 쉽지 않다. 따라서 연구개념을 잘 측정할 수 있는 도구를 선정해야 한다. 타당하고 믿을 수 있는 측정 방법을 사용하여 자료를 수집해야 연구결과의 타당도가 향상된다.

이 장에서는 측정의 개념, 측정 수준, 측정도구, 자료수집 방법에 대해 다룰 것이다.

1 측정(measurement)

1) 측정의 원리

측정은 추상적인 개념을 관찰가능한 자료로 구체화시키는 과정이다. 연구에서 측정이란 이론의 추상적인 개념을 현실세계에서 수치화 가능한 수준으로 만드는 과정으로 연구대상의 특성을 측정하는 것이다. 따라서 측정은 개념 또는 변수(예: 불안, 통증)에 대해 관찰이 가능한 값을 부여하여 개념을 구체적으로 이해할 수 있게 해준다.

측정은 개념 자체를 측정하는 것이 아니라 개념의 속성들을 측정하는 것이다. 속성은 개념을 집단별로 분류하게 하는 기준이 되는 특징이다. 속성을 수량화하여 표현하기 위해서는 규칙을 부여하고, 규칙대로 점수를 부여한다. 속성은 쉽게 개념의 특징이라고 볼 수 있고, 이를 측정하기 위해서 개념의 속성들에 대한 조작적 정의가 필요하다. 조작적 정의(operational definition)는 사물 또는 현상을 객관적이고 경험적으로 기술하기 위한 정의로, 조작적 정의를 통하여 대상의 측정 방법이 정해지게 된다.

조작적 정의는 대개 측정하고자 하는 개념을 측정도구를 활용하여 수치화 시킨 값으로 정의한다. 예를 들어, 대상자의 "통증(추상적 개념)"에 대한 조작적 정의를 "VAS(Visual Analogue Scale)을 사용하여 대상자가 통증 정도를 표시한 값"으로 내릴 수 있다. 또 다른 예시로 주관적인 건강상태를 5가지 선택지로 구성하여 이중 하나를 선택하여 측정한다면 "나의 주관적인 건강상태는__________. ① 매우 안 좋다 ( ) ② 안 좋다 ( ) ③ 보통이다 ( ) ④ 좋다 ( ) ⑤ 매우 좋다 ( )" 식으로 표기할 수 있다.

연구개념에 대한 조작적 정의의 예시는 [표 11-1]과 같다. 한 가지 개념에 대한 조작적 정의는 한 가지 측정도구를 사용하여 정의하는 것이 일반적이다.

표 11-1 연구에서 조작적 정의의 예시

연구제목	연구개념	조작적 정의
종합병원 간호사의 임종간호 수행에 미치는 영향 (김선기, 김상희, & 윤혜영, 2019)	임종간호 수행	Kim의 생애말기 간호에 대한 간호사의 윤리적 의사결정 도구를 활용하여 측정한 점수
	사전연명의료의향서 지식	Jezewski 등이 개발한 The Knowledge, Attitudinal, Experiential Survey on Advance Directives (KAESAD)로 측정한 점수
	좋은 죽음인식	Schwartz 등이 개발한 DeltaQuest Concept of a Good Death©measure의 한국어판 도구로 측정한 점수
	연명의료 간호스트레스	Lee와 Kim이 연명의료 간호스트레스를 측정하기 위하여 중환자실 간호사를 대상으로 개발한 도구로 측정한 점수

그러나 추상적 개념의 속성을 측정하는 것으로 한 가지 방법으로 완전히 측정하기에는 한계가 있고, 여러 가지 방법으로 측정을 할 수 있다. 예를 들어, 불안 개념을 측정할 때, 50개의 문항으로 구성된 설문도구로 측정할 수도 있고, 불안을 보여주는 행동을 몇 번 하는지 관찰을 통해 측정할 수도 있다. 또는 심박동수 같은 생리적 지표를 통해서도 측정할 수 있다.

2) 측정 수준

개념의 측정 수준은 명목 측정, 서열 측정, 등간 측정, 비율 측정의 4가지로 구분된다. 4개의 측정 수준은 개념의 속성이 숫자의 특성(분류, 서열화, 사칙연산 등)을 가지는 정도에 따라 구분된다. 측정 수준에 따라서 통계분석방법의 수준이 정해진다.

(1) 명목 측정(Nominal measurement)

명목 측정은 측정 개념의 속성을 분류하거나 구분하기 위해 상호배타적인 범주로 나누어 각 범주에 구분의 의미로 숫자를 부여하는 측정 수준이다. 구분의 의미로 숫자를 부여하기 때문에 숫자의 크기는 수치로서 의미가 없다. 대표적으로 종교를 예로 들면 기독교를 1, 천주교를 2, 불교를 3, 무교를 4로 구분할 때 불교가 기독교보다 2가 더 큰 것으로 보지 않는다. 명목 측정은 측정 대상의 속성이 어느 집단인지 구분만 가능하여 가장 낮은 수준의 측정으로 가능한 통계분석방법은 빈도분석, x^2 분석이 있다.

명목척도 예시

1. 귀하의 종교는 무엇입니까?
   ① 기독교 ② 불교 ③ 천주교 ④ 무교

(2) 서열 측정(Ordinal measurement)

서열 측정이란 측정 대상의 순위를 정하는 측정 수준이다. 측정 대상 간에 서로 크고 작고 또는 높고 낮고 등의 서열을 부여하는 것이다. 서열 측정은 측정 대상의 크고 작음은 알 수 있지만 서열 간의 차이는 측정할 수 없다. 예를 들어 주관적 경제적 수준을 상, 중 하로 구분할 때 상을 1, 중을 2, 하를 3으로 설정할 수 있다. 그런데 상이 중보다 주관적 경제적 수준이 높다고 할 수 있지만, 상이 중보다 얼마나 높은지는 알 수 없다. 서열 측정은 명목 측정보다 상위 수준에 있으나 순위만 알 수 있기 때문에 통계분석기법으로는 비모수 통계분석(nonparametric statistics)이 가능하다.

명목 측정과 서열 측정은 측정 수치 간의 간격이 일정하지 않고 구분의 의미가 강하여 범주형 척도(categorical scale)로 분류되며, 비모수 통계분석으로 분석한다.

서열척도 예시

1. 귀하의 주관적 경제 상태는 어떠합니까?
   ① 상 ② 중상 ③ 중 ④ 중하 ⑤ 하

(3) 등간 측정(Interval measurement)

등간 측정은 측정 대상의 속성에 순위를 부여하고, 순위 간에 동일한 간격(등간)이 적용되는 측정 수준이다. 등간 측정은 측정 대상의 범주를 서열화할 수 있고 범주 간에 동일한 간격으로 표시되어 양을 상대적으로 가늠할 수 있고, 임의적이지만 '0'이 존재한다. 등간 측정에서 '0'은 절대적으로 없는 0이 아니고 임의의 지점으로서 '0'이다. 예를 들어, 섭씨온도의 0℃가 열이 전혀 없는 것이 아니고 섭씨온도 상 한 지점으로서의 개념이다. 그리고 30℃와 20℃의 차이가 10℃인 것과 20℃와 10℃의 차이가 10℃인 것은 동일하나 20℃가 10℃보다 두 배 높다고 할 수 없다.

등간 측정은 연산 중 덧셈, 뺄셈이 가능하지만 절대 0이 없기 때문에 곱셈 개념 적용은 불가능하다. 가능한 통계분석방법에는 평균, 표준편차, 상관분석, t-검정, 분산분석, 회귀분석 등이 있다. 가능한 등간 척도에 속하는 예로는 화씨온도, 지능검사(IQ) 점수 등이 있다.

(4) 비율 측정(Ratio measurement)

비율 측정은 측정 수준 중 가장 높은 수준이다. 비율 측정은 등간 측정의 특성을 모두 가지고 있으면서 절대 '0'이 존재하여 사칙연산(덧셈, 뺄셈, 곱셈, 나눗셈)이 모두 가능하다. 예를 들어, 무게를 예를 들면 무게의 0은 전혀 무게가 없다는 것을 의미하므로 절대 '0'이 있는 것이다. 비율 측정의 예로는 거리, 키, 나이 등이 있다. 예를 들어, 체중이 80kg인 사람은 40kg인 사람의 2배의 체중이 된다.

비율 측정은 등간 측정과 함께하고자 하는 속성 간의 간격이 동일하므로 연속 척도(continuous scale)라고 하며, 통계분석방법 시 모수 통계분석(parametric statistics)이 활용된다.

각 측정 수준의 특성에 대한 정리는 [표 11-2]와 같다.

표 11-2 측정 수준의 비교

측정 수준	대푯값	비교 방법	산술적 개념	측정 변수 예시
명목 측정	최빈값	집단간 구분	=, ≠	성별, 혈액형, 직업, 종교
서열 측정	중앙값	집단 순위	<, >	직급, 선호 순위, 사회계층
등간 측정	평균	상대적 간격 비교	+, −	온도, 학생 성적, 물가지수
비율 측정	평균	절대적 크기 비교	+, −, ×, ÷	키, 체중, 연령, 소득

3) 척도(scale)

척도는 측정하고자 하는 개념의 속성을 수량화하기 위해 단위를 가지고 해당 속성에 숫자를 부여하기 위하여 개발된 도구(instrument)를 의미한다. 척도는 대상자 별로 해당 속성의 정도를 수치화할 수 있게 해주어 대상자 별로 비교가 가능해진다. 간호학에서 사용되고 있는 척도는 대부분 심리사회적인 개념을 측정하기 위해 개발된 것들이다.

(1) 척도의 구성 요소

척도의 구성 요소에는 진술문, 척도의 단계, 단계에 대한 정의가 있다. [표 11-3]은 간호사의 의사소통행위에 대한 척도의 구성 요소를 보여준다.

(2) 척도의 유형

간호연구에서 많이 사용되는 척도에는 평정척도(Rating scale), 어의구별 척도(Semantic differential scale), 시각적 상사 척도(Visual analogue scale)가 있다.

표 11-3 척도의 구성 요소

구성 요소	내 용				
서술문	나는 대상자에게 입 모양을 분명히 하여 말한다.				
척도 단계	1	2	3	4	5
척도 단계에 대한 정의	항상 그렇지 않다	그렇지 않다	보통이다	그렇다	항상 그렇다

① 평정척도(Rating scale)

평정척도는 측정하려는 대상 속성이나 반응을 정해진 기준에 따라 연속선상에 범주들을 서열화시켜 각 범주별 점수로 평가하는 척도를 의미한다. 평정척도에는 서술평정척도, 도표평정척도, 총화평정척도가 있다. 평정척도는 대상 속성을 등급으로 나누어 평가할 때 유용하다. 예를 들어, 성적을 A, B, C, D, F로 평가하는 것을 들 수 있다. 척도의 점수 범위는 주로 3점, 5점, 7점이 활용된다. 엄밀히 구분하면 평정척도는 서열화된 범주 간에 간격이 동일하지 않아서 서열척도에 해당되나 편의상 통계분석 시 등간척도로 간주된다.

㉠ 서술평정척도

서술평정척도는 대상 속성 정도의 응답 범주에 대하여 진술문을 제시하고 해당 범주를 선택하게 하여 평가하는 척도이다. 속성을 서술한 문장이나 어구를 배열하고, 연구대상자가 속성의 정도에 따라 수치를 부여하거나 범주에 수치를 부여하는 방식이다. 흔히 3, 4, 5, 7점을 부여한다. [표 11-4]는 Grandy(1999)가 개발한 상사와 동료의 사회적지지 측정도구로서 서술평정척도의 예를 보여준다.

표 11-4 상사와 동료의 사회적지지 측정도구(Grandy, 1999)

내용	전혀 그렇지 않다	그렇지 않다	보통이다	대체로 그렇다	매우 그렇다
1. 맡은 직무가 힘들어졌을 때 나의 상사에게 의지할 수 있다.	①	②	③	④	⑤
2. 마음 편히 상사와 대화할 수 있다.	①	②	③	④	⑤
3. 어려운 상황을 다룰 때 상사는 나를 도와줄 것이다.	①	②	③	④	⑤

㉡ 도표평정척도

도표평정척도(Graphic rating scale)는 선을 동일한 간격으로 구분하여 범주별로 속성의 정도를 지시문으로 제시하고 대상자가 기호로 체크하여 평가하게 하는 척도이다. 예를 들어, 도표평정척도의 형태로 표현된 5점 척도는, 다음과 같다.

도표평정척도 예시

질문 : 귀하는 학교 생활에 대하여 얼마나 만족하십니까?

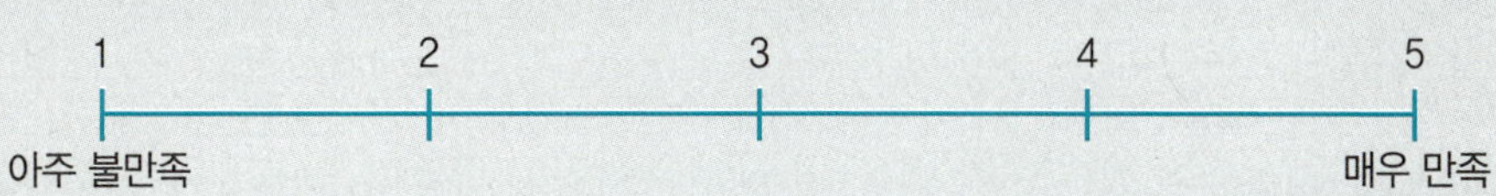

② 총화평정척도(Summated rating scale)

총화평정척도는 여러 개의 문항으로 구성되어 있는 척도로, 서술평정척도로 된 각 문항을 대상자가 평가하여 각 문항의 점수를 더하여 총점을 내는 방식으로 대상 속성을 측정하는 척도이다. 다른 표현으로 Rensis Likert(1932)가 처음으로 총화평정척도의 사용에 대하여 보고서를 작성하여 그의 이름을 따서 리커트 척도(Likert scale)로도 많이 알려져 있다.

총화평정척도는 심리 검사용 척도의 하나로, 간호학 연구에서 설문조사에 가장 널리 사용되는 방식이다. 총화평정척도는 응답자가 제시된 문장에 대해 동의하는 정도를 양극단으로 나누어 그 정도를 기호로 표시하도록 한다. 대상자는 주어진 문장에 대한 동의 정도를 응답한다. 따라서 총화평정척도의 응답범주는 지시문 간에 명확한 서열이 있어야 한다. 총화평정척도는 각 문항의 총점으로 대상 속성을 평가하는 방식으로 총점이 높을수록 해당 속성이 강한 것으로 해석된다. 총화평정척도를 구성하는 문항들은 10~50문항 등 다양하게 구성되어 있으며, 각 문항은 긍정형과 부정형이 혼합되어 있을 수 있다. 단, 부정형 문항이 있는 경우 역산해야 총점이 일관되게 대상 속성을 반영할 수 있다.

예를 들어, [표 11-5]는 Duckworth 등(2007)이 개발한 Original Grit Scale (Grit-O)을 번안한 척도이다. 5점 리커트 척도로 총 12문항으로 구성되어 있다.

표 11-5 Duckworth 등(2007)의 Grit-O 척도

내 용	전혀 아니다	아니다	보통이다	그렇다	매우 그렇다
1. 나는 종종 목표를 세우지만, 나중에 그것과는 다른 일을 하곤 한다.	①	②	③	④	⑤
2. 나는 부지런하다.	①	②	③	④	⑤
3. 나의 관심사는 매년 바뀐다.	①	②	③	④	⑤
4. 좌절은 나의 의욕을 꺾지 못한다.	①	②	③	④	⑤
5. 나는 몇 개월마다 새로운 목표나 관심사에 흥미를 갖게 된다.	①	②	③	④	⑤
6. 나는 수년의 노력을 요구하는 목표를 달성해 본 적이 있다.	①	②	③	④	⑤
7. 때때로 새로운 생각이나 일 때문에 기존에 하고 있는 생각이나 일이 방해를 받는다.	①	②	③	④	⑤
8. 나는 내가 시작한 것은 뭐든지 끝낸다.	①	②	③	④	⑤
9. 나는 열심히 하는 사람이다.	①	②	③	④	⑤
10. 나는 한동안 새로운 생각이나 계획에 사로잡히지만 곧 관심을 잃게 된다.	①	②	③	④	⑤
11. 나는 중요한 도전을 위해 좌절을 극복해왔다.	①	②	③	④	⑤
12. 나는 달성하는데 몇 개월이 걸리는 일에 꾸준히 집중하기 어렵다.	①	②	③	④	⑤

③ 시각적 상사 척도(Visual analogue scale, VAS)

시각적 상사 척도는 특정 증상이나 상황에 대한 대상자의 의견, 신념의 강도를 측정하는 척도로서 등간척도의 일환으로 개발되었다. 시각적 상사 척도는 VAS로 많이 불리는데 대상자가 10cm 길이의 직선에 증상이나 상황에 대한 강도를 나타내는 한 지점을 기호로 표시한다. 직선의 양 끝에 시작선과 종료선을 표시하고, 증상이나 상황을 표현하는 진술문 또는 단어를 제시한다. 점수는 시작지점부터 표시된 지점까지 측정 상태나 행동을 한 값으로, cm 이나 mm 단위로 측정된다.

시각적 상사 척도 예시

질문 : 당신의 통증 수준은?

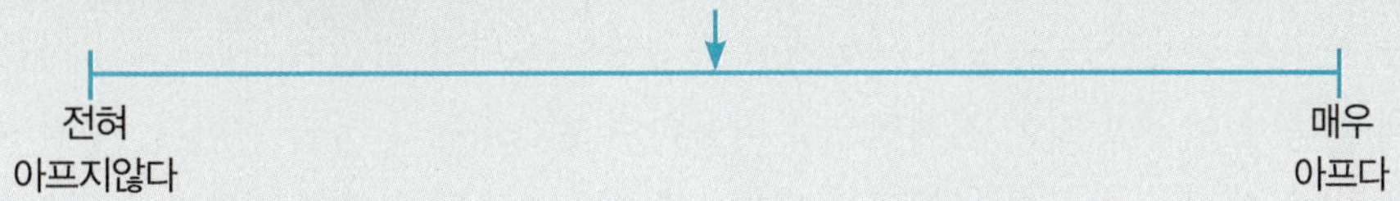

4) 측정도구의 평가

연구자들에게 측정하고자 하는 연구 현상을 정확하고 일관성 있게 수량화하여 측정하는 도구가 있다면 모든 연구를 정확하고 타당하게 수행할 수 있을 것이다. 그러나 현실세계에서 관심 현상을 정확하고 일관성 있게 측정하는 도구를 찾기는 쉬운 일이 아니고 측정할 수 없는 경우가 훨씬 더 많다. 측정도구는 연구결과의 타당성에 지대한 영향을 주기 때문에 연구자는 연구개념을 측정하기 위해 선택한 측정도구가 적절한지 반드시 평가해야 한다. 이제 측정 오차와 측정도구를 평가하는 기준으로서 신뢰도와 타당도 평가에 대해 알아보겠다.

(1) 측정 오차(measurement error)

측정 오차(measurement error)는 실제 존재하는 측정값이 참값(true score)과 연구도구로 측정한 값의 차이를 의미한다. 참값은 측정에서 오류가 없을 때 얻을 수 있는 완전한 기댓값을 말한다. 어떤 속성을 측정할 때 측정하려는 속성의 참값 이외에도 여러 가지 다른 요인이 작용한다. 따라서 측정값은 측정된 속성의 참값에 영향을 미치는 다른 요인의 결과인 측정 오차로 구성된다. 연구자는 측정 오차를 줄여서 연구도구로 측정한 값이 실제 참값에 가깝도록 노력해야 한다. 따라서 사전에 측정 오차의 원인을 파악하여 가능한 오차를 방지해야 한다.

측정 오차와 오차의 범위는 다양하다. 측정 오차는 직접 또는 간접적으로 발생할 수 있다.

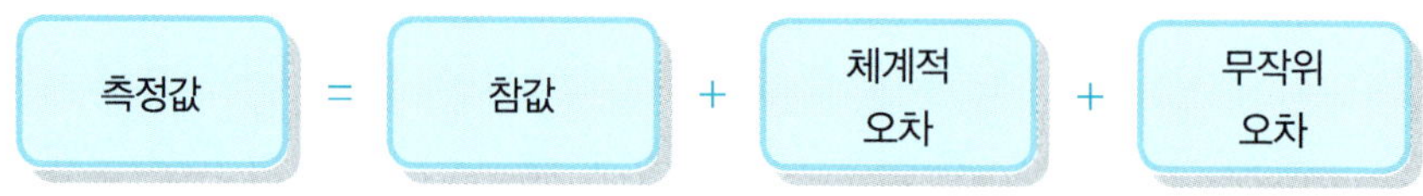

그림 11-2 측정값의 구성

측정 오차에는 무작위 오차(random error)와 체계적 오차(systematic error)가 있다. 무작위 오차는 우연히 발생하는 다양한 요인에서 발생하는 오차를 말한다. 체계적 오차는 측정하려는 대상 속성 이외의 것이 체계적으로 작용하여 발생하는 오차를 말한다. 무작위 오차는 특정한 방향 없이 측정값이 변화하는 반면, 체계적 오차는 일관된 방향으로 발생하게 된다.

[표 11-6]에는 측정 오차 요인이 제시되어 있다.

표 11-6 측정 오차 요인

구분	가능한 오차발생 상황
연구 대상	• 연구대상자의 상태 달라짐 • 연구대상자의 신념 혹은 고정 반응(response set)
측정 상황	• 연구대상자가 측정 상황을 의식함 • 연구대상자의 익명성이나 사생활 보호 등의 문제가 발생함 • 온도, 습도, 조명, 소음 등의 환경적 요인 • 연구 대상자와의 신뢰 형성 정도 • 연구대상자별 신뢰 형성정도가 다름
측정도구 및 자료수집 방법	• 질문의 선택지가 포괄적이지 않음 • 질문 문구가 모호하거나 오해를 유발함 • 측정자가 일관된 판단을 하지 않음 • 측정 시간이 일관되지 않음
연구자	• 연구자가 측정 절차를 변경시킴 • 질문을 누락함
자료처리과정	• 자료 코딩시 입력 오류가 발생함

(2) 신뢰도(Reliability)

측정도구의 신뢰도는 측정도구가 대상 속성을 일관성(consistency) 있게 측정하는 정도를 의미한다. 일관성은 같은 대상자에게 같은 측정도구를 사용하여 시간차를 두고 반복 측정했을 때 동일한 결과를 얻을 수 있는 정도를 말한다. 신뢰할 만한 측정도구는 시간의 경과에 관계없이 일관성 있는(consistent) 결과값이 측정된다. 예를 들어, 한 체중계로 체중을 측정했을 때 60Kg이 나왔다면, 한 시간 뒤에 측정해도 60Kg이 나와야 일관성이 있다고 할 수 있다. 신뢰도가 높은 측정도구는 대상 속성을 측정할 때, 측정 오차가 적은 측정값을 도출한다.

신뢰도 측정 방법에는 내적 일관성 신뢰도(internal consistency reliability), 검사-재검사 신뢰도(test-retest reliability)와 반분법(split-half method)이 있다. 측정도구의 신뢰도에 영향을 주는 요인은 [표 11-7]과 같다.

표 11-7 신뢰도 영향 요인

구분	내용
측정방법	내적 일관성 신뢰도 > 반분법 > 검사 – 재검사 신뢰도
문항 수	문항수가 늘어나면 신뢰도는 증가함
측정 내용의 범위	측정 내용의 범위와 신뢰도는 반비례 함
도구 작성시간	작성시간이 부족하면 대상자가 안정적으로 응답하지 못함
문항의 난이도와 변별력	문항의 난이도가 너무 높으면 응답의 정확도가 낮아짐 문항의 변별력과 신뢰도는 비례관계임

① 내적 일관성 신뢰도(internal consistency reliability)

내적 일관성 신뢰도는 측정도구의 동질성(homogeneity) 정도를 의미하며 도구의 문항들 간의 상관관계로 보는 신뢰도이다. 내적 일관성이 높으면 측정도구가 측정하려는 속성만 측정한다고 볼 수 있다. 내적 일관성 신뢰도는 도구의 신뢰도를 측정하는 가장 대표적인 방법이다. 측정 도구의 문항들 간의 상관성 정도로 측정도구의 신뢰도를 측정한다. 이는 다수의 문항으로 구성된 측정도구를 사용하는 경우 활용된다. 내적 일관성은 측정도구를 구성하고 있는 문항들 간의 상관계수에 기초한 지수로 크론바흐 알파(Cronbach α) 계수를 통계량으로 사용한다. 크론바흐 알파 값이 .70 이상이면 측정도구의 내적 일관성이 있는 것으로 여겨진다. 만일 특정 문항이 다른 문항들과의 상관성이 매우 낮을 경우, 해당 특정 문항을 제거하면 내적 일관성을 높일 수 있다.

② 검사 – 재검사 신뢰도(test–retest reliability)

검증–재검증 신뢰도란 동일한 측정도구를 동일한 대상 집단에게 2회 측정하여 얻은 결과 간의 상관관계를 비교하는 방법이다. 이는 측정도구의 안정성(stability)으로 같은 도구를 반복 사용했을 때 같은 결과를 얻는 정도를 말한다. 보통 2~4주의 간격을 두고 측정하는데 두 번의 결과값 간의 차이가 작으면 신뢰도가 높고, 차이가 크면 신뢰도가 낮다고 볼 수 있다.

검사–재검사 신뢰도의 장점은 동일한 측정도구의 문항을 활용하므로 문항 구성에서 비롯되는 측정 오차는 통제된다는 것이다. 단점은 측정하려는 속성이 시간에 따라 변하는 태도나 기분, 지식, 신체상태 등인 경우 도구의 문제가 아니라 대상자의 속성 변화에 따라 측정값이 달라져 신뢰도가 낮아지게 된다는 것이다. 따라서 검사–재검사 신뢰도는 성격이나 능력 같이 비교적 지속성이 있는 속성을 측정하는 것이 적합하다. 또한 첫 번째 측정으로 인한 기억이나 시험효과 등으로 두 번째 측정에 영향을 미칠 수 있다. 그러므로 재측정은 2~4주의 간격을 두고 실시하는 것이 기억으로 인한 효과를 방지할 수 있다. 끝으로 같은 도구를 반복 사용하여 대상자가 지루해하여 결과값에 영향을 미칠 수도 있다.

③ 반분 신뢰도(split–half reliability)

반분 신뢰도란 하나의 측정도구를 두 부분으로 나누어 같은 대상자에게 조사한 후, 두 부분의 결과값 간에 상관관계를 기반으로 측정하는 방법이다. 측정도구를 반분하는 방법에는 홀수와 짝수 문항으로 나누는 방법과 전반부와 후반부로 나누는 방법, 무작위로 나누는 방법 등이 있다. 한 측정도구의 문항을 절반으로 나누어 신뢰도를 검사하기 때문에 신뢰도가 낮아질 수 있으며, 반대로 도구의 문항의 수가 많으면 검사의 신뢰도가 높아지는 경향이 있다. 반분 신뢰도의 경우 한 번의 측정으로 도구의 신뢰도를 구하기 때문에 두 번 시행에 따른 기억이나 시험효과 등을 줄일 수 있다.

(3) 타당도(Validity)

측정도구의 타당도는 측정하고자 하는 속성을 측정도구가 정확하게 측정하는지에 대한 정도를 의미한다. 신뢰도가 측정하려는 속성을 얼마나 일관성 있게 측정했는가를 평가한다면, 타당도는 측정하려는 속성을 얼마나 제대로 측정하고 있는지를 평가하는 것이다. 간호학에서는 인간을 대상으로 태도, 사고, 행동 등을 연구하는 경우가 많기 때문에 측정하고자 하는 속성이 직접적으로 측정되기 보다는 간접적으로 측정되는 경우가 많아서 타당도의 문제가 중요하면서 평가하기 쉽지 않다.

타당도를 측정 방법에는 크게 내용 타당도(content validity), 준거 타당도(criterion-related validity), 구성 타당도(construct validity) 등이 있다.

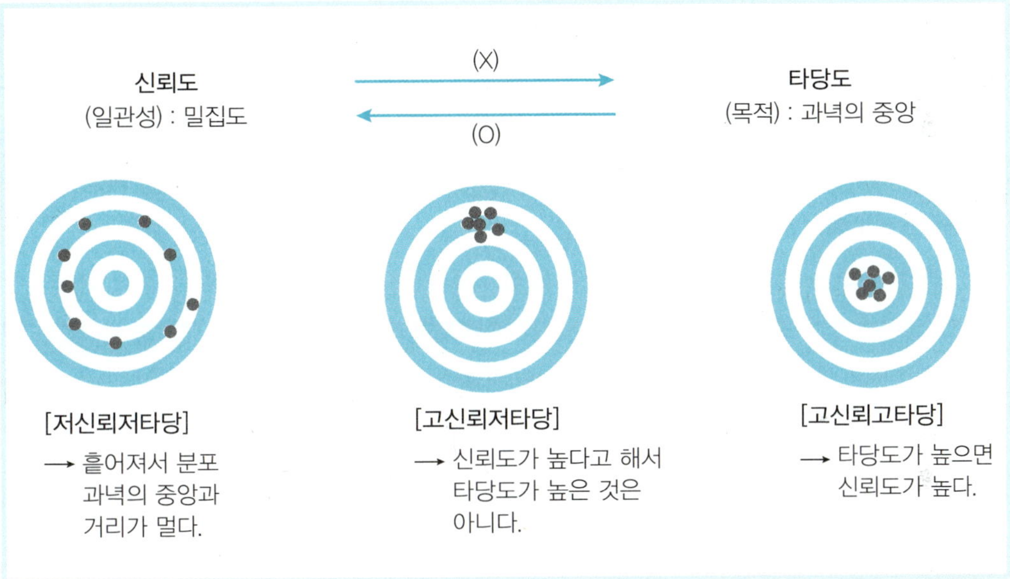

그림 11-3 신뢰도와 타당도의 관계

① 내용 타당도

내용 타당도는 측정도구의 문항들이 대상 속성을 제대로 반영하고 있는지를 평가하는 타당도다. 내용 타당도는 도구의 모든 문항들이 개념적 속성을 잘 대표하고 있는가, 문항의 난이도가 대상자에게 적절한가, 문항과 응답이 정확한가 등으로 확인된다. 예를 들면, 기본간호학 중간고사 시험범위가 1장부터 3장까지인데, 교수가 2, 4장에서 시험 문제를 출제한다면, 1, 3장은 시험에 나오지 않고, 범위가 아닌 4장에서 문제가 출제되었으므로 내용 타당도가 떨어진다고 할 수 있다.

② 준거 타당도

준거 타당도는 측정도구의 결과와 외적 준거와의 관계를 평가하는 타당도이다. 여기서 외적 준거(criterion)는 기존에 활용되고 있는 타당도가 인정된 측정도구가 된다. 준거 타당도는 새로운 측정도구를 개발했을 때 주로 활용되는데, 새로 개발된 측정도구의 결과값과 기존에 활용되고 있는 측정도구의 결과값의 관계를 비교함으로써 타당도를 평가한다. 준거 타당도에는 동시 타당도(concurrent validity)와 예측 타당도(predictive validity)가 있다.

동시 타당도는 새로운 측정도구와 기존에 활용되던 측정도구를 동시에 같은 대상자에게 측정하여 두 결과값 간의 상관성을 비교하는 검사이다. 새로 개발된 도구의 결과값과 이전에 개발되어 사용되고 있던 측정도구의 결과값 간의 상관관계가 높다면 동시 타당도가 있다고 할 수 있다. 예를 들어, 대학생의 어학능력 성취도 도구를 개발하였다면 이 도구의 점수가 높은 학생이 가장 최근에 실시한 텝스 시험에서 우수한 성적을 받았다면 동시 타당도가 확보되었다고 할 수 있다.

예측 타당도는 측정도구의 결과값이 일정 기간이 지난 후 측정된 외적 준거의 결과값 간의 상관관계를 평가하는 타당도이다. 즉 측정도구가 미래의 결과를 예측할 수 있는 정도를 말한다. 예를 들어, 입사 시험도구를 개발했다면, 입사 시험도구의 점수가 높은 사원이 입사 2년 후에 업무성과가 높다면 그 입사시험의 예측 타당도가 확보되었다고 할 수 있다.

③ 구성 타당도

구성 타당도는 측정도구가 측정하고자 하는 추상적인 개념이 적절하게 측정되는 정도에 대한 타당도이다. 다른 말로 '개념 타당도'라고도 한다. 구성(construct)이란 적응, 행복과 같이 추상적이고 직접적인 관찰이 어려운 개념을 이르는 말로, 구성 개념은 직접적인 관찰이 어려워 해당 특성의 결과로 나타나는 행동을 통해 간접적으로 관찰해야 하는 추상적 개념을 말한다. 이 타당도는 측정도구가 추상적인 개념을 이론적으로 잘 측정하는 정도를 파악하는 것이다.

구성 타당도에는 수렴 타당도(convergent validity), 판별 타당도(discriminative validity)가 있다. 수렴 타당도는 새로 개발하는 측정도구의 결과값과 같은 개념을 측정하는 도구의 결과값 간의 관련성 정도를 보는 타당도이다. 판별 타당도는 새로 개발하는 측정도구의 결과값과 전혀 상반되거나 관련이 없는 개념을 측정하는 도구의 결과값 간의 관련성이 없는 정도를 보는 타당도이다. 구성 타당도를 파악하기 위해서는 통계분석방법 중 요인분석이나 상관관계 분석을 활용한다.

2 자료수집 방법(data collection methods)

자료수집은 연구자가 연구목적을 달성하기 위하여 측정도구를 활용하여 선정된 대상으로부터 연구자료를 모으는 과정을 말한다. 자료수집을 위해서는 연구 개념을 측정 가능한 변수로 조작적 정의를 하고 조작적 정의에 따라 자료수집 방법을 선정해야 한다. 연구목적에 부합되는 자료수집 방법을 선택하는 것이 중요한데 그 이유는 연구 개념을 타당하고 신뢰할만한 방법으로 측정하지 못하면 연구결과의 타당성이나 신뢰성이 확보되지 않기 때문이다.

자료수집 방법에는 생리적 측정법, 관찰법, 면담법, 설문지법 등이 있다. 각 방법에 대하여 살펴보고 연구목적에 따라 적절한 자료수집 방법을 선택할 수 있어야 하겠다.

1) 생리적 측정법(physiological measure)

생리적 측정법은 의학 분야에서 대상자의 건강상태를 평가하는데 가장 많이 사용되는 측정방법 중의 하나이다. 생리적 측정법은 객관적으로 관찰가능한 도구로 측정이 되는데, 예를 들어 당뇨병 환자의 혈당 조절을 위해 당뇨식이 자가관리 프로그램 적용 전후에 혈당을 측정하는 것을 들 수 있다. 그런데 건강상태를 나타내는 생리적인 변수들은 객관적인 생리적 측정법뿐만 아니라 다양한 방식으로 측정된다. 예를 들어 청색증이나 부종, 상처는 관찰법으로 측정할 수 있고, 통증이나 피로감은 자가보고를 통해 측정될 수 있다. 최근 근거기반실무가 대두되면서 객관적인 지표가 근거가 되는 경우가 많아 간호연구에서도 생리적 측정법이 사용이 증가하고 있다.

생리적 측정법은 크게 생물리적 측정, 화학적 측정, 미생물학적 측정방법 등이 있다.

(1) 생물리적 측정(biophysical test)

생물리적 측정은 연구대상자의 물리적 특성을 측정하는 방법이다. 생물리적 측정에는 맥박, 호흡, 혈압, 체온, 심전도 등이 있다. 생물리적 지표를 측정하기 위해서는 장비가 필요하다. 예를 들어 체온계, 혈압계, 청진기 등이 대표적이다. 심전도나 피부 전기 반응 등은 특수 장비를 이용하여 측정한다.

(2) 생화학적 측정(biochemical test)

생화학적 측정은 연구대상자의 생화학적 특성을 측정하는 방법으로 호르몬 수치, 혈당치 등이 있다. 생화학적 변수는 측정하는 물질의 종류에 따라 측정방법이 달라질 수 있으며, 공통인 측정과정은 다음과 같다.

측정 검체 수집 → 검체 보관 → 대상 항목 측정 → 검사 결과 판독 및 기록

측정 검체를 수집할 때는 정해진 절차를 따라야 한다. 검체의 양, 검체 수집 조건, 검체 오염 등이 측정 결과에 중대한 영향을 미치므로 정확한 절차에 따라 적정한 양의 검체를 오염이 되지 않도록 수집해야 한다. 또한 검체 보관도 측정 결과에 영향을 주므로 용기의 종류, 보관 온도 등을 잘 지켜야 한다.

(3) 미생물학적 측정(microbiologic test)

미생물학적 측정은 생리학 · 생화학적 검체 내에 포함된 미생물을 측정하는 방법이다. 미생물학적 측정의 과정은 생화학적 측정과 유사하다. 그러나 검체 수집 및 보관에서 검체가 오염되지 않도록 더욱 주의해야 한다.

표 11-8 주요 체계별 생리적 변수 예시

구 분	생리적 변수
순환기계	혈압, 혈액량, 맥박, 심전도, 심음, 산소포화도, 적혈구수, 헤모글로빈
호흡기계	1회 호흡량, 1초 노력성 호기량, 노력성 폐활량, 폐활량, 총폐용적, 동맥혈가스, 객담 배양
신경계	체온, 뇌파, 뇌척수액, 뇌척수압, 두개강내압, 교감신경활성도, 부교감신경활성도
근골격계	근육둘레, 근력, 근육 용적, 골밀도, 관절각도, 근전도, 관절가동범위
위장계	위장관 내압, 위장활동, 위산, 대변 내 혈액/지방/세균
비뇨기계	소변 내용물, 세균
내분비계	혈액 및 소변, 침 등의 호르몬(코티솔, 카테콜아민 등)

(4) 생리적 측정법의 장점과 단점

① 장점

㉠ 생리적 측정법은 객관적이다. 여기서 객관적이라는 말은 두 명 이상의 독립된 관찰

자가 측정하였을 때 일치하는 정도이다. 체온을 두 사람이 같은 체온계로 측정할 때 체온계가 정상이라면 동일한 결과가 측정된다.

㉡ 생리적 측정법은 신뢰도가 높다. 생리적 측정도구는 심리적 특성을 측정하는 자가보고형 측정도구에 비하여 훨씬 정확하고 민감하게 측정이 가능하다.

㉢ 생리적 측정법은 타당도가 높다. 체온계는 맥박이 아닌 체온을 측정한다. 즉 측정하고자 하는 대상을 정확하게 측정해준다. 한편, 심리적 특성을 측정하는 자가보고형 측정도구는 해당 심리적 특성을 타당하게 측정하는 검증을 거쳐야 한다.

② 단점

㉠ 생리적 측정법은 특정 측정 장비를 다룰 수 있어야 한다. 장비를 다룰 줄 모르는 경우 측정간 오차가 발생하거나 발생한 오차를 발견하지 못할 수 있다.

㉡ 생리적 측정 과정이 측정 결과값을 변화시킬 수 있다.

㉢ 생리적 변수 측정 장비는 대부분 고가이다. 비용은 연구수행 가능성을 좌우하는 중요한 고려사항이다. 가능한 기존 장비를 이용하여 비용 절약을 도모해야 한다.

㉣ 생리적 측정 시 인위적인 결과값이 발생할 수 있다. 예를 들어, 동작을 감지하는 센서로 측정하는 경우 장비가 움직이면 결과값이 달라질 수 있다.

㉤ 생리적 측정으로 인하여 인체에 손상을 일으킬 수 있다. 예를 들어, 전기자극을 주어 반응을 측정하는 경우 세포에 손상을 줄 수 있으므로 손상예방을 위해 최대한 노력해야 한다.

㉥ 신체의 각 체계가 상호작용을 하므로 한 체계의 생리적 변수를 측정하면서 다른 체계에도 반응을 일으킬 수 있다.

2) 관찰법(observational method)

관찰법은 시각과 청각을 통해 연구대상을 관찰하여 자료를 수집하는 방법이다. 관찰을 할 때에는 모든 변수를 일관성 있게 관찰하는 것이 중요하다. 관찰법은 다른 유형의 측정방법에 비해 주관적이어서 신뢰도가 떨어질 수 있다. 이를 보완하기 위해 관찰자 훈련이 요구된다.

관찰법은 관찰자와 관찰대상과의 관계에 따라 참여 관찰과 비참여 관찰로, 관찰의 구조화 정도에 따라 구조적 관찰과 비구조적 관찰로 나눌 수 있다.

(1) 참여 관찰(participant observation)

참여 관찰은 연구자가 관찰 대상 집단의 구성원이 되어 함께 생활하면서 관찰하는 방법을 의미한다. 참여 관찰은 자연성이 유지되고 깊이 있는 관찰이 가능하다. 하지만 관찰 대상과 함께 있으면서 객관적 관찰이 어려울 수 있고 연구자가 관찰 대상의 행동에 영향을 줄 수 있다. 또한 연구자가 관찰에만 몰입할 수 없고 다른 일과 함께 병행해야 하므로 관찰 내용 기록에 제한이 발생할 수 있고, 연구대상에게 관찰되고 있음을 알리지 않는 경우 윤리적 문제가 발생할 수 있다.

(2) 비참여 관찰(non-participant observation)

비참여 관찰은 연구자가 관찰 대상 집단에게 연구를 위한 관찰에 대하여 알리고 제3자의 관점에서 관찰하는 방법이다. 이때 연구대상이 관찰되고 있음을 의식하여 행동을 다르게 하는 문제가 발생할 수 있다.

(3) 구조적 관찰(structured observation)

구조적 관찰은 관찰 대상과 방법, 시간 등을 미리 결정한 상태에서 관찰하는 방법이다. 구조적 관찰은 관찰 결과를 범주(category) 체계로 정렬하며, 관찰 내용에 대한 점검표(checklist)를 사전에 작성한다. 이때 관찰 범주는 상호 배타적이어야 하고, 범주의 수는 15~20개가 적절하다. 점검표는 관찰할 내용이 나타날 때 표시하는 것이므로 관찰 내용이 모두 포함되어야 한다. 관찰 도구로는 체크리스트와 평정척도가 주로 활용된다. 체크리스트는 연구대상으로부터 관찰할 행동, 사건, 특성의 유무를 기록하기 위하여 체크리스트에 항목별로 범주체계에 따른 행동이나 사건 목록을 제시하고 해당 행동의 유무나 빈도 등을 기호로 표시하는 방식으로 구성된다. 평정척도의 경우는 특정 속성을 연속선상의 점수로 평가하므로 연구대상의 특정 행동 발생 여부나 행동의 빈도 등 질적인 면까지 포함하여 기록이 가능하다.

연구대상의 관찰 행동을 기록하기 위하여 예를 들어 시간표집법이나 사건표집법을 활용한다. 시간표집법은 1회 관찰 시간과 관찰 간격을 정하는 방법이다. 관찰 시간은 체계적으로 선택될 수도 있고 무작위로 선택될 수도 있다. 예를 들어, 관찰 대상을 1회에 5분 관찰하고 5분 쉬는 방식으로 10회를 실시할 수 있다.

사건표집법은 관찰을 해야 하는 행동유형이나 사건을 구체화하여 관찰하는 방법이다. 연구자가 관찰하려는 사건의 발생에 대한 정보를 알고 있어야 한다. 관찰할 사건이 드물게 일어나거나 특정 시간에만 일어난다면 시간표집법을 활용하기 제한되므로 사건표집법을 활용하게 된다. 예를 들어 뇌전증으로 인한 발작을 관찰하는 것을 들 수 있다.

(4) 비구조적 관찰(unstructured observation)

비구조적 관찰은 특정 계획없이 연구대상을 자연스럽게 관찰하고 기록하는 방법이다. 주로 질적 연구, 탐색 연구 등의 자료를 수집하는데 활용되며 참여 관찰의 방법으로 흔히 활용된다. 비구조적 관찰의 장점은 연구자들에게 인간의 행동과 사회적 상황을 보다 깊고 풍부하게 이해하고 연구자에게 자유를 제공할 수 있다는 것이다. 단점으로는 연구자의 편견이 관찰 결과에 영향을 미칠 수 있으며, 연구자가 관찰내용을 기록하면서 객관성이 손실될 수 있다는 것이다. 또한 관찰한 내용을 모두 기억하지 못할 수 있다는 단점도 있다. 이를 보완하기 위하여 가능하다면 영상촬영을 활용하는 것이 좋다.

(5) 관찰법의 장점과 단점

① 장점

㉠ 관찰법은 행동과 사건을 직접 관찰하여 기록하므로 정보의 깊이와 폭이 다양하다.

㉡ 대상자의 상태에 대한 자가보고가 어려울 때 유용하다. 대상자가 영유아, 실어증 환자, 무의식 환자, 정신병 환자 혹은 동물일 경우 활용된다.

② 단점

㉠ 자료수집 과정에 연구자의 주관이 개입되어 연구결과의 신뢰도과 타당도에 위협을 줄 수 있다.

㉡ 관찰 현상이 자주 발생하지 않으면 자료수집에 시간이 많이 소요될 수 있다.

㉢ 대상자가 관찰되고 있음을 의식하여 평소와 다르게 행동할 수 있다.

3) 면담법

면담은 언어적, 비언어적으로 교환되는 의사소통을 통하여 면담자와 피면담자 간에 정보와 아이디어, 태도, 감정, 메시지를 교환하는 과정이다. 연구에서 면담법은 면담을 활용하여 자료를 수집하는 방법이다. 주로 질적 연구와 서술적 연구에서 많이 사용되며, 구조화

정도에 따라 구조적 면담과 비구조적 면담으로 구분할 수 있다.

(1) 구조적 면담법(structured interview)

구조적 면담법은 자료수집 시작 전 면담 질문의 내용과 순서를 미리 계획하고 모든 대상자에게 일관된 순서와 내용으로 질문하는 방법이다. 구조적 면담법은 초보 연구자들도 쉽게 사용 가능하고 연구결과 분석이 비교적 쉽다. 그러나 정해진 내용을 질문하므로 새로운 현상을 발견하기는 어렵다.

(2) 비구조적 면담법(unstructured interview)

비구조적 면담법은 자료수집 전에 면담 질문을 미리 정하지 않고 상황에 따라 면담을 실시하는 방법이다. 비구조적 면담법은 보다 숙련된 연구자가 할 수 있는 방법으로 장점은 대상자로부터 깊이 있는 답변을 끌어내 새로운 결과를 도출할 수 있다는 것이다. 단점으로는 대상자의 답변 범위가 넓어 결과 정리와 분석이 어렵다는 것이 있다.

(3) 포커스그룹 인터뷰(focus group interview)

포커스그룹 인터뷰는 대상자의 태도를 이해하기 위하여 6~12명의 사람들을 동시에 면담하는 질적 연구방법이다. 연구자가 제시하는 주제를 중심으로 참여자들이 자유롭게 토론하는 방식이다. 포커스그룹 인터뷰는 특정 개념, 상품, 서비스 등에 대한 인식을 파악하기 위해 활용된다. 포커스그룹을 구성할 때는 연구목적에 부합되는 연구참여자로 선정한다. 이를 통해, 자료수집기간 동안 연구목적에 가장 적절한 자료를 수집할 수 있다.

포커스그룹 인터뷰는 새로운 접근이나 통찰력, 도구개발 시 문항 내용 개발, 상세한 내용 도출 등에 유용한 방법이다. 집단 구성원의 상호작용에 의해서 개별 면접에서는 기대할 수 없는 새로운 생각과 아이디어를 기대할 수 있다. 대상자들의 자발성을 촉구하고 자발반응과 강제 반응을 식별 가능하다는 장점은 있으나 연구대상들을 일반화할 때는 적합하지 않다.

포커스그룹 인터뷰 시 연구자는 사전에 훈련이 필요한데 이는 진행자의 경향이나 판단 또는 능력에 의해 면담이 좌우되기 쉽기 때문이다. 대상 그룹의 차이점들이 어려움을 야기할 수 있으며, 진행자의 운영이 실패로 끝나면 정보를 수집하지 못하거나 목적하는 정보를 얻지 못할 수 있다.

다음은 포커스그룹 인터뷰 시 고려해야 할 사항이다.

① 포커스그룹의 목적은 무엇인가?
② 얼마나 많은 포커스그룹이 필요한가?
③ 얼마나 많은 사람이 각각의 포커스그룹에 포함되어야 하는가?
④ 포커스그룹을 어떻게 모집할 것인가?
⑤ 포커스그룹에 적합한 사람을 어떻게 찾을 것인가?
⑥ 포커스그룹에 적합한 사람을 선택하고 있는가?
⑦ 포커스그룹은 어디에서 회의를 할 것인가?
⑧ 중재자가 어떤 기술을 가져야 하는가?
⑨ 중재자가 참여자와 어떻게 상호작용할 것인가?
⑩ 중재자가 어떤 질문을 할 것인가?
⑪ 자료를 어떻게 분석할 것인가?

4) 설문지(questionnaire)법

설문지법은 관심 개념을 측정할 수 있는 도구로 구성된 구조화된 설문지에 응답을 기입하게 하여 자료를 수집하는 방법이다. 설문지란 조사하고자 하는 질문들을 체계적으로 배열하여 인쇄한 문서를 의미한다.

설문지법은 연구목적과 관련된 다량의 정보를 표준화된 조사지를 활용하여 얻을 수 있는 방법이다. 따라서 조사 내용을 표준화와, 수량화가 가능하고, 응답자 간의 결과를 객관적으로 비교할 수 있다. 설문지의 문항 형태는 개방형(비구조적) 질문과 폐쇄형(구조적) 질문이 있다.

(1) 개방형 질문(open question)

개방형 질문은 질문에 대한 응답의 깊이와 범위를 제한하지 않고 대상자의 의사를 자유롭게 표현하도록 구성한 질문이다. 개방형 질문은 대상자의 반응을 예측할 수 없을 때나 대상자의 반응을 범주화하기에 너무 많고 복잡할 때 사용된다. 개방형 질문은 대규모 표본을 대상으로 자료수집하는 경우에는 바람직하지 않다.

개방형 질문의 장점은 다양하고 깊이 있는 응답을 수집할 수 있고, 새로운 결과를 발견할 수 있다는 것이다. 단점은 응답에 시간이 많이 걸려 대상자들이 심리적으로 압박감을 느낄 수 있고, 설문지의 회수율이 떨어질 수 있고, 자료분석에 상당한 시간이 소요된다는 것이다.

(2) 폐쇄형 질문(closed question)

폐쇄형 질문은 질문에 대하여 여러 개의 선택지를 주고 대상자가 해당되는 선택지를 고르도록 하는 질문이다. 폐쇄형 질문에는 이분형, 선다형, 서열형, 평정형 질문이 있다.

폐쇄형 질문의 장점은 짧은 시간 내에 많은 질문에 답할 수 있으며, 언어표현력이 부족한 사람도 작성이 쉽고, 수집한 자료를 통계분석하는 것이 용이하다는 것이다. 단점은 응답이 피상적일 수 있고, 선택지에 모든 내용이 포함되지 않는 경우 대상자가 원하는 답이 없어 자신의 의견과 다른 반응을 선택하여 연구결과에 영향을 미칠 수 있다는 것이다.

① 이분형 질문

이분형 질문은 가장 단순한 폐쇄형 질문이다. 두 개의 선택지 중에서 하나를 선택하는 방법이다. 이분형 질문은 사실적 정보를 수집하는데 적합하다.

이분형 질문 예시

질문 : 귀하는 종교가 있습니까?

① 있다　　② 없다

② 선다형 질문

선다형 질문은 여러 개의 선택지 중에서 하나를 선택하는 방법이다. 선다형 질문은 대상자의 태도나 의견의 방향과 정도를 파악하는데 적합하다. 선다형 질문의 한계는 대상자가 응답할 수 있는 모든 선택지를 제시할 수는 없다는 것이다. 이를 보완하기 위하여 기타 항목을 포함하여 대상자가 응답내용을 스스로 기재하게 하는 것이 좋다.

선다형 질문 예시

질문 : 귀하의 종교는 무엇입니까?

① 기독교　　② 불교　　③ 천주교

④ 없다　　⑤ 기타(　　)

③ 서열형 질문

서열형 질문은 일련의 선택지들의 서열을 표시하는 방법이다. 이는 대상자의 상대적 선호도나 중요도에 대한 정보를 수집하는데 적합하다.

서열형 질문 예시

질문 : 귀하께서 입원환자간호 교육에 가장 적합하다고 판단되는 교육방법을 순서대로 번호를 기재하여 주십시오.

강의식 교육 ( )
시뮬레이션 실습 ( )
역할극(Role play) ( )
사례기반학습(Case Based Learning) ( )
문제중심학습(Problem Based Learning) ( )
팀기반학습(Team Based Learning) ( )
On-line 교육 ( )

④ 평정형 질문

평정형 질문은 질문에 대한 반응을 서열화된 연속선상의 범주로 나열하여 평가하는 질문이다. 평정형 질문은 대상자의 신념이나 의도에 대한 정보를 조사하는데 유용하다. 평정형 질문에는 서술평정척도, 도표평정척도, 리커트 척도 등이 해당된다.

평정형 질문 예시

※ 다음은 상사와 동료의 사회적지지에 대한 문항입니다. 다음 문항을 잘 읽고 문항별로 귀하에게 해당되는 칸에 "√" 또는 "ㅇ" 표시 해주시기 바랍니다.

내용	전혀 그렇지 않다	그렇지 않다	보통 이다	대체로 그렇다	매우 그렇다
1. 맡은 직무가 힘들어졌을 때 나의 상사에게 의지할 수 있다.	①	②	③	④	⑤
2. 마음 편히 상사와 대화할 수 있다.	①	②	③	④	⑤
3. 어려운 상황을 다룰 때 상사는 나를 도와줄 것이다.	①	②	③	④	⑤

(3) 설문지의 구성

① 1단계 – 원하는 정보 규명

설문지를 구성할 때는 연구목적을 달성하기 위해 수집하려는 정보를 규명하는 것이 중요하다. 이때 연구자는 설문지로 조사하려는 핵심 내용을 파악하고 대상자의 이해수준을 고려하여 설문 내용을 정리한다.

② 2단계 – 문헌고찰

두 번째 단계는 핵심 내용에 맞는 설문 측정도구와 관련하여 문헌을 고찰하는 것이다. 설문에 수록할 측정도구는 대부분 기존에 개발된 도구를 사용하는 것이 좋다. 그 이유는 도구개발 연구가 아닌 이상 특정 개념을 측정하기 위하여 연구자가 타당한 측정도구를 개발하여 적용하는 것은 굉장히 어려운 일이기 때문이다. 설문지 내용에 기존의 개발된 측정도구를 포함하려면 도구 개발자에게 해당 측정도구의 사용에 대한 승인을 먼저 받고 설문지에 포함시켜야 한다. 그리고 설문지의 문항들을 검토하여 잘못된 문항이 발견되면 수정해야 한다.

③ 3단계 – 질문과 응답 세트 구성

세 번째 단계는 질문과 응답 세트를 구성하는 것이다. 설문지 문항을 구성할 때 질문을 설계한다. 설계된 질문에 따라 답가지로 구성된 응답세트를 만든다. 응답세트는 가능한 응답 범주를 모두 포함해야 한다.

④ 4단계 – 문항의 순서 배정

네 번째 단계는 문항의 순서를 배정하는 것이다. 문항 순서는 중요도에 따라 중요한 문항은 앞에, 덜 중요한 문항은 뒤에 배치한다. 또한 일반적 문항을 앞에, 구체적 문항은 뒤에 배치한다. 민감한 질문이나 위협이 되는 질문은 마지막에 배치한다. 이렇게 해야 대상자들이 설문지 작성 시 심리적 부담을 줄일 수 있다. 대상자의 인구사회학적 특성은 개인적인 정보를 다루므로 주로 마지막에 배치한다. 개방형 질문을 포함할 때는 마지막에 배치한다.

(4) 기존의 측정도구 활용

간호학 연구에서 많은 경우 기존에 개발된 측정도구를 설문지에 활용한다. 기존의 도구를 선정할 때에는 다음을 고려한다.

① 기존의 측정도구 찾기

㉠ Health and Psychological Instruments Online(HAPI) 이용

㉡ 참고문헌(학위논문이나 관련 참고도서) 고찰
㉢ 연구자 네트워크

② 기존의 측정도구 평가
㉠ 도구는 측정하고자 하는 개념을 측정하는가?
㉡ 도구는 측정하려는 변수의 개념적 정의와 일관되는가?
㉢ 도구는 타당하게 개발되었는가?
㉣ 모집단이 도구를 사용한 선행 연구의 모집단과 비슷한가?
㉤ 도구에 대한 이해 수준이 모집단에 적합한가?
㉥ 도구가 연구 현상을 찾아내는 데 얼마나 민감한가?
㉦ 도구를 확보하고, 측정하여 점수를 부여하는 과정은 어떠한가?
㉧ 도구를 사용하기 위해 필요한 기술은 무엇인가?
㉨ 도구에서 측정된 점수의 해석은 어떻게 하는가?
㉩ 도구를 작성하는데 소요되는 시간은 얼마인가?
㉪ 도구의 신뢰도와 타당도가 확보되어 있는가?

3 자료수집 계획

자료수집 계획은 누구를 대상으로 언제, 어디에서, 어떻게 연구자료를 수집할 것인지에 대한 계획이다.

1) 자료수집 절차 계획

자료수집 계획의 첫 단계는 자료수집 절차에 대하여 계획을 세우는 것이다. 연구대상자와 자료수집 현장은 연구목적에 따라 정해진다. 간호연구는 주로 생활 현장에서 일어나는 현상을 대상으로 한다. 자료수집의 현장은 지역사회, 학교, 병의원 및 기타 보건의료시설, 모임, 가정 등이 될 수 있다.

표본의 크기는 연구 관심현상의 출현 빈도, 관심현상의 예측되는 효과크기, 모집단과의 표본의 측정결과 간의 차이를 용인하는 정도, 검정력 등을 고려하여 결정한다. 그리고 대상자 선정기준, 대상자 모집방법, 대상자 모집 소요시간, 자료수집 간 대상자와 지지적인 관계 수립방법 등을 포함한다. 예를 들어, 병원에서 하는 임상연구 진행 시 병동 간호사, 임상 간호사, 환자, 가족, 다른 보건의료 인력과 좋은 관계를 형성하고 의사소통 채널을 마련하는 것이 좋다.

자료수집 계획을 세운 후에는 연구자 소속기관 내의 연구윤리심의위원회(IRB)의 승인을 받기 위해 IRB에서 요구하는 서류들을 작성하여 제출한다. 이때 연구자는 각 기관 IRB에서 요구하는 양식과 절차를 잘 확인하고 연구의 방법 또는 목적에 따라 연구대상자에게 윤리적 위험이 최소화 수준임을 구체적으로 설득력 있게 기술해야 한다.

중요한 점은 자료수집 계획 단계부터 자료수집 동안 발생할 수 있는 모든 문제를 고려하여야 한다는 것이다. 특히, 연구결과에 영향을 미칠 수 있는 문제는 미리 예측하여 면밀히 검토하고 현실적인 해결방안을 마련해야 한다.

2) 자료수집의 일관성 유지

자료수집 시 누가 어떻게 자료를 수집하느냐는 직접적으로 연구결과의 일관성에 영향을 준다. 자료수집의 일관성을 유지하기 위해서는 자료수집자, 자료수집 방법, 자료수집 환경과 자료해석 방법에 대한 일관성 유지 방안을 마련하는 것이 중요하다. 따라서 사전에 자료수집자를 위한 프로토콜을 마련하고, 자료수집 전에 훈련을 통하여 일관되고 타당한 방법으로 자료수집이 이루어지도록 해야 한다.

자료수집자는 연구자 본인, 연구 현장의 근무자, 별도의 연구보조원 등이 될 수 있다. 만약 2명 이상이 자료를 수집할 때는 자료수집자 간의 일관성을 유지하는 것이 필요하다. 이를 위해 자료수집 양식을 만들어 사전에 제공하는 것이 도움이 된다.

자료수집자 간 일관성 확보를 위해 자료수집 후 자료수집 양식에 따라 자료를 수집하였는지를 평가가 이루어져야 한다. 이를 위해 자료수집 과정을 찍은 녹화, 녹음 파일을 활용할 수 있다.

자료수집 방법의 일관성을 유지하기 위해서는 사전에 자료수집 지침서(매뉴얼)를 작성하여 자료수집자들을 훈련해야 한다. 지침서에는 연구의 목적, 연구방법, 자료수집 방법에 대한 이해와 대상자 모집방법, 측정도구에 대한 소개, 자료수집 순서, 도구 사용 방법, 대상자에게서 예측 가능한 문제 발생 시 대처 방법 등이 포함되어야 한다. 그리고 자료수집 전 측정자 간 측정방법 수행의 일치 정도를 확인하고 교정함으로써 측정자 간 일관성을 유지할 수 있다.

자료수집 환경의 일관성을 유지하기 위해서 연구자는 자료수집에 영향을 주는 상황들을 확인하고 일관성을 높일 수 있는 방안을 수립해야 한다. 예를 들면 아침에 수집된 대상자들의 체온과 혈압 자료는 저녁에 수집된 자료와 다를것이다. 자료수집을 하는 날짜 및 시간은 자료의 일관성에 영향을 주므로 신중히 고려하여 선택해야 한다.

3) 자료수집 기간과 비용 예측

자료수집 계획 시 연구자는 소요되는 기간과 비용을 예측해야 한다. 특히 자료수집에 소요되는 기간은 잘못 예측될 수 있다. 실제로 예상보다 2~3배의 기간이 소요될 수 있다. 따라서 자료수집 기간을 여유 있게 계획할 필요가 있다.

자료수집 기간 산정 시 고려사항에는 대상자에게 연구 참여 동의를 받는 시간, 자료수집 방법에 따라 측정도구 작성 시간, 대상자 관찰시간, 면접 시간, 자료수집 장소 왕복 이동 시간 등이 포함된다. 이 때 예상 소요 시간을 체계적으로 계산하여 시간틀(time framework)을 세우면 도움이 된다. 자료수집에 소요되는 시간을 산정하기 위해 예비조사(pilot test)를 하는 것이 시간 산정은 물론 자료수집 간 발생할 수 있는 오류들을 사전에 파악하고 교정할 수 있다.

연구수행 시 소요되는 비용의 중요성은 시간 못지않다. 비용은 직접비용과 간접비용을 모두 고려한다. 직접 비용은 측정도구 구입비 혹은 임대료, 설문지 제작 및 인쇄비, 상품화된 측정도구 구입비, 코딩비, 통계분석비 등이 포함된다. 간접비용은 연구자의 시간, 교통비, 연구진행시 필요한 기타 제반 경비 등이 포함된다. 연구 예산은 연구계획 과정 초기부터 면밀히 검토되어야 하며, 연구계획이 수정된다면 반드시 예산도 함께 변경되어야 한다.

4) 측정도구의 선정 또는 개발

연구에 사용되는 측정도구는 연구결과에 지대한 영향을 미치므로 연구자는 연구변수에 적합한 도구를 선택해야 한다. 연구 개념에 적합한 도구가 있다면 연구자는 해당 도구 개발자에게 도구 사용에 대한 승인을 받은 후 활용하게 된다. 도구사용 승인 후 연구자는 해당 도구의 신뢰도와 타당도의 확인을 거친 후 도구를 사용한다. 만약 기존에 개발된 도구가 없다면 연구자가 직접 도구를 개발할 수 있다. 이때 개발된 도구 역시 사용 전에 신뢰도와 타당도를 점검해야 한다. 가능하다면 본조사를 하기 전에 예비조사(pilot test)를 하여 측정도구를 점검하는 것이 좋다.

5) 자료분석 방법의 계획

연구자는 자료수집 계획에 자료분석 방법도 포함해야 한다. 자료를 분석하기 위한 사전작업으로 컴퓨터에 자료를 기호화하는 과정인 코딩(coding)을 해야 한다. 따라서 코딩을 어떤 규칙으로 어떻게 기호화하여 입력할지를 코딩북(coding book, 기호부)을 사전에 작성해야 한다. 그리고 수집된 자료별로 어떤 통계분석방법을 활용하여 분석할 것인지에 대해 정한다. 이를 위해 선행연구를 통해 연구결과를 통계분석방법에 따라 어떻게 정리하였는지 고찰하는 것이 좋다.

6) 자료수집 계획의 평가

연구자는 자료수집 계획이 연구설계의 타당성에 얼마나 부합되는지 최종적으로 검토해야 한다. 특히 계획을 평가할 때는 예비조사를 실시하는 것이 좋다. 경험이 많은 연구자일지라도 진행하고 있는 연구의 문제점을 사전에 인지하지 못할 수 있다. 예비조사란 하고자 하는 연구를 소규모로 미리 시도해보는 과정이다. 예비조사에서 가장 중요한 것은 측정도구의 적절성이다. 측정도구를 미리 사용해보고 도구의 정확성과 민감성을 높일 수 있다.

예비조사 시 주의사항은 본 조사 시와 동일한 환경에서 본 조사의 모집단과 같은 대상자들을 대상으로 조사해야 한다는 점이다. 그렇지 않은 경우 연구의 취약점이 발견되지 않을 수 있다.

4 자료수집 수행

1) 자료수집 작업

자료수집 작업은 다음의 4가지 내용으로 구성되며 순차적으로 또는 동시다발적으로 순차적 혹은 동시에 진행된다.

① 선정기준에 부합되는 연구대상자의 선택
② 일관성 있는 자료수집
③ 연구설계에 따른 연구절차 통제
④ 연구에 지장 시 발생한 문제 해결

자료수집은 대상자에게 측정도구를 적용하는 것으로 설문지법이나 관찰법, 면담법 등이 포함된다. 연구의 통제 유지를 위해 자료수집 간 연구결과에 영향을 미치는 혼동변수를 최소화하고 연구결과에 영향을 미칠 수 있는 우발 요인에 대한 관찰도 지속적으로 해야 한다.

2) 자료수집 시 문제

연구수행 시에는 여러 가지 문제가 발생할 수 있다. 이때 가능한 문제에는 대상자 문제, 연구자 문제, 연구기관의 문제가 있다.

(1) 대상자 문제

자료수집 시 발생하는 대상자의 문제에는 대상자 선정 문제, 대상자 탈락 문제가 있다. 대상자 선정 문제는 선정기준에 부합되는 대상자 수가 적거나 연구 참여를 거부하는 대상이 많은 경우 발생한다. 이를 해결하기 위해서는 대상자 선정 기준을 재평가하고 가능한 근접모집단을 새로이 확보한다.

대상자 탈락 문제는 선정된 대상자가 자료수집 중 탈락하는 경우이다. 이때는 최종적으로 연구에 참여하기를 기대하는 대상자 수를 확보하기 위해 연구 초기에 정한 표본수를 더 늘려야 한다. 대상자 탈락을 예방하기 위해 다음을 고려한다.

① 자료수집자의 적절한 준비와 훈련
② 연구팀과 대상자 간의 신뢰관계 형성
③ 대상자와의 원만한 의사소통
④ 대상자의 시간과 일정에 대한 존중
⑤ 연구자와 대상자 간 협력

(2) 연구자 문제

자료수집 시 연구자 문제는 연구자와 대상자 간 상호작용, 자료수집자의 숙련도 부족, 연구자 간의 역할 갈등, 연구 현장의 타 전문가의 지지에 대한 문제가 있다.

(3) 기관 문제

기관문제는 연구 현장에서 일어나는 문제들이 연구자의 통제 밖에 있기 때문에 발생한다. 따라서 연구자는 자료수집을 협조하는 기관의 실무자와 지속적으로 의사소통을 하는 것이 중요하다. 그리고 연구자는 기관 상황이 변하면 그에 따라 자료수집 전략을 변경할 수밖에 없기 때문에 유연성을 가지고 자료수집 전략을 수립해야 한다.

11 단단한 간호연구를 위한 학습문제

1 측정의 원리에 대한 설명으로 옳지 않은 것은?

① 추상적인 개념 자체를 측정하는 것이다.
② 추상적인 개념은 여러 가지 방법으로 측정할 수 있다.
③ 개념을 경험적으로 기술하기 위하여 조작적 정의를 내린다.
④ 추상적인 개념을 수치화 가능한 수준으로 만드는 과정이다.

2 측정 수준에 대한 설명으로 옳은 것은?

① 서열 측정은 집단 간을 구분한다.
② 등간 측정은 사칙연산이 모두 가능하다.
③ 명목 측정은 대푯값으로 최빈값을 적용한다.
④ 비율 측정은 대푯값으로 중앙값을 적용한다.

3 측정 수준과 측정 예시의 연결이 옳은 것은?

① 등간 측정 – 체중
② 비율 측정 – 나이
③ 명목 측정 – 상, 중, 하
④ 서열 측정 – 남자, 여자

4 평정척도에 대한 설명으로 옳지 않은 것은?

① 성적같이 등급으로 나눌 때 유용하다.
② 대상 속성을 서열화시켜서 평가하는 척도이다.
③ 범주의 간격이 동일하므로 등간척도로 쓰인다.
④ 서술평정척도, 도표평정척도, 총화평정척도가 있다.

5 **다음 설명에서 말하는 척도의 종류로 옳은 것은?**

[보기]
- 간호학 연구의 설문조사에 가장 널리 사용됨.
- 제시된 문장에 대해 동의하는 정도를 양극단으로 나눠 기호로 표시함.
- 10~50문항 등으로 구성되어 각 문항의 총점으로 대상 속성을 평가함.

① 시각적 상사 척도
② 서술평정척도
③ 총화평정척도
④ 도표평정척도

6 **측정오차에 대한 설명으로 옳은 것은?**

① 체계적 오차는 우연히 발생한다.
② 모든 측정오차는 직접적으로 발생한다.
③ 무작위 오차는 측정값이 일관된 방향으로 발생한다.
④ 실제 존재하는 값과 도구로 측정한 값의 차이를 의미한다.

7 **신뢰도에 대한 설명으로 옳은 것은?**

① 문항의 수가 적을수록 신뢰도가 올라간다.
② 문항의 변별력이 높을수록 신뢰도가 낮아진다.
③ 대상 속성을 정확하게 측정하는 정도를 의미한다.
④ 반복 측정했을 때 같은 결과를 얻을 수 있는 정도이다.

8 **다음의 설명이 나타내는 신뢰도로 옳은 것은?**

[보기]
- 도구의 문항들 간의 상관관계의 정도로 나타남
- 다수의 문항으로 구성된 측정도구의 신뢰도를 측정하기 위해 사용됨
- 크론바흐 알파(Crohbach α) 계수를 통계량으로 사용함

① 내적 일관성
② 검사-재검사 신뢰도
③ 반분 신뢰도
④ 관찰자 간 신뢰도

9 **다음의 설명이 나타내는 타당도로 옳은 것은?**

[보기]

- 새로운 측정도구를 개발했을 때 주로 활용됨
- 측정도구의 결과와 외적인 근거와의 관계를 평가함
- 새로 개발된 도구와 기존 도구의 결과 간 상관관계가 높으면 타당함

① 내용 타당도
② 준거 타당도
③ 구성 타당도
④ 판별 타당도

10 **자료수집 방법 중 생리적 측정법에 대한 설명으로 옳은 것은?**

① 가장 경제적으로 자료를 측정할 수 있는 방법이다.
② 측정하는 변수의 측정 장비를 다룰 수 있어야 한다.
③ 생리적 측정법은 다른 측정법에 비하여 신뢰도가 낮다.
④ 대상자의 심리적 상태를 평가하기에 가장 좋은 측정방법이다.

11 **자료수집 방법 중 관찰법에 대한 설명으로 옳은 것은?**

① 타당한 관찰을 위하여 관찰자 훈련이 필요하다.
② 참여 관찰은 제3자의 관점에서 관찰이 가능하다.
③ 가장 객관적으로 자료를 측정할 수 있는 방법이다.
④ 구조적 관찰은 보이는 것을 자연스럽게 관찰하고 기록한다.

12 **자료수집 방법 중 설문지법에 대한 설명으로 옳은 것은?**

① 많은 양의 정보를 일관되게 조사할 수 있다.
② 폐쇄형 질문은 깊이 있는 응답을 얻는 데 유용하다.
③ 선다형 질문은 상대적 선호도를 수집하는 데 적합하다.
④ 개방형 질문은 짧은 시간에 많은 응답을 얻는 데 유용하다.

제 12 장

12

자료분석

1. 분석 전 단계
2. 예비 분석 단계
3. 자료분석

제12장

자료분석

학습목표

1. 수집된 자료의 정리 단계를 설명하고, 단계별 특성과 주의점에 대해 알 수 있다.
2. 수집된 자료의 수준에 맞는 통계분석방법을 설명할 수 있다.
3. 연구목적과 자료의 성격에 맞는 분석방법을 사용하여 자료를 분석한다.

주요용어

- 기호화(coding)
- 코딩북(coding guide book)
- 서술통계(descriptive statistics)
- 추론통계(inferential statistics)
- 도수분포표(frequency table)
- 그래프(graph)
- 대푯값(평균값, 중앙값, 최빈값)
- 범위(range)
- 분산(variance)
- 표준편차(standard deviation)
- 산점도(scatter plot)
- 정규분포(normal distribution)
- 표준정규분포(standardized normal distribution)
- 모수(parameter)/비모수(non-parameter)
- t-검정(t-test)
- 분산분석(ANOVA)
- Mann-Whitney U test
- Kruskal Wallis test
- Pearson's Correlation
- Chi-square test

연구의 종류 및 방법, 측정 변수와 측정도구를 선정한 후 자료를 수집하고, 수집된 자료를 계량화하여 통계분석 방법을 모색한다. 보통 양적 연구 수집 자료 분석 시 통계분석을 수행하는데 양적 자료분석의 순서는 분석 전 단계, 예비 분석 단계, 주 분석 단계로 구성된다. 본 장에서는 수집된 양적 자료의 분석 순서에 대해 설명한 후 통계분석의 기초내용에 대해 설명하고 자료의 성격 또는 연구목적에 따른 분석방법에 대해 다룰 예정이다.

1 분석 전 단계

수집된 자료의 분석 전 단계에는 (1) 초기편집, (2) 자료의 기호화, (3) 코딩북 작성, (4) 자료 입력 및 입력자료 편집의 순서로 정리할 수 있다.

1) 초기편집

연구자는 연구에서 수집된 자료를 읽을 수 있는 완전한 자료로 편집하게 되는데, 초기 편집은 자료수집 직후에 자료 수집자들에게 자료수집 직후에 반드시 결과를 편집하도록 교육하는 것이 중요하다. 자료수집 직후에는 수집된 자료가 완전한지 확인한 후 수집된 자료 중 누락된 정보가 있으면 응답자에게 다시 기입하게 할 수 있다. 또한 수집된 자료를 하나씩 확인하는 과정에서 응답자를 구별할 수 있는 고유번호를 부여하여 자료를 옳은 응답자에게 연결하는 것은 간단하지만 매우 중요한 과정이다. 고유번호를 부여할 때는 자료의 맨 앞장과 중간 장, 그리고 맨 뒷장에 각각 부여하여 수집된 자료가 누락되지 않도록 해야 한다.

그리고 질문지 일부분을 답하지 않았거나 면접을 다 끝내지 못했을 경우 연구자는 그 자료가 사용 가능한지 결정해야 하며, 그에 대한 결정 규칙을 문서화하여 자료 수집자들에게 제시하여 일관성 있게 자료수집을 해야 보다 타당성 있는 자료를 확보할 수 있다. 그리고 마지막으로 연구자료의 타당성 기준에 맞추어 검사해야 한다.

2) 기호화(Coding)

기호화(coding)란 원자료(raw data)를 편집한 후 컴퓨터를 이용한 분석에 적합한 기호로 전환하는 과정이다. 특히 컴퓨터 자료분석 시의 기호화는 단어나 구를 숫자로 전환하는 것을 뜻하며, 코드는 자료의 단어나 문구를 분류하는 데 사용하는 기호나 약어이다. 기호화 과정에서 어떤 변수가 어떤 값을 취할 수 있는지 정하게 된다.

연구자는 수집된 자료를 정리하기 전 기호화 원칙을 세워야 한다. 특히 다수의 사람이 자료를 정리할 때는 컴퓨터 사용을 쉽게 해 줄 뿐만 아니라 정확하게 자료 정리를 할 수 있도록 돕는다.

만약 응답자가 어떤 항목을 빠뜨렸거나 면접 시 대답하기를 거부하거나 관찰자가 관찰하지 못한 경우 그 자료가 결손이라는 것을 인지하는 것은 매우 중요하다. 이때에는 9, 99, 999 등의 값을 부여하여 결측치(missing data)임을 표기한다. 다만 결측치를 나타내는 부호를 선정할 때는 정보에 사용한 것을 부호화하지 않아야 한다.

기호화 전 연구자는 기호화 담당요원들로 하여금 기호화 원칙을 잘 숙지하고 규칙을 따르도록 훈련하는 것이 중요하다. 이 때 요원이 기호화한 후 정확도에 대한 피드백을 받도록 하는데, 각 요원들 사이에 90% 이상의 일치도를 보여야 한다. 특히 같은 자료를 가지고 다수의 기호화 담당요원이 기호화를 할 때 일관성을 보다 높이기 위해 기호화 규칙에 대한 지침을 문서화하는 것은 매우 중요하다.

측정한 변수값은 측정 수준에 따라 원래의 변수값을 그대로 사용하거나 새로운 코드를 부여받을 수 있는데 다음 제시된 각 변수의 특성에 따라 다르다.

(1) 연속 변수

연속 변수는 나이, 키, 몸무게, 수입, 교육 연도 등이 해당되며 새로운 기호로 전환할 필요가 없다. 그러나 연속 변수라 하더라도 점검을 거쳐야 하는데, 신장 측정 시에는 피트나 인치로 기록할지, 센티미터로 측정할지를 먼저 결정하고 자료 수집자들에게 일관되게 알려준 후 서로 다른 측정치로 보고된 값의 경우 하나의 단위로 변환시켜주어야 한다.

예 1) 당신의 연령은 몇 세입니까? ································ 35세
당신의 몸무게는 얼마입니까? ····························· 52kg

(2) 명목 변수

명목 변수는 응답자에게 여러 개의 항목 중 하나를 표시하게 하는 변수로 컴퓨터로 입력하기 전 숫자로 기호화해야 한다. 자료를 기호화할 때 자료 파일에 가능하면 상세히 기록해야 한다. 이때 기호화된 값들은 서로 상호 배타적이어야 한다.

예 2) 당신은 종교가 있습니까?

있음 ··················· 0

없음 ··················· 1

예 3) 당신의 소득 분위는 어떻게 되십니까?

9~10분위 ··················· 5

7~8분위 ··················· 4

5~6분위 ··················· 3

3~4분위 ··················· 2

1~2분위 ··················· 1

예 4) 당신은 다음 중 어떤 건강 문제를 가지고 있습니까?

	예	아니오
당뇨병 ···········	1	0
뇌졸중 ···········	1	0
마비증상 ···········	1	0
고혈압 ···········	1	0

3) 코딩북 작성

연구자는 자료를 코드화하기 전 혹은 자료를 수집하기 전 코딩북을 작성할 필요가 있다. 코딩북이란 연구 내에 포함된 모든 분석 대상 변수들을 목록화시킨 것으로서 변수의 이름, 약칭, 기호, 가능한 값의 범위 등을 포함한다. [표 12-1]과 [표 12-2]는 간호학생의 회복력에 관한 조사 논문의 질문지와 코딩북의 예시이다.

표 12-1 질문지의 예

〈일반적 특성〉

1. 귀하의 성별은 무엇입니까? ① 여자 ② 남자

2. 귀하의 연령은? 만 ________ 세 (년생)

3. 귀하는 몇 학년입니까?
   ① 1학년　② 2학년　③ 3학년　④ 4학년
4. 귀하의 성격은 어떤 편입니까?
   ① 외향적　② 내향적
5. 귀하는 얼마나 건강하다고 생각하십니까?

0					5				10
전혀 건강하지 않음									매우 건강함

6. 귀하는 얼마나 행복하다고 생각하십니까?

0					5				10
전혀 행복하지 않음									매우 행복함

표 12-2 간호학생의 회복력에 관한 조사 연구 관련 코딩북

변수	약어	기호	범위
고유번호	ID	번호	1~200
연령	AGE	실수	30~65
성별	SEX	1 : 여자	1~2
		2 : 남자	
학년	Grade	1 : 1학년	1~4
		2 : 2학년	
		3 : 3학년	
		4 : 4학년	
성격	CHARACTER	1 : 외향적	1~2
		2 : 내향적	
건강	HEALTH	실수 (건강 정도를 점수로 표기)	1~10
행복	HAPPINESS	실수 (행복 정도를 점수로 표기)	1~10

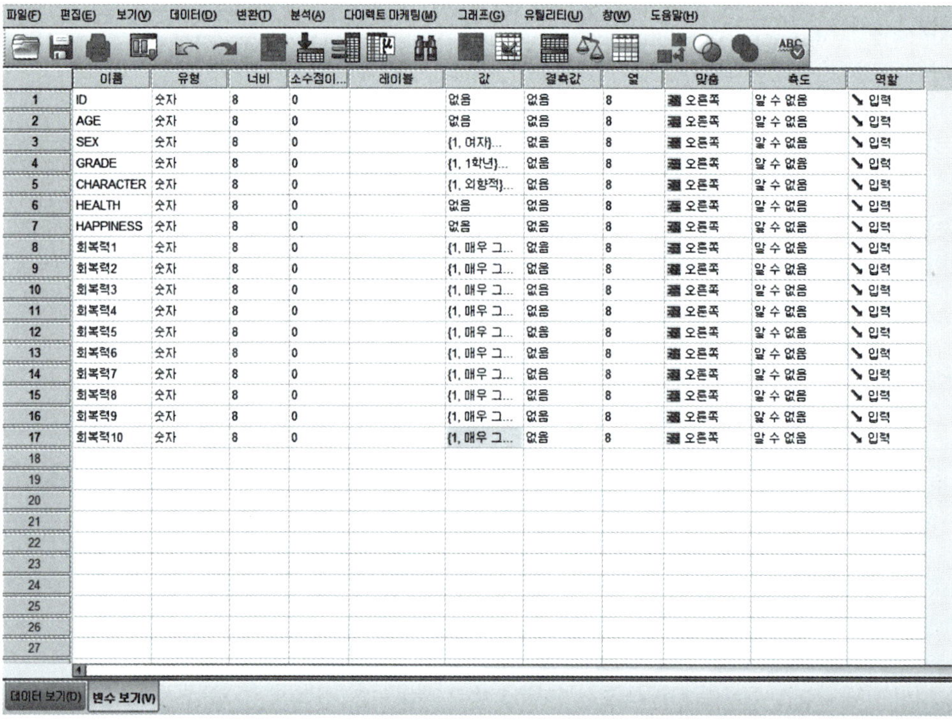

	이름	유형	너비	소수점이...	레이블	값	결측값	열	맞춤	측도	역할
1	ID	숫자	8	0		없음	없음	8	오른쪽	알 수 없음	입력
2	AGE	숫자	8	0		없음	없음	8	오른쪽	알 수 없음	입력
3	SEX	숫자	8	0		{1, 여자}...	없음	8	오른쪽	알 수 없음	입력
4	GRADE	숫자	8	0		{1, 1학년}...	없음	8	오른쪽	알 수 없음	입력
5	CHARACTER	숫자	8	0		{1, 외향적}...	없음	8	오른쪽	알 수 없음	입력
6	HEALTH	숫자	8	0		없음	없음	8	오른쪽	알 수 없음	입력
7	HAPPINESS	숫자	8	0		없음	없음	8	오른쪽	알 수 없음	입력
8	회복력1	숫자	8	0		{1, 매우 그...	없음	8	오른쪽	알 수 없음	입력
9	회복력2	숫자	8	0		{1, 매우 그...	없음	8	오른쪽	알 수 없음	입력
10	회복력3	숫자	8	0		{1, 매우 그...	없음	8	오른쪽	알 수 없음	입력
11	회복력4	숫자	8	0		{1, 매우 그...	없음	8	오른쪽	알 수 없음	입력
12	회복력5	숫자	8	0		{1, 매우 그...	없음	8	오른쪽	알 수 없음	입력
13	회복력6	숫자	8	0		{1, 매우 그...	없음	8	오른쪽	알 수 없음	입력
14	회복력7	숫자	8	0		{1, 매우 그...	없음	8	오른쪽	알 수 없음	입력
15	회복력8	숫자	8	0		{1, 매우 그...	없음	8	오른쪽	알 수 없음	입력
16	회복력9	숫자	8	0		{1, 매우 그...	없음	8	오른쪽	알 수 없음	입력
17	회복력10	숫자	8	0		{1, 매우 그...	없음	8	오른쪽	알 수 없음	입력

그림 12-1 PASW에 입력된 간호학생의 회복력 코딩북 예시

4) 자료 입력 및 입력자료 편집

통계분석에 사용될 소프트웨어를 선정한 후 연구자는 코딩북이 완성되면 컴퓨터 분석을 위해 자료를 컴퓨터에 입력한다. 자료 입력 시에는 Microsoft word, Microsoft excel, data base program, 통계 프로그램 등을 사용할 수 있다. 입력이 끝나면 연구자는 자료 입력에 오류는 없는지, 기호화에 오류는 없는지 자료 자체의 오류는 없는지 무작위로 확인해서 자료 파일을 편집해야 한다. 입력된 자료의 오류를 찾을 때는 자료 파일에 있는 모든 변수의 도수 분포를 뽑아 코딩북과 비교하여 가능한 값의 범위 밖에 있는 값이 있는지 확인해야 한다. 예를 들어 종교가 있는가에 대한 질문에 0(무)과 1(유)이라는 변수만 입력되어야 하는데 2나 4 등의 값이 있는 경우가 이에 해당한다. 또한 변수 간 대조표를 사용하여 원래 자료와 비교해서 수정할 수 있다. 예를 들어 피임을 하지 않는다고 대답한 응답자가 사용하고 있는 피임약의 종류를 기재하는 경우가 이에 해당한다.

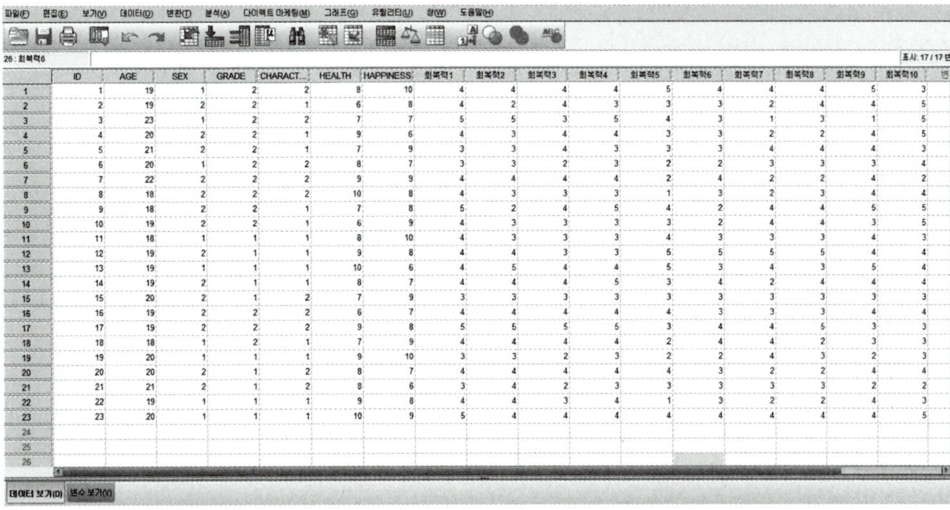

	ID	AGE	SEX	GRADE	CHARACT...	HEALTH	HAPPINESS	회복력1	회복력2	회복력3	회복력4	회복력5	회복력6	회복력7	회복력8	회복력9	회복력10
1	1	19	1	2	2	8	10	4	4	4	4	5	4	4	4	5	3
2	2	19	2	2	1	6	8	4	2	4	3	3	3	2	4	4	5
3	3	23	1	2	2	7	7	5	5	3	5	4	3	1	3	1	5
4	4	20	2	2	1	9	6	4	3	4	4	3	3	2	2	4	5
5	5	21	2	2	1	7	9	3	3	4	3	3	3	4	4	4	3
6	6	20	1	2	2	8	7	3	3	2	3	2	2	3	3	3	4
7	7	22	2	2	2	9	9	4	4	4	4	2	4	2	2	4	2
8	8	18	2	2	2	10	8	4	3	3	3	1	3	2	3	4	4
9	9	18	2	2	1	7	8	5	2	4	5	4	2	4	4	5	5
10	10	19	2	2	1	6	9	4	3	3	3	3	2	4	4	3	5
11	11	18	1	1	1	8	10	4	3	3	3	4	3	3	3	4	3
12	12	19	2	1	1	9	8	4	4	3	3	5	5	5	5	4	4
13	13	19	1	1	1	10	6	4	5	4	4	5	3	4	3	5	4
14	14	19	2	1	1	8	7	4	4	4	5	3	4	2	4	4	4
15	15	20	2	1	2	7	9	3	3	3	3	3	3	3	3	3	3
16	16	19	2	2	2	6	7	4	4	4	4	4	3	3	3	4	4
17	17	19	2	2	2	9	8	5	5	5	5	3	4	4	5	3	3
18	18	18	1	2	1	7	9	4	4	4	4	2	4	4	2	3	3
19	19	20	1	1	1	9	10	3	3	2	3	2	2	4	3	2	3
20	20	20	2	1	2	8	7	4	4	4	4	4	3	2	2	4	4
21	21	21	2	1	2	8	6	3	4	2	3	3	3	3	3	2	2
22	22	19	1	1	1	9	8	4	4	3	4	1	3	2	2	4	3
23	23	20	1	1	1	10	9	5	4	4	4	4	4	4	4	4	5

그림 12-2 PASW에 입력된 간호학생의 회복력 자료 예시

2 예비 분석 단계

연구자들은 자료 입력 후 다양한 예비 분석 활동을 한다. 예비 분석 활동에는 통계 프로그램의 선정, 결측치 문제 평가, 자료의 질 평가, 자료의 변환 및 필요 시 재부호화 실시 등이 있다.

1) 통계 프로그램의 선정

자료의 수집과 입력이 끝나면 예비 분석을 시작한다. 현재 연구자들이 가장 많이 사용하고 있는 통계 프로그램은 SPSS(Statistical Packages for the Social Sciences), SAS/STAT software, AMOS(Analysis of MOment Structures), Stata 등이 있다. SPSS는 통계적 분석과 데이터 마이닝 등에 사용되는 프로그램 package로 원래 사회과학에서 사용하기 위해 만들어졌다. AMOS는 구조 방정식 모형 분석 프로그램이며, Stata는 경제학을 비롯하여 사회학, 정치학 등 사회과학 전반은 물론 점차 의학 분야에서도 저변이 확대되어 점점 활용 예가 많아지고 있다.

통계 프로그램 사용 시에는 연구자가 정련된 자료를 자료의 특성에 맞는 분석방법으로 이용하여 분석하는 것이 중요하다. 특히 측정 변수의 수준에 따라 분석방법이 달라지므로 변수의 수준(명목, 서열, 비율, 등간)을 잘 파악하고 이해하는 것이 필요하다.

2) 결측치의 평가와 처리

자료수집 직후 초기 편집 단계에서 아무리 결측치를 잘 여과했다 하더라도 대부분의 자료 집합에는 결측치가 있다. 연구자는 결측치 문제를 다루기 전에 먼저 결측치에 대해 이해해야 한다. 결측치의 유형에는 완전 임의 결측, 임의 결측, 비 임의 결측의 세 가지가 있다.

먼저 완전 임의 결측(Missing completely at random)은 결측치가 전체 사례들 중에서 무작위로 발생하는 것이다. 데이터를 입력하는 사람이 깜빡하고 입력을 안했다든지 전산오류로 누락된 경우 등이 이에 해당한다. 이러한 결측치는 보통 제거하거나 대규모 데이터 셋에서 단순 무작위 표본추출을 통해서 완벽한 데이터셋으로 만들 수 있다. 자료에 완전 임의 결측이 발생했다면, 분석 시에 편향은 나타나지 않는다. 대부분의 결측치 처리 패키지가 완전 임의 결측을 가정으로 하고 있으나 완전 임의 결측은 발생이 매우 드물다.

임의 결측(Missing at random)은 결측이 다른 변수와 관련이 있으면서도 결측치가 발생한 변수의 값과는 관련이 없는 것이다. 임의 결측은 누락된 자료가 특정 변수와 관련되어 일어나지만, 그 변수의 결과는 관계가 없는 경우를 의미한다. 그리고 누락이 전체 정보가 있는 변수로 설명이 될 수 있음을 의미한다. 예를 들어 응답 중 체중이 누락된 경우 여성은 체중을 공개할 가능성이 적기 때문에 체중이 누락될 확률은 성별에 따라 달라지는 경우가 이에 해당될 수 있다.

비 임의 결측(Missing at not random)은 위 두 가지 유형이 아닌 누락된 값(변수의 결과)이 다른 변수와 연관 있는 경우를 의미한다. 예를 들어 월 소득에 대한 질문에 무응답이 있는 경우, 세금에 관한 정보가 주어졌더라도 소득이 높은 사람이 더 높은 무응답률을 보이는 경우 비 임의 결측이 된다.

측정한 자료에 임의 결측 또는 비 임의 결측이 존재한다면 결과에 편향이 발생할 수 있다. 결측치 처리 방법은 변수들 간의 관계를 이용해서 결측치를 채워넣는 방법이 있고, 결측치가 있는 행 자체를 지워버리는 방법이 있다. 그리고 관측치에 2개 이상의 결측치가 존재할 경우 다중 대체법으로 대체하는 방법이 있다.

3) 자료의 질 평가

수집된 자료를 입력한 후 자료의 질을 평가하는 것은 통계분석 초기에 해야 하는 작업이다. 혼합척도를 이용한 연구라면 내적 일관성 신뢰도를 평가해야 하며, 통계분석 전 주요 변수의 측정값 분포도를 평가해서 이상치를 찾아내는 작업을 해야 한다.

4) 자료의 변환

수집된 자료를 활용하여 가설을 검정하기 전 자료를 수정, 변환, 재입력해야 하는 경우가 많이 생긴다. 자료의 변환에는 역변환(reverse coding), 자료 합치기, 재부호화(recode) 등이 있다.

3 자료분석

통계자료분석은 단순히 숫자적인 정보를 조직하고 해석하는 데 목적이 있는 것이 아니라 해당 연구에 대한 논리적 사고에 대한 합리적 근거를 제시하기 위한 것이다. 따라서 통계자료분석 전 통계적 가설을 검정하고, 변수의 측정수준에 따라 분석방법을 정하는 것이 필요하다. 통계분석 방법은 크게 기술통계와 추론통계로 나눌 수 있다.

1) 변수의 종류 이해

가설을 작성하기 위해서는 가설의 서술에 포함되어 있는 변수에 대한 이해가 필요하다. 어떤 자료를 관측하거나 측정할 때, 관측되는 특성에 따라서 관측 값들 사이에 차이가 있을 수 있다. 이러한 관측 값들 간에 존재하는 변이성 즉 연령, 신장, 체중 등과 같이 개체에 따라 변화가 가능한 특성을 변수(variable)라고 하며, 개체에 따라 변화하지 않는 특성을 상수(constant)라고 한다. 개념이 정의되고 측정방법이 결정되면 그것을 변수라고 할 수 있다. 변수에는 다른 변수에 영향을 미치는 독립변수(independent variable)와 독립변수의 변화에 따라 그 값이 변화하는 종속변수(dependent variable), 독립변수와 종속변수 사이에 중간 역할을 하는 매개변수(mediating/intervening variable), 독립변수와 종속변수의 관계를 혼란시키는 혼란변수(혼동변수 confounding variable) 등이 있다. 이러한 변수들에 대한 이해와 변수들 간의 관계를 통해 가설설정을 할 수 있다. 변수의 종류에 대한 설명은 8장에 자세히 설명되어 있다.

2) 변수의 측정 수준 확인

변수의 측정 수준은 명목, 서열, 등간, 비율 측정의 4가지 수준으로 구별될 수 있으며, 제시된 순서대로 가장 낮은 수준부터 높은 수준까지 구분된다. 변수란 어떤 개념을 측정 가능한 형태로 측정 수준에 따라 자료를 수집하는 방법과 통계 측정 방법이 달라지므로 연구자는 측정 수준에 대해 정확히 알고 있어야 한다. 변수의 측정 수준에 대한 내용은 앞서 11장에서 자세히 설명되어 있다.

3) 통계적 가설의 검정

자료분석 전 해당 연구에 대한 통계적 가설검정은 수집된 자료가 가설을 뒷받침할 수 있는 것인지 판단할 객관적 기준을 제공한다. 수집된 자료의 통계적 가설검정은 자료의 분포가 정규분포하는지 확인하는 것부터 시작되며, 연구의 대립가설의 종류에 따라 가설 기각의 유의수준 도출이 달라질 수 있다. 통계적 가설 검정의 과정은 추론 통계에서 더 자세히 설명하겠다.

4) 기술통계와 추론통계

통계는 사용 목적에 따라 기술적 혹은 추론적으로 사용된다. 기술통계(descriptive statistics)는 수집된 자료의 주요 특성을 기술하고 통합하며 분석하는데 이용되는 통계방법이다. 기술통계의 예로는 평균과 백분율을 들 수 있다. 추론통계(inferential statistics)는 수집된 자료에서 표본을 추출, 특성을 파악하여 전체 데이터의 특성으로 일반화할 수 있는지 여부를 판단하고자 하는 것이며, 모집단의 특성을 추정하는 것이 목적이다.

실제적으로 기술통계 지표들이 모집단의 자료에서 계산될 때 그 지표들은 모수(parameter)라고 불린다. 표본으로부터 계산된 기술통계 지표들은 통계량(statistic)이라고 한다. 연구질문들은 모수에 관한 것들이지만, 연구자들은 통계량을 계산하여 모수들을 추측하는데 추론통계를 사용하여 모집단에 대하여 추측을 하게 된다.

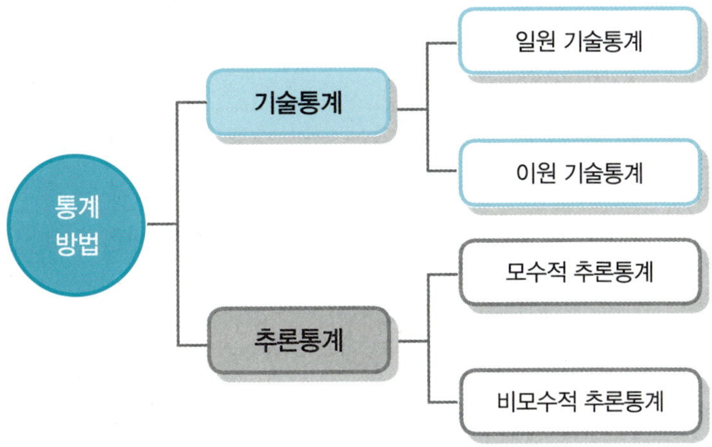

그림 12-3 기술통계와 추론통계 방법

5) 기술통계

기술통계(descriptive statistics)는 수집된 자료를 숫자와 표, 그래프 등으로 표기하는 방법이다. 본 장에서는 도수분포표, 백분율, 그래프, 대푯값, 산포도를 통한 일원 변수의 서술통계와 분할표와 상관 계수를 이용한 이원변수의 서술통계를 다룰 예정이다.

(1) 도수분포표(Frequency distribution table)

도수분포표는 아무런 규칙없이 나열된 자료에 정보의 손실 없이 어떤 규칙을 부과한 것이다. 도수분포표 상에서는 자료를 가장 낮은 값에서 높은 값의 순으로 배열하여 각 점수의 빈도와 백분율을 보여주는데, 이때 모든 백분율의 총계는 100이어야 한다. [표 12-3]은 아동 20명의 행복지수를 조사하여 나열한 점수이다.

표 12-3 아동 20명의 행복지수(Happiness) 조사 점수

7	7	7	7	8	8	8	8	9	9
4	5	5	6	6	6	6	6	7	7

위에 제시된 자료는 조직적으로 체계화되어 있지 않은 원자료(raw data)로써 자료에 대한 전반적인 파악이 불가능하다. 이렇게 숫자로 된 자료를 정리하는 데 측정값을 작은 것에서 큰 것의 순서로 체계적으로 배열하고, 나타난 빈도(도수)를 세어서 그 빈도를 제시하고 집단의 특성을 한 눈에 파악할 수 있게 하는 것이 도수분포표이다. [표 12-4]는 아동 20명의 행복지수에 대한 도수분포를 제시한 것이다.

표 12-4 아동 20명의 행복지수(Happiness) 도수분포

행복지수 점수	빈도/도수	백분율(%)
4	1	5
5	2	10
6	5	25
7	6	30
8	4	20
9	2	10
합계	20	100

(2) 그래프(Graph)

그래프는 수집된 자료가 분포된 정도를 그림으로 표현하는 것이다. 이는 통계자료가 지니고 있는 뜻을 시각적으로 이해하기 쉽게 표현하는 것으로 자주 쓰이는 그래프로는 히스토그램, 꺾은선 그래프, 백분율 분포, 줄기-잎 도표 등이 있다.

히스토그램은 도수분포표의 내용을 직사각형으로 표시한 것이다. 꺾은선 그래프는 계급 급간의 가운데 점인 계급값과 그 계급의 도수가 만나는 점을 모든 계급에 대해 차례로 직선으로 연결한 것이다. 줄기-잎 도표는 데이터를 크기 순서로 배열하되, 줄기에 해당하는 단위를 정하고, 그 단위 아래 단위의 데이터를 잎으로 크기 순서로 배열한 도표를 말한다. 각 측정값을 2개의 부분으로 나타나게 되는데, 한 자리 또는 그 이상의 앞자리 숫자는 줄기

(stem)가 되고, 꼬리 부분의 숫자는 잎(leaf)이 된다.

[그림 12-4], [그림 12-5], [그림 12-6], [그림 12-7]은 아동 20명의 행복지수 정도를 각각 히스토그램, 꺾은선 그래프, 백분율 분포, 줄기-잎 도표로 나타낸 것이다.

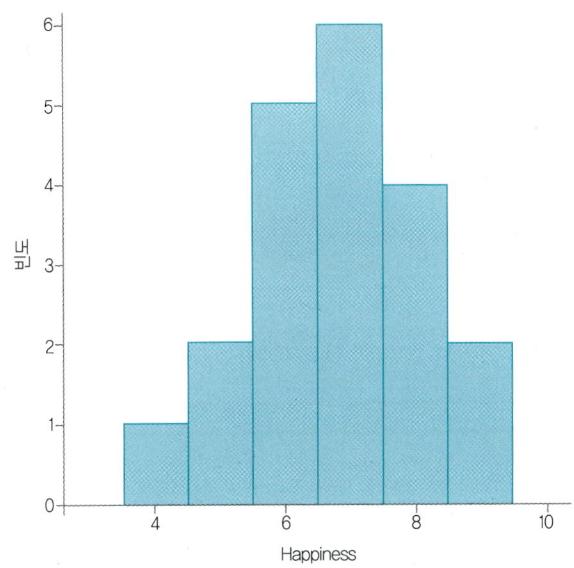

그림 12-4 어린이 20명의 행복지수(Happiness) 히스토그램

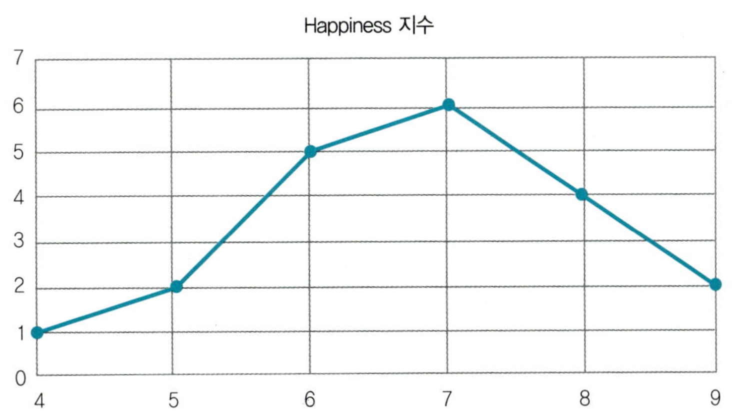

그림 12-5 어린이 20명의 행복지수(Happiness) 꺾은선 그래프

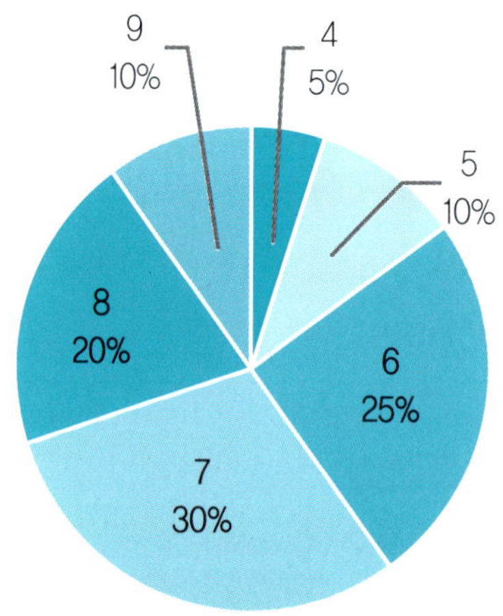

그림 12-6 어린이 20명의 행복지수(Happiness) 백분율 원도표

행복지수 Stem-and-Leaf Plot

Frequency	Stem &	Leaf
1.00	4.	0
2.00	5.	00
5.00	6.	00000
6.00	7.	000000
4.00	8.	0000
2.00	9.	00

그림 12-7 어린이 20명의 행복지수(Happiness) 줄기-잎 도표(SPSS 결과)

(3) 대푯값

자료가 지닌 분포의 모양을 이해하기 위한 값이 도수분포나 시각적 도표라면 대푯값은 자료가 지닌 뜻을 이해하기 위한 합리적인 계산값이다. 즉 자료를 가장 대표하는 값이 차지하는 지점이며 분포에서 자료의 중심값이다. 대푯값에는 평균값(mean), 최빈값(mode), 중

앙 값(median)이 있다.

① 평균값(mean)

평균값은 측정된 모든 값을 합한 후 측정수로 나눈 값이다. 가장 많이 사용되는 대푯값이며, 등간척도, 비율척도 같은 연속 변수에 사용된다. 자료가 좌우대칭 (혹은 비대칭이 심하지 않은) 경우 사용되는 값이다. 표본 평균의 계산을 기호로 표시하면 다음과 같다.

$$\overline{X} = \frac{\sum X}{n}$$

여기서 측정값은 X, 측정수 즉 표본의 크기는 n이다.

예를 들어 다음에 제시된 정맥주사 시 통증의 정도를 VAS로 표기한 5명의 자료의 측정값의 평균값은 3.4이다.

VAS(측정값) : 2, 2, 3, 4, 6

n(개체수) = 5명 평균 = (2 + 2 + 3 + 4 + 6) / 5 = 3.4

② 중앙값(median)

중앙값은 측정된 전체 변수를 크기 순서대로 나열했을 때 가장 중앙에 위치한 값이다. 측정된 자료 수가 홀수일 때는 크기 순서에서 가운데 순위의 값은 하나이지만 자료 수가 짝수일 때 가운데 값은 두 개이다. 이 값은 자료의 비대칭이 심해 평균의 사용이 부적절한 경우 사용된다.

예 1) 자료 수가 홀수일 때

2, 2, 3, 4, 6 → 중앙값 = 3

예 2) 자료 수가 짝수일 때

2, 2, 3, 4, 5, 6 → 중앙값 = (3+4)/2 = 3.5

③ 최빈값(mode)

최빈값은 수집된 자료의 분포 상 빈도가 가장 많은 값이다. 그러나 이 값이 반드시 자료의 중심을 나타내는 값은 아니다. 최빈값은 주로 명목변수에 사용된다. 명목 척도로 측정된 값을 평균으로 계산하는 것은 무의미하다. 예를 들어 성별을 구분하기 위해 남자를 0, 여자를 1로 기호화하였을 때 성별의 평균이 0.6이라는 것은 아무런 의미를 갖지 못한다. 이때는 대푯값으로 최빈값을 사용하는 것이 바람직하다.

예 1) 다음과 같이 20개의 측정값으로 이루어진 자료의 최빈값은 도수가 6인 7이다.

4, 5, 5, 6, 6, 6, 6, 6, 7, 7, 7, 7, 7, 7, 8, 8, 8, 8, 9, 9

④ 평균, 중앙값, 최빈값의 비교

위에서 살펴본 세 가지 값은 중심경향을 나타내는 공통점이 있으나 각각의 특성과 용도에 큰 차이가 있다. 자료의 분포에 따른 세 값의 관계를 나타내면 [그림 12-8]과 같다.

[그림 12-8]의 (1)에서는 자료의 분포가 봉우리가 하나인 정규 분포 모양을 띠고 있어 평균과 최빈값, 중앙값이 같다. 그러나 (2)에서는 자료의 분포가 왼쪽으로 치우쳐 있어 평균값이 중앙값보다 커졌으며, (3)에서는 자료의 분포가 오른쪽으로 치우쳐 있어 평균값이 중앙값보다 작아졌다. 앞서 제시한대로 자료가 오른쪽 혹은 왼쪽으로 치우쳐 평균의 사용이 어려울 때는 중앙값을 사용하도록 하고, 자료가 대칭일 경우에는 평균과 중앙값이 같아 보편적으로 대푯값으로 쓰이는 평균을 사용하도록 한다.

(4) 산포도(measure of dispersion or scattering)

대푯값이 측정된 자료를 서술하는데 사용되는 값이라면 산포(disperse)는 측정된 자료값 들이 퍼져있는 정도를 서술하는데 사용되는 값이다. 분포의 모양을 평가하는 것은 자료값의 퍼져 있는 정도나 다양성에 대한 정보를 제공해준다. 산포도는 측정된 자료값들이 평균을 중심으로 얼마나 집중되어 있는지 혹은 얼마나 퍼져 있는지를 평가하는 값이다. 산포도에는 분산과 표준편차, 표준점수, 사분편차, 범위 등이 있다.

① 범위

범위(range)는 관찰 혹은 측정된 자료가 흩어져 있는 정도를 측정하는 방법 중 하나이며, 측정된 값의 최대값과 최소값의 차이를 말한다. 산포도 중에서 가장 측정하기 쉬운 방법이나 극단값의 영향을 많이 받으며, 최고값과 최소값에 의해서만 범위가 결정되기 때문에 그 사이에 존재하는 값들의 분포는 알기 힘들다.

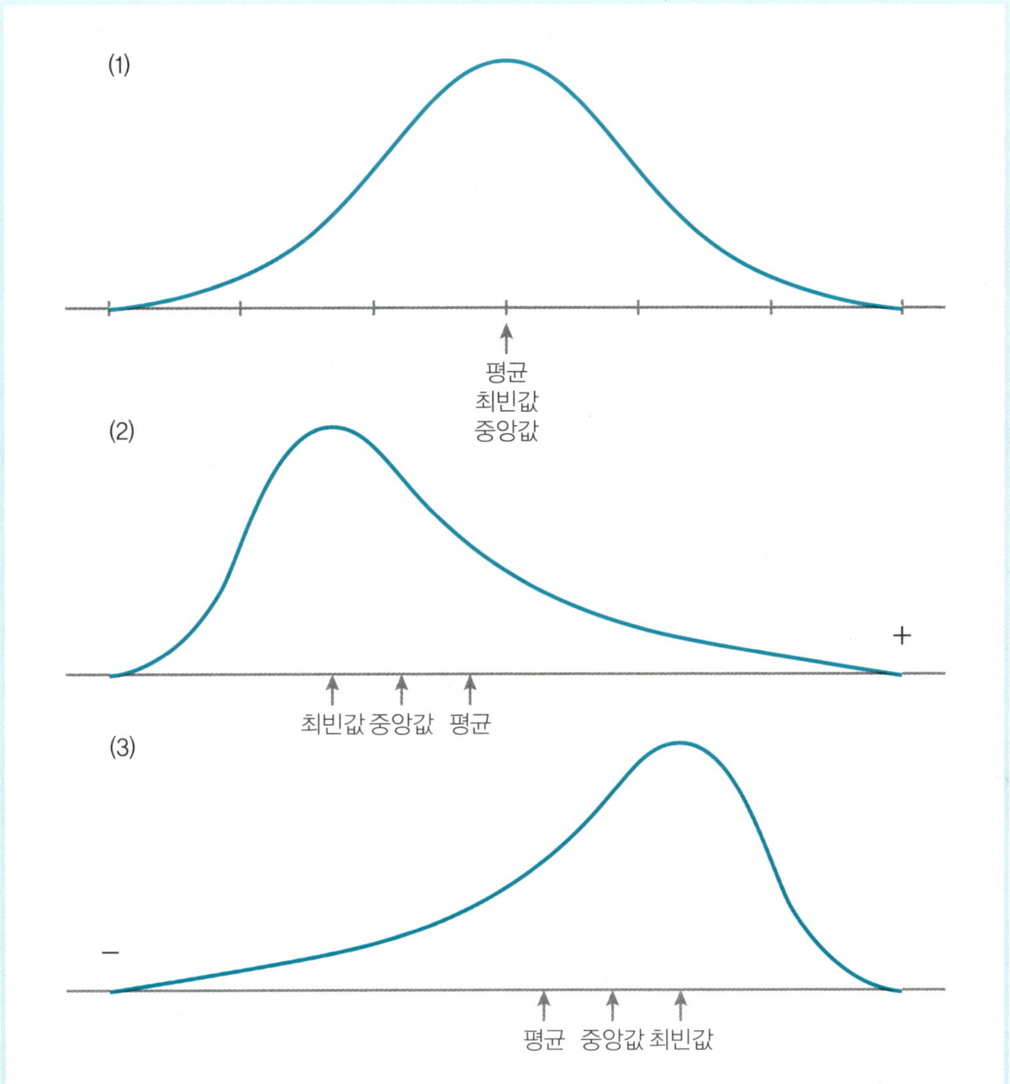

그림 12-8 자료의 분포에 따른 대푯값의 위치

② 분산과 표준편차

분산(variance)이란 변수의 흩어진 정도를 계산하는 지표이다. 일반적으로 연구에서 분산은 수학적 공식을 사용하여 계산하며, 변수의 값이 평균으로부터 얼마나 떨어져 있는지의 정도를 나타내는 값이다. 분산이 클수록 점수의 흩어짐이 커진다.

$$S^2 = \frac{1}{n-1}\sum_{i=1}^{N}\left(x_i - \bar{x}\right)^2$$

표준편차(standard deviation)는 분산의 제곱근이다. 편차는 각 측정값들과 평균값의 거리이다. 자료를 대표하는 평균이 대부분 평균값인 것처럼 표준편차는 편차의 평균이라고 할 수 있다. 평균은 자료의 분포를 요약하여 하나의 값으로 나타내 주는 값이라면 표준편차는 각 점수들이 평균으로부터 얼마나 떨어져 있는지를 보여주는 값이라 할 수 있다. 따라서 표준편차는 전체 분포를 근거로 하여 개별 측정값들의 위치를 파악하는데 사용되며, 일반적으로 평균과 짝을 이루어 제시된다.

[그림 12-9]는 평균은 같으나 각기 다른 분포(표준편차)를 가지는 경우의 그래프를 제시하고 있다.

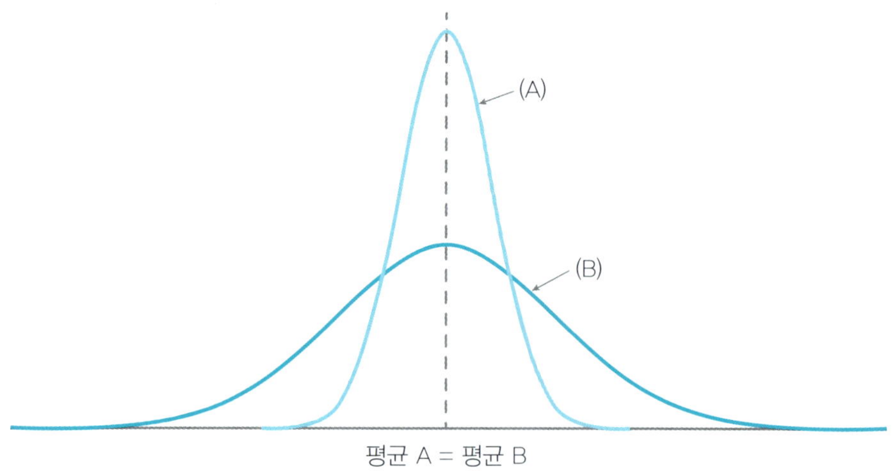

그림 12-9 평균은 같으나 분포가 다른 예

③ 표준점수

표준점수(Standard score)는 원래 측정된 점수를 집단의 평균을 중심으로 표준편차 단위로 전환한 점수이다. 예를 들어 중간고사에서 아동간호학 점수가 72점이고, 모성간호학 점수가 85점인 경우 점수 자체를 비교하기가 어려우므로 쉽게 비교하기 위해 원래의 점수를 표준점수로 변환하는 경우를 말한다.

④ 사분위 점수

사분위 점수(Interquartile range)는 자료를 크기순으로 배열하고, 누적 백분율을 4등분한 각 점에 해당하는 값을 말한다. 제1사분위수는 누적 백분율이 25%에 해당하는 점수이고, 제2사분위수는 50%, 제3사분위수는 75%, 제4사분위수는 100%에 해당하는 점수이다. 특히 제2사분위수는 누적 백분율이 50%에 해당하므로, 중앙값과 동일하다.

사분위 범위는 범위에 비해 극단적인 측정값의 영향을 덜 받는 비교적 안정된 값이다.

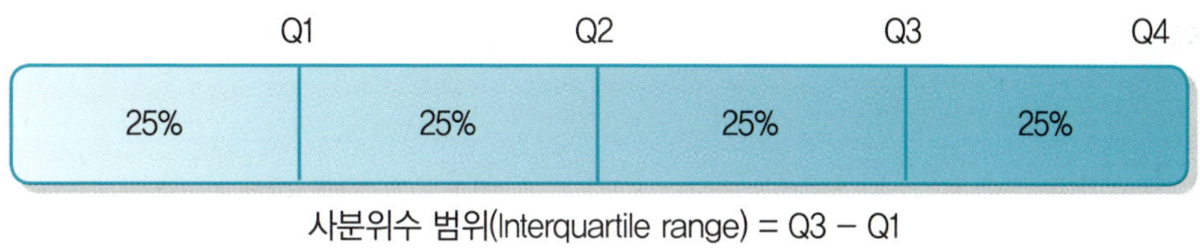

그림 12-10 사분위수 범위

(5) 이원변수의 서술통계

앞에서는 하나의 변수를 설명하기 위한 서술통계를 설명했다. 그러나 연구자들은 변수들 간의 관계에 초점을 두고, 이를 확인하기 위해 관계 분석을 한다. 여기서는 이원변수의 서술통계에 대해 설명하고자 한다.

① 분할표

분할표(contingency table)는 두 변수의 도수를 한 표에 나타내는 이차원적인 도수분포를 나타낸다. 특히 두 변수가 모두 범주형 변수일 때 두 변수의 관계를 설명하기 위해 사용된다.

표 12-5 실험군과 대조군의 심혈관계 질환과 호흡기계 질환

질환	실험군	대조군
심혈관계 질환	14 (58.3)	17 (70.8)
호흡기계 질환	10 (41.7)	7 (29.2)
합계	24 (100)	24 (100)

② 상관계수

상관계수(Correlation coefficient)는 두 변수 간의 선형 관계의 강도에 대한 측도를 말하는데, 두 변수 간의 관계를 설명하는데 사용된다. 상관계수의 범위는 −1에서 +1 사이의 값을 가진다. 0값은 아무런 관계가 없음을 의미한다. 계수의 절대값이 높을수록 관계의 강도가 더 크다. Pearson product-moment correlation coefficient (Pearson r)가 가장 흔히 사용되는 상관계수이다.

산점도(Scatter plot)는 두 변수의 상관관계를 나타내는 그래프이다. 한 변수를 X축에, 다른 변수를 Y축에 표시한 후 두 변수의 측정값이 위치하는 곳을 점으로 표시한다. [그림 12-11]은 체중과 신장 간의 상관관계를 나타내는 산점도이다.

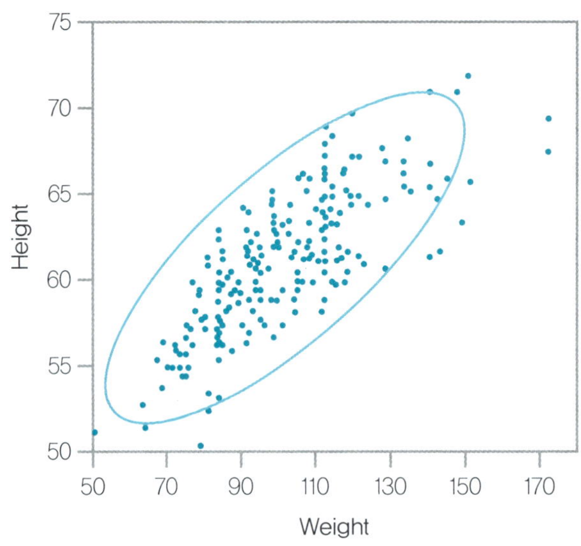

그림 12-11 체중과 신장의 상관관계 산점도

산점도를 통해 상관관계의 크기와 방향을 알 수 있는데 두 변수 간의 관계가 완전한 관계일 때는 점들이 직선 위에 놓이게 된다. 만약 완전한 관계가 아닌 경우, 점들은 그래프에 흩어지게 되는데 점들이 그래프 전반에 흩어지게 되는 경우에는 상관관계가 낮거나 전혀 없다. [그림 12-12]는 여러 형태의 상관관계를 제시하고 있다.

예를 들어, 영아의 체중과 신장의 관계가 r=.54라면 신장이 클수록 체중도 무겁다는 양

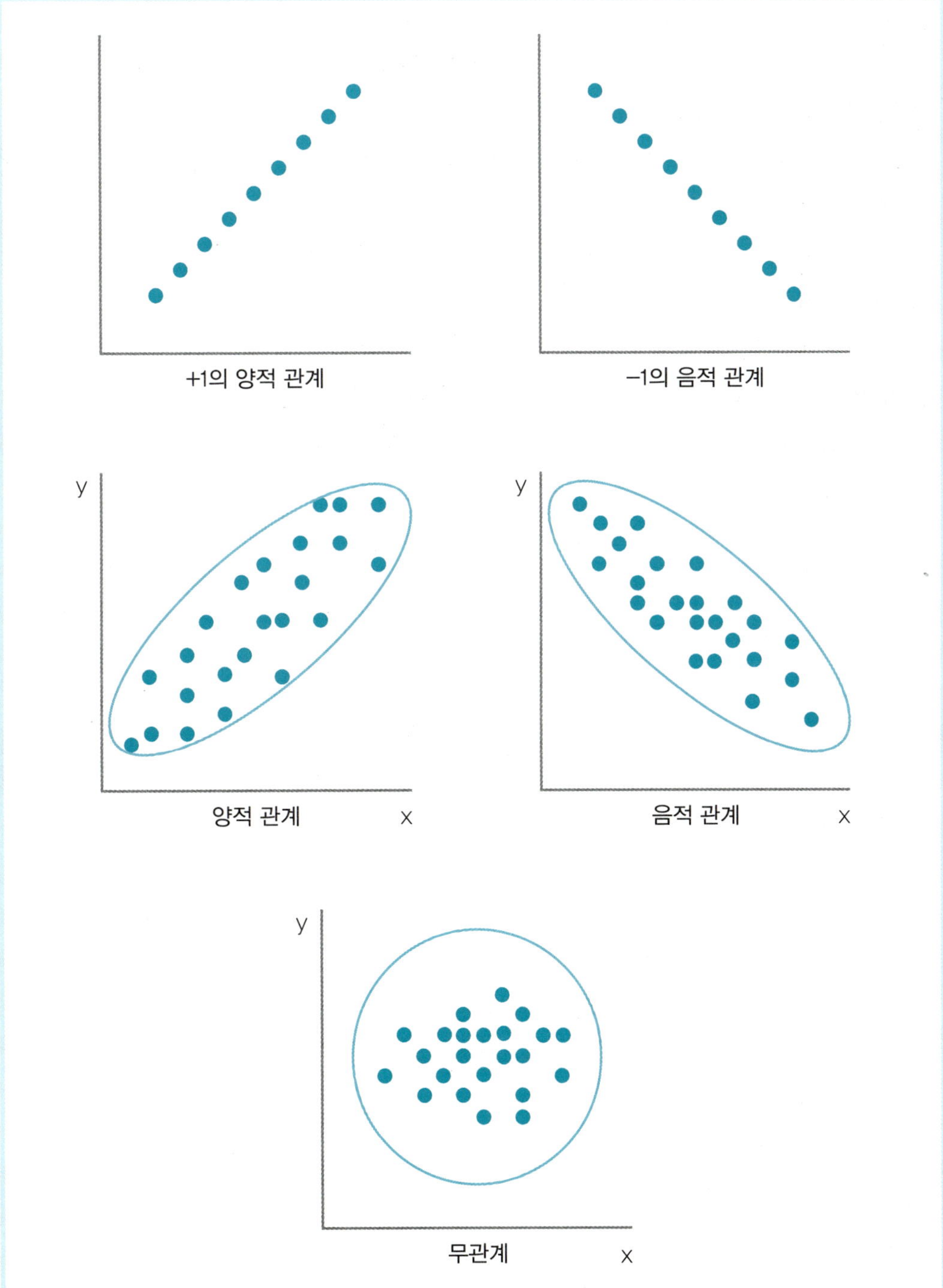

그림 12-12 여러 형태의 상관관계

의 상관관계를 보이는 것이고, 신생아 어머니의 아기 돌보기 자신감과 양육 스트레스의 관계가 r=-.62라면 신생아 어머니의 아기 돌보기 자신감이 높을수록 양육 스트레스가 낮은 음의 상관관계를 보인 것이다.

상관계수의 크기가 어느 정도이면 관계가 강하다고 할 수 있는지는 변수의 특성과 측정의 정확성에 따라 달라진다.

(6) 분포의 형태

연구자는 주어진 자료의 특성을 파악하기 위해서 중심위치를 나타내는 대푯값과 퍼짐의 정도를 나타내는 산포도 뿐 아니라 분포의 형태를 알아야 한다. 분포의 형태는 주어진 자료의 집합적인 속성을 서술하는데 유용하다. 자료의 분포형태는 주어진 자료의 집합적인 속성을 서술하는데 유용하다.

① 왜도(Skewness)

왜도는 분포의 비대칭 정도, 즉 분포가 기울어진 방향과 그 기울어진 정도를 나타내는 척도이다. 분포에서 긴 꼬리가 왼쪽으로 치우쳐 있으면 음(negative)의 왜도, 반대인 경우에는 양(positive)의 왜도를 가진다고 한다. 왜도의 계산값이 '0'이면 좌우 대칭인 왜도를 가지고, '0'보다 작으면 음의 왜도를 가지며, '0'보다 크면 양의 왜도를 가진다. 왜도의 절대 값이 커질수록 왜도의 정도가 커지게 된다. [그림 12-8]의 (2)는 음의 왜도, (3)은 양의 왜도의 형태를 보여준다.

② 첨도(Kurtosis)

첨도는 자료의 분포가 평균 혹은 대푯값을 중심으로 집중적으로 분포되어 있는 정도 혹은 분포의 뾰족한 정도를 말한다. 정규분포의 첨도는 '0'으로 종형 분포(bell-type)이며, '0'보다 크면 뾰족한 분포(leptokurtotic), '0'보다 작으면 납작한 분포(platykurtotic)가 된다. [그림 12-13]은 평균은 같고 표준편차는 다른 여러 형태의 첨도를 보여준다.

③ 정규분포

연구에서 가장 많이 사용되는 분포는 정규분포(normal distribution)이다. 신장, 몸무게, 혈압과 같은 변수들을 분석할 때 정규분포를 따른다는 가정을 하고 통계분석을 한다. 정규분포의 모양은 평균을 중심으로 좌우 대칭이며, 평균, 중앙값, 최빈값이 정확히 일치

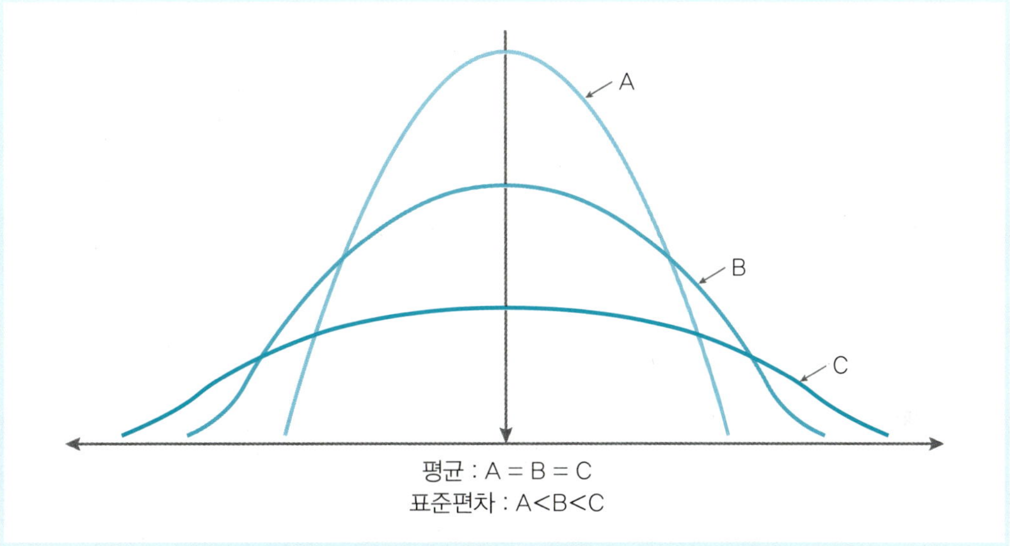

그림 12-13 평균은 같고 표준편차가 다른 세 정규분포 곡선

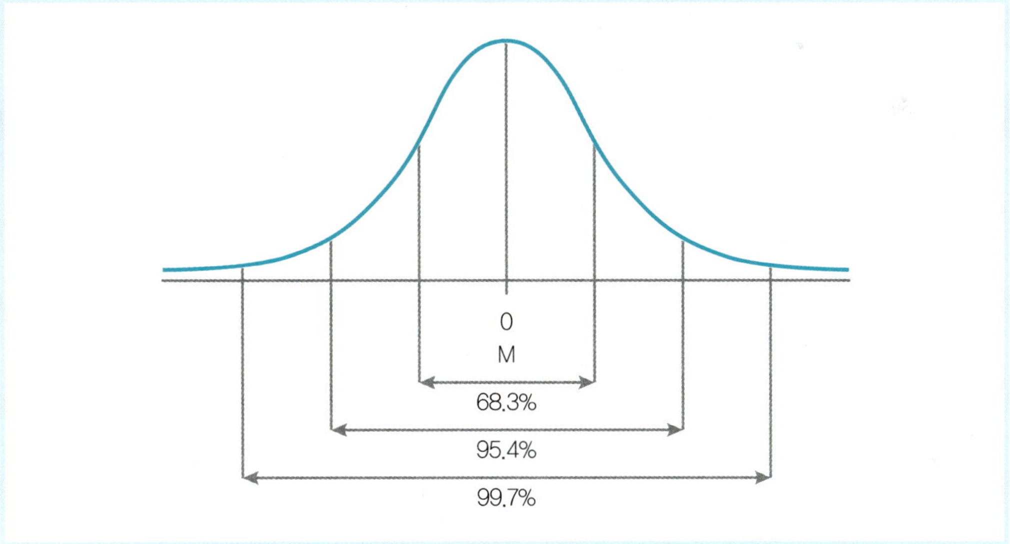

그림 12-14 정규분포의 확률 밀도 곡선

하는 연속형 분포이다. 정규분포는 평균 주변에 모든 값들이 모여 있고, 양극단으로 갈수록 X축에 무한히 접근하지만 X축에 닿지는 않는다. 또한 분포의 평균과 표준편차가 어떤 값을 갖더라도 정규곡선과 X축 사이의 전체 면적은 1이다. [그림 12-14]는 정규분포의 확률 밀도 곡선을 보여준다. 정규분포 곡선에서는 평균에서 일정 거리에 있는 측정값들의 사례 수가 일정 비율을 차지하는 특성이 있다.

④ 표준 정규분포

정규분포는 평균과 표준편차에 따라 모양과 위치가 다르기 때문에 서로 분포가 다른 두 곡선의 성격을 비교하거나 특정 정규분포에서 확률을 계산하기 위해서는 정규분포의 평균과 표준편차를 표준화하여 표준적인 정규분포를 만들어야 한다. 표준 정규분포(Standard Normal Distribution)는 모든 정규분포의 평균을 0으로, 분산을 1로 표준화시킨 정규분포를 말한다. 한 분포가 정규분포를 이루고 있을 때 평균으로부터 −3S ~ +3S(S : 표준편차) 사이에 거의 전체의 분포를 포함하고 있으므로 이 분포를 표준 정규분포로 전환했을때 표준 점수도 거의 −3 ~ +3 사이에 있게 된다.

6) 추론통계

앞에서 설명한 서술통계는 제시된 자료의 성격을 알아보고 자료를 서술하는 방법이다. 그러나 연구자들은 표본들로부터 얻어진 자료의 성격 뿐 아니라 표본이 추출된 모집단에 대해서 추론하는 데 관심을 가지고 있다. 이 장에서는 모집단으로부터 얻어진 모수의 추정과 연구가설에 대한 검정을 위한 추론통계에 대해 살펴보고자 한다.

(1) 가설 검정 과정

추론통계는 자료의 성격에 따라 서로 다른 통계방법이 적용되지만 가설검정의 과정은 크게 다음의 다섯 단계로 나누어 볼 수 있다.

① 가정(assumption)

가설 검정의 첫 단계는 대상자들에게 측정한 변수의 분포가 정규 분포를 만족하는지를 확인하는 것이다. 가설을 검증하기 위한 추론통계 방법에는 모수 통계(parametric tests)와 비모수 통계(nonparametric tests)가 있다. 연구자가 모수 통계 혹은 비모수 통계 방법을 선택하기 전고려해야 할 사항은 자료의 정규 분포 여부와 변수로부터 추출된 통계량이 등간격인지의 여부이다.

먼저 모수 통계는 연속변수로 측정되고, 자료의 분포가 정규 분포할 때 사용된다. 비모수 통계는 표본의 크기가 너무 작거나, 표본의 분포가 정규분포가 아니거나, 명목변수 혹은 서열척도로 측정되었을 때 사용된다.

② 가설

귀무가설과 대립가설을 설정한다. 예를 들어 "알레르기가 없는 사람이 알레르기가 있는 사람보다 삶의 질이 높을 것이다."라는 연구가설 검정하고자 할 때, 귀무가설과 대립가설을 다음과 같이 설정할 수 있다.

- 귀무가설 (H0) : $\mu_A \leq \mu_B$
- 대립가설 (H1) : $\mu_A > \mu_B$

여기서 μ_A는 알레르기가 없는 사람의 삶의 질 평균값, μ_B는 알레르기가 있는 사람의 삶의 질 평균값을 나타낸다. 따라서 귀무가설과 대립가설을 문장으로 표현하면 다음과 같다.

- 귀무가설 : 알레르기가 없는 사람의 삶의 질은 알레르기가 있는 사람의 삶의 질보다 낮거나 같을 것이다.
- 대립가설 : 알레르기가 없는 사람의 삶의 질은 알레르기가 있는 사람의 삶의 질보다 높을 것이다.

③ 사용할 통계검정 기법 찾기

모집단에 대한 가정과 가설 설정이 끝났다면 사용할 통계검정 기법을 찾아야 한다. 통계검정 기법은 연구의 목적 및 설계, 변수의 종류, 분포에 따라 달라질 수 있다. 연구자가 두 모집단의 변수 간 차이를 보고자 할 때, 변수가 정규분포를 하면 모수 통계검정인 t-test를 할 수 있고, 정규분포를 하지 않으면 비모수 통계 검정인 Wilcoxon-rank sum test를 할 수 있다.

④ 유의수준 설정과 검정통계량 계산

다음으로는 제1종 오류를 범할 확률인 유의수준 α를 설정하는데, α값이 작을수록 귀무가설을 기각할 확률이 작아진다. 간호학을 비롯한 보건의료 통계는 인간의 생명과 관련된 것이므로 대부분의 경우 유의수준은 0.05 이하의 작은 α값을 선택하지만, 그렇지 않은 경우 0.1까지 선택하는 경우도 있다.

선택한 통계검정 기법에 따라 검정 통계량을 계산한다. 검정 통계량은 통계기법에 따라 t, F, χ^2, Z 값을 계산한다.

⑤ 기각역 설정 및 통계적 결정

귀무가설의 기각 여부를 판단하는 기준 값인 기각값과 기각역을 설정한다. 특정 통계 검정법을 위한 기각값(critical rule)을 결정하는데는 자유도와 α값이 필요하다. 자유도는 어떤 통계값을 계산하기 위해 독립적으로 취할 수 있는 값들의 수를 뜻한다. 예를 들어 5개의 변수에서 추출한 관측 평균이 30이라 한다면, 4개의 관측값은 독립적으로 자유롭게 아무 값이 결정할 수 있지만, 나머지 하나는 평균값이 30이 나오도록 특정한 값을 가져야 한다. 이 경우 자유도는 4이다. 즉, 표본의 크기는 n이지만 표본의 평균은 n−1개만이 임의로 결정될 수 있다. 따라서 자유도는 n−1이 된다. 계산된 검정 통계량은 t−분포표, F 분포표, χ^2 분포표 등에 제시된 기각값보다 큰 경우 귀무가설을 기각하게 된다.

설정된 기각역과 기각값에 따라 귀무가설을 기각할 것인가 아닌가를 판정한다. 그리고 가설 검정의 마지막 단계로 검정통계량이 기각값을 넘는 경우 귀무가설을 기각하고 대립 가설을 지지한다.

(2) 모수 추정

모집단으로부터 얻어진 값을 모수(population parameter)라고 한다. 반면 모집단으로부터 추출된 표본으로부터 얻어진 값은 통계량(statistic)이라고 한다. 연구자는 관심의 대상이 되는 집단의 특성을 알기 위해 모집단 전부를 대상으로 조사할 수도 있고, 표본의 특성을 나타내는 수치를 구해 그것을 토대로 모집단의 특성을 추론하기도 한다. 그러나 모집단의 규모가 클 경우 전부를 대상으로 조사하기 위해서는 시간과 노력이 많이 소요된다. 그래서 전체 (모집단)의 일부(표본)를 살펴서 전체를 알고자 한다. 이때 모집단의 값은 추측을 통해서 얻을 수 있는데, 추론 통계를 이용하여 이를 추정하는 것이다. 그러나 무작위로 표본을 추출하는 과정에서 표본 추출 오류가 발생할 수 있기 때문에, 표본에서 도출한 측정 데이터, 그리고 그 데이터로부터 산출한 통계량이 모수와 다를 수 있다는 문제가 종종 발생한다. 이 때문에 모수 추정을 이용하여 그에 대한 문제를 해결할 수 있다.

모수 추정(parameter estimation)에는 점추정(point estimation)과 구간추정(interval estimation)있다.

① 점추정

표본에서 모집단의 단일값을 추정하는 것으로 평균이나 중앙값 등이 그 예이다.

② 구간추정

구간추정은 표본에서 얻은 정보를 이용하여 변수의 참값이 속할 것으로 기대되는 범위를 추정하는 것이다. 구간추정은 보통 신뢰구간(confidence interval)을 추정하는 것으로, 신뢰도 90%, 95%, 99%에 따라 모집단의 평균값이 있을만한 구간을 추정하는 것을 말한다.

(3) 차이의 검정

연구자가 두 개 이상의 집단 간의 차이나 같은 개인의 두 개 이상의 변수 값의 차이가 통계적으로 유의한지 검정할 필요가 있다. 예를 들어 두 개 이상의 집단의 차이를 검정하는 통계방법 중 자료의 분포가 정규분포를 따를 때 가장 많이 사용되는 것이 t 검정(t-test)과 분산 분석(ANOVA)이다. 표본의 크기가 너무 작거나, 모집단의 분포가 정규분포를 하지 않을 때에는 비모수 검정법인 Mann-Whitney U test, Wilcoxon signed ranks test, Kruskal Wallis test가 사용된다. 여기서는 차이 검정을 모수 통계와 비모수 통계로 나누어 설명하고자 한다. 차이 검정을 위한 모수적/비모수적 통계기법은 [표 12-6], [그림 12-15]와 같이 정리할 수 있다.

표 12-6 차이 검정을 위한 모수적/비모수적 통계기법

변수의 수	독립성	검정대상	모수적 통계	모수/비모수
2	독립 표본	집단의 평균	independent t-test	모수
		점수의 순위	Mann-Whitney U-test	비모수
	쌍체 표본	집단의 평균	paired t-test	모수
		점수의 차이와 순위	Wilcoxon's signed ranks test	비모수
3개 이상	독립 표본	집단의 평균	ANOVA	모수
		점수의 순위	Kruskal-Wallis test	비모수

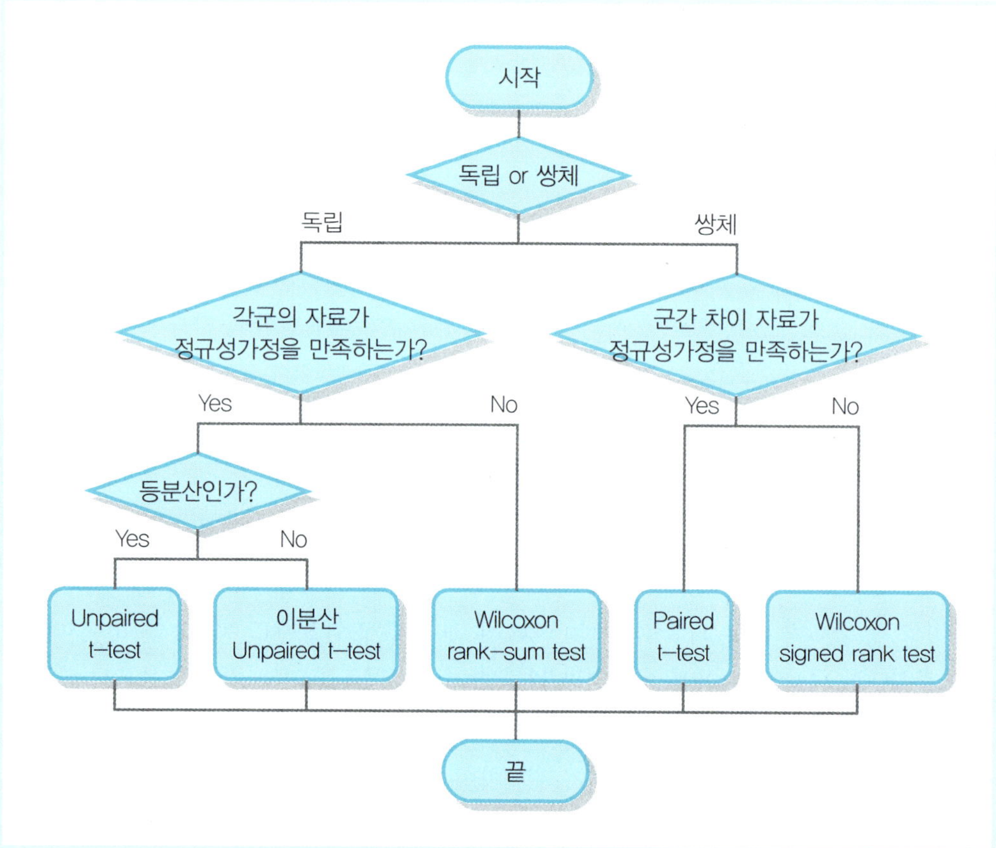

그림 12-15 두 모집단의 차이 검정

7) 추론통계의 실제

(1) 한 집단의 추론통계

① 단일표본 t-test

t-test는 기본적으로 두 집단 간 평균 차이를 비교하므로, 두 집단의 속성을 나타내는 데이터가 있어야 하는데, 여건상 두 모집단 중 한 모집단의 속성을 나타내는 데이터만 구하는 경우도 발생할 수 있다. 이 때 일 표본 t-test를 사용하게 된다. 다만 이 경우엔 데이터를 구할 수 없거나 구하지 못한 집단의 평균을 미리 알고 있어야 한다.

사례 | 사례 일 표본 t-test

Q. 연구문제 1 : 국내 대학생과 미국 대학생 간의 고 카페인음료 섭취 정도 비교 사례

H0 : 한국과 미국 대학생의 고 카페인 음료 섭취 정도에는 차이가 없다.

H1 : 한국과 미국 대학생의 고 카페인 음료 섭취 정도에는 차이가 있다.

국내 학생들을 대상으로는 고 카페인 음료 섭취 실태를 국민건강영양조사 설문문항을 사용해 데이터를 수집하고, 미국 학생들은 동일한 설문문항을 사용한 미국 정부 기관의 자료를 통해 평균을 얻었다고 가정해보자. 이 경우 정부 기관의 자료를 통해 얻어진 미국 대학생의 고 카페인 음료 섭취량의 평균은 비교 '검정값'으로 설정한 후, 국내 대학생의 고 카페인 음료 섭취량의 평균을 구해 두 평균 간의 차이를 비교할 수 있다.

(2) 두 집단의 추론통계

① 모수 통계

㉠ t 검정

t-test는 모집단의 분산이나 표준편차를 알지 못할 때 모집단을 대표하는 표본으로부터 추정된 분산이나 표준편차를 이용하여 검정하는 방법이다. 서로 다른 두 집단 간 평균을 비교하는 통계분석 기법으로, 두 집단 간의 평균 차이에 대한 통계적 유의성을 검증하는 방법이다. 이는 '두 모집단의 평균 간의 차이가 없다'라는 귀무가설과 '두 모집단의 평균 간의 차이가 있다'라는 대립가설 중 한 가지를 선택할 수 있도록 하는 통계방법이다. t-검정은 두 집단의 데이터 존재유무나 두 집단의 동일성에 따라 크게 일 표본, 독립표본, 그리고 대응표본 t-검정의 세 가지로 구분할 수 있다. 여기에서는 t-test의 원리에 대한 설명과 함께, 구체적인 사례를 통해 각 t-검정의 적용 방법을 차례로 살펴볼 것이다.

㉡ 독립표본 t-검정

독립표본 t-검정(Independent sample t-test)은 독립적으로 존재하는 두 집단 간의 평균 차이를 검증하는 통계분석 기법이다. 양적 연구 중 실험연구에서 가장 많이 사용되는 방법으로, 주로 실험군과 대조군의 통계적 차이를 검증하는 모수적 검증방법이다. 독립표본 t-검정에서는 두 집단 구성원 모두에 대한 데이터를 갖고 있으므로 각 집단의 개별적 표준오차를 각각 구할 수 있고, t-통계량을 도출하는 데 이 표준오차들을 모두 사용할 수 있다. 또한 두 집단 내 변화량 즉, 두 집단의 분산(퍼짐 정도)

의 동질성에 대한 위배 여부를 Levene의 등분산 검정을 통해 확인할 수 있다. 여기서 '등분산'이란 종속변인에 대한 두 집단의 분산 동질성을 나타낸다. 만일 Levene 통계량의 유의확률이 .05보다 크다면 각 집단의 분산은 동질하다는 가정이 성립됨을 의미한다.

사례 독립표본 t-test

Q. 연구문제 2 : 신장의 박테리아 감염 영향에 대한 조사

서울시 소재 A병원 신장 내과 외래에 내원한 40세 이상 성인 14명을 대상으로 신장질환(kidney disease)가 생기면, pole calyx와 척추 사이의 거리가 줄어든다는 가설을 검정하기 위해 pole calyx와 척추 사이의 거리를 측정하여 다음과 같은 측정치를 얻었다.

질환군 : 10 13 14 15 22
무질환군 : 18 22 23 24 25 27 27 31 34

위 사례에 대한 귀무가설(H_0)과 대립가설(H_1)을 설정하면 다음과 같다.

H_0 : 신장질환이 생겨도 pole calyx와 척추 사이의 거리는 줄어들지 않는다.
(신장질환군과 무질환군의 pole calyx와 척추 사이의 거리에는 차이가 없다.)
H_1 : 신장질환이 생기면 pole calyx와 척추 사이의 거리가 줄어든다.
(신장질환군과 무질환군의 pole calyx와 척추 사이의 거리에는 차이가 있다.)

위 사례를 SPSS 통계프로그램을 통해 t-test를 실행하면, 아래 표와 같은 출력결과를 얻을 수 있다.

집단통계량

	disease	N	평균	표준편차	평균의 표준오차
distance	신장질환군	5	14.80	4.438	1.985
	무질환군	9	25.67	4.796	1.599

독립표본 검정

		Levene의 등분산 검정		평균의 동일성에 대한 t-검정						
									차이의 95% 신뢰구간	
		F	유의확률	t	자유도	유의확률 (양쪽)	평균차	차이의 표준오차	하한	상한
distance	등분산이 가정됨	.172	.685	-4.163	12	.001	-10.867	2.610	-16.554	-5.179
	등분산이 가정되지 않음			-4.264	8.982	.002	-10.867	2.549	-16.634	-5.100

위 독립표본 검정 결과 Levene 통계량의 유의확률이 .05보다 크므로, 질환군과 무질환군은 등분산이 가정됨을 알 수 있다. 따라서 위 독립 표본 검정 통계량은 등분산이 가정되었을 때의 통계량을 선택하면 되므로 검정 통계량은 t=-4.163, 유의확률(p)은 .001이다. 자유도가 12일 때 검정통계량이 2.179보다 크거나 -2.179보다 작을 경우 귀무가설은 기각된다. 검정 결과가 t=-4.163로 -2.179보다 작고, p-value가 .05보다 작기 때문에 귀무가설 기각되고 대립 가설을 채택할 수 있다. 이를 표로 제시하면 [표 12-7]과 같다.

표 12-7 신장질환군과 무질환군의 pole calyx와 척추 사이의 거리

Group	평균±표준편차	t	*p*
신장질환군 (n=5)	14.80 ± 4.44	4.16	.001
무질환군 (n=9)	25.67 ± 4.80		

따라서 "신장질환이 생기면 pole calyx와 척추 사이의 거리가 줄어든다." 즉 "신장질환군과 무질환군 간 pole calyx와 척추 사이의 거리는 차이가 있다."라는 결론을 내릴 수 있다.

ⓒ **대응표본 t-검정**

대응표본 t-test(Paired t-test)는 실험 처치 전후에 측정값을 수집한 후 두 측정값 사이의 평균 차이를 검증하는 방법으로 독립표본 t-test와 마찬가지로 실험 연구에서 자주 사용되는 통계분석 기법이다. 독립표본 t-test가 2개의 독립적인 표본, 즉 상이한 두 집단에 대한 평균 비교라면, 대응표본 t-test는 동일한 표본을 대상으로 시간 간격을 두고서 데이터를 두 번 수집해서 각 데이터 평균 간 차이를 검증한다는 점에서 독립표본 t-test와 다르다.

대응표본 t-test에 대한 예는 다음과 같다.

사 례 대응표본 t-test

Q. 연구문제 3 : 스트레스 관리 프로그램 적용 후의 효과

서울시 소재 B병원에서 노인 13명을 대상으로 스트레스 관리 프로그램을 제공하고 스트레스 관리 프로그램 적용 전과 스트레스 관리 프로그램 적용 후의 스트레스 지수를 측정하여 "스트레스 관리 프로그램이 노인의 스트레스 감소에 효과가 있다"라는 가설을 검정하기 위해 다음과 같은 측정값을 얻었다.

짝번호	1	2	3	4	5	6	7	8	9	10	11	12	13
프로그램 적용 전	9	10	4	19	13	12	8	0	13	6	12	5	7
프로그램 적용 후	6	7	3	19	4	12	2	0	16	7	6	0	7

위 사례에 대한 귀무가설과 대립가설을 설정하면 다음과 같다.

H_0 : 스트레스 관리 프로그램은 노인의 스트레스 감소에 효과가 없다.
H_1 : 스트레스 관리 프로그램은 노인의 스트레스 감소에 효과가 있다.

위 사례를 SPSS 통계프로그램을 통해 paired t-test를 실행하면, 아래 표와 같은 출력 결과를 얻을 수 있다.

대응표본 통계량

		평균	N	표준편차	평균의 표준오차
대응 1	프로그램적용전	9.08	13	4.890	1.356
	프로그램적용후	6.85	13	5.771	1.601

대응표본 상관계수

		N	상관계수	유의확률
대응 1	프로그램적용전 & 프로그램적용후	13	.804	.001

대응표본 검정

		대응차					t	자유도	유의확률 (양쪽)
		평균	표준편차	평균의 표준오차	차이의 95% 신뢰구간 하한	차이의 95% 신뢰구간 상한			
대응 1	프로그램적용전 - 프로그램적용후	2.231	3.444	.955	.150	4.312	2.336	12	.038

위 연구의 자유도가 12이고, 유의수준 α(alpha)를 0.05라고 했을 때, t 분포표의 검정통계량이 2.179보다 크거나 −2.179보다 작을 경우 귀무가설은 기각된다. 따라서 본 연구결과 t=2.336, p=.0.38로 귀무가설은 기각되며, 대립가설이 채택될 수 있다. 이를 표로 제시하면 [표 12-8]과 같다.

표 12-8 스트레스 프로그램 적용 전후의 스트레스 차이

Group	평균±표준편차	프로그램 적용 후 – 프로그램 적용 전	t	*p*
프로그램 적용 전	9.08 ± 4.89	−2.23±3.44	2.34	.001
프로그램 적용 후	6.85 ± 5.77			

따라서 "노인의 스트레스 관리 프로그램은 노인의 스트레스 감소에 효과가 있다"라는 결론을 내릴 수있다.

② 비모수 통계

㉠ Mann–Whitney U test

Mann–Whitney U test는 서로 다른 두 집단의 차이를 분석하는 일반적인 방법인 t–test에 해당하는 비모수 통계방법이다. 이 방법은 모집단으로부터 얻어진 자료가 순위 혹은 명목 척도이거나 집단의 표본수가 작고 정규성을 만족하지 못하는 경우 사용하는 방법이다.

사 례 Mann–Whitney U test

Q. 연구문제 4 : 심장질환 여부에 따른 콜레스테롤 수준 비교

서울시 소재 S병원 내과 외래에 내원하고 있는 성인 19명을 대상으로 "심장질환 여부에 따라 콜레스테롤 수준에 차이가 있을 것이다"라는 가설을 검정하기 위해 다음과 같은 측정값을 얻었다.

심장질환군 : 78 172 453 174 915 84 153 780
무질환군 : 38 45 47 34 11 20 68 12 37 8 148

위의 예제에 대한 귀무가설과 대립가설을 설정하면 다음과 같다.

H_0 : 심장질환이 있는 군과 없는 군 간 혈중 콜레스테롤 수치에는 차이가 없다.
H_1 : 심장질환이 있는 군과 없는 군 간 혈중 콜레스테롤 수치에는 차이가 있다.

SPSS 통계프로그램을 통해 구해진 표본이 정규분포를 하는지 실행해보면 아래 표와 같은 출력결과를 얻을 수 있다.

정규성 검정

	patient	Kolmogorov-Smirnov[a]			Shapiro-Wilk		
		통계량	자유도	유의확률	통계량	자유도	유의확률
Cholesterol	심장질환군	.329	8	.011	.798	8	.027
	무질환군	.273	11	.021	.765	11	.003

a. Lilliefors 유의확률 수정

정규성 검정 결과 Shapiro-Wilk 검정의 p-value가 심장질환군과 무질환군 모두 0.05보다 작으므로 정규 분포하지 않는다는 것을 알 수 있다. 따라서 Mann-Whitney U test를 실행하면, 다음과 같은 출력결과를 얻을 수 있다.

Mann-Whitney 검정

순위

	patient	N	평균순위	순위합
Cholesterol	심장질환군	8	15.25	122.00
	무질환군	11	6.18	68.00
	합계	19		

검정 통계량[a]

	Cholesterol
Mann-Whitney의 U	2.000
Wilcoxon의 W	68.000
Z	-3.468
근사 유의확률(양측)	.001
정확한 유의확률 [2*(단측 유의확률)]	.000[b]

a. 집단변수: patient

b. 등률에 대해 수정된 사항이 없습니다.

위 결과에서 평균 순위는 심장질환군이 15.25이고, 무질환군은 6.18로 심장질환군의 콜레스테롤이 더 높음을 알 수 있다. 통계적 검정 결과 양측검정 결과의 p 값은 .001이다. 본 연구의 귀무가설 검정은 단측검정이므로, p값은 <.001이다. 검정 결과 양측검정과 단측검정 모두 유의수준 .05보다 작으므로 귀무가설 기각, 대립가설이 채택될 수 있다. 따라서

"심장질환이 있는 군과 없는 군 간 혈중 콜레스테롤 수치에는 차이가 있다"라는 결론을 내릴 수 있다.

ⓛ Wilcoxon's signed ranks sum test

종속표본(dependent sample) t 검정이 독립적이지 않은 두 표본 자료를 이용하여 집단 간 차이를 검정하는 모수통계 검정방법이라면, Wilcoxson 검정은 이에 대응하는 비모수 통계검정방법이다. 각 자료 쌍은 부호화된 순위(signed rank)를 갖게 된다. 이런 의미에서 Wilcoxon 검정은 Wilcoxon 부호 순위검정(Wilcoxon's signed ranks sum test)이라고 불리기도 한다.

사 례 Wilcoxon's signed ranks test

Q. 연구문제 5 : 마음챙김 프로그램 적용 전후 삶의 만족도 비교

8명의 사람들에게 마음챙김 프로그램을 적용한 후 사전, 사후의 삶의 만족도를 조사한 점수의 차이를 검증하기 위해서 다음과 같이 결과값을 얻었다.

참가자	사전	사후
1	4	8
2	5	4
3	2	5
4	3	6
5	7	7
6	5	7
7	6	6
8	2	4

이에 대한 귀무가설과 대립가설은 다음과 같다.

H_0 : 마음챙김 프로그램 전과 프로그램 후의 삶의 만족도에는 차이가 없다.
H_1 : 마음챙김 프로그램 전과 프로그램 후의 삶의 만족도에는 차이가 있다.

SPSS 통계 프로그램을 통해 Wilcoxon's signed ranks test를 실행하면, 다음과 같은 출력결과를 얻을 수 있다.

Wilcoxon 부호순위 검정

순위

		N	평균순위	순위합
마음챙김_후 - 마음챙김_전	음의 순위	1[a]	1.00	1.00
	양의 순위	5[b]	4.00	20.00
	동률	2[c]		
	합계	8		

a. 마음챙김_후 < 마음챙김_전

b. 마음챙김_후 > 마음챙김_전

c. 마음챙김_후 = 마음챙김_전

검정 통계량[a]

	마음챙김_후 - 마음챙김_전
Z	-2.003[b]
근사 유의확률(양측)	.045

a. Wilcoxon 부호순위 검정

b. 음의 순위를 기준으로.

검정 결과 마음챙김 프로그램 후 삶의 만족도가 높아진 사람은 5명이고, 삶의 만족도가 낮아진 사람은 1명임을 알 수 있다(첫번째 표 확인). 높아진 차이값의 순위의 평균은 4.00이고, 낮아진 차이값의 순위의 평균은 1.00이다. 검정통계량에서 Z통계량과 유의확률을 확인할 수 있는데, Z=−2.003, p=.045로 귀무가설을 기각한다. 따라서 "마음챙김 프로그램 전과 프로그램 후의 삶의 만족도에는 차이가 있다."라는 결론을 내릴 수 있다.

(3) 세 집단 이상의 추론통계

① 모수 통계

㉠ 분산분석

분산분석은 두 개 이상 집단들의 평균 간 차이에 대한 통계적 유의성을 검증하는 방법이다. 각 집단의 분산을 분석하지만 실제로는 각 집단의 평균이 동일하다는 가설을 검정하는 것이 된다. 여기서는 가장 많이 사용되는 분산분석법인 일원배치 분산분석(One−way ANOVA)에 대해 설명할 것이다.

㉡ 일원 분산분석

분산분석[ANOVA(ANalysis Of VAriance)]은 각 케이스의 관찰값과 평균 간 차이인 편차를 제곱해 합산한 후 표본크기로 나눈 분산을 이용해 2개 이상 집단 간 평균 차이를 검증하는 방법이다. 분산분석은 기본적으로 각각의 모집단은 서로 독립적이며, 정규분포를 가정하고 있으며, 독립변수에 대한 종속변수의 분산은 모두 같은 값을 가진다고 가정하고 귀무가설과 대립가설을 비교, 검증하는 방법이다.

사례 일원배치 분산분석

Q. 연구문제 6 : 서로 다른 물리치료 기구 사용에 따른 치료 효과의 차이

서울시 소재 S병원 재활의학과에 내원한 성인 6명을 대상으로 서로 다른 네 가지 물리치료 기구를 사용해 대상자들을 일정기간 동안 치료 후 "치료 기구의 종류에 따라 물리치료의 효과 차이가 있을 것이다"라는 가설을 검정하기 위해 다음과 같은 측정값을 얻었다.

	치료기구			
ID	Type 1	Type 2	Type 3	Type 4
1	64	76	58	95
2	88	70	74	90
3	72	90	66	80
4	80	80	60	87
5	79	75	82	88
6	71	82	75	75

위 사례에 대한 귀무가설과 대립가설을 설정하면 다음과 같다.

H_0 : 치료기구의 종류에 따라 물리치료의 효과에는 차이가 없다.
H_1 : 치료기구의 종류에 따라 물리치료의 효과에는 차이가 있다.

위 사례를 SPSS 통계프로그램을 통해 일원배치 분산분석(one-way ANOVA)을 실행하면, 아래 표와 같은 출력결과를 얻을 수 있다.

기술통계

치료효과

	N	평균	표준편차	표준오차	평균에 대한 95% 신뢰구간		최소값	최대값
					하한값	상한값		
Type1	6	75.67	8.406	3.432	66.84	84.49	64	88
Type2	6	78.83	6.882	2.810	71.61	86.06	70	90
Type3	6	68.67	9.158	3.739	59.06	78.28	58	82
Type4	6	85.83	7.195	2.937	78.28	93.38	75	95
합계	24	77.25	9.741	1.988	73.14	81.36	58	95

분산의 동질성 검정

치료효과

Levene 통계량	df1	df2	유의확률
.358	3	20	.784

일원배치 분산분석

치료효과

	제곱합	df	평균 제곱	F	유의확률
집단-간	914.167	3	304.722	4.805	.011
집단-내	1268.333	20	63.417		
합계	2182.500	23			

통계검정 결과 각 군의 평균과 표준편차 결과는 기술통계표에 제시된 바와 같이 산출되었다. 위 결과 분산분석의 통계량인 F값은 4.805(자유도 3)이고 p=.011로 치료기구의 종류에 따른 치료효과의 차이는 통계적으로 유의하였다. 그러나 제시된 검정결과만으로는 어떤 치료기구 간 차이가 유의한지는 알 수 없다. 따라서 일원분산분석에서는 사후비교(post hoc test)라고 하는 별도의 검정방법을 사용하게 된다. 사후비교 검정방법에는 여러 가지가 있는데, 평균의 차이가 커야 유의성을 찾을 수 있는 Scheffé test가 가장 보수적이다. 사후비교 검정방법의 종류는 [표 12-9]와 같다.

표 12-9 사후비교 검정방법

검정방법	특성	적용 통계량
Fischer's LSD	가능한 모든 짝 비교 가장 엄격하지 않은 사후 검정방법	모수

Duncan	오차비율을 통제하지 않음 인접하는 평균값들을 단계적으로 비교 크기 순으로 나열된 평균의 모든 짝 비교	모수
Tuckey	비교대상 표본 수가 동일한 경우 사용 모든 집단 조합에 대해 분석	모수
Dunnett	하나의 집단을 기준으로 다른 집단들과 차이에 대해 분석 모든 집단 조합에 대한 검정을 하지 않음	모수
Scheffé	가능한 모든 짝 비교 가장 보수적이고 엄격한 사후 검정	모수
Bonferroni correction	모수와 비모수 모두에서 사후 검정 가능 유의 수준을 검정의 수로 나누어 조정	모수, 비모수

본 가설의 검정은 표본의 수가 달라도 사용이 가능하며, 많은 가정이 필요하지 않은 사후 검정을 위해 Scheffé test를 시행하였다. 사후비교 검정은 Scheffé test로 하였으며, 사후 검정 결과는 다음과 같다.

다중 비교

종속 변수: 치료효과

Scheffe

(I) 치료기구종류	(J) 치료기구종류	평균차(I-J)	표준오차	유의확률	95% 신뢰구간	
					하한값	상한값
Type1	Type2	-3.167	4.598	.923	-17.18	10.85
	Type3	7.000	4.598	.523	-7.02	21.02
	Type4	-10.167	4.598	.214	-24.18	3.85
Type2	Type1	3.167	4.598	.923	-10.85	17.18
	Type3	10.167	4.598	.214	-3.85	24.18
	Type4	-7.000	4.598	.523	-21.02	7.02
Type3	Type1	-7.000	4.598	.523	-21.02	7.02
	Type2	-10.167	4.598	.214	-24.18	3.85
	Type4	-17.167*	4.598	.013	-31.18	-3.15
Type4	Type1	10.167	4.598	.214	-3.85	24.18
	Type2	7.000	4.598	.523	-7.02	21.02
	Type3	17.167*	4.598	.013	3.15	31.18

*. 평균차는 0.05 수준에서 유의합니다.

동일 집단군

치료효과

Scheffe[a]

치료기구종류	N	유의수준 = 0.05에 대한 부집단	
		1	2
Type3	6	68.67	
Type1	6	75.67	75.67
Type2	6	78.83	78.83
Type4	6		85.83
유의확률		.214	.214

동일 집단군에 있는 집단에 대한 평균이 표시됩니다.

a. 조화평균 표본 크기 6.000을(를) 사용합니다.

유의수준(p-value)을 0.05라고 했을 때, p-value가 0.05보다 작기 때문에 대립가설이 채택될 수 있다. 이를 표로 제시하면 [표 12-10]과 같다.

표 12-10 치료 기구 별 치료효과의 차이

치료 기구	평균±표준편차	F	*p*
Type 1	75.67 ± 8.41	4.81	.011 (a>b)*
Type 2	78.83 ± 6.88		
Type 3[a]	68.67 ± 9.16		
Type 4[b]	85.83 ± 7.20		

* Scheffé test

따라서 "치료기구의 종류에 따라 치료효과에 미치는 영향은 서로 다르다"라는 결론을 내릴 수 있다. 우리가 분산분석의 결과를 토대로 알 수 있는 것은 그룹 간의 평균이 통계학적으로 유의미한 차이가 있는지 여부이다. 여기서 유의미한 차이가 있다고 해서 어느 집단의 평균이 더 크다 혹은 작다고 말할 수는 없다. Scheffé test 시행 결과 치료기구 A3와 A4의 p-value만 0.05보다 작기 때문에 치료기구 중 A3와 A4의 효과에 차이가 있음을 알 수 있다.

② 비모수 통계

㉠ Kruskal-Wallis test

Kruskal-Wallis test는 모수 통계의 ANOVA와 비교되는 분석방법으로, 독립된 세 개 이상의 군이 모두 각각 정규성을 만족하지 않는 경우 각 표본 집단의 분포가 모두 같은 곳에 위치하는가를 비모수적으로 검정할 때 사용한다. Kruskal-Wallis test는 각 집단의 측정값의 크기 순서에 따라 순위 부여 후 각 표본집단의 평균 순위들에 유의한 차이가 있는가를 검정하는 것이다. Kruskal-Wallis test의 검정 통계량은 카이제곱 분포를 따른다.

사 례 Kruskal-Wallis test

Q. 연구문제 7 : 서로 다른 물리치료 기구 적용에 따른 치료효과의 차이

서울시 소재 S병원 재활의학과에 내원한 성인 6명을 대상으로 서로 다른 네 가지 물리치료 기구를 사용해 대상자들을 일정기간 동안 치료 후 "치료 기구의 종류에 따라 물리치료의 효과 차이가 있을 것이다"라는 가설을 검정하기 위해 다음과 같은 측정값을 얻었다.

대상자	치료기구1	치료기구2	치료기구3
1	50	55	65
2	78	88	50
3	72	60	54
4	64	72	84
5	75	64	89
6	80	88	85
7	60	82	84
8	65	78	82
9	85	80	90
10	72	75	80

위 사례에 대한 귀무가설과 대립가설을 설정하면 다음과 같다.

H_0 : 치료기구별 치료효과에는 차이가 없다.

H_1 : 치료기구별 치료효과에는 차이가 있다.

위 자료를 SPSS 통계프로그램에서 Kruskal-Wallis test를 실행하면, 다음과 같은 출력결과를 얻을 수 있다.

기술통계량

	N	평균	표준편차	최소값	최대값
Effect	30	73.53	12.116	50	90
치료기구	30	2.00	.830	1	3

Kruskal-Wallis 검정

순위

	치료기구	N	평균순위
Effect	Type1	10	12.35
	Type2	10	15.55
	Type3	10	18.60
	합계	30	

검정 통계량[a,b]

	Effect
카이제곱	2.531
자유도	2
근사 유의확률	.282

a. Kruskal Wallis 검정

b. 집단변수: 치료기구

검정 결과 치료기구 Type 1, 2, 3의 순위 평균은 각각 12.35, 15.55, 18.60으로 χ^2=2.531, p=.282로 나타났다. 따라서 유의수준 .05보다 크기 때문에 대립가설이 기각되고 귀무가설이 채택될 수 있다. 따라서 "치료기구별 치료효과에는 차이가 없다."라는 결론을 내릴 수 있다.

8) 범주형 자료의 분석

(1) 두 집단 이상의 분포에 따른 차이

지금까지는 연속변수(혹은 이산변수)에 대한 분석방법을 살펴보았다. 연속변수는 변수의 분포에 따라 모수적 혹은 비모수적 통계분석을 선택하여 분석할 수 있는데, 범주형 자료는 자료의 특성상 자료를 가지고 연산을 할 수 없기 때문에 모수적 통계분석을 할 수 없어 비모수적 통계분석방법을 주로 사용한다. 여기에서는 범주형 자료의 분석 중 교차분석에 대해 설명하고자 한다.

① 카이제곱 검정(Chi-square test)

교차분석(cross tabulation analysis)은 명목이나 서열 변수와 같은 범주형 자료들의 교차빈도를 설명하는 교차표를 통해 기술통계를 제공할 뿐만 아니라, 두 변인 간의 교차빈도에 대한 통계적 유의성을 검증해 주는 추론통계를 함께 제공해 주는 통계분석방법이다. 간호학에서는 교차분석 방법 중 카이제곱(χ^2) 분포에 기초한 카이제곱 검정을 주로 사용한다.

카이제곱 검정은 평균이 아닌 각 범주가 가지는 비율을 분석함으로써 통계적 유의성을 검정하는데, 분석에 앞서 몇 가지 기본 가정을 둘 수 있다. 먼저 종속변수가 명목변수에 의한 질적 변수이거나 범주형 변수(명목 혹은 서열 변수)여야 한다. 또한 각 범주에 포함할 수 있도록 기대되는 빈도를 기대빈도라 하는데, 이 기대빈도가 5 이상이어야 한다. 기대빈도가 5 보다 작을 경우 재범주화를 통해 빈도수를 증가시켜야 한다. 그리고 각 칸에 있는 빈도는 다른 칸의 사례와 관계없이 독립적이어야 한다, 이렇게 카이제곱 검정은 종속변인이 범주수준, 즉 명목수준이나 질적 데이터 속성이 강한 서열수준일 경우에 사용한다는 특징을 갖는다.

교차분석에 대한 예를 사례로 들 수 있다.

사 례 | 카이제곱 검정

Q. 연구문제 : 고혈압 환자에게 적용한 치료 약물

서울시 소재 S병원 내과에 내원한 성인 200명을 대상으로 신약을 제공하고 "새로운 고혈압 치료제가 환자들의 증상 호전에 영향을 미치는가?"라는 가설을 검정하기 위해 측정값을 분석하여 다음과 같은 자료를 얻었다.

치료제	증상		합계
	호전	비호전	
A	20	20	40
B	120	40	160
계	140	60	200

여기서는 치료제(행)에 따른 증상(열)의 비율 차이를 검증하는 것이기 때문에 다음과 같은 가설을 세울 수 있다.

H_0 : 치료제 별 증상의 호전 여부의 비율에는 차이가 없다.
H_1 : 치료제 별 증상의 호전 여부의 비율에는 차이가 있다.

SPSS 통계프로그램을 통해 Chi-square test를 실행하면, 아래 표와 같은 출력결과를 얻을 수 있다.

➡ Crosstabs

Case Processing Summary

	Cases					
	Valid		Missing		Total	
	N	Percent	N	Percent	N	Percent
DRUG * RESP	200	100.0%	0	.0%	200	100.0%

DRUG * RESP Crosstabulation

			RESP		Total
			호전	비호전	
DRUG	A	Count	20	20	40
		% within DRUG	50.0%	50.0%	100.0%
	B	Count	120	40	160
		% within DRUG	75.0%	25.0%	100.0%
Total		Count	140	60	200
		% within DRUG	70.0%	30.0%	100.0%

Chi-Square Tests

	Value	df	Asymp. Sig. (2-sided)	Exact Sig. (2-sided)	Exact Sig. (1-sided)
Pearson Chi-Square	9.524[b]	1	.002		
Continuity Correction[a]	8.371	1	.004		
Likelihood Ratio	8.947	1	.003		
Fisher's Exact Test				.003	.002
Linear-by-Linear Association	9.476	1	.002		
N of Valid Cases	200				

a. Computed only for a 2x2 table

b. 0 cells (.0%) have expected count less than 5. The minimum expected count is 12.00.

분석 결과 치료제 A의 경우에는 호전이 50%, 비호전이 50%인데 반해, 치료제 B의 경우에는 호전이 75%, 비호전이 25%의 비율을 보였다. 이 차이가 통계적으로 유의한 차이가 있는 지를 판단하기 위해서는 카이제곱 검정결과를 확인해야 하는데, Pearson Chi-Square 결과 χ^2 = 9.52, 유의확률인 p = .002로 나타났다. 따라서 치료제별 증상 호전 여부에는 통계적으로 유의한 차이가 있으며, 치료제 B가 증상 호전에 더 효과가 있음을 알 수 있다. 위 결과를 토대로 통계표를 작성하면 [표 12-11]과 같다.

표 12-11 치료제별 증상 호전 여부 비율 차이

치료제	증상호전 여부		χ^2	*p*
	호전 (n(%))	비호전 (n(%))		
A	20 (50.0)	20 (50.0)	9.52	.002
B	120 (75.0)	40 (25.0)		

9) 상관관계 분석

상관관계는 연속적 속성을 갖는 두 변인들 간 상호 연관성에 대한 기술통계 정보를 제공해줄 뿐만 아니라, 두 변인 간의 상호 연관성에 대한 통계적 유의성을 검증해 주는 통계분석 기법이다. 상관관계를 분석하는 목적은 변수들 간에 상관이 있는지, 상관이 있으면 어느 정도인지, 양(+)의 관계에 있는지, 음(−)의 관계에 있는지를 분석함으로써 둘 이상의 변수 간에 어떤 선형적 관계가 있는지를 분석하기 위함이다. 이 때 둘 이상의 변수는 서로 완전히 독립적일 수도 있고, 서로 상관이 있는 관계일 수도 있다. 이 변수들 간의 관계에 대한 강도를 상관관계(Correlation, Correlation coefficient)라고 한다.

두 개의 변수인 "X"와 "Y"의 상관관계를 분석할 때, "X가 증가하면 Y가 증가할까?" 혹은 "X와 Y는 선형의 관계가 있을까"라는 질문을 가질 수 있다.

예를 들어, 연구자가 "신생아 집중치료실에 입원한 미숙아의 부모의 자율 면회 방문 횟수와 부모 스트레스가 상관관계가 있을까?"라는 질문에 대한 분석으로 pearson's r = −.30 (p<.05)인 결과가 나왔다면, 미숙아 부모의 자율 면회 방문 횟수와 부모 스트레스는 음의 상관관계가 있다고 할 수 있다. 즉 자율 면회 방문횟수가 많을수록 부모 스트레스가 저하된다고 할 수 있다.

사 례 상관관계 분석

Q. 연구문제 9 : 신생아 집중치료실 미숙아 부모의 자율면회 방문 현황과 부모 스트레스와의 상관관계
(이수진, 최은경, 박정옥, 김희순(2019). Child Health Nursing Research, 25(4), 377-387)

표 12-12 Correlations between a Flexible Parental Visiting Environment and Parental Stress (*N*=60)

Variables		Parental Stress	Flexible Parental Visiting Environment		
			Total number of visits per week	Average duration of visits	Number of caregiving behaviors per visit
		r	r	r	r
Parental stress		1	-.30*	.50	-.19
Flexible Parental visiting environment	Total number of visits per week		1	.14	.19
	Average duration of visits			1	.73**
	Number of caregiving behaviors per visit				1

* p<.050. ** p<.001.

그런데, 통계결과 해석 시 연구자가 가장 주의해야 할 사안 중 하나는 통계적 유의성이라는 숫자가 갖는 매력에 현혹되어서는 안 된다는 것이다. 즉, 두 변수 간의 관계를 이론적으로 설명하지 못하는 가운데, 단지 상관계수에만 의지해 두 변인 간 관계를 해석한다면 심각한 오류를 범할 수 있다는 것이다. 특히 두 변수 간 관계를 설명하는 pearson's r이 높게 나타났지만, 실제로는 두 변수 간에 이론적으로 아무런 연관성이 없을 수도 있는데, 이 경우를 '거짓 관계(spurious relationship)'라고 지칭한다. 따라서 두 변수 간의 상관계수가 매우 높다고 하더라도, 문헌고찰을 통해 이론적으로 두 변수 간 연관성이 있는지 없는지를 반드시 확인해야 한다.

10) 회귀분석

회귀분석(Regression analysis)은 변수와 변수 사이의 관계를 알아보기 위한 통계적 분석방법으로 독립변수의 값에 따른 종속변수의 값을 예측할 때 사용된다. 어떤 변수가 다른 변수에 영향을 주고받는 경우 영향을 주는 변수를 독립변수(설명변수 : independence variable)라 하고, 영향을 받는 변수를 종속변수(반응변수 : dependent variable or response variable)라고 한다(8장 참조). 회귀분석에서는 이 두 변수 간의 관계식 즉 관계 정도에 관심을 가지게 되며, 변수 간의 관련성을 수식을 통해 표현할 수 있다면 한 변수의 변화로부터 다른 변수의 변화를 예측(prediction)할 수 있다. 또한 어떤 변수가 다른 변수

의 변화에 영향을 주고 있는가도 판단할 수 있게 된다.

따라서 회귀분석은 본질적으로 인과관계가 있는 두 변수 간의 함수식을 분석대상으로 하고, 다음의 두 가지 측면에서 이용된다.

첫째, 관측된 두 변수의 값을 기초로 두 변수 간의 함수관계가 성립하는지, 함수관계 성립 시 어떤 특징을 갖는 함수관계인지 이해하는데 이용된다.

둘째, 그 값이 알려진 독립변수를 기초로 종속변수의 값을 추정 또는 예측하는 데 이용된다.

회귀분석에서 종속변수의 기호는 Y이고 독립변수의 기호는 X이다. 회귀분석을 하기 전에 변수들 내에 존재하는 관계를 파악하기 위하여 산점도와 두 변수 간의 관계행렬을 조사한다. 회귀분석의 목적은 산점도에 측정값을 가장 잘 반영하는 회귀직선을 만드는 것이다. 회귀직선은 흔히 산점도에 겹쳐서 그린다. 다양한 형태의 자료를 분석하기 위하여 많은 종류의 회귀분석이 개발되어 왔다. 회귀분석에는 단순 선형 회귀분석, 로지스틱 회귀분석, 위계적 회귀분석 등이 있으며, 본 장에서는 단순 선형 회귀분석과 로지스틱 회귀분석에 대해 설명하고자 한다.

① 단순 선형 회귀분석

단순 선형 회귀분석(simple linear regression analysis)은 하나의 예측변수가 하나의 결과변수를 예측하는 통계분석 방법이다. 회귀분석의 핵심은 회귀계수(regression coefficinet)를 구하고, 이 회귀계수가 통계적으로 어느 정도 의미가 있는지를 파악하는 데 있다. 이 분석 기법의 기본 목적은 예측변수로부터 실제로 측정한 결과변수의 데이터에 가장 근접한 변수 Y값을 추정하는 것이다. 주의할 점은 단순 회귀분석의 경우 제3의 통제변수(control variable)가 없기 때문에, 예측변수와 결과변수 간의 인과성을 밝혀낼 수는 없다. 단순 회귀분석은 1차 방정식에 근거한 단순 회귀선으로 기본적인 작동원리를 이해할 수 있다. 즉, $Yi=a+bXi+ei$로 표현할 수 있다.

단순 회귀분석에는 두 가지의 가정(assumption)이 있다. 먼저 각 독립변수 간에는 상관관계가 없어야 한다. 만일 상관관계가 존재하게 되면 각 독립변수의 회귀계수는 왜곡되어 의미를 상실할 가능성이 크다. 다음으로 독립변수와 종속변수 간에는 통계적으로 유의한 인과관계가 있어야 한다. 인과관계가 존재하지 않거나 존재하더라도 유의하지 못한 회귀식은 의미가 없다.

사 례 **단순회귀분석**

Q. 연구문제 10 : 중환자실 간호사가 경험하는 말기 환자 간호의 어려움과 도덕적 고뇌, 소진 및 직무만족과의 관계

(전꽃비, 박미현(2019). 간호행정학회지, 25(1). 42-51)

표 12-13 Correlations between a Difficulties in End-of-Life Care, Moral Distress, Burnout and Job Satisfaction (N=168)

Variables	Difficulties in end-of-life care	Moral distress	Burnout
	r(p)	r(p)	r(p)
Moral distress	.48(<.001)	1	
Burnout	.26(.001)	.28(<.001)	1
Job satisfaction	−.17(.024)	−.22(<.005)	−.42(<.001)

전꽃비와 박미현(2019)은 중환자실 간호사가 경험하는 말기 환자 간호의 어려움과 도덕적 고뇌, 소진 및 직무만족과의 관계에 대한 연구를 시행하였다. 연구결과 말기 환자간호의 어려움(β=.26, p=.001)은 소진을 예측하는 유의한 변수로 확인되었고, 소진에 대해 6.5%의 설명력을 가지는 것으로 나타났다(p=.001). 또한 말기 환자간호의 어려움(β=−.18, p=.024)은 직무만족을 예측하는 유의한 변수로 확인되었고, 직무만족에 대해 3.1%의 설명력을 가지는 것으로 나타났다(p=.024).

② 로지스틱 회귀분석

로지스틱 회귀분석(logistic regression analysis)은 독립변수의 선형 결합을 이용하여 사건의 발생 가능성을 예측하는데 사용되는 통계기법이다. 로지스틱 회귀의 목적은 일반적인 회귀분석의 목표와 동일하게 종속변수와 독립변수 간의 관계를 구체적인 함수로 나타내어 향후 예측 모델에 사용하는 것이다. 이는 독립변수의 선형 결합으로 종속변수를 설명한다는 관점에서는 선형 회귀분석과 유사하다. 하지만 로지스틱 회귀는 선형 회귀분석과는 다르게 종속변수가 범주형 데이터를 대상으로 하며 입력 데이터가 주어졌을 때 해당 데이터의 결과가 특정 분류로 나뉘기 때문에 일종의 분류(classification) 기법으로도 볼 수 있다.

흔히 로지스틱 회귀는 종속변수가 이항형 문제(즉, 유효한 범주의 개수가 두개인 경우)를 지칭할 때 사용된다. 이외에, 두 개 이상의 범주를 가지는 문제가 대상인 경우엔 다항 로지스틱 회귀(multinomial logistic regression) 또는 분화 로지스틱 회귀(polytomous logistic regression)라고 하고 복수의 범주이면서 순서가 존재하면 서수 로지스틱 회귀(ordinal logistic regression)라고 한다. 로지스틱 회귀분석은 의료, 통신, 데이터마이닝과 같은 다양한 분야에서 분류 및 예측을 위한 모델로서 폭넓게 사용되고 있다.

사 례 로지스틱 회귀분석

Q. 연구문제 11 : 한국 성인 남성의 음주패턴과 비만과의 관련성
(김보영, 이은숙(2017). 한국보건간호학회지. 31(3). 478-491)

김보영, 이은숙(2017)은 한국 성인 남성의 음주 패턴과 비만과의 관련성을 조사하였다. 연구결과 1회 음주량은 1-2잔 이하 음주군을 기준으로 했을 때 통제변수 보정 후 5-6잔 음주군의 비만 OR이 0.80으로 감소하였다가 7-9잔 음주군의 OR이 1.21, 10잔 이상 음주군의 OR이 1.47로 유의하게 증가하였다. 폭음 빈도는 통제변수 보정 후 1회 폭음군의 비만 OR이 0.82로 유의하게 낮았고, 주1회 폭음군과 거의 매일 폭음군의 비만 OR은 유의하지 않았다. 위험음주 패턴에서 위험음주군은 비위험 음주군에 비해 보정 전 비만의 OR이 1.26으로 유의하게 높았지만 보정 후 1.07로 유의하지 않은 것으로 나타났다.

표 12-14 The Association between each Alcohol Drinking Patterns and Abdominal Obesity (*N*=6, 749)

Alcohol drinking patterns	Abdominal Obesity			
	%(SE)	$X^2(p)$	OR(95% CI)	Adj. OR†(95% CI)
Average freqency of drinking				
Never	30.7(1.6)	39.59	1	1
Monthly or less	25.3(1.4)	(<.001)	0.76(0.62-0.94)*	0.88(0.70-1.10)
2-4 times a month	23.2(1.2)		0.68(0.56-0.83)**	0.74(0.60-0.91)*
2-3 times a week	30.2(1.3)		0.98(0.80-1.20)	0.90(0.73-1.12)
≥ 4 times a week	31.58(1.9)		1.04(0.83-1.31)	0.90(0.71-1.15)
Typical drinking quantity(drinks/typical occasion)				
Never, 1 or 2	26.4(1.1)	33.30	1	1
3 or 4	23.8(1.4)	(<.001)	0.787(0.73-1.05)	0.92(0.76-1.11)
5 or 6	25.0(1.5)		0.93(0.77-1.12)	0.96(0.79-1.18)
7, 8, or 9	28.5(1.6)		1.11(0.92-1.34)	1.11(0.91-1.37)
≥ 10	33.2(1.6)		1.38(1.15-1.66)**	1.49(1.22-1.83)**
Binge drinking frequency(≥ 7 drinks)				
Never	27.4(1.1)	59.32	1	1
less than monthly	23.7(1.6)	(<.001)	0.82(0.67-1.01)	0.89(0.72-1.10)
Monthly	21.6(1.4)		0.73(0.60-0.89)*	0.78(0.63-0.96)*
Weekiy	30.6(1.3)		1.17(0.99-1.37)	1.10(0.92-1.30)
Daily or almost daily	36.1(2.2)		1.50(1.20-1.87)**	1.28(1.01-1.62)*
Hazardous alcohol use				
non-risk drinking	25.4(0.8)	12.76	1	1
risk drinking(AUDIT-C ≥6)	29.2(0.9)	(.002)	1.22(1.07-1.38)*	1.15(1.00-1.31)*

* p<.050. ** p<.001.

adujusted for age, marital status, perceived stress, smoking status, physical activity, hypertension, diabetes mellitus

12 단단한 간호연구를 위한 학습문제

1 **다음 중 자료 정리의 순서로 맞는 것은?**

① 축소 및 변경 → 입력, 입력자료 편집 → 기호화 → 초기 편집
② 입력, 입력자료 편집 → 기호화 → 축소 및 변경 → 초기 편집
③ 초기 편집 → 기호화 → 입력, 입력자료 편집 → 축소 및 변경
④ 초기 편집 → 축소 및 변경 → 기호화 → 입력, 입력자료 편집

2 **다음 중 기호화(coding)에 대한 설명으로 옳은 것은?**

① 나이, 키, 몸무게 등은 새로운 기호로 전환해야 한다.
② 변수가 명목 측정 자료 시 기호화하지 말고 자료 파일에 그대로 입력하는 것이 바람직하다.
③ 응답자가 어떤 항목을 빠뜨렸거나 면접 시 대답하기를 거부하더라도 그 자료를 그대로 입력하는 것이 바람직하다.
④ 같은 자료를 가지고 많은 기호화 요원이 기호화할 때 일관성을 높이기 위해 기호화 규칙을 문서화하는 것이 중요하다.

3 **평균의 1.96 표준편차($-1.96\ S < X < +1.96\ S$) 안에 어느 정도의 관찰치가 포함되는가?**

① 관찰값의 68% ② 관찰값의 90%
③ 관찰값의 95% ④ 관찰값의 약 99%

4 **주어진 가설을 검정하고 연구문제에 대한 해답을 얻기 위해서 미리 계획된 분석의 틀에 따라 수집된 자료들을 통계라는 방법을 통해 기계적으로 배치하는 작업을 무엇이라고 하는가?**

① 분석 ② 논의 및 고찰
③ 연구절차 ④ 요약 및 절차

5 **다음의 설명에 해당하는 분포는 무엇인가?**

[보기]

- 평균이 0이고, 표준편차가 1인 정규분포
- 모든 원 점수로(raw score)로부터 얻은 편차 점수의 평균은 0
- 표준 점수의 평균도 0

6 **다음 중 자료의 대표값이 아닌 것은?**

① 평균값 ② 중앙값
③ 편차값 ④ 최빈값

7 **주어진 유의수준에서 귀무가설의 채택이나 기각과 관련된 의사결정을 할 때 그 기준이 되는 점을 무엇이라 하나?**

① 양측검정 ② 귀무가설
③ 유의수준 ④ 임계값

8 **가설검정에서 기각영역이 양쪽에 있는 것을 무엇이라 하는가?**

① 임계값 ② 양측검정
③ 귀무가설 ④ 유의수준

9 **같은 환자를 가지고(전체 환자는 20명) 불안에 대한 간호중재를 한 후 간호중재 전 후의 불안 정도를 비교해 보아 간호중재가 효과가 있는지 알아보기 위해 실험군과 대조군(두 모집단)을 비교하려고 한다. 어떤 통계기법을 쓰는 것이 좋겠는가?**

① paired t-검정 ② t-검정
③ 회귀분석 ④ chi-square 분석

10 A 간호 연구자가 신규간호사들의 스트레스량(많음, 보통, 적음의 3그룹)과 이직 의도 정도(높음, 보통, 낮음의 3그룹)가 관련이 있는지 알고 싶어 한다. 필요한 통계방법은?

① t-검정 ② 상관관계
③ 회귀분석 ④ chi-square 분석

11 다음 상관계수의 특성 중 잘못된 것은?

① 상관계수의 절대값이 작을수록 더 밀접한 관계를 나타낸다.
② +1에서 −1 사이의 값으로 표시된다.
③ 상관계수의 부호는 관계의 방향을 나타낸다.
④ 상관계수 "0"은 두 변인 사이에 관계가 전혀 없음을 뜻한다

12. 3개 이상이 되는 모집단의 평균 차이를 동시에 비교하는데 사용되는 통계분석 방법은?

① 상관관계 ② t-검정
③ 분산분석 ④ chi-square 분석

제13장

13

자료해석

1. 근거 검토
2. 결과 검토
3. 논 의
4. 결 론

제13장

자료해석

학습목표

1. 도출된 결과에 대한 근거 검토를 단계별로 설명할 수 있다.
2. 기대한/기대하지 않은 결과 검토에 대해 설명할 수 있다.
3. 결론 구성 시 주의점에 대해 설명할 수 있다.

주요용어

- 연구계획 검토
- 측정방법 및 변수 검토
- 자료분석 검토
- 기대한 유의결과
- 기대하지 않은 유의한 결과
- 혼합된 결과
- 예상치 않은 결과

자료에 대한 분석으로 연구가설에 대한 검증이 끝나고 나면 연구자는 연구결과의 해석에 대한 고민에 빠진다. 연구자가 연구결과에 대해 심도 깊은 검토를 하지 않으면 그 연구결과는 활용가치가 없다. 따라서 연구자가 왜 그 연구를 하게 되었으며, 얼마나 가치 있는 연구이며, 학문적으로 중요한 것인지를 생각하면서 자료 해석의 기틀을 마련해야 한다. 또한 이 과정은 전체적인 논문을 통합하고 구체적인 사고를 요구하며, 자기반성, 성찰을 하게 된다.

일반적으로 이 과정은 논문의 마지막에 해당하는 결론과 논의에서 이루어진다. 이 장에서는 연구결과의 해석을 통해 연구의 근거를 살피고, 자료들을 통합하고, 선행연구와의 차이점을 살피며, 관련 있는 연구들과의 관계를 잘 전개시키면서 문제제기를 하여 연구의 활용가치를 높이는 과정에 대해 다룰 예정이다.

1 근거 검토

연구결과 해석의 첫 단계는 결과에 대한 근거를 검토하는 것이다. 연구결과에 대한 근거 검토는 연구계획, 측정방법 및 변수, 자료수집 과정, 자료분석, 결과로부터 검토할 수 있다.

1) 연구계획 검토

연구계획을 다시 검토하는 것은 연구목적, 연구가설, 변수, 연구설계, 변수 측정 방법, 자료분석 방법 간의 전개와 연계를 분석한다. 연구에서 이들 요소들은 논리적으로 서로 연계되어야 하고, 연구문제와 모순이 없어야 한다. 만약 취약한 부분이 발견되면 그 부분이 결과에 영향을 주는 부분인지 확인해야 한다. 그리고 연구에서 가장 취약한 부분을 찾기 위해 연구계획을 살필 필요가 있다.

2) 측정방법 및 변수 검토

연구결과를 해석할 때 자료수집의 적절성을 해석하는 것은 연구의 틀에 대한 조작적 정의의 적합성과 측정의 타당도 및 신뢰도 정보를 통해 결정된다. 측정도구의 신뢰도와 타당도는 연구에 사용하기 전에 측정하지만, 연구결과로부터 얻을 수 있는 근거의 정점을 확고하게 하기 위해 연구과정에 대해 다시 한 번 측정할 필요가 있다. 만약 사용된 도구가 개념적, 조작적으로 정의된 변수를 측정하지 못한다면 분석된 측정 점수의 결과는 아무런 의미가 없다.

3) 자료수집 과정 검토

자료수집 과정에 일어나는 많은 일들은 연구결과의 의미에 영향을 미친다. 표본의 크기는 충분했는지, 연구수행 과정에서 예측하지 못한 사건이 발생하지 않았는지, 측정방법이 일관성이 있었는지, 자료수집 과정이 예기치 못하게 바뀌지는 않았는지에 대해 검토해볼 필요가 있다.

4) 자료분석 검토

자료분석 과정은 결과의 의미를 평가하는데 있어 중요한 단계이다. 이 과정에서 중요한 부분은 자료분석 과정과 관련된 연구의 취약점을 요약하는 것이다. 자료의 입력 과정에서 오류를 범하지 않았는지, 통계분석에 영향을 미칠 수 있는 결손자료 혹은 탈락자가 얼마나 발생했는지, 사용된 통계분석 방법은 정확했는지 검토해 볼 필요가 있다.

질적 연구에서의 분석과정은 어느 정도 주관적이나 자료를 잘 정련, 통합하여 이론적 기틀을 개발하려면 높은 수준의 경험과 주의가 요구되며, 분석을 통해 유추한 의미는 분석 기술에 달려 있다.

연구자가 연구결과의 의의를 찾기 위해 근거를 취합할 때는 자료분석 과정을 검토하는 게 매우 중요하다. 연구자가 통계 지식을 갖추고 있는지 사용된 분석에 대해 충분히 이해하고 있는지, 자료의 완성도와 정확도가 어떤지를 다시 한 번 살펴볼 필요가 있다.

2 결과 검토

자료분석의 결과물은 연구결과의 가장 직접적인 근거이다. 연구자가 연구결과의 타당성을 판단할 때 연구에 대해 자세하게 파악하고, 연구가 안고 있는 문제점과 장점을 신중히 평가할 필요가 있다. 어떤 연구에서 근거의 가치는 연구에서 설명된 현상의 변이 크기에 달려 있다. 실험연구 결과의 해석은 전통적으로 연구자에 의해 예상된 결과와 일치하는 유의한 결과, 유의하지 않은 결과, 연구자가 예상한 결과와 반대되는 유의한 결과, 혼합된 결과, 기대하지 않은 결과의 다섯 가지 결과가 가능하다.

1) 기대한 유의한 결과

기대한 유의한 결과는 대립가설이 유의수준에서 지지된 경우로, 귀무가설이 기각되었다는 것을 뜻한다. 이 경우 연구자는 설명하기가 쉽고, 제시된 연구 요소들의 논리적 관계를 입증하기가 쉽다. 그러나 이렇게 예측한 가설이 지지되었다 하더라도 연구자는 결과 해석 시 신중해야 한다. 가설검증이란 확률에 기초를 둔 통계검증이기 때문에 아무리 대립가설이 지지되었다 하더라도, 귀무가설이 참일 경우를 배제해서는 안 된다.

2) 유의한 결과

연구자가 기대한 것과 반대의 결과를 보이는 유의한 결과가 도출되었다면, 연구자는 매우 당황스럽고 결과에 대해 기술하기가 어렵다. 종종 이런 부정적 결과가 도출되는데, 이런 부정적 결과도 연구결과가 타당하다면 중요한 지식체가 될 수 있다. 만약 부정적 결과가 도출되었다면, 연구자는 연구방법, 표본의 문제, 측정도구의 타당도 문제, 부정확한 혹은 부적합한 측정, 통계분석방법의 문제점이 있는지 검토해야 한다.

3) 기대하지 않은 유의한 결과

기대한 것과 반대의 결과를 보이는 유의한 결과도 연구결과가 타당하다면 중요한 지식체가 될 수 있다. 만약 그런 결과가 나왔다면 연구자들은 기존의 이론을 너무 신뢰하기 때문에 연구결과를 믿지 못하는 경우가 있다. 이런 경우 연구자들은 본인들이 수행한 연구방법에 문제가 있다고 생각할 수 있다. 이렇게 기대하지 않은 결과가 나타났다면, 연구자는 그 결과를 설명하는 다른 이론도 찾아보아야 하며, 연구 진행 과정 및 방법론에 대해 고찰해야 한다. 그리고 난 후 나타난 결과에 대해 독자들에게 추후 연구에서 그 결과와 관련지어 가설을 반복하여 검증해볼 필요가 있음을 제언해야 한다.

4) 혼합된 결과

연구결과 중 혼합된 결과가 아마 가장 흔한 결과일 것이다. 그럴 경우 어떤 변수는 기대한 결과를 나타내는 반면, 다른 변수는 기대한 결과를 보이지 않거나 같은 것을 측정하는 두 변수 측정값이 서로 반대되는 결과를 보일 수 있다. 이렇게 연구결과가 혼합되어 나타난 경우 관심 있는 개념을 좀 더 명확하게 하기 위해서 연구계획 내에서 재개념화의 필요성은 없었는지, 개념 설명의 이론을 수정할 필요는 없었는지, 측정도구의 타당성과 신뢰도에 타당성은 없었는지 살펴보아야 한다.

5) 예상치 않은 결과

예상치 않은 결과는 일반적으로 가설로 설정하지도 않았고, 기대하지 않은 변수 간에 관계가 발견되는 경우이다. 이 결과가 나타났을 때 대부분의 연구자들은 연구 질문에 제시된 자료 요소 외에 가능한 많은 자료 요소들을 살핀다. 이러한 종류의 발견은 미래 연구의 개발에 유용하다. 그러나 원래 연구가 예상치 않은 결과를 도출하기 위해 계획된 것은 아니기 때문에 의미를 고찰할 때 신중해야 한다.

3 논 의

연구자는 연구보고서 및 논문의 '논의' 부분에서 연구결과를 해석하고 그 결과를 간호에 어떻게 적용할 수 있을지에 대한 자신의 견해를 밝힌다. 선행 연구 결과와 자신의 연구결과를 비교하며 자신의 해석 및 추론을 선행 연구자의 해석 및 추론과 대조해 볼 수 있다.

선행 연구를 검토하여 비교할 때는 해당 연구의 논의 부분에서 제시되지 않은 제한점들에 대해 조심해서 언급해야 한다. 해당 연구를 진행한 연구자가 표본의 결함, 현실적 제약, 자료의 질 문제에 대해 가장 잘 알고, 찾아낼 수 있다. 연구에 대해 고찰하는 사람은 연구의 제한점을 독자적으로 해석 및 평가하고, 연구결과로 뒷받침되지 않는 결론에 의문을 제기하고, 연구의 근거를 강화할 수 있었을 방법을 제시하는 것이어야 한다.

연구 해석을 비평할 때는 자신의 해석을 연구자의 해석과 비교하는 것 외에도, 연구자가 진술한 연구의 적용에 대해서도 결론을 내려야 한다. 일부 연구자들은 연구결과에 비해 너무 거창한 주장을 하거나 근거 없는 조언을 하고는 한다. 연구의 타당성을 해치는 잘못된 행위이다.

4 결론

결론은 도출된 연구결과의 통합이라고 할 수 있다. 결론은 연구가설에 대한 논리적 추리, 자료분석을 통해 얻은 결과와 선행연구에서 얻은 자료로부터 전체 논문에 대한 정리 등을 필요로 한다.

결론을 기술할 때는 연구를 통한 결과의 입증이 아니라 어떤 입장에 대한 지지를 표명한다는 것을 명심해야 한다. 입장에 대한 지지는 논리적 부분이지 연구 과정의 일부는 아니다. 따라서 인과관계의 문장을 함부로 기술하는 것은 위험하다.

간혹 연구자가 연구결과에 대해 객관적 입장을 취하려고 해도 주관적 판단과 편견이 들어갈 수 있다. 따라서 자료분석을 통해 얻은 결과에서 결론을 끌어낼 때는 객관성을 유지해야 한다. 또한 연구의 제한점을 확인하고 결론에 제한점을 포함시키고 논의할 수 있어야 한다.

마지막으로 연구자는 도출된 결과 이상의 결론을 내려서는 안 된다. 이를 위해 도출된 결과를 밝히기 전에 자신이 주장하고자 하는 내용의 타당성을 검토할 필요가 있다.

13 단단한 간호연구를 위한 학습문제

1 다음 중 연구결과의 해석 중 근거 검토 단계에서 고찰해야 할 사항은 무엇인가?

① 연구문제 진술문, 목적, 연구 질문, 변수, 설계, 관찰 및 측정 방법들은 논리적으로 설명되지 않아도 되며, 연구문제와 부합되기만 하면 된다.

② 결과가 유의미하게 나왔다면 변수 측정 방법은 아무래도 상관없다.

③ 측정 방법의 불일치가 자료를 해석하는데 어떤 영향을 미치지는 않았는지 검토해야 한다.

⑤ 연구결과가 과거 연구결과와 서로 일치하지 않는 경우에는 이유를 생각하지 않아도 된다.

2 다음 중 연구결과 해석 중 결과 검토 단계에서 고려하지 않아야 할 사항은 무엇인가?

① 가설검증이란 확률에 기초를 둔 통계검증이기 때문에 대립가설이 지지되었다면, 귀무가설이 참일 경우는 배제해도 된다.

② 연구결과 부정적 결과가 도출되었을 때, 연구가 잘못된 것이므로 일을 결과에 기술하지 말아야 한다.

③ 기대한 것과 반대의 결과를 보이는 유의한 결과도 연구결과가 타당하다면 중요한 지식체가 될 수 있다.

④ 연구결과가 혼합되어 나타난 경우 관심있는 개념을 좀 더 명확하게 하기 위해서 연구계획의 재 개념화, 개념 설명의 수정, 측정도구의 타당성 및 신뢰도를 재검토해야 한다.

3 논의 및 결론 기술에 대한 사항으로 옳지 않은 것은 무엇인가?

① 논의 기술 시 선행 연구결과와 자신의 연구결과를 비교하며 자신의 해석 및 추론을 선행 연구자의 해석 및 추론과 대조해 볼 수 있다.

② 선행 연구를 검토하여 비교할 때는 해당 연구의 논의 부분에서 제시되지 않은 제한점들에 대해 조심해서 언급해야 한다.

③ 도출된 결과를 밝히기 전에 자신이 주장하고자 하는 내용의 타당성을 검토할 필요가 있다.

④ 결론 기술 시 연구결과에 따른 입장에 대한 지지 표명은 연구 과정의 일부이다.

제 14 장

14

연구결과 정리와 발표

1. 연구계획서 작성
2. 연구보고서 작성
3. 연구보고서 평가
4. 연구결과 발표

제14장

연구결과 정리와 발표

학습목표

1. 연구계획서를 형식에 맞추어 정리하고 발표할 수 있다.
2. 연구보고서를 형식에 맞추어 정리하고 발표할 수 있다.
3. 연구보고서 평가기준을 기술할 수 있다.
3. 연구결과 공유를 위해 적합한 양식에 맞춰 발표할 수 있다.

주요용어

- 연구문제(research question)
- 연구목적(purpose of study)
- 문제진술(problem statement)
- 연구설계(research design)
- 신뢰성(reliability)
- 타당성(validity)
- 논의(discussion)
- 결론 및 제언(conclusion and suggestion)
- 참고문헌(reference)
- 초록(abstract)

연구결과의 발표는 연구보고서를 작성하고 학술대회 발표 또는 전문학술지 게재를 통해 보건의료소비자를 비롯한 임상실무자, 교육자 및 보건의료전문가와 정책결정자들에게 전달하는 것을 포함한다. 연구결과를 발표하여 연구자는 학문적 지식체를 발전시키고, 결과 활용을 통해 임상 실무를 향상시키고 정책 개발에 기여할 수 있다. 연구자 스스로는 학자로서 인정받을 수 있는 기회를 얻고 연구 평가를 통해 후속 연구에 대한 문제를 파악할 수 있다. 본 장에서는 연구계획서 작성방법과 연구보고서에 포함할 내용 및 형식, 연구결과를 학술대회나 전문학술지에 발표하는 과정에 대해 설명하고자 한다.

1 연구계획서 작성

연구계획서는 연구문제, 연구목적, 연구의 틀, 연구방법 및 절차를 명확하게 기술하는 것이다. 연구계획서의 명확성, 정확성, 설득력의 정도에 따라 연구수행의 성공여부가 결정될 수 있다. 연구계획서는 독자를 위해 연구질문을 논리적으로 전환하여 연구자가 연구를 진행시킬 수 있는 과정을 일관성 있게 보여준다.

모든 연구계획서는 일반적으로 형식이 간결하고 명확하며 순차적이고 논리적인 방법으로 작성한다. 내용은 중복되지 않아야 하고 장황하거나 불필요한 수식어는 삼간다. 계획서는 인칭대명사를 쓰지 않도록 하는데 예를 들면, '그' 혹은 '그녀'와 같은 단어는 과학적 연구에서 잘못 읽혀질 수 있기 때문이다. 서술어의 시제는 문헌고찰 부분에서 과거나 현재 시제로 쓰고, 연구방법 부분은 미래 시제로 써야 한다.

연구 수행 과정을 반영하여 문서를 배열하고 쪽 번호를 매기는 등 논리적인 순서로 작성한다. 연구자는 계획서 초안을 작성한 후 여러 번 읽어보고 반드시 다른 연구자로부터 비평을 받아 내용을 수정 · 보완한다. 다만, 연구계획서 형식은 심사 혹은 평가하는 기관이나 대학 등에 따라 약간의 차이가 있을 수 있다.

1) 연구제목

연구제목은 독자에게 연구의 주된 문제를 알리는 것으로, 광범위한 연구영역을 그대로 표시하지 않고 간결하고 명료하게 학술적으로 표현한다. 연구제목을 읽고 독자들이 연구의 성격을 짐작할 수 있어야 하고 이미 발표된 제목과의 중복을 피한다. 가능하다면 독립변수와 종속변수, 모집단을 연구제목에서 제시하는 것이 좋다. 제목은 해당 전공분야에서 학술적 중요성을 가지고 현실적으로 연구수행이 가능한 것이어야 한다.

표 14-1 연구계획서 형식 예시

제 목	4. 연구방법 및 절차
목 차	1) 연구설계
	2) 연구대상
1. 서론	3) 연구도구
1) 연구필요성	4) 자료수집 및 절차
2) 연구목적(연구문제)	5) 자료분석
3) 용어정의	6) 윤리적 고려사항
2. 문헌고찰	5. 기대효과 및 활용방안
3. 연구 틀	참고문헌
1) 연구 틀	부록 1. 연구참여동의서
2) 연구가설	2. 설문지

자료: 어용숙 외(2017). 간호연구. 수문사.

2) 서론

서론에는 연구문제에 대한 진술, 연구문제의 필요성과 목적, 관련된 문헌고찰, 용어정의와 같은 내용을 포함할 수 있다. 연구보고서의 종류에 따라 문헌고찰과 연구의 틀을 별도의 장으로 구성할 수도 있다.

(1) 연구필요성

연구주제와 연구문제를 쓰고 문제의 배경과 중요성, 필요성을 제시한다. 연구를 시도하게 된 이론적, 경험적 근거와 함께 본 연구와 관련된 주제들이 최근에 연구되어 온 양상, 연구자가 시도하려는 연구가 이전 연구들과 어떻게 다른지, 이 문제가 왜 중요한지, 어떻게 규명될 수 있을 것인지, 연구결과의 기대효과는 어떠한지 등을 언급하면서 해당 연구의 중요성과 필요성을 서술해야 한다.

(2) 연구문제

연구문제는 연구질문에서 나온다. 진술이 잘된 연구문제는 연구계획 전체를 소개해준다. 연구문제의 진술 형식은 서론, 본론, 결론으로 되어 있다. 실제 연구문제 진술은 연구자가 연구질문을 소개하고 자신의 주장에 대한 찬반의견을 지적하면서 무엇을 연구하고자 하며 왜 하는지에 대해 말하는 것이다.

서론에서는 연구문제의 길이에 상관없이 독자에게 연구주제를 소개하며 첫 문장은 연구문제에 대한 일반적인 추세와 방향을 기술한다. 중간 문장은 초점을 좁혀가며 마지막 문장에서 '그러므로 혹은 최종적으로'와 같은 단어로 시작하여 한 문단 정도로 정리한다. 서론은 연구보고서의 논의 부분과 맥락이 맞아야 하고 연구자가 생각하고 있는 것이 무엇인지 정확히 말하는 부분이다.

본론에서는 과제에 대한 현재의 논점을 문헌을 인용하여 주장하는데 가능한 한 알기 쉬운 연구자 자신의 언어로 써야 한다. 독자들은 연구자의 생각과 주장을 궁금해하며 자신과 다른 의견을 알고자 할 경우 연구자가 인용한 문헌을 확인해 볼 수 있다. 어떤 점을 강조하고 싶다면 연구자는 같은 진술이나 같은 내용을 말한 몇몇 저자를 열거한다. 예를 들어, '김◯◯의 보고에 의하면'과 같은 문장 대신 인용 문장의 끝에 성이 오도록 문장을 다시 수정해서 기술한다. 출처를 나열하는 것이 아닌, 연구자가 아이디어의 흐름을 유지하도록 모든 관련 참고문헌이 통합되어 과제의 필요성과 적합성을 설명해야 한다.

결론은 서론처럼 한 문단 정도로 작성하고 구체적인 것에서 일반적인 것으로 종결한다. 서론에서 언급한 연구질문이 수정되어 '그러므로, 본 연구는......'과 같은 형식으로 재진술된다. 연구자는 연구문제의 본론에 있는 모든 주요 관점을 끌어다가 연구질문으로 바로 안내해야 하며 핵심적이고 간결하며 흥미롭게 써야 한다.

(3) 연구목적

연구목적은 연구자가 수행하고자 하는 것이 무엇인지 독자에게 알려주는 것이다. 변인들 간의 관련성이나 주요 변인을 나타내주는 연구의 틀 형태로 요약할 때 더 잘 이해할 수 있다. '본 연구의 목적은 다음과 같은 가설을 검정하기 위한 것이다'라고 간단히 진술한다.

(4) 용어 정의

용어 정의는 연구목적에서 주요변수가 무엇을 의미하는지 독자에게 정확하게 알리기 위해 진술하는 것이다. 용어 정의는 단어가 무엇을 의미하는지 그리고 변인을 측정하는 방법을 설명하는데 연구의 틀과 밀접하게 관련되어 있다. 가설에서 사용할 개념을 좀 더 정확히 이론적 정의와 조작적 정의를 내림으로써 연구에서 사용한 개념을 독자가 명확히 이해하도록 도와야 한다.

탐색연구의 경우, 정의가 필요한 변인은 보통 한 개다. 한 개의 변수가 여러 가지 요소를 갖고 있어 명확하게 하기 위해 조작적 정의를 진술해야 한다. 관계연구와 실험연구에서는 각각의 변수를 완벽하게 정의하는 것이 필요하며 특히 실험연구에서 더 중요하다.

표 14-2 양적연구: 연구주제, 연구문제, 연구목적

연구형태	연구주제	연구문제 및 목적
서술적 연구 (Descriptive research)	불안, 근심, 경피적 관상 동맥 중재, 관상동맥질환	연구제목 : "관상동맥성 심질환자 간호: 경피적 관상동맥 중재술(PCI)을 받은 환자의 불안"(Trotler, Gallagher, & Donohue, 2011, p.185) 연구문제 : "관상동맥질환(CAD)은 세계적으로 치사율, 발병률, 삶의 질 상실을 초래하는 주요 원인질환이다. CAD의 가장 흔한 치료방법으로는 경피적 관상동맥성혈술/스텐트 시술로서 경피적 관상동맥 중재술로 통칭된다... 비록 PCI가 흔하고 상대적으로 위험도가 낮다 하더라도 이러한 중재를 받는 환자들은 임상적으로 불안을 경험하는데 약 24~72%의 환자에서 불안이 보고된다... 비록 PCI 이후에 불안 수준이 감소되지만 임상적으로 불안은 여전히 만연하며 한 연구에서는 21%의 환자의 경우 PCI 중재 후 6~8주 후에도 불안이 여전히 남아 있다고 제시한 바 있다(Astin, Jones, & Thompson, 2005)...PCI 시술 후 비교적 초기단계인 24시간 이내 또는 퇴원 후 1주간의 초기 회복 기간 중에 환자의 불안수준 및 근심 표현에 대해 조사한 연구는 매우 미비하다"(Trotter etal., 2011, p.186) 연구목적 : "이 연구의 목적은 PCI를 받은 환자가 경험하는 불안과 근심의 패턴을 확인하는 데 있다"(Trotler et al., 2011, p.185)
상관관계연구 (Correlational research)	자아개념, 주의력결핍, 과잉행동장애, 행동문제	연구제목 : "주의력결핍 과잉행동장애 아동 및 청소년의 자아개념"(Houk, Kendall, Milller, Morrell, & Wiebe, 2011, p.239) 연구문제 : "주의력결핍 과잉행동장애(ADHD)는 아동기에 가장 흔한 정신질환으로서 미국 아동 및 청소년의 약 3~8.7%에서 발생된다. ADHD는 상위 뇌 기능에 영향을 미칠 수 있는 신경전달체계의 결핍으로 인한 만성적인, 흔히 낙인이 찍히는 신경학적 질환이다....ADHD 환자는 적응 기능에 장애를 초래하는데 종종 공격성, 잘 조절되지 않는 행동, 욕구를 지연할 수 있는 참을성의 부재, 행동적인 불안정, 학습장애, 충돌조절의 저하 및 낮은 동기화와 같은 문제행동을 초래한다...ADHD와 자아개념과의 관계를 확인한 기존연구의 결과는 혼합되어 있는데, ADHD가 없는 아동에 비해 ADHD 아동의 자아개념이 높다는 일부 결과도 제시된 바 있다... ADHD와 연관된 행동 문제가 있는 상황에서 아동의 자아개념과 행동문제가 서로 연관되어 있는지에 대한 좀 더 구체적인 이해가 필요한데 이는 아동의 사회정서적 발달을 지지하는데 매우 중요하다"(Houk et al.,, 2011, pp.239-240) 연구목적 : "본 연구의 목적은 ADHD 아동 및 청소년에서 행동문제와 자아개념간의 상관성을 확인하는데 있다"(Houk et al.,, 2011, pp.239-240)

유사실험연구 (Quasi-experimental research)	간호사 사례관리 중재, B형 간염 및 A형 간염 예방접종률, 인구사회학적 요인, 위험행동, 노숙자	연구제목 : "성인 노숙자 A형 간염 및 B형 간염 예방접종률에 대한 간호사 관리 프로그램의 효과"(Nyamathi et al., 2009, p.13) 연구문제 : "B형 간염바이러스(HBV) 감염은 미국의 공공의료분야의 심각한 위협요인에 해당된다. 최근에 미국의 만성간염의 실제 유병률은 인구 십만 명당 1.6명에 달한다. 2005년에 HBV 감염의 신규사례가 51,000건이었으며 해마다 십억달러에 이르는 경제적 부담을 유발한다.... 노숙자 집단은 특히 안전하지 않은 성행위 비율이 높고 마약 투여시 주사기를 공유하는 문제로 인해 HBV 감염위험이 높은 집단이다. 선행 연구에서 HBV 감염률은 일반 미국 인구집단이 십만명당 2.1명인데 비해 노숙자 집단에서는 십만명당 17~31명에 이른다고 보고한다... 예방 접종은 HBV 감염을 예방하는 가장 효과적인 방법이다... 노숙자에서 예방접종률을 높이는 것은 이 집단에서 HBV감염의 높은 비율을 낮추기 위한 중요한 중재이다... 이와 같이, 도시지역 노숙자 집단에서 HBV 예방접종의 수행 또는 간호사에 의한 사례관리 및 환자 추적과 동반하여 HBV 예방에 대한 교육을 제공하는 것과 같이 추가적인 중재를 결합하는 좀 더 강력한 간호중재의 효과를 검증한 연구는 거의 없는 실정이다"(Nyamathi et al., 2009, pp.13~14) 연구목적 : "본 연구의 목적은 간호사 주도의 사례관리 중재가 기존의 일반적인 중재에 비해 노숙자 집단의 A형 및 B형 간염 예방접종률에 미치는 효과 및 예방접종과 관련된 인구사회학적 요인 및 위험행동을 확인하기 위함이다"(Nyamathi et al., 2009, p.13)
실험연구 (experimental research)	만성전신통증, 유산소운동, 진통, neurotrophin-3(NT-3) 결합, 통증관리, 동물모델	연구제목 : "유산소 운동이 만성 전신통증이 있는 동물모델에서 진통 및 neurotrophin-3(NT-3) 결합에 미치는 영향"(Sharma, Ryals, Gajewski, & Wright, 2010, p.714) 연구문제 : "만성 전신통증은 선진국 성인인구의 약 12%가 경험하는데 복합적이고 아직 밝혀지지 않은 부분이 많다... 만성 통증증후군 환자의 관리는 보건의료 실무자 및 약물학적 중재에 도전이 되는 어려운 주제이다.... 운동 중재는 통증을 완화하고 환자의 기능을 증진시키기 위해 오래 전부터 제시되어져 왔다... 놀랍게도 현재의 연구는 주로 운동중재의 분자학적 기초가 밝혀지기 어려운 인간대상 연구에 국한되어 있다. 운동이 만성통증의 감각적 모듈에 미치는 효과와 기전에 대한 동물대상 연구는 상대적으로 매우 제한되어 있다"(Sharma et al., 2010, p.715) 연구목적 : "본 연구의 목적은 중등도 유산소 운동이 전신통증이 있는 동물모델의 통증유사행동 및 NT-3에 미치는 효과를 확인하는데 있다"(Sharma et al., 2010, p.714)

자료 : Grove, S. K., Burns, N., & Gray, J. (2012). The practice of nursing research: Appraisal, synthesis, and generation of evidence. Elsevier Health Sciences.

3) 문헌고찰

문헌고찰은 연구자가 관련 문헌을 모두 찾아서 읽고 비판적으로 검토한 후 그 결과를 체계적으로 조직하여 진술하는 것이다. 제기된 연구문제와 관련된 문헌을 광범위하게 수집하여야 하나 연구에 적합하지 않거나 신뢰할 수 없는 문헌을 인용하거나 잘못 인용해서는 안 된다. 따라서 문헌고찰 결과는 의미 있고 이해될 수 있는 흐름으로 제시되어야 한다. 연구 관련 이론들을 고찰하고, 관련 선행연구와 본 연구와의 관련성, 또 향후 연구의 방향성 등을 고려하여 연구에 어떻게 기여할 수 있을 것인지가 검토되고 요약되어야 한다. 본문에 인용되는 모든 문헌을 목록으로 작성하고 문헌 점검을 위해 전체 계획서를 읽으면서 목록을 다시 확인한다. 문헌을 인용할 때 저자를 표시하지 않고 저자의 생각이나 단어, 문장을 그대로 사용하는 경우는 표절에 해당되므로 주의한다.

전문학술지 논문의 문헌고찰은 간결해야 하고 30개 이하의 문헌 수로 제한한다. 학위 논문의 경우 연구문제에 대한 학생의 지식수준을 보여주기 위해 연구방법 및 연구주제에 관해 광범위한 문헌고찰을 포함한다. 문헌고찰은 학위논문이나 각 학술지의 투고 규정에 따라 서론에 포함되거나 혹은 별도의 장으로 구분하여 제시하기도 한다.

4) 연구 틀

연구 틀(framework)을 세우고 명제를 밝힘으로써 틀과 연구목적을 연구목표, 연구질문, 연구가설과 연결할 수 있고 연구목표, 연구질문, 연구가설을 통해 연구변수가 제시된다. 연구자는 연구 틀에서 주요 개념을 정의하고 개념 간의 관계도 서술해야 한다. 연구 틀 내에서 논리를 명확하게 하기 위해 도식화된 지도나 모형을 만들 수 있다. 연구 틀의 개념들은 연구변수와 연결되어야 하며 변수들을 개념적으로 정의하는 데에 활용된다. 특정한 명제 또는 관계를 검증한다면 그 명제를 명확하게 진술해야 한다.

5) 연구방법 및 절차

연구방법은 연구계획서에서 가장 필수적인 부분으로, 구체적으로 연구에서 무엇을 어떻게 할 것인지에 대해 규명하는 것이다. 연구방법은 연구설계, 연구대상, 환경, 변인, 자료수집, 처치과정, 대상자 보호, 자료분석, 연구시기 등을 포함하며 타당하고 용이하며 경제적, 효과적인 방법을 요구한다. 논문 심사 기관이나 학교의 요구가 있을 경우, 연구예산 혹은 진행일정표를 제시하거나 연구결과 전달방법 등을 기술한다. 학위논문이나 연구비 수혜에 대한 보고서일 경우 연구방법을 상세히 쓰는 반면에 학술지에 출판할 때는 연구방법 부분은 대개 압축하여 쓴다.

(1) 연구설계

연구설계 기술 시 우선 실험설계인지 혹은 비실험설계인지를 밝히고 탐색, 서술, 상관관계, 비교, 유사실험, 실험연구 등의 이름을 붙여준다. 실험연구 설계를 이용하는 경우는 비실험연구 설계보다 변수 및 대상자군, 처치 등에 대해 상세히 기술하고, 복잡한 연구설계를 사용할 경우 표나 그림을 이용하여 제시하기도 한다. 어떻게 대상자를 실험군과 대조군으로 나누었는지, 실험처치는 어떻게 하였는지, 실험설계 중 어떤 실험설계를 이용하였는지 등을 제시한다. 그 밖에 연구설계에서는 외생변수를 포함하여 실험상황을 어떻게 통제하였는지 언급해야 한다.

(2) 연구대상

대상자는 모집단의 특성을 먼저 언급한 후 모집단에서 어떻게 표본을 추출하였는가를 제시한다. 표적모집단(target population)과 근접모집단(accessible population)을 기술하고 표본 특성과 크기, 탈락률, 선정기준을 제시한다. 서술적 연구의 경우 연구의 타당성이 일반화 가능성에 달려 있고, 연구결과의 일반화는 표본이 모집단을 얼마나 대표하는가에 관련되므로 모집단에서 표본추출 방법을 상세히 설명해야 한다. 연구대상자가 여러 그룹(실험군과 대조군, 비교군 등)으로 나뉠 경우 각 그룹의 표본 할당 방법과 표본의 크기를 설명해야 한다.

자료수집 방법에 대해서는 대상자로부터 자료를 얻은 절차에 대하여 설명한다. 연구가 이루어진 기간 및 연구 지역, 기관의 특성에 대해 기술하고, 연구대상자의 권리 보호와 연구동의서 작성과정을 간단하게 기술한다. 실험연구인 경우에는 실험절차를 설명하고, 외생변수를 포함한 실험상황을 어떻게 통제하였는지, 실험처치 제공시 일관성 유지를 위한 연구자의 노력 등을 언급해야 한다.

(3) 연구도구(측정도구)

연구의 측정에서 측정도구에 대한 기술은 가급적 구체적이어야 한다. 사용한 도구를 선택한 근거와 함께 장 · 단점, 개발 당시를 포함해 도구를 사용하였던 모집단, 본 연구에서의 도구의 신뢰도와 타당도를 제시한다. 아무리 좋은 결과가 도출되었다고 하더라도 신뢰할 수 없는 도구를 사용하거나 일관성 없는 측정 방법을 적용했다면 연구로서의 가치를 인정받을 수 없다. 만약 도구의 문항 수나 내용 등을 변형한 경우 반드시 선행연구를 통해 타당성을 확보하여야 하며, 도구 수정을 위한 예비조사나 수정 과정, 점수 척도, 수정한 도구의 신뢰도, 도구를 해석하는 방법 등을 밝혀야 한다.

다른 사람이 개발한 도구를 이용할 때 어떻게 검사했는지 간단하게 설명하고 자신의 연구에서 그것을 검사할 방법을 언급한다. 반분법을 이용하여 도구의 내적 일관성을 검사한다면 어떻게 할 것인지, 어떤 검사를 사용할 것인지, 그리고 수용할 신뢰계수를 설명해야 한다. 내용타당도는 문헌고찰과 전문가의 판단을 이용할 수 있고 동시타당도는 다른 도구를 사용한 연구결과와 연구자 자신의 도구를 이용한 연구결과를 비교함으로써 설명한다.

(4) 자료수집 및 절차

독자가 자료수집방법을 순차적으로 적용할 수 있을 만큼 상세히 기술한다. 자료수집 과정, 자료수집자, 자료수집자 훈련, 자료수집 일정, 자료수집 양식, 자료관리 등에 대해 자세히 제시하고 특히 대상자에게 연구에 참여하도록 강제하지 않았음을 확실히 보여줘야 한다. 대상자를 어떻게 알고 접근했는지 그리고 어떤 정보를 어떻게 제공했는지 서술하고 실현가능한 연구진행 일정도 제시해야 한다.

(5) 자료분석

양적 연구에서는 자료분석 방법에 주로 통계적 방법을 기술한다. 자료 분석 방법의 선택은 연구목적, 연구자가 연구하고자 하는 변수의 수, 종류에 따라 달라진다. 일반적으로 연구보고서에는 연구자가 자료 처리와 분석에 이용한 통계프로그램의 이름을 쓰면 된다. 자료분석은 인구학적 변수, 연구목적, 연구질문 혹은 연구과정, 유의수준 등을 고려하여 적합한 분석 방법을 제시한다.

(6) 윤리적 고려사항

연구방법의 마지막 부분에 어떻게 연구참여자의 동의를 얻고 익명성을 지키며 대상자의 권리를 보호했는지 정확하게 기술한다. 연구자는 대상자의 권리 보호를 위해 IRB 규정을 따른다. IRB 승인 시 고려하는 것은 연구의 위험성에 반한 이익의 가치에 기초를 둔다. 만약 연구자 외에 어떤 누구도 이익도 얻지 못한다면 아무도 연구수행을 허락하지 않을 것이다. 연구자는 연구참여에 대한 서명이나 구두 동의, 서명을 하지 못한 이유에 대한 진술사본을 필요시 함께 첨부해야 한다.

6) 기대효과 및 활용방안

연구가 수행되면 그 결과가 어떠한 문제해결에 얼마나 기여할 수 있는가를 연구자의 입장에서 밝혀 연구성과에 대한 학문적 기대효과와 활용방안 등을 기술한다.

7) 참고문헌

보고서 기술에 인용하거나 언급한 연구물들은 반드시 참고문헌에 제시하여야 한다. 기술내용을 재인용한 경우에는 재인용한 출처를 기입해 주어야 한다. 직접인용의 경우에는 반드시 쪽 번호까지 기입해야 하고, 간접인용의 경우도 쪽 번호를 기입하는 것이 바람직하나 생략도 가능하다.

참고문헌 형식으로 APA(American Psychological Association), Vancouver, Chicago, NLM 형식과 각각의 가이드라인이 있으며 학교나 각 기관에서 요구하는 형식에 따라 정리한다.

8) 부록

부록에는 학교나 기관에서 요구하는 형식을 따르며 일반적으로 연구를 허용하는 기관의 동의서, 연구참여동의서, 자료수집 도구의 사본, 편지 등을 수록한다.

2 연구보고서 작성

연구보고서는 일반적으로 서론, 연구방법, 연구결과, 논의, 결론 및 제언의 단계로 기술한다. 그러나 연구보고서의 구성 체제는 연구의 종류, 독자층, 보고 방법에 따라 연구자의 창의성을 반영하여 다양한 형태를 취할 수 있다.

연구계획서 부분에 언급된 부분을 제외하고 연구보고서 단계에서 제시할 부분에 대해 기술하고자 한다.

표 14-3 연구보고서 형식 예시

제 목	2. 문헌고찰	4. 연구결과
목 차		
	3. 연구방법	5. 논의
1. 서론	1) 연구설계	
1) 연구필요성	2) 연구대상	6. 결론 및 제언
2) 연구질문과 목적	3) 연구도구	
3) 연구가설	4) 자료수집방법	참고문헌
4) 용어정의	5) 자료분석방법	초록
	6) 윤리적 고려	부록

1) 양적 연구보고서

(1) 연구결과

연구계획서를 작성하고 연구성과물을 제출하는 첫 단계인 연구결과에서는 통계분석 과정을 통한 데이터를 제시한다. 먼저 자료의 서술통계 결과를 쓰고 다음으로 추론통계 결과를 표나 그림을 이용하여 제시한다. 실제로 연구에 참여한 대상자의 수, 성별, 연령, 결혼상태, 학력 등 일반적인 특성을 제시한 후 연구가설이나 연구목적에 따른 연구결과를 서술하는데 결과는 간결하고 명확하게 기술한다. 만약 연구자가 기대한 결과가 나오지 않거나 가설이 지지하지 않는 결과가 나왔더라도 그대로 제시하고, 논의 과정을 통해 기대한 결과와 다른 결과에 대해 추가적인 논의와 후속 연구의 방향성을 제시할 수 있다.

연구자는 연구결과를 과거형으로 기술하되 연구가설에 대해 '지지되었다', '받아들여졌다', '기각되었다' 등의 문구로 보고하여야 한다. 통계 수치는 표기 단위를 통일하고 통계 수준에 따라 통계값, 자유도, 유의수준 등을 제시한다.

(2) 논의

연구결과의 제시만으로는 산출된 결과가 유의미한 것인지 여부를 판단할 수 없다. 연구자는 선행연구에서 얻어진 결과나 기존의 지식체들과 비교 분석을 통해 연구의 실제적인 의미를 부여하고 연구의 가치를 재해석하는 단계를 거치게 된다.

만약 선행연구와 같은 연구결과를 나타낸 경우에는 결과가 같음을 제시하며 연구자의 해석이 정당함을 제시할 수 있다. 반대로 선행연구와 상반되는 결과를 나타내었다면 임시적인 해석만을 제시하되, 연구자의 해석을 제시함으로써 연구결과가 어떻게 합리적으로 모집단에 일반화될 수 있는가를 설명한다.

(3) 결론 및 제언

결론은 연구의 요약, 결과 해석 및 시사점, 연구의 제한점, 그리고 제언 및 후속 연구에 대해 제시한다. 결론에서 본 연구가 간호지식, 이론, 실무에서 어떤 의의가 있는지 논의한다. 즉, 구체적으로 어떤 학문적 발전에 기여하고, 실무 영역에 적용될 수 있는지 기술한다. 일반적으로 독자들은 결론을 먼저 읽어 전체 내용을 짧은 시간 내에 파악한 후 보고서를 상세히 읽어야 할지를 결정한다.

연구자는 연구의 제한점이나 문제점을 제언에서 제시해야 한다. 예를 들어, 표본 수 부족이 연구결과에 미치는 영향, 연구설계의 문제점, 도구의 취약점 등을 알림으로써 연구를 해석할 때 이 문제점을 충분히 고려하여 해석하였음을 독자에게 알릴 수 있다. 연구결과를 바탕으로 앞으로의 연구방향 및 연구의 문제점을 극복하는 방법을 제시하여 연구수행의 가치를 보여주고, 지속적인 연구가 진행될 수 있는 방향성을 제시한다.

연구의 제한점은 결론 및 제언에 제시하기도 하지만 연구자의 기술 특성에 따라서 서론이나 논의에서 함께 기술되기도 한다.

(4) 초록

초록(abstract)은 연구문제, 대상, 연구방법, 연구결과, 결론과 시사점을 가장 명료하고 간단하게 이해할 수 있도록 요약한 것으로 보고서의 전부를 읽을 것인가 아닌가를 결정하는데 도움을 준다. 보통 100자 내지 250자 내로 간략하게 써야 한다. 국내에서는 학위논문이나 학술지에 보고서를 게재할 때는 영문초록을 요구한다.

2) 질적 연구보고서

질적 연구의 경우 연구목적이 자료의 객관화와 일반화가 아닌 개별적인 경험 및 현상의 이해에 초점이 맞추어지므로 자료수집 방법과 분석 절차가 복잡하고 결과가 종합적이다. 따라서 연구자의 독창적 관점과 기술 능력이 매우 중요하며, 연구방법, 결과와 논의 부분이 양적 연구보다 더 상세하게 기술되어 있다.

(1) 서론

질적 연구의 경우 특정한 가설이나 행동적 결과를 기대하는 것이 아니므로 연구하고자 하는 현상의 배경과 중요성에 대해 구체적으로 기술한다. 특히 아직 탐구되지 않은 영역에 대해 연구를 할 경우 연구의 필요성과 방향성을 기술하는데 고도의 창의력이 요구된다.

연구의 목표 또는 목적을 제시하고 연구질문과 연구에서 사용할 질적 접근법에 대해 설명한다. 서론에 간단하게 문헌고찰 내용을 포함하기도 하고, 문헌고찰을 별도의 부분으로 제시하기도 한다. 질적 연구에서 많은 양의 문헌고찰은 연구자의 선입견 또는 연구결과를 문헌고찰의 방향으로 의도적으로 조작할 수 있다는 우려 때문에 간소화하고 논의 과정에서 도출된 결과와 함께 다루기도 한다.

(2) 연구방법

연구자는 연구하고자 하는 현상과 적용된 질적연구방법의 종류와 선정 이유, 예비연구 등 연구의 기초적 단계에 대해 기술한다.

연구 모집단과 선정과정에서 대상자가 연구하고자 하는 현상에 관한 경험의 정도가 어느 정도인가를 제시하고 연구참여동의과정, 연구참여자와의 면담과 참여 관찰 과정 중 어떤 윤리적 고려를 하였는지 연구자의 역할을 자세히 기술한다.

질적 연구에서 연구자는 일차적인 자료수집 도구이고 자료분석이 연구자의 추론 과정 내에서 일어나기 때문에, 연구자의 자격에 대해 기술하는 것은 질적 연구의 가치를 결정하는데 매우 중요하다. 또한 연구참여자의 관점에 근거한 현상의 의미와 본질을 기술하여야 하므로, 연구자의 주관성과 기존의 지식이나 관념을 배제하기 위해 어떤 방법과 다양한 노력을 투입했는가에 대해 설명하여야 한다. 이 부분이 명확하지 않은 경우 연구자는 신뢰성과 객관성이 부족하다고 비판을 받는 경우도 많다.

질적 연구에서 자료수집은 많은 시간이 소요되는 복잡한 과정이다. 연구자는 연구보고서에 개방형 면담 및 참여 관찰, 연구참여자를 이해하기 위해 사용된 다양한 매체(사진, 일기장, 영상 자료 등)에 대해 기술한다. 또한 질적 연구의 절차는 양적 연구와 달리 순차적이지 않고, 언제든지 이전 절차로 돌아갈 수 있으므로 자료수집에 소요된 기간, 면담 횟수, 수집된 자료의 양, 자료를 기록한 방법, 자료의 포화상태가 이른 시점 등을 상세히 기록한다. 자료의 포화상태를 판단한 기준 및 시점에 대해 명확하게 언급하는 것은 수집된 자료가 어느 정도 현상의 본질을 정확하게 분석하였는가를 판단하는데 중요하다.

연구보고서에 따라 자료분석에 어떤 방법을 사용하였는가만 제시하거나, 각 단계별로 구체적인 분석 과정을 제시하기도 한다. 또한 자료수집 및 분석에서 연구자는 분석된 자료의 타당성 확보를 위한 노력에 대해 구체적으로 기술할 필요가 있다.

표 14-4 질적 연구보고서 개요

서론 연구할 현상의 배경과 중요성 연구목적과 목표 관련 문헌에 대한 고찰(이론적 기틀과 개념적 정의 포함 가능) 연구질문과 연구에서 사용할 질적 접근법(질적 연구 종류) 제시
연구방법 질적 연구방법(현상학적, 근거이론 등) 서술 연구방법을 사용한 이유와 기초적 단계 표본추출방법, 동의과정 환경과 그 환경에 대한 연구자의 접근 자료수집 과정 자료분석 계획 윤리적 고려
연구결과 표본에 대한 기술(표나 그림 사용할 수 있음) 방법에 따라 질문 또는 주제로 정리된 결과(원자료 포함) 결과를 제시하기 위한 서술과 인용
논의 선행연구와 비교한 주요 발견 연구의 제한점
결론 및 제언 의의 후속 연구 제안
참고문헌 보고서에 인용한 문헌들을 학술지에서 요구하는 형식으로 제시
초록

자료 : Grove, S. K., Burns, N., & Gray, J. (2012). The practice of nursing research: Appraisal, synthesis, and generation of evidence. Elsevier Health Sciences.에서 일부 발췌함

(3) 연구결과

질적 연구보고서의 결과에는 자료분석 절차와 연구결과를 포함한다. 연구자는 관찰, 면담 등을 통해 수집한 기록, 테이프, 다른 형태의 자료를 의미 있는 범주로 통합하거나 공동의 주제로 분류해야 한다. 자료수집 기간 동안 혹은 자료수집 후에 자료분석은 순환적으로 이루어진다. 분석 과정을 통해 분류된 주제 및 범주 제시 과정에서 연구자는 연구참여자들에 의해 직접적으로 언급된 원자료를 함께 제시하기도 한다. 제시되는 모든 자료는 연구참여자의 정보를 보호하기 위해 익명화(예: 연구참여자 1) 과정을 거쳐야 한다.

(4) 논의

논의에서 연구자는 연구질문에 대한 답을 찾고, 연구자가 분석한 범주별, 주제별로 연구결과와 관련된 이론과 선행연구 및 주요 결과간의 차이를 비교 분석한다. 그러나 이 과정은 양적 연구와 같이 일반화에 초점을 두기 보다는 현상 자체의 본질에 초점을 두고 진행되어야 한다.

(5) 결론 및 제언

결론에서는 연구자가 연구목적을 재조명하고, 연구를 통해 규명된 현상과 결과를 간추려 제시한다. 또한 연구를 통해 밝혀진 의미를 후속 연구에 적용할 수 있는 방안을 제언하도록 한다.

3 연구보고서 평가

과학적 연구의 수행을 통한 새로운 지식 창출은 연구자의 매우 중요한 의무이나 이미 이루어진 연구를 평가하고 가치를 판단하는 과정 또한 지식의 확장과 실무 발전에 기여할 수 있다. 연구보고서를 평가하기 위한 구체적인 지침은 평가기관에 따라 다르며, 연구의 성격에 따라 다르게 적용한다. 연구보고서의 형식에 따라 평가되어야 할 요소들은 다음과 같다.

1) 연구제목

(1) 연구제목은 간결하고 명료하게 진술되었는가?

(2) 연구제목에서 중요한 변수를 언급하였는가?

(3) 연구제목에서 연구하고자 하는 모집단이 누구인지 언급하였는가?

2) 서론

(1) 연구문제

① 연구문제는 간결하고 분명하게 진술되었는가?

② 연구의 중요성 및 타당성이 언급되었는가?

③ 이 연구가 간호이론을 발전시키기 위해 필요한 것인가 혹은 간호실무 문제를 해결하기 위한 것인가?

④ 연구문제에 진술된 주요 개념(핵심 키워드) 간의 사실과 설명에 대한 철저한 분석이 이루어졌는가?

(2) 연구목적

① 연구목적이 명확하고 정확하게 언급되었는가?

② 이 연구결과로 누가 혜택을 보는가?

③ 연구가 이루어진 동기가 무엇인가?

(3) 문제진술 및 가설

① 독립변수와 종속변수가 명확히 제시되었는가?

② 가설이 변수 간의 관계를 제시하며 명확히 언급되었는가?

③ 만약 문제진술을 하였다면 문제진술이 명확한가?

④ 가설이나 문제진술이 문헌고찰을 통하여 논리적으로 추론이 가능한가?

(4) 용어 정의

① 개념의 이론적 정의와 조작적 정의가 명확히 이루어졌는가?

② 용어나 개념은 연구보고서 내에서 일관되게 사용되고 있는가?

3) 문헌고찰 평가

(1) 문헌고찰이 연구목적에 맞게 이루어졌는가?

(2) 문헌고찰이 해당분야의 현재 연구동향을 충분히 참고하였는가?
(3) 문헌고찰은 연구문제 혹은 가설을 도출하는데 논리적으로 전개되었는가?
(4) 문헌고찰에 최근의 정보가 포함되었는가?

4) 연구방법

(1) 연구설계

① 연구설계 방법을 언급하였는가? (예: 서술적 연구, 상관관계연구, 횡단적 연구, 종적 연구, 실험연구 등)
② 연구설계 방법이 이 연구에 적합한가?
③ 독립변수, 종속변수가 제시되었으며 외생변수를 줄이기 위한 방법이 제시되어 있는가?

(2) 연구대상자

① 모집단과 표본에 대해 언급하였는가?
② 연구대상자의 표집 기준 및 방법을 명확히 제시하였는가?
③ 표본오차의 출처를 언급하였는가?
④ 표본의 크기가 적절한가? 조사연구의 경우 표본은 모집단의 특성을 대표할 수 있는가?
⑤ 연구대상자로부터 연구동의를 받았으며, 연구대상자의 권리가 보호되었는가?
⑥ 탈락된 표본의 특성과 원인을 설명하였는가?

(3) 자료수집방법 및 측정도구

① 자료수집방법과 측정도구가 다른 사람이 그대로 연구할 수 있을 정도로 구체적이고 명확하게 제시하였는가?
② 문헌고찰을 통해 측정도구와 수집절차의 신뢰성과 타당성을 얻었는가?
③ 만약 측정도구를 개발하여 사용하였다면 개발 절차를 상세히 제시하였는가?
④ 만약 이미 개발된 도구를 사용하였다면 도구를 사용한 절차를 제시하였는가? 임의 변형 또는 축소화하지 않았는가?
⑤ 측정도구의 신뢰도와 타당도를 제시하였는가?

(4) 자료분석 방법

① 자료분석에 대한 구체적인 방법과 절차를 제시하고 있는가?

5) 연구결과 평가

(1) 가설검증에 적합한 통계분석방법을 사용하고 있는가?
(2) 결과를 표나 그림을 이용하여 명확하게 제시되었는가?
(3) 수량화되지 않은 자료에 대한 분석방법을 제시하였는가?
(4) 연구결과가 정확하게 기술되었는가?

6) 논의 평가

(1) 연구결과를 해석하여 연구의 의미를 제시하였는가?
(2) 연구결과를 해석할 때 기존 문헌과 관계하여 해석하였는가?
(3) 연구결과를 해석할 때 다른 해석 가능성도 제시하였는가? 혹은 다른 해석 가능성을 배제할 때 이유를 제시하였는가?
(4) 연구결과의 간호실무 적용가능성을 언급하였는가?

7) 결론 및 제언 평가

(1) 결론이 명확히 언급되었는가?
(2) 결론이 수집된 자료를 근거로 한 것인가?
(3) 결론이 독자가 보기에 타당한가?
(4) 연구결과를 일반화할 수 있는가?
(5) 연구방법의 제한점을 고려하여 해석하였는가?
(6) 연구방법 개선 방법에 관하여 제언하였는가?
(7) 다음 연구를 위한 제언이 언급되고 제언이 결과와 일치하며 논리적인가?

8) 참고문헌

(1) 인용한 문헌이 모두 언급되었는가?
(2) 인용 규칙에 맞게 작성되어 있는가?

9) 초록

(1) 초록이 너무 길거나 너무 짧지 않은가?
(2) 초록에서 연구목적, 연구대상, 연구방법을 언급하고 있는가?
(3) 초록에서 중요한 연구결과를 언급하고 있는가?

10) 보고서 형식과 문체

(1) 전반적으로 보고서 구조가 적절한가?
(2) 보고서 문체가 너무 과장되지 않았는가?
(3) 보고서 문체가 주관적이지 않고 객관적인가?

4 연구결과 발표

1) 구두 발표

대부분의 학회에서는 연구자에게 초록을 제출하도록 요구한다. 초록을 모집할 때는 초록 형식을 명기한다. 일반적으로 초록은 연구제목, 서론(연구문제와 연구목적, 연구의 틀), 방법(설계, 표본크기, 자료분석 방법), 결과(주요 결과, 결론, 간호학적 의미, 향후 연구 제언) 등으로 구성된다.

발표 승인 여부는 초록의 질에 따라 결정되는데 학회의 주제와 맞아야 하며 연구의 내용과 연구의 장점 등을 평가하여 결정한다. 구두발표를 위해 제출하는 초록의 경우, 완성은 되었으나 아직 출판되지 않은 연구결과를 바탕으로 하는 것이 일반적이다.

구두발표는 연구결과를 빠르게 전파할 수 있고 청중과의 상호작용을 통해 연구에 대한 피드백을 받을 수 있다. 피드백은 연구를 명료화하고 보완해주며 연구의 개념적 기틀, 자료분석, 연구결과, 제한점, 연구적용을 수정하게 한다. 발표자는 참석한 청중을 고려한다. 실제 발표시간은 10 ~ 15분으로 제한되고 문답시간으로 5분이 추가된다. 발표자료에는 학술대회, 연구제목, 발표자의 이름과 소속을 정확히 명기하고 슬라이드를 사용하여 발표한다. 발표시간은 1분당 한 장의 슬라이드를 기준으로 삼으면 좋다. 발표시간이 10분이라면 초점을 맞출 연구질문이나 가설 한 두 개를 선정하여 제목과 소개에 2분, 방법론에 2분, 결과에 4분, 논의와 실무, 연구에 대한 의미에 2분 정도를 할애하고, 질문과 답변을 위해 추가 5분을 사용한다. 발표시간이 15분이나 20분이라면 연구질문이나 가설을 세 개 정도 선정하여 발표한다.

2) 포스터 발표

포스터 발표는 초보 연구자가 자신의 연구결과를 발표하는데 효과적인 전달 매체이다. 포스터 제출을 위해 다른 사람의 포스터 발표를 보고 포스터의 디자인, 유인물사용, 기타 보조자료, 발표자의 상호작용 등을 참고로 한다. 포스터 발표는 예비연구 결과나 완성된 연구결과를 발표할 수 있다. 일반적으로 구두발표처럼 초록을 요구하며 초록 제출 서식에 구두발표 혹은 포스터 발표를 표시하게 되어 있다.

포스터에 포함되는 내용은 일반적으로 연구제목, 연구자와 기관의 이름, 연구목적, 연구목표, 연구질문, 가설(해당되는 경우), 연구의 틀, 연구설계, 표본, 도구, 주된 자료수집절차, 결과, 결론, 간호학적 의의, 향후 연구 제언, 소수의 핵심적인 참고문헌, 연구에 기여한 사람들 등이다.

포스터는 크기, 발표 일정, 전시장소 등에 맞게 준비하되, 연구를 완전히 반영하면서 5분 이내로 이해될 수 있어야 한다. 글씨 크기는 1미터 거리에서 읽을 수 있어야 하고(약 20포인트) 제목은 6미터 거리에서 읽을 수 있어야 한다. 포스터 발표는 대개 1~2시간이지만 경우에 따라 하루 혹은 이틀 정도 연장되기도 한다. 포스터 발표자들은 학회 참가자들에게 한 장 분량의 포스터 축소판이나 초록을 유인물로 나눠주기도 한다.

3) 국내외 학술지 게재

가장 공식적이고 권위 있는 형태의 연구 발표 형식은 전문학술지에 출판하는 것이다. 연구결과를 출판하기 위해 연구자는 출판하고자 하는 전문학술지의 특성 및 투고 규정에 따라 내용을 검토해야 하고 심사 과정을 거쳐 최종 출판되기까지 적어도 수개월에서 1년 이상의 기간이 소요되기도 한다. 그러나 출판된 연구결과는 온 · 오프라인을 통해 많은 분야에서 공유될 수 있으며 학자적 기량을 인정받을 수 있는 중요한 근거자료로 제시될 수도 있다.

학술지에 발표할 논문을 준비하는 데는 ① 학술지 선정, ② 질의서 작성, ③ 원고 작성, ④ 심사용 논문 투고, ⑤ 논문 수정 요구에 대한 답변 등의 과정이 필요하다.

(1) 학술지 선정

연구가 완성되면 연구자는 그 결과를 어느 분야의 학술지에 투고할 것인가를 결정하여야 한다. 최근에는 간호학 분야 뿐 아니라 사회과학 분야의 다양한 학술지를 통해 학문적 소통을 넓혀가고 있다.

연구결과를 발표할 학술지를 선정하기 위해서 학술지의 기본 요구사항, 논문 심사 여부, 발표된 최신의 논문에 대해 알아보아야 한다. 대부분의 저명 학술지들은 온라인을 통해 최근 이슈들에 대한 정보를 손쉽게 접할 수 있다. 이러한 검토과정을 통해 연구자가 수행한 유사연구가 혹시 최근에 발표되었는지, 연구결과가 해당 학술지의 독자들에게 관심이 있을지 파악한다. 이런 과정을 통해 연구자들이 연구결과를 발표하기에 적절한 학술지를 파악한다.

학술지의 특성이 연구주제에 적합한가를 확인하고 출판 기회를 확인해야 한다. 학술지의 연간 발행 횟수, 투고 심사 과정 및 최종 출판까지 소요시간, 투고된 논문 중에서 출판된 논문의 수, 거절된 논문의 수, 채택된 논문의 비율 등을 확인한다.

(2) 질의서 작성

학술지의 투고 규정에 따라 편집인이 자신의 논문에 관심이 있는지 알아보기 위해 질의서를 준비하기도 한다. 이 질의서의 내용은 연구문제, 주요 결과에 대한 간단한 논의, 연구의 의의, 연구자의 자격을 포함한다. 형태는 초록의 형식과 유사하나 투고하려는 학술지와의 적합성을 알리는 것이 중요하다. 학술지에 따라서는 질의서를 요구하지 않고 논문 원본을 축약한 별지를 첨부하도록 해 논문 투고 후 사전 심의과정을 통해 투고 가능성을 일차적으로 평가하기도 한다.

(3) 논문 준비

① 사전 준비

학술지에 투고하기 전 연구자 중 교신저자를 결정한다. 단독 연구인 경우, 연구자가 제1저자인 동시에 교신저자가 된다. 여러 명이 연구에 참여한 경우 교신저자를 따로 표기해야 하며 교신저자는 게재와 출판에 이르는 전 과정을 책임지게 된다. 일부 학술지에서는 교신저자 뿐 아니라 연구에 참여한 모든 연구자의 연구에 기여한 역할을 공식적으로 논문에 포함시키도록 한다.

학위논문일 경우에는 '학위논문의 일부를 발췌한 것임'을 밝혀야 한다. 학위논문은 단독 또는 논문 지도교수와 공동으로 출판하기도 한다.

연구비 수혜를 받은 경우에는 연구비 수혜 기관과 기간 및 수혜 번호 등을 명시하도록 한다. 최근에는 연구비 수혜가 연구에 미치는 영향을 고려하여 이해상충(conflict of interest)에 대한 내용을 따로 기술하도록 되어 있다.

② 원고 준비

논문의 채택 가능성을 높이려면 해당 학술지의 투고 규정(지침)에 맞추어 준비해야 하며 일반적으로 학술지에 실려 있거나 웹사이트에서 제시되어 있다. 저자 가이드라인에는 논문 준비 방법, 저작권이양에 대한 설명, 논문 투고 가이드라인이 포함되어 있다.

연구보고서를 작성하려면 전문 글쓰기 기술이 필요하다. 전문 글쓰기는 정보를 요약하고 미리 정해진 문체 양식을 따라야 한다. APA에서 발표한 「The Publication Manual for the APA」(APA, 2020), 시카고대학 출판부에서 발표한 「The Publication Manual of Style 17th」(University of Chicago Press, 2019) 등은 질 높은 전문 글쓰기에 유용한 자료이다. 학술지에서 요구하는 투고 규정을 따르며 심사 과정 중 심사 의견을 참고하여 여러 번 수정 작업을 거쳐야 한다.

원고의 수정과정 중 논문 제목은 학술지의 특성이나 연구주제를 효과적으로 반영할 수 있는 소제목을 추가하거나 제목을 수정하기도 하고, 논문의 내용은 연구보고서 평가 기준을 충족할 수 있도록 명확한 주제어 아래 논리적이고 간명하게 제시되어야 한다.

논문에 포함된 참고문헌 목록도 본문의 내용과 완전히 일치하여야 하고 학술지에서 요구하는 양식에 맞게 준비하여야 한다. RefWorks나 EndNote와 같이 원하는 형식으로 문헌 목록을 일관성 있게 정리해주는 컴퓨터 프로그램을 활용하면 영구적인 참고문헌 색인

시스템을 만들어 관리할 수 있다.

③ 논문표절검사시스템 사용

논문표절검사시스템(http://www.copykiller.com)은 타인의 아이디어, 연구내용 결과 등을 정당한 승인 또는 인용 없이 도용하는 표절이 발생하지 않도록 작성 중인 문서와 타인의 작성된 문서 간의 유사도를 검사하는 서비스이다. 표절 기준은 기본 6어절, 1문장 이상 일치할 경우 표절로 인식한다. 논문의 제목과 목차, 참고문헌, 인용이나 출처 표시 문장은 제외할 수 있다. 논문 투고 전에 논문표절검사시스템을 이용하여 표절 수준에 따른 조치사항을 보완하도록 한다.

표 14-5 표절검사 기준 및 조치사항

구 분	표절검사 기준	조치 사항
양호	10% 미만	• 연구자의 연구윤리 위배사항 검토 후 이상이 없을 경우 활용
유의	10% 이상 ~ 15% 미만	• 양호수준으로 낮춤
의심	15% 이상 ~ 20% 미만	• 양호수준으로 낮춤
위험	20% 이상	• 양호수준으로 낮춤

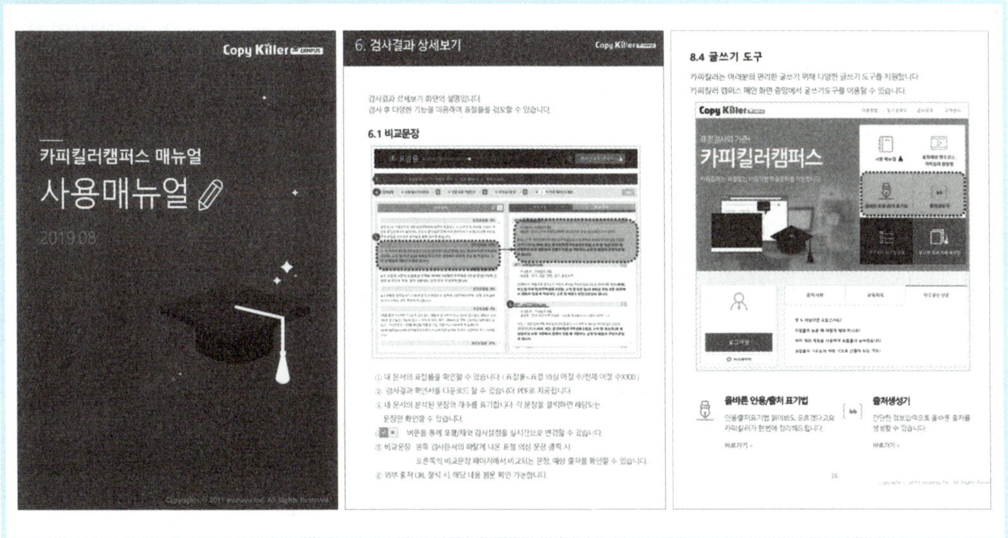

그림 14-1 카피킬러시스템

자료: http://www.copykiller.com

(4) 심사용 논문 투고

학술지 투고 규정 내에 편집인의 이름과 논문을 보낼 주소 혹은 온라인 투고가 가능한 경우 웹사이트를 안내하고 있다. 논문을 투고할 때 동시에 여러 학술지에 투고해서는 안 된다. 드물지만 우편으로 논문을 투고할 경우 원본과 편집 규정에서 요구하는 부수의 논문을 제출해야 한다. 첨부하는 원고에는 연구자가 누구인가를 알 수 있는 정보를 삭제하고 논문 투고를 위한 별도의 표지 작성을 요구하기도 하는데, 표지에는 논문을 투고할 때 주소, 전화번호, 팩스번호, 이메일 주소와 같은 저자의 정보를 포함한다. 논문을 투고하면 보통 수일~수주 이내에 논문이 접수되었음을 통보해주고, 온라인 투고 시스템이 있을 경우, 심사의 진행 상태를 직접 확인할 수도 있다.

(5) 논문 수정 및 답변서 작성

심사 대상 논문인 경우, 편집인이 논문을 받아 사전검토를 한 후에 이미 구축되어 있는 심사위원 중에서 연구주제에 대한 전문적 지식과 실무능력을 가진 2~3명의 심사위원을 선정한 후 논문을 보낸다. 논문의 채택 여부는 심사결과에 달려 있으며 편집인은 논문 투고자와 심사위원 중간에서 전달자 역할을 한다.

심사위원들이 논문을 심사한 후 일반적으로 ① 게재 가능, ② 수정 후 게재 가능, ③ 수정 후 재심사, ④ 게재 불가 중 한 가지로 심사결과를 통보한다. 투고된 내용을 수정 없이 '게재 가능'으로 판정받는 경우는 아주 드물다. 심사결과가 '게재 가능'인 경우 편집위원장은 저자에게 게재 여부와 출판 예정일에 대해 알려준다.

대부분의 원고는 학술지에 출판되기 전에 일부 혹은 많은 부분을 수정한 후 다시 투고하도록 요청받는데 심사위원들의 의견을 참고로 논문을 다시 수정하면 논문의 질이 더 향상된다. 연구자들은 심사위원들이 지적한 내용을 자세히 검토하면서 논문을 수정하는데 가능하면 심사위원들이 제안한 내용을 따르면서 논문을 수정하도록 한다.

논문을 수정한 후 심사위원들이 지적한 내용에 대해 어떻게 수정하였는지 수정 전 내용과 수정한 내용을 비교할 수 있도록 답변서로 정리하여 보낸다. 답변서에 심사위원이 지적한 내용별로 수정한 내용, 해당 페이지를 정리한다. 만약 심사위원이 지적한 내용에 대해 수정 의사가 없거나, 수정이 불가하다면 그 이유를 정리해서 답변서에 포함한다.

14 단단한 간호연구를 위한 학습문제

1 연구계획서 작성을 위한 준비사항으로 옳은 것은?

① 연구계획서는 연구비 수혜기관의 지침, 대상자의 인권보호위원회의 요구, 간호학에서 통용되는 형식과 다르게 작성될 수 있다.
② 연구계획서에 대한 수정보완이 필요한 경우 계획서에 대한 동료들의 비평은 그대로 받아들여 수정해야 한다.
③ 연구재단이 기금을 주면서 연구비 예산의 범위를 정하거나 다른 사항을 엄수하길 요구했을 때 이것을 철저히 지켜야 한다.
④ 계획서에 대상자가 연구 참여로 인해 갖게 될 위험성과 이점에 대한 설명이 꼭 필수적이지는 않다.

2 연구계획서 작성시 주의사항으로 옳지 않은 것은?

① 계획서에 인칭대명사를 사용한다.
② 모든 연구계획서는 특정 독자와 관계없이 과학적인 형식으로 작성해야 한다.
③ 계획서 내용은 중복되지 않아야 하며 불필요한 수식어가 없어야 한다.
④ 계획서의 형식은 간결하고 명확하며 순서적이고 논리적인 방법으로 작성해야 한다.

3 한 연구의 목적이 보기와 같을 때, 개념지도 상의 종속변수로 적절한 것은?

> [보기]
> 본 연구의 목적은 고식적 항암화학치료를 받는 대장직장암 환자를 위한 개별영양교육 프로그램을 개발하고 대상자의 영양 관련 특성을 파악하여 이를 기초로 개별영양교육을 시행한 후, 이 개별영양교육이 대상자의 식사섭취량 및 영양상태에 미치는 효과를 규명하는 것이다. 연구의 구체적인 목적은 다음과 같다.
> 첫째, 고식적 항암화학치료를 받는 대장직장암 환자를 위한 개별영양교육 프로그램을 개발한다.
> 둘째, 개별영양교육 프로그램 적용 후 실험군과 대조군의 식사섭취량의 차이를 비교한다.
> 셋째, 개별영양교육 프로그램 적용 후 실험군과 대조군의 영양상태의 차이를 비교한다.

① 고식적 항암화학치료
② 대장직장암 환자
③ 개별영양교육 프로그램
④ 식사섭취량, 영양상태

4 **3번과 같은 연구목적으로 수행한 연구논문에서 자료분석 방법 부분에 진술할 (ㄱ), (ㄴ), (ㄷ) 내용으로 옳게 짝지어진 것은?**

> [보기]
>
> 수집된 자료는 SPSS WIN 23.0 program을 이용하여 분석하였으며 다음과 같다. 첫째, 연구대상자의 일반적 특성은 백분율과 빈도, 평균과 표준편차로 서술하였다. 둘째, 실험군과 대조군의 동질성 검증은 범주형 자료인 경우 (ㄱ)으로, 연속형 자료인 경우 (ㄴ)으로 분석하였다. 셋째, 실험군과 대조군의 체중 및 체질량지수, 혈청알부민 수치, 식사섭취량 및 각각의 변화율 비교는 (ㄷ)를/을 이용하였다. 각 변수들의 통계적 유의성 수준은 p <.05로 정하였다.

① (ㄱ) χ^2 −test, (ㄴ) paired t−test, (ㄷ) paired t−test
② (ㄱ) χ^2 −test, (ㄴ) independent t−test, (ㄷ) independent t−test
③ (ㄱ) Pearson correlation coefficient, (ㄴ) χ^2 −test, (ㄷ) χ^2 −test
④ (ㄱ) χ^2 −test, (ㄴ) independent t−test, (ㄷ) scheffé 방법

5 **다음 중 학술지를 통한 논문 발표 절차에 대한 내용으로 옳지 않은 것은?**

① 투고할 학술지 선정은 발행부수, 출판소요기간, 학술지 주제를 고려하여 결정한다.
② 해당 학술지의 편집인이 내 논문에 관심 있는지 이메일로 질의해 볼 수 있다.
③ 학술지가 제시하는 논문 작성 가이드라인에 맞추어 원고를 작성한다.
④ 투고된 논문은 해당분야의 대표학자들이 무기명으로 심사한다.

6 **연구보고서에 다음과 같이 쓰여 있었다. 보고서 형식 중 어디에 해당하는지 보기에서 고르시오**

> [보기]
>
> 가. 서론　　나. 연구방법　　다. 연구결과　　라. 논의

① 대상자는 양로원에서 무작위로 선택된 65~74세 사이 50명의 노인으로 구성되었다.
② 통계분석 결과는 간호사들이 전통적인 성역할을 덜 수용하는 것으로 나타난다.
③ 본 연구의 가설은 '반신마비 남녀의 장애에 대한 지각이 다를 것이다'이다.
④ 100명의 대상자를 난수표를 이용하여 실험군과 대조군으로 나눈다.

⑤ 어머니 역할에 대하여 수유모가 수유를 하지 않는 어머니보다 유의하게 긍정적 ($t=3.2$, $df=98$, $p<.01$)으로 응답하였다.

⑥ 본 연구결과는 심근경색 환자를 대상으로 한 Hogan(1990)과 Crimmins(1988)의 결과와 일치하였다.

⑦ 연구결과 결혼연령이 교육정도($r=-.25$)와 자녀 수($r=-.38$)와 유의한 상관관계가 있음을 보여주고 있다.

15

근거기반 간호실무 적용

제 15 장

근거기반 간호실무 적용

학습목표

1. 우리나라에서 개발된 대표적인 근거기반 간호실무지침을 찾아 적용 방법을 설명할 수 있다.
2. 근거기반 실무를 시작하기 위해 임상질문을 도출할 수 있다.
3. 근거기반 실무를 위한 연구를 시작하는 단계로 PICO표를 작성할 수 있다.
4. 적절한 근거들을 검색하여 위계에 따라 근거의 강도를 나열할 수 있다.
5. 최상의 근거를 선택할 수 있도록 비평적으로 분석할 수 있다.
6. 근거기반 실무지침을 간호현장에 적용하고 확산시킬 수 있는 전략을 논의할 수 있다.

주요용어

- 근거기반 실무지침, 근거기반 실무 가이드라인(evidence-based practice guideline)
- 임상질문(clinical question)
- PICO표(PICO table)
- 근거의 위계(hierachy)
- 근거의 검색(search)
- 문헌의 비평적 분석(critical analysis)
- 근거의 실무 적용(translation)
- 실무지침의 수용개작(adaptation)
- 근거기반 실무(EBP)
- 근거의 실무 확산(diffusion)

근거기반간호는 간호사가 실무에서 의사결정을 할 때 과학적인 최상의 근거를 간호사의 임상적 전문성, 대상자의 선호도와 가치, 활용가능한 자원과 통합하여 최상의 중재(Best practice)를 수행하는 것으로 대상자의 간호결과를 개선시키고, 비용효과적인 간호를 제공하게 하므로 간호실무에서 근거기반간호 수행을 증진시키는 것은 매우 중요한 일이다.

이러한 근거기반 간호를 수행하기 위해서는 의사결정 과정에 연구를 통한 결과의 활용이 반드시 전제되어야 한다. 연구결과의 활용이란 과학적 연구결과를 검토하고 도출된 성과에 대해 비판적 사고를 통한 평가로 검증된 결과를 간호실무에 적용하는 것이다. 간호사 윤리강령에 따르면 간호사는 간호현장에서 발견한 문제를 해결하고 간호직의 발전을 위해 연구를 수행하고 연구결과를 확산시켜야 하며 연구결과를 활용해야 한다.

근거기반간호 역량은 연구결과나 표준화된 지침을 정확하게 해석하여 최상의 근거를 찾는 간호제공자의 능력으로, 대상자의 건강결과 개선뿐만 아니라 재원기간 단축, 비용절감 등에도 영향을 미치는 근거기반간호 활성화의 필수요소라 할 수 있다.

우리나라에서는 2009년부터 국내 일부 대학병원과 상급종합병원을 중심으로 개인적, 조직적 차원의 '근거기반간호 프로젝트'를 통해 근거기반간호 활성화에 노력을 기울여 왔다.

국내 KISS, RISS, KoreaMed, 한국간호과학회를 비롯한 유관학술사이트와 국외의 Medline, PubMed, CINHAL, Cochrane library 등의 웹기반 데이터 베이스를 통해서 높은 수준의 체계적 문헌고찰 논문과 새로운 임상실험 연구결과 및 근거기반 간호실무지침과 같은 다양한 최상의 근거를 접할 수는 있으나 근거를 임상에 적용한 연구의 확장 및 실질적인 연구결과 활용 정도는 여전히 낮은 수준으로 개선이 필요하다.

이 장에서 학습할 근거기반 임상실무지침 적용은 간호연구결과를 활용하여 근거기반 실무에 적용하는 가장 대표적인 방법이다. 실무지침을 개발하는 것은 고차원적인 연구활동에 포함되지만, 최상의 근거를 창출하고 이를 실무에 통합하는 의무를 지닌 전문직 간호사로 기능하기 위해서는 반드시 습득해야 할 절차이다.

1 근거기반 임상실무지침 적용

근거기반 임상실무지침(Evidence based clinical practice guideline)은 특정 임상환경에서 의료인의 의사결정을 돕기 위해 적절한 근거를 검색, 평가하는 체계적인 접근법을 사용하여 개발된 지침을 의미한다. 근거기반 임상간호실무지침은 임상간호 현장에서 간호사의 의사결정을 돕기 위해 적절한 근거를 검색, 평가하는 체계적인 접근법을 사용하여 개발된 지침을 말한다.

국내에서 개발한 임상진료지침은 1) 대한의학회가 개발한 진료지침, 2) 대한의학회가 평가하여 인정한 진료지침, 3) 임상질문에 대한 근거를 바탕으로 한 권고가 있고, 권고를 도출하는 방법이 명시된 진료지침을 의학회에서 조사하거나 회원학회에서 개발하여 수록을 신청하면 평가를 통해 임상진료지침 정보센터(http://www.guideline.or.kr)에 수록된다. 만성질환인 고혈압, 당뇨병, 이상지질혈증, COPD의 경우 일차 의료용 근거기반 디지털 가이드라인(http://www.digitalcpg.kr)으로도 개발되어 있다.

간호사 근거기반 임상간호실무지침의 경우 병원간호사회 홈페이지(http://www.khna.or.kr)에 2019년 10월 기준 정맥주입요법(2012년 개발, 2017년 개정), 욕창간호(2013년 개발, 2017년 개정), 경장영양(2012년 개발, 2017년 개정), 유치도뇨, 구강간호, 간헐도뇨, 정맥혈전색전증 예방간호, 격리주의지침, 통증간호, 낙상관리, 장루간호의 11가지를 공개하고 있다. [표 15-1]에서는 국가별 대표적 근거기반 임상실무지침을 개발하는 공식 조직과 웹사이트에 대한 정보를 제시하였다.

표 15-1 국가별 대표 근거기반 실무지침 개발 조직 및 웹사이트(계속)

기구	국가	웹사이트
Guidelines International Network (GIN)	국제기구	www.g-i-n.net
AHRQ의 National Guidelines Glearinghouse (NGC)	미국	www.guideline.gov/
Hartford/Csomay Center for Geriatric Nursing Excellence	미국	http://www.nursing.uiowa.edu/hartford/
National Health Service National Institute for Clinical Excellence (NICE)	영국	www.nice.org.uk/
Royal College of Nursing (RCN)	영국	www.rcn.org.uk/
Scottish Intercollegiate Guidelines Network (SIGN)	영국	www.sign.ac.uk/
Canadian Medical Association (CMA) Infobase	캐나다	http://mdm.ca/cpgsnew/cpgs
Registered Nurses Association of Ontario (RANO)	캐나다	www.rnao.org/
Joanna Briggs Institute(JBI)	호주	www.joannabriggs.edu.au/
National Health and Medical Research Council (NHMRC)	호주	www.health.gov.au/nhmrc
New Zealand Guidelines Group (NZGG)	뉴질랜드	www.nzgg.org.nz
Infectious Diseases Society of America (ISDA)	미국	www.idsociety.org

기구	국가	웹사이트
Centers for Disease Control(CDC)	미국	www.cdc.gov
Infusion Nurses Society(INS)	미국	www.ins1.org

위에 제시된 웹사이트 등에서 정보를 검색했을 때 관련 주제에 대해 기존 실무지침이 이미 존재하는 경우에는 더 이상의 실무지침 개발은 필요하지 않을 수 있다. 기존 가이드라인의 평가와 수용개작이 더욱 적절한 방법이 될 수 있다. 기존 실무지침를 평가하는데 사용되는 도구에는 AGREE(Appraisal of Guidelines for Research and Evaluation) II나 K-AGREE(Korean Appraisal of Guidelines for Research & Evaluation) II가 있다.

다수의 실무지침이 존재하는 경우 최적의 실무지침을 선정하거나 여러 실무지침을 종합적으로 판단하여 주어진 환경에 맞추어 사용할 수 있는 가능성을 평가하는 것이 중요하다. 많은 실무지침 중에 동일한 주제로 진행되는 연구들도 상당수 존재하므로 특정 질환 혹은 건강문제에 대한 표준화된 실무지침이 이미 있는 경우, 신규로 다시 개발하는 것은 중복 작업이 될 것이다. 따라서 이런 경우 새로운 기술의 도입보다는 기존 기술의 확장 및 응용을 통한 실무지침의 고도화 및 활성화가 바람직한 대안이 될 수 있다. 하지만 동일한 주제라도 대상자의 인구학적 특성, 보건의료체계, 사회문화적 특성의 차이로 인하여 동일한 근거를 사용했음에도 불구하고 실무지침 및 결과는 달라질 수 있다. 따라서 다른 실무지침을 수용하고자 할 때는 대상자 및 지역, 상황 적용의 적합성을 검토해서 권고안을 도출해야 하는데, 이런 과정을 수용-개작(adaptation)이라고 한다.

우리나라에서는 국제적으로 널리 수용되고 있는 GRADE(The Grading of Recommendations, Assessment, Development and Evaluation) 방법론의 적용 및 국내 현실에 적합한 도구들(toolkits)을 개발 및 포함한 임상진료지침 실무를 위한 핸드북(한국보건의료연구원, 2015)이 개발되어 있다.

사 례 근거기반 실무지침 관련 연구

- 간호분야 실무지침의 수용개작 방법론에 따른 구강간호 실무지침의 개발(조용애 외, 2015)
- 노인의 섬망, 치매 및 우울 선별에 대한 근거중심 실무지침 수용개작(장희정 외, 2015)
- 간호 분야 실무지침의 수용개작 방법론에 따른 통증간호 실무지침의 개발(은영 외, 2017)
- 근거기반간호 실무지침 수용개작 : 습기 관련 피부 손상의 예방과 관리(백규원 외, 2018)
- 욕창간호 실무지침 개정(박경희 외, 2019)

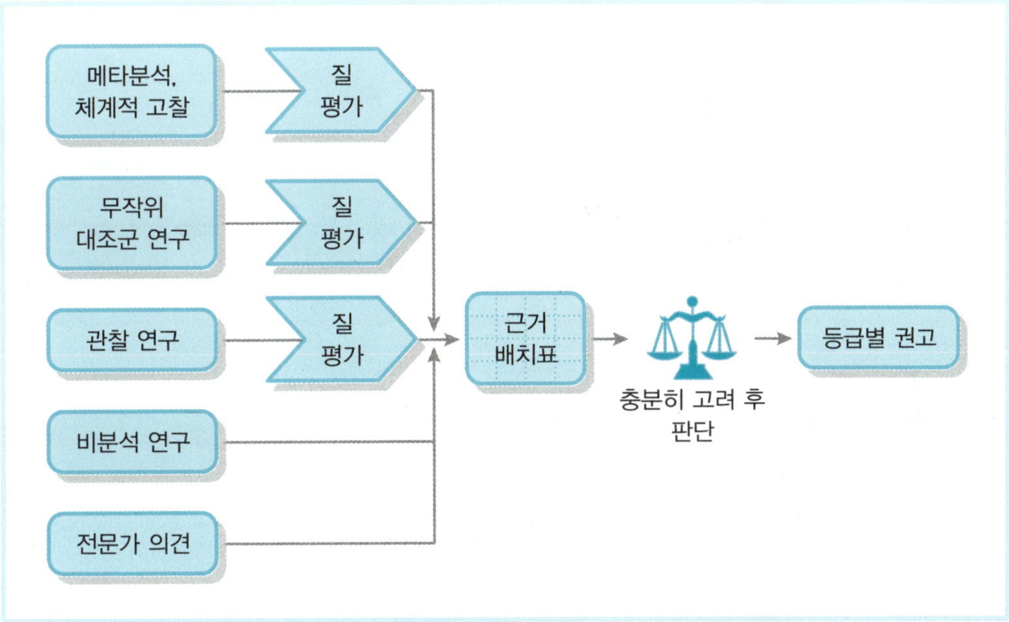

그림 15-1 근거기반 실무 가이드라인 개발 과정

2 근거기반 간호의 단계

Flemming(1998)은 근거기반 간호를 5단계 과정으로 다음과 같이 설명하였다(그림 15-2).

① 실무현장에서 파생된 어떤 정보에 대한 요구는 초점을 맞추어서 구조화된 질문으로 변환한다.

② 초점화된 질문들은 관련된 외부 근거를 연구를 통해서 확인할 수 있도록 문헌고찰을 위한 기초로 활용한다.

③ 연구를 통해서 확인된 근거는 타당성과 일반화를 위하여 비판적으로 평가한다.

④ 최선의 활용 가능한 근거는 임상적 경험과 환자의 선호도와 함께 간호계획을 세울 때 이용한다.

⑤ 수행은 자기반성, 감사 및 동료평가를 통해서 평가한다.

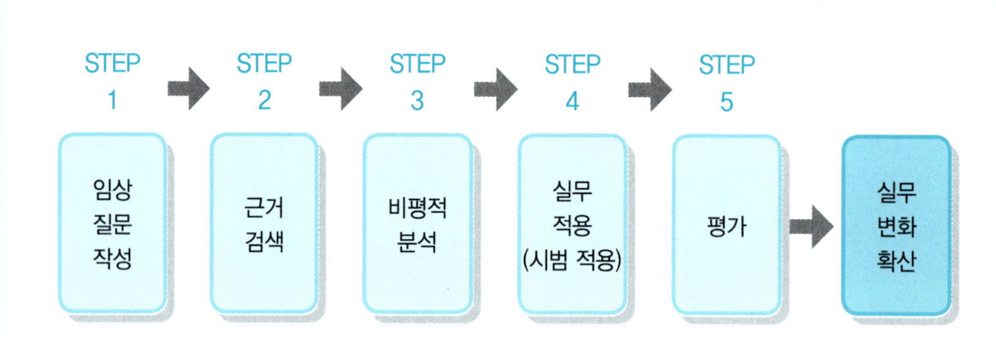

그림 15-2 근거기반 실무의 단계

1) 구조화된 임상질문 작성 단계

임상현장에서는 동일한 주제임에도 불구하고 연구에 따라 상반되는 결론을 제시할 수도 있고, 혹은 너무 정보가 많아 어느 것이 올바른 의사결정인지에 대한 판단이 힘든 경우가 발생한다. 근거기반 실무를 위한 첫 단계는 임상에서 당면하는 간호문제에 대한 정확한 해답을 찾고자 검색 가능하고 답변 가능한 임상질문을 작성하는 단계이다. 임상질문은 방대한 양의 정보 중에서 정해진 시간 내에 정확한 근거를 탐색할 수 있는 표지판과 같은 역할을 하므로 구체적이고 정확한 질문으로 기술할 수 있어야 한다.

간호현장에서 임상질문을 촉진시키는 상황으로는 시행되는 중재방법이 불확실할 때, 치료 및 중재방법이 일관되게 시행되지 않거나 시행된 중재에 대해 논쟁이 있을 때, 치료와 검사의 효과에 대한 이론 및 지식이 부족할 때, 기대하지 않은 환자 결과가 발생했을 때, 새로운 치료법과 기술을 도입하는 상황, 오랜시간 변함없이 관습에 근거한 실무를 반복하고 있을 때, 환자에 의해 새로운 제안이 생겼을 때이다.

임상질문의 구성은 PICO 검색을 이용한다(그림 15-3). 여기서 PICO 검색의 4가지 요소는 Patient population or Problem(환자 또는 문제), Invention(중재/치료 방법), Comparison(비교를 원하는 치료/중재방법), Outcome(결과)이다. 만약 임상질문이 "부인과 수술 후 환자에게 수술 후 조기 경구 섭취가 안전하고 효과적인가?"라면 PICO의 구성에 따라 P는 부인과 수술 후 환자가 되며, I는 조기 경구 섭취, 즉 수술 후 8시간 이후에 물로 시작하여 순차적으로 진행하는 중재, C는 수술 후 가스 배출 후 경구 섭취하는 전통적 중재, O는 장폐색 증상, 가스 배출 시간, 입원기간 등의 결과로 도출할 수 있다.

P	Patient population or Problem(환자 또는 문제)
I	Intervention(중재/치료)
C	Comparison(비교할 중재)
O	Outcome(결과)

cf) PICOT : PICO + Time, PICOM : PICO + Method

그림 15-3 임상질문의 구성

임상질문 : 부인과 수술 후 환자에게 수술 후 조기 경구섭취는 안전하고, 효과적인가?

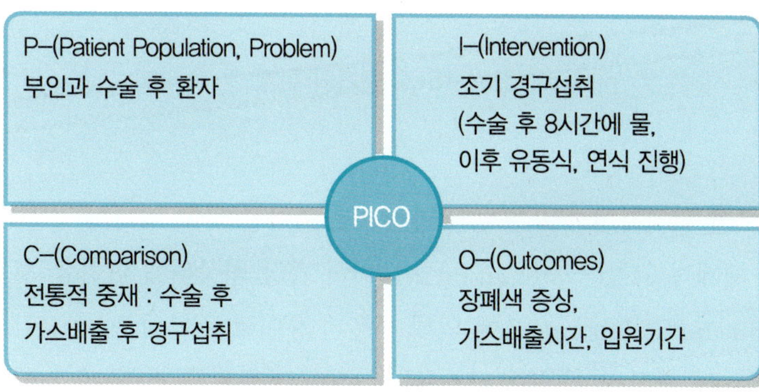

그림 15-4 임상질문 작성의 예

2) 근거의 검색 단계

임상질문이 도출된 후 질문에 답을 줄 수 있는 근거를 확인하기 위해 문헌을 검색한다. 근거 유형에는 체계적 고찰(systematic review), 메타분석(meta analysis), 실험연구, 비실험연구, 질적 연구, 전문가의 의견이나 보고서 등이 해당되는데 여기에는 근거의 위계가 있다(그림 15-5).

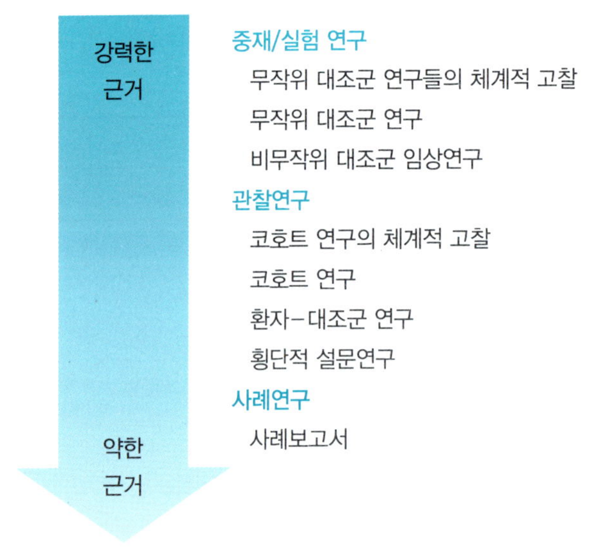

그림 15-5 근거의 위계

위계를 따져보면 체계적이고 표준화된 방법으로 연구를 찾고 평가하며 얻어진 결과를 종합하는 방법인 체계적 고찰(Systematic review)이 가장 최상위에 위치한 것을 알 수 있다. 이 용어는 Cochrane Collaboration에 의해 사용된 용어로 근거의 체계적인 요약, 분석, 종합을 나타내기 위해 가장 많이 사용되고 있다. 따라서 근거를 찾을 때 체계적 고찰문헌이 이미 보고되어 있다면 근거의 검색과 비평적 분석과정이 이미 완료된 상태라는 것을 의미하므로 근거기반 실무의 지름길을 찾은 것이나 다름없겠다.

근거를 검색하는 과정은 임상질문을 분석하여 검색어 목록을 만드는 것에서 시작한다. 임상질문과 연구설계를 비교하여 임상질문에 대해 가장 적용 가능한 연구결과를 도출할 수 있는 연구설계를 생각해보아야 한다. 문헌고찰의 체계적이고 신속한 검색을 위해서는 검색전략이 필요하다. 검색전략의 기본이 되는 민감도와 특이도 검색 방법을 적절히 활용하고 검색 용어를 설정하여 검색하는 것이 효율적이다. 민감도 검색은 검색하고자 하는 핵심용어를 빠짐없이 각각 포함되게 검색하는 방법으로 종설을 쓸 때 주로 사용된다. 검색용어로는 OR을 사용한다. 특이도 검색은 핵심용어들을 공통적으로 함께 포함되어 있는 문헌을 검색하는 방법이다. 검색용어로는 AND를 사용한다. 이후 검색할 데이터베이스를 결정하여 검색을 수행한 후 검색 결과를 정리하고 요약하게 된다.

3) 비평적 분석 단계

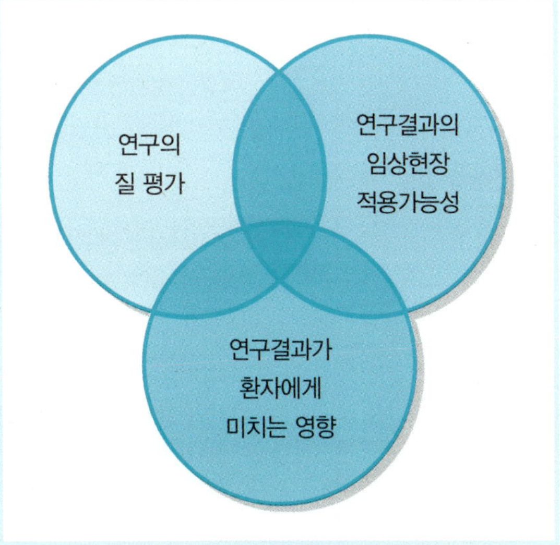

그림 15-6 비평적 분석의 구성요소

비평적 분석은 연구의 질 평가, 연구결과의 임상현장 적용가능성, 연구결과가 환자에게 미치는 영향을 대상으로 이루어진다(그림 15-6). 첫째, 연구의 질은 결국 연구결과의 타당성을 평가하는 것인데, 연구설계 유형과 연구의 질평가에 기반을 둔다. 연구설계가 임상질문에 대한 답변을 주기에 적절한지 평가하게 되면, 연구의 질 평가 체크리스트를 사용하여 개별 연구의 질 평가를 하게 된다. 둘째, 연구결과의 임상현장 적용가능성은 연구에서 발견된 결과들이 특정 실무현장에 적용되는 것이 적절한지를 결정하는 과정이다(그림 15-7). 또한 차이점이 있으면 이러한 차이점들이 결과에 어떻게 영향을 미칠 것인가를 묻는다. 셋째, 연구결과가 환자에게 미치는 영향은 연구결과가 우연에 의해 발생한 것이 아니라는 사실에 초점을 두고 유의성 검증을 통해 이루어진다. 연구설계에 따라 임상적 효과 측정치가 달라지는데, 무작위 임상실험이나 코호트 연구에서는 비교위험도비, 절대 위험도 증가율, 절대위험도 감소율, 치료를 필요로 하는 환자수 등을 활용하며, 메타분석에서는 효과크기를 위주로 분석한다.

4) 실무적용 단계

간호연구의 가장 중요한 이유는 최적의 환자 간호를 하기 위함이다. 간호 전문직이 국민의 건강을 위해 있는 전문적 집단이라는 것을 늘 상기하고, 그 행위가 환자의 생명 유지, 건강증진에 직접적 영향을 미침을 고려하여 임상문제에 대한 근거 검색과 비평적 분석을 마친 후 실무를 안내할 충분한 근거가 있으면 정책, 절차, 실무지침을 작성하고 수정하는 과정으로 이루어진다. 시범 프로젝트를 실시할 때 성취할 결과지표와 과정지표를 결정해야 하며 병동 단위로 근거기반 실무(EBP)를 적용하는 단계로 넘어간다. 병동단위로 EBP를 적용할 때에는 의견지도자, 변화요원, 일반간호사를 교육하고, 실무변화를 지지하기 위한 시

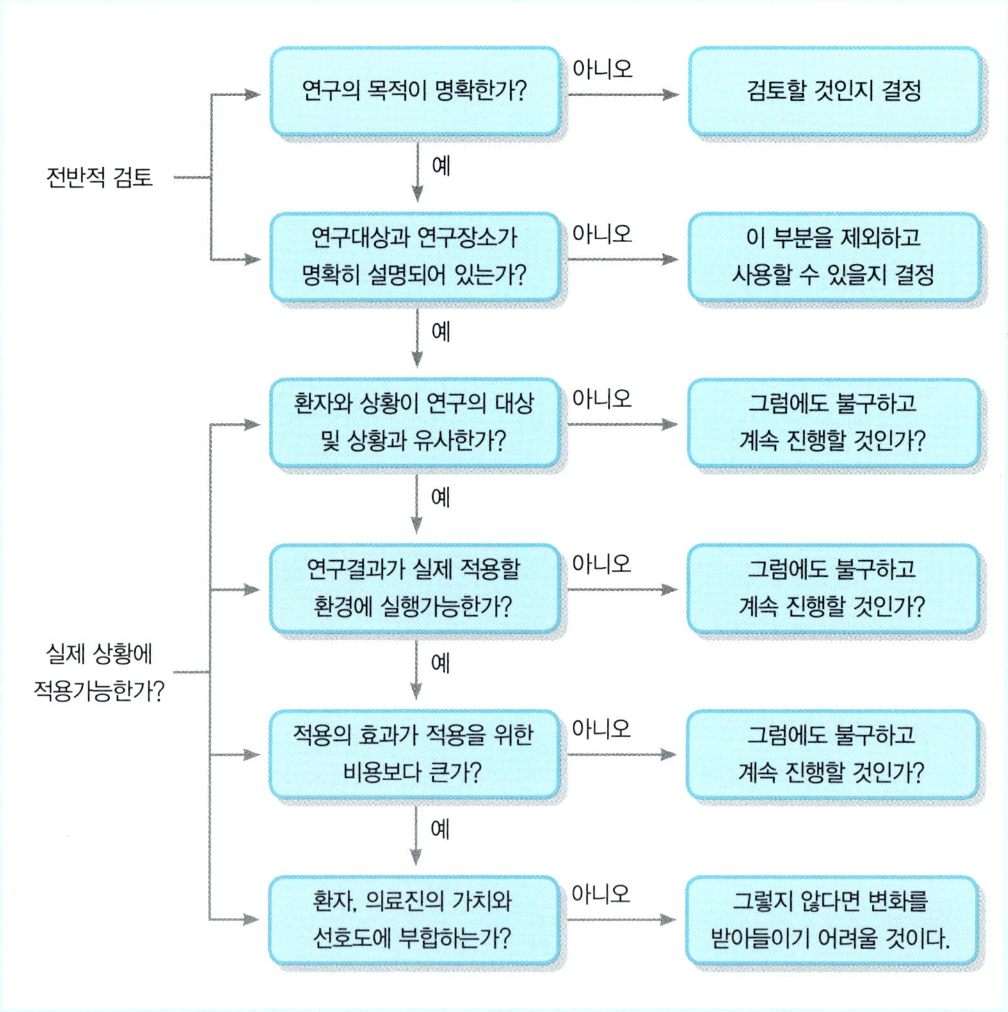

그림 15-7 연구의 적용가능성 평가 질문

스템을 개정하며 실무변화 촉진 요인을 개발해야 하며 이러한 시범 프로젝트를 수행하는데 소요기간을 결정해야 한다.

EBP를 적용할 때 명심할 점은 그 전단계인 비평적 분석을 통해 강력한 근거를 찾았다고 해서 실무적용이 저절로 일어나는 게 아니라는 점이다. 근거, 간호사, 조직체 차원의 다양한 전략이 필요하며 특히 조직에서 강력한 리더십이 필수적이다. EBP 실무적용 단계는 이러한 복합적인 작용을 통해 조직의 변화과정을 꾀해야 하는 장기간의 작업일 가능성이 많다.

5) 평가 및 실무 확산 단계

평가단계에서는 실무적용 단계에서 설정한 과정 및 결과지표를 기준으로 과정 평가와 결과평가가 이루어진다. 과정평가는 실무지침을 수행하는 과정에서 간호사의 이해와 지지 정도를 평가하고 이를 향상시키기 위한 것으로 통증에 대한 간호사의 지식과 태도를 평가하는 것을 예로 들 수 있다. 결과평가는 실무지침을 바탕으로 간호를 받고 있는 환자들을 대상으로 프로그램이 기대하는 목표를 달성하였는지를 평가하는 것이다.

근거기반 간호실무의 가장 큰 이점은 환자, 의료인, 의료기관의 성과가 개선된다는 것이다. 체계적 문헌고찰이나 메타분석 등의 연구 합성은 실무를 위한 강력한 근거기반의 실무지침의 기반을 마련했다. 이 지침들은 특정한 분야에서 최상의 치료계획이나 환자 치료의 기준을 제시하여 양질의 의료결과를 이끌어낸다. 의료인들은 수많은 근거기반의 실무지침에 쉽게 접근해서 환자를 위한 최선의 임상결정을 내리는 데에 도움을 받을 수 있다.

그러나 EBP의 중요성에도 불구하고 아직까지 국내 임상현장에서 EBP 수행은 외국과 비교하여 현저히 낮은 편이다. 근거기반 실무를 위해서는 무작위대조시험(randomized controlled trial, RCT)을 비롯한 중재연구들의 근거를 합성해야 하는데, 간호분야에서는 이러한 연구들이 아직 충분하지 않다보니 체계적 문헌고찰과 메타분석이 다른 분야보다 제한적으로 실시된다. 또 이러한 연구합성 결과를 발표하는 저자들은 특정한 간호중재의 실무 적용을 뒷받침할 연구근거가 불충분하다고 언급할 때가 있다. 연구근거가 부족한 영역을 발견하는 것은 실무에 필요한 근거를 수립하는 첫 단계다. 특정한 간호중재를 검증하기 위해서는 잘 설계된 실험 연구와 유사실험 연구가 필요하다.

EBP를 수행할 간호사들의 인식 변화를 기반으로 근거기반 간호 문화정착과 간호사들의 비판적 사고력과 문제해결능력 증진을 위한 교육지원, 근무환경 조성 및 행정적 지원 등 제도적 뒷받침이 매우 중요하다. EBP는 국제적 기관에서 제시되어 활용되고 있는 근거기반 실무지침을 국내 현실에 적합하도록 수정, 보완하는 EBP 가이드라인과 프로토콜 개발, 간호과정의 개선, 간호실무의 근거 찾기, 사정도구 개발 등이 우선적으로 수행되어야 할 것이다. 또한 개발한 근거기반 실무지침과 프로토콜의 실무 적용, 근거기반 실무 문화와 결과 확산 등의 활동을 단계적으로 수행하여 근거기반 실무 결과의 국내외 확산을 위한 노력도 필요할 것이다. 결론적으로, 국내 근거기반 간호의 실현을 위해서는 간호연구, 간호교육, 간호실무 측면에서의 긴밀한 의사소통과 협력을 기반으로 근거에 기반한 과학적인 간호의 발전이라는 공동의 목표를 향해가야 할 것이다.

15 단단한 간호연구를 위한 학습문제

1 다음은 근거기반 간호실무의 과정이다. 절차를 옳게 나열한 것은?

[보기]

가. 실무 적용 나. 근거의 검색
다. 평가 및 실무 확산 라. 비평적 분석
마. 임상 질문 작성

① 마–나–라–가–다 ② 마–나–라–가–다
③ 나–마–라–가–다 ④ 나–마–가–라–다

2 다음 중 근거기반 간호를 위한 임상질문 구성에 사용하는 PICO 검색의 구성요소에 대한 설명으로 적절한 것은?

① P – 환자 문제
② I – 표준화된 중재
③ C – 새로운 치료
④ O – 임상 질문

3 근거의 위계체계에서 가장 강력한 근거로 평가할 수 있는 연구에 해당하는 것은 무엇인가?

① 질적연구 ② 사례연구
③ 횡단적 조사연구 ④ 무작위 대조군 연구

4 다음 중 연구를 비평적으로 분석하기 위한 구성요소에 해당되지 않는 것은?

① 연구의 질 평가
② 연구 질문의
③ 연구결과의 임상현장 적용가능성
④ 연구결과가 환자에게 미치는 영향

단단한 간호연구를 위한 학습문제 정답

제1장	1. ③ 2. ② 3. ② 4. ② 5. ①
제2장	1. ③ 2. ④ 3. ②
제3장	1. ③ 2. ③ 3. ④ 4. ② 5. ①
제4장	1. ③ 2. ② 3. ③ 4. 75쪽 표 4-1 참조 5. 신뢰성, 적합성, 감사가능성, 확인가능성
제5장	1. ④ 2. ③ 3. ③ 4. ① 5. ① 6. ①
제6장	1. ③ 2. ③ 3. ② 4. ④
제7장	1. ③ 2. ② 3. ④ 4. ① 5. ②
제8장	1. ② 2. ④ 3. ① 4. ③ 5. ② 6. ③ 7. ④ 8. ② 9. ② 10. ③ 11. ④ 12. ③
제9장	1. 처치의 조작, 외생변수의 통제, 표본의 무작위화 2. ② 3. ① 4. ④ 5. ③ 6. ③ 7. ③ 8. ③ 9. ④ 10. ④ 11. ③ 12. ③ 13. ③ 14. ② 15. ④
제10장	1. ③ 2. ① 3. ③ 4. ④ 5. ④ 6. ② 7. ① 8. ③ 9. ④ 10. ②
제11장	1. ① 2. ③ 3. ② 4. ③ 5. ③ 6. ④ 7. ④ 8. ① 9. ② 10. ② 11. ① 12. ①
제12장	1. ③ 2. ④ 3. ③ 4. ① 5. 표준 정규분포 6. ③ 7. ③ 8. ② 9. ① 10. ④ 11. ① 12. ③
제13장	1. ③ 2. ② 3. ④
제14장	1. ③ 2. ① 3. ④ 4. ② 5. ④ 6. ①-나, ②-다, ③-가, ④-나, ⑤-다, ⑥-라, ⑦-다
제15장	1. ③ 2. ① 3. ④ 4. ②

부록

1. 논문 찾는 법
2. 논문 읽는 법

[부록 1. 구체적 사례] 논문 찾는 법

컴퓨터를 이용한 문헌검색

Keyword로 검색 시작 → 중요 문헌 **저장** → 검색 결과 **기록** (DB, 검색일, 검색전략, 인용건수)

1. 복합검색

❖ 하나의 검색에서 둘 이상의 개념들이나 동의어를 결합하는 것

- coping AND social support
- coping NOT support

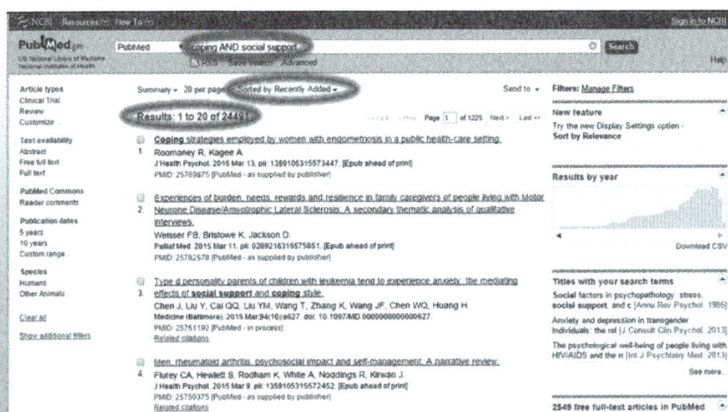

1 | 검색제한 | 영역선택 | 연결하기 | 전자저널 | 인터넷검색 | 체계적기록

컴퓨터를 이용한 문헌검색

2. 검색제한

❖ 복합제한 시 너무 많은 검색건수가 나올 때 제한 전략 사용

- 영어논문으로 제한하거나 검색연도를 제한, 문헌종류를 설정할 수도 있음
- 검색결과는 폴더에 추가하거나 파일로 저장 후 인쇄하는 게 편리

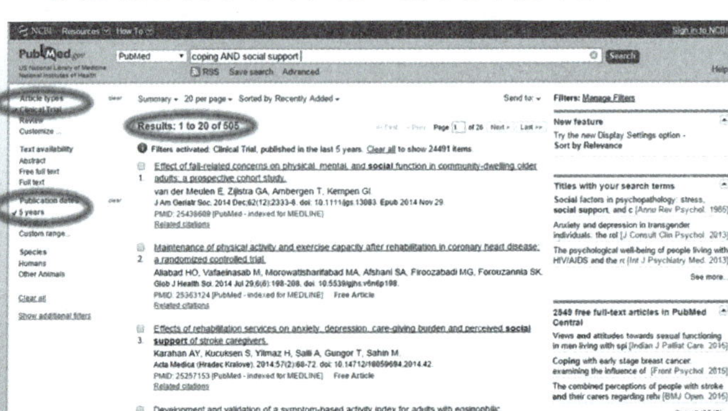

복합검색 | 2 | 영역선택 | 연결하기 | 전자저널 | 인터넷검색 | 체계적기록

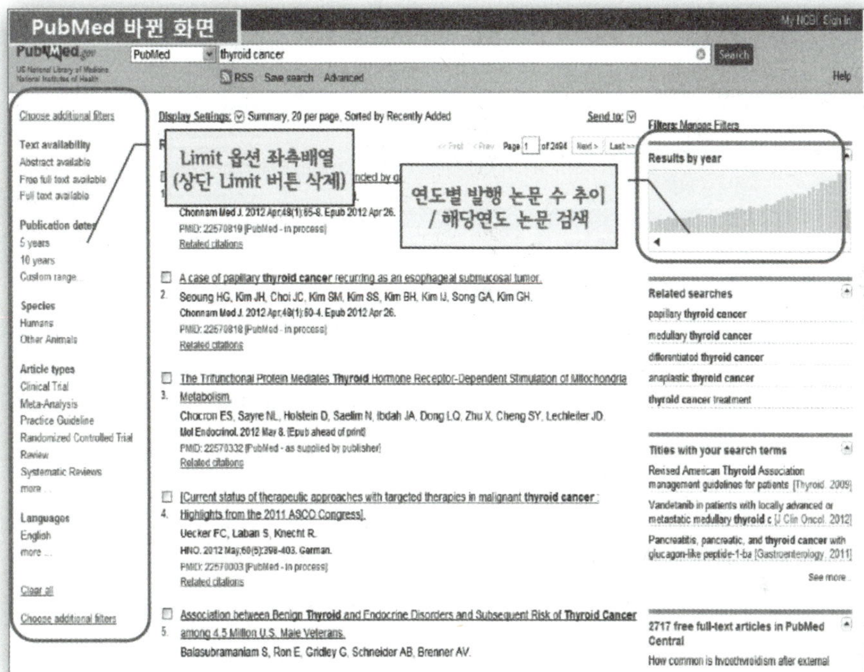
PubMed 바뀐 화면
Limit 옵션 좌측배열
(상단 Limit 버튼 삭제)
연도별 발행 논문 수 추이
/ 해당연도 논문 검색
Results by year
Related searches
papillary thyroid cancer
medullary thyroid cancer
differentiated thyroid cancer
anaplastic thyroid cancer
thyroid cancer treatment
Titles with your search terms
Text availability
Abstract available
Free full text available
Full text available
Publication dates
5 years
10 years
Custom range
Species
Humans
Other Animals
Article types
Clinical Trial
Meta-Analysis
Practice Guideline
Randomized Controlled Trial
Review
Systematic Reviews
Languages
English
Display Settings: Summary, 20 per page, Sorted by Recently Added

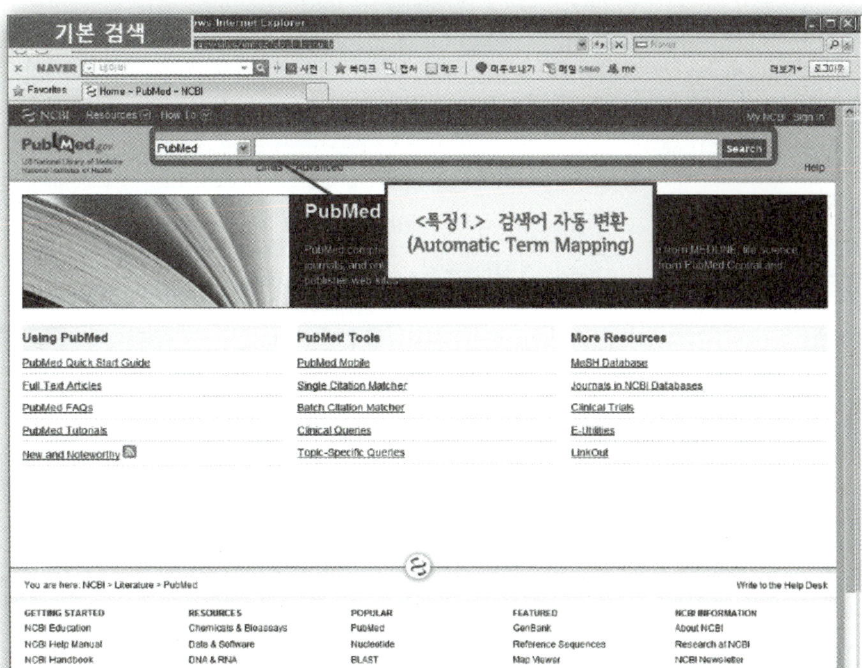
기본 검색
<특징1.> 검색어 자동 변환
(Automatic Term Mapping)
Using PubMed
PubMed Quick Start Guide
Full Text Articles
PubMed FAQs
PubMed Tutorials
New and Noteworthy
PubMed Tools
PubMed Mobile
Single Citation Matcher
Batch Citation Matcher
Clinical Queries
Topic-Specific Queries
More Resources
MeSH Database
Journals in NCBI Databases
Clinical Trials
E-Utilities
LinkOut

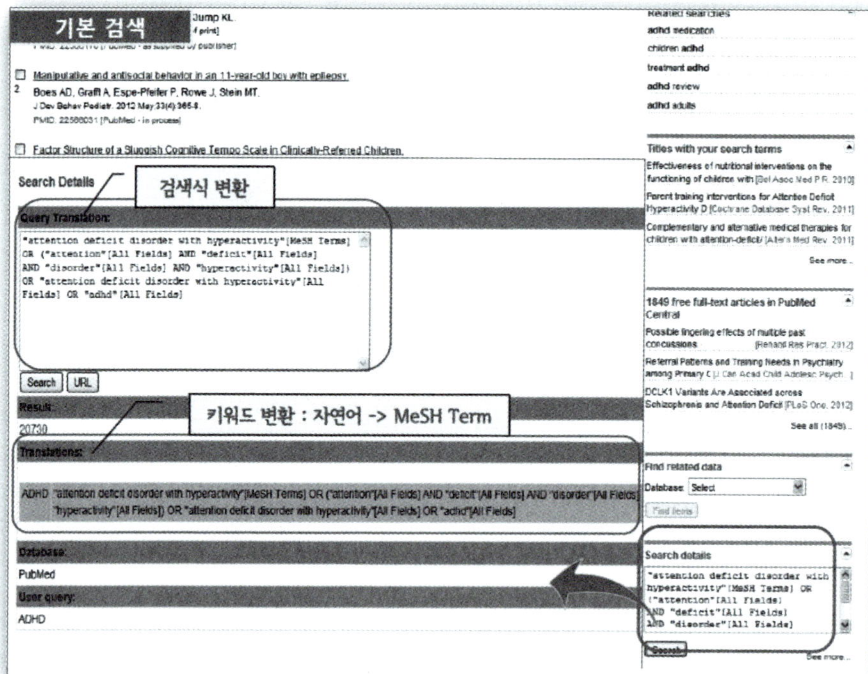
기본 검색
검색식 변환
키워드 변환 : 자연어 -> MeSH Term

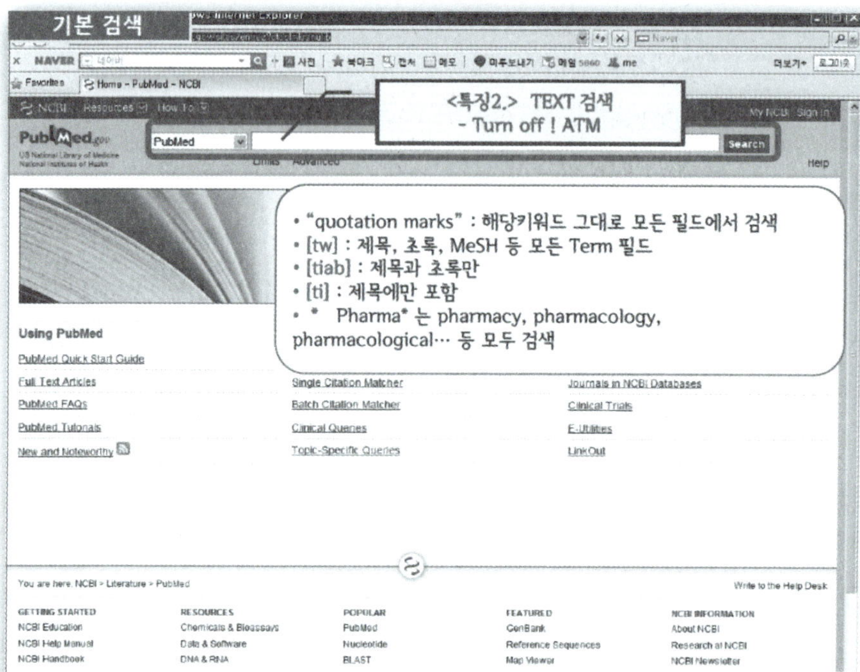
기본 검색
<특징2.> TEXT 검색
- Turn off ! ATM
• "quotation marks" : 해당키워드 그대로 모든 필드에서 검색
• [tw] : 제목, 초록, MeSH 등 모든 Term 필드
• [tiab] : 제목과 초록만
• [ti] : 제목에만 포함
• * Pharma* 는 pharmacy, pharmacology, pharmacological… 등 모두 검색

컴퓨터를 이용한 문헌검색

3. 검색영역 선택

- 검색영역: 도서목록 DB가 제공하는 논문정보의 다양한 범주 중 하나
  - 초록, 원문전체, 무료원문 제공 등
  - 검색논문의 참고문헌 목록은 또 다른 유용한 출처가 됨

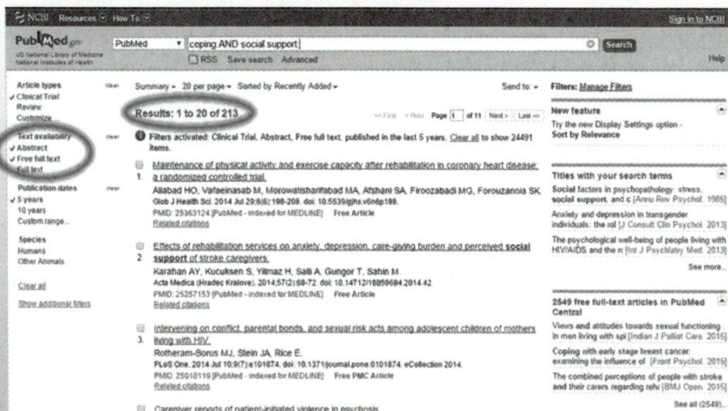

컴퓨터를 이용한 문헌검색

4. 연결하기

- 연결하기(Linking) : 하나의 웹사이트로부터 타 사이트로 이동하는 것
  - 하이퍼텍스트를 통해 전자원문으로 이동
  - 전자원문이 없는 경우, 도서관 구독여부 확인 또는 외부도서관 상호대출 요청

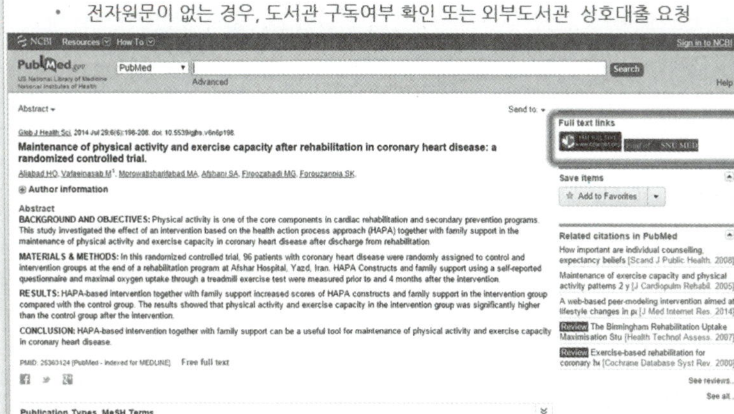

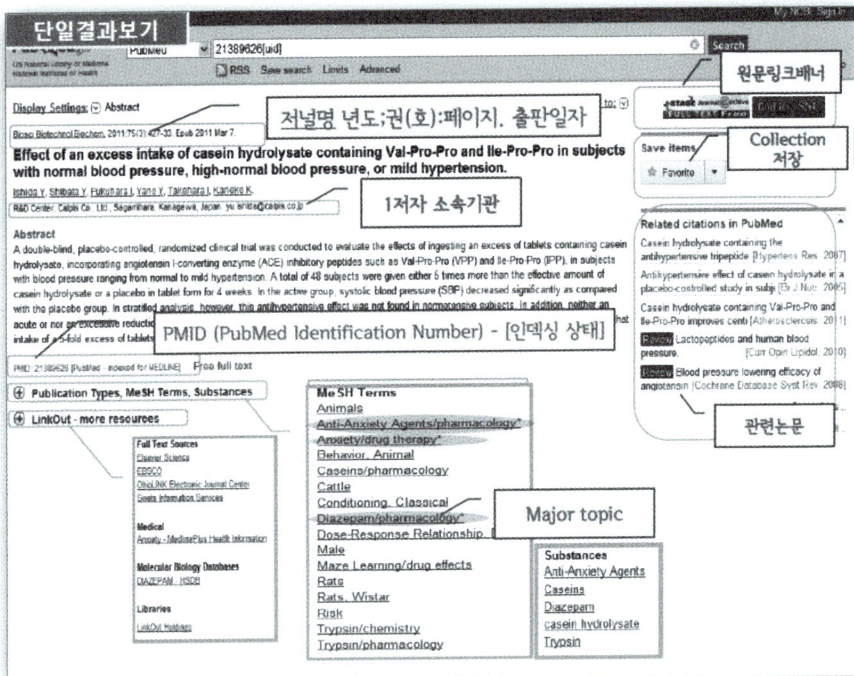
단일결과보기
원문링크배너
저널명 년도;권(호):페이지. 출판일자
Collection 저장
Effect of an excess intake of casein hydrolysate containing Val-Pro-Pro and Ile-Pro-Pro in subjects with normal blood pressure, high-normal blood pressure, or mild hypertension.
1저자 소속기관
Abstract
PMID (PubMed Identification Number) - [인덱싱 상태]
Related citations in PubMed
관련논문
Publication Types, MeSH Terms, Substances
LinkOut - more resources
MeSH Terms
Major topic
Substances

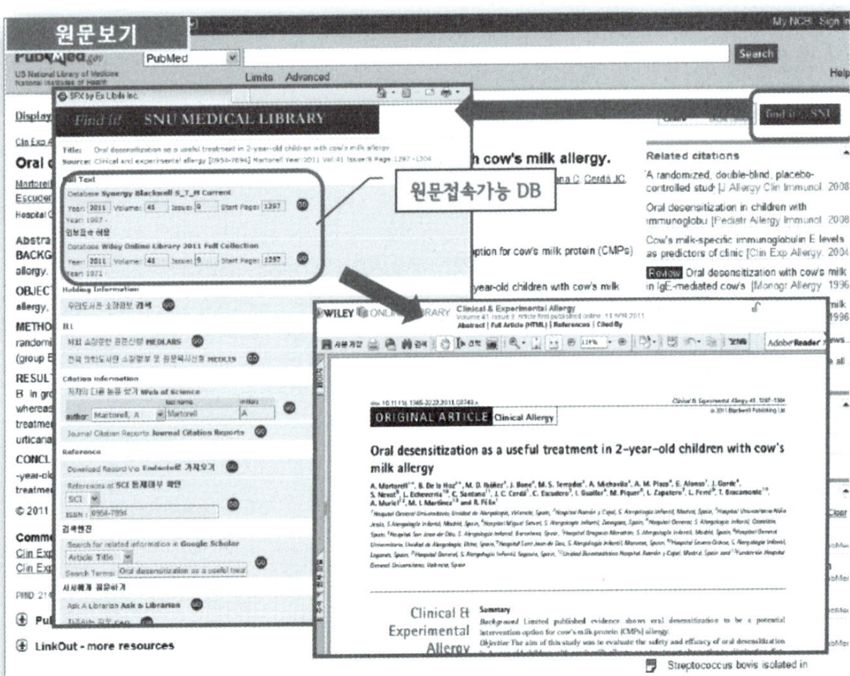
원문보기
SNU MEDICAL LIBRARY
원문접속가능 DB
Related citations
ORIGINAL ARTICLE
Oral desensitization as a useful treatment in 2-year-old children with cow's milk allergy
Clinical & Experimental Allergy
LinkOut - more resources

컴퓨터를 이용한 문헌검색

5. 전자저널 검색

❖ 학교 도서관 홈페이지나 저널구독 홈페이지를 통해 전자저널 원문 접속 가능

- Open Journal: 온라인저널 무료 검색 가능
- www.doaj.org www.pubmedcentral.nih.gov

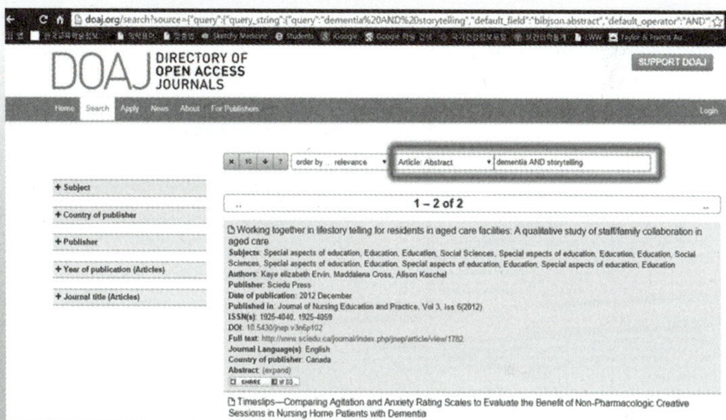

복합검색 | 검색제한 | 영역선택 | 연결하기 | 5 | 인터넷검색 | 체계적기록

컴퓨터를 이용한 문헌검색

6. 인터넷 검색

❖ 인터넷정보의 장점은 최신일 수 있다는 점.

- 정보의 정확성이 약점이므로 인터넷 정보의 출처를 점검하는 것이 매우 중요함
- Google Scholar 정보는 타당한 학술자료로 평가됨 http://scholar.google.co.kr
- 좋은 사이트를 찾았을 때에는 그 위치를 저장하고, 방문일과 방문주소 기록 필요

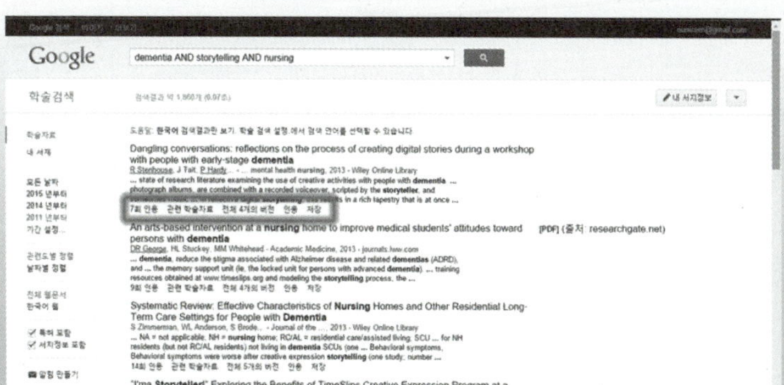

복합검색 | 검색제한 | 영역선택 | 연결하기 | 전자저널 | 6 | 체계적기록

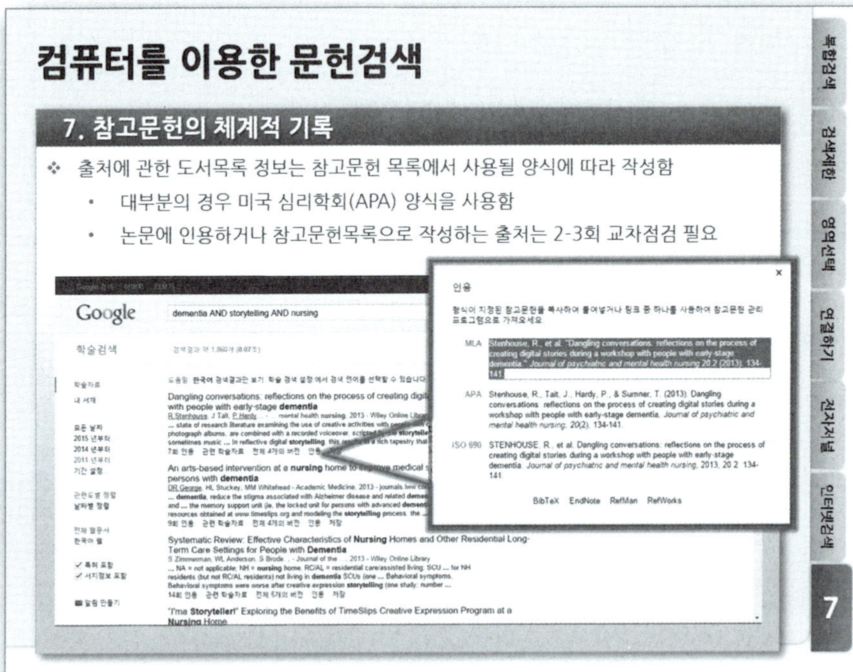
컴퓨터를 이용한 문헌검색
7. 참고문헌의 체계적 기록
출처에 관한 도서목록 정보는 참고문헌 목록에서 사용될 양식에 따라 작성함
대부분의 경우 미국 심리학회(APA) 양식을 사용함
논문에 인용하거나 참고문헌목록으로 작성하는 출처는 2-3회 교차점검 필요
복합검색
검색제한
영역선택
연결하기
전자저널
인터넷검색
7

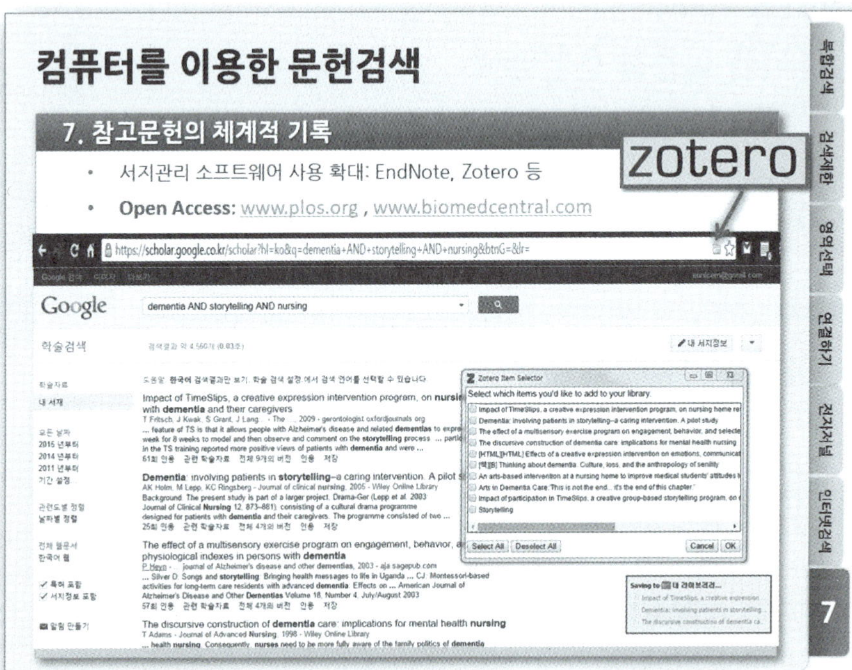
컴퓨터를 이용한 문헌검색
7. 참고문헌의 체계적 기록
서지관리 소프트웨어 사용 확대: EndNote, Zotero 등
Open Access: www.plos.org , www.biomedcentral.com
zotero
복합검색
검색제한
영역선택
연결하기
전자저널
인터넷검색
7

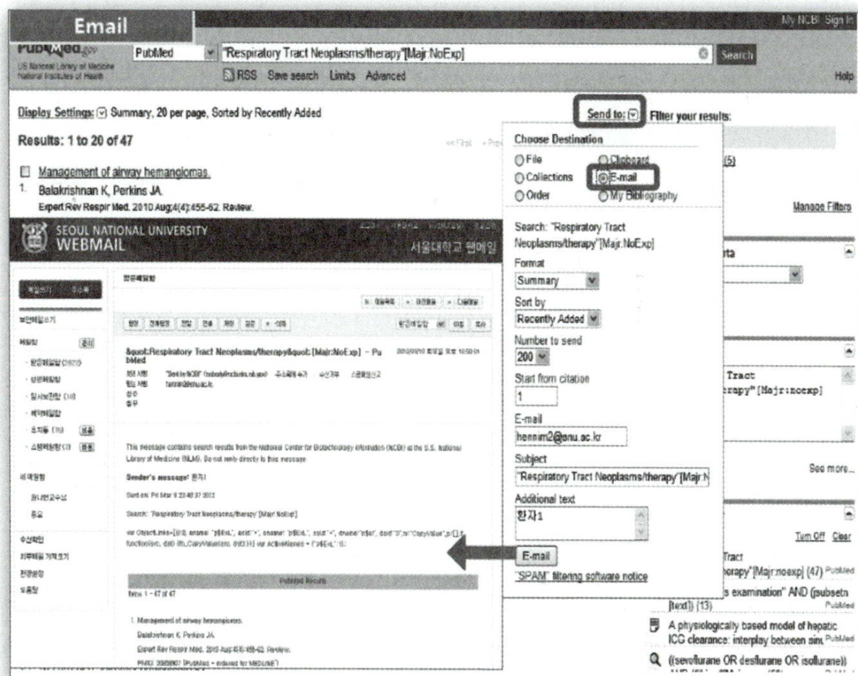
Email
My NCBI Sign In
PubMed
"Respiratory Tract Neoplasms/therapy"[Majr:NoExp]
Search
RSS Save search Limits Advanced
Help
Display Settings: Summary, 20 per page, Sorted by Recently Added
Send to:
Filter your results:
Results: 1 to 20 of 47
Management of airway hemangiomas.
Balakrishnan K, Perkins JA.
Expert Rev Respir Med. 2010 Aug;4(4):455-62. Review.
Choose Destination
File
Clipboard
Collections
E-mail
Order
My Bibliography
Manage Filters
SEOUL NATIONAL UNIVERSITY
WEBMAIL
서울대학교 웹메일
Search: "Respiratory Tract Neoplasms/therapy"[Majr:NoExp]
Format
Summary
Sort by
Recently Added
Number to send
200
Start from citation
1
E-mail
hennim2@snu.ac.kr
Subject
"Respiratory Tract Neoplasms/therapy"[Majr:N
Additional text
환자1
E-mail
"SPAM" filtering software notice
See more...
Turn Off Clear
A physiologically based model of hepatic ICG clearance: interplay between sinu
((sevoflurane OR desflurane OR isoflurane))

[부록 2. 구체적 사례] 논문 읽는 법

연구계획서나 연구논문을 작성하기 위해서는 많은 양의 문헌을 읽고 고찰하는 과정이 필수적이다. 연구 시작부터 끝까지 문헌을 읽으면서 통계결과를 해석하고 문장과 문장, 문단과 문단 간 맥락을 해석하고 정리하여 통합적으로 분석하는 과정이 계속된다. 문헌은 신문, 단행본, 과학 학술지, 교과서, 책자, 논문, 임상학술지 등이 있는데 본문에는 논문의 통계결과 해석 부분에 초점을 두어 해석을 제시하고자 한다. 초보연구자가 논문을 읽고 해석하는데 조금이나마 도움이 되길 바란다.

사례 1 : 조사연구–차이분석
사례 2 : 조사연구–회귀분석
사례 3 : 실험연구

사례 1 : 조사연구-차이분석

노인간호학회지 제21권 제2호, 2019년 8월
J Korean Gerontol Nurs Vol. 21 No. 2, 61-74

pISSN 2384-1877 | eISSN 2383-8086
https://doi.org/10.17079/jkgn.2019.21.2.61

요양병원 간호사의 DNR에 대한 인식과 윤리적 태도

김계하[1] · 정선진[2]

조선대학교 간호학과[1], 동강대학교 간호학과[2]

Long-term Care Hospital Nurses' Awareness and Ethical Attitudes toward DNR

Kim, Kye Ha[1] · Jeong, Sun Jin[2]

[1]Department of Nursing, College of Medicine, Chosun University, Gwangju
[2]Department of Nursing, Donggang University, Gwangju, Korea

Purpose: This study was done to investigate long-term care hospital nurses' awareness and ethical attitudes toward Do-not-resuscitate (DNR). **Methods:** Data were collected from 146 nurses who worked in long-term care hospitals for more than six months. Participants worked in G city and J Province, and the data were collected from October to December, 2018. Data analysis was done using descriptive statistics and x^2 test with the SPSS/WIN program version 23.0. **Results:** There were significant differences in participants' awareness of DNR according to age, length of time working as a nurse in a long-term care hospital, position, work pattern, received DNR education, decision maker and the existence of guideline for DNR. There were significant differences in participants' ethical attitudes toward DNR according to the length of time working as a nurse in a long-term care hospital, position, DNR education, place of education, experiences with DNR as one who calls for DNR, and decision maker for DNR. **Conclusion:** Findings suggest that there is a need to develop guidelines for DNR, and also DNR related education programs for nurses in long-term care hospital. Furthermore, qualitative research using in-depth interviews for nurses in these hospital is needed.

Key Words: Resuscitation orders; Awareness; Attitudes; Nurses; Long-term care

(목적) 본 연구는 요양병원 간호사의 DNR(Do-Not-Resuscitate)에 대한 인식과 윤리적 태도를 알아보고자 시도되었다.
(방법) 6개월 이상 요양병원에 근무한 146명의 간호사들을 대상으로 자료를 수집하였다. 참여자들은 G시 J구에서 근무하고 자료는 2018년 10월에서 12월까지 수집되었다. 자료분석은 SPSS 23.0을 이용하여 기술통계와 χ^2를 분석하였다.
(결과) 대상자의 DNR에 대한 인식은 대상자의 연령, 요양병원 총 근무경력, 직위, 근무 형태, DNR 교육경험, DNR 결정자, DNR 지침서 비치유무에 따라 유의한 차이가 있었다.
(결론) DNR 가이드라인을 개발하고 요양병원에 근무하는 간호사를 위한 DNR 관련 가이드라인과 DNR 관련된 교육프로그램이 개발되어야 한다. 추후에 요양병원 간호사들을 대상으로 심층면담을 이용한 질적연구가 필요하다

서 론

1. 연구의 필요성

의료기술과 생명과학의 발전은 인간의 건강수준을 향상시키고 평균수명을 연장시켰지만 동시에 인간의 삶과 죽음에 관련된 윤리적 문제들을 초래하였다[1]. 최근 존엄사, 연명의료중단, 죽음의 자기결정권 등의 윤리적 문제들이 의학의 쟁점으로 점점 부각되면서 특히 심폐소생술금지(Do-Not-Resuscitate, DNR)가 사회적 심정지 또는 호 처치를 하지 않 하고 죽음을 맞 의 경우, 네덜란 성이 없는 말기 화하여 품위 있 라에서도 2019년 '호스피스·완화의료 및 임종과정에 있는 환자의 연명의료결정에 관한 법률, 시행령, 시행규칙'이 일부 개

주요어: 심폐소생술금지, 인식, 태도, 간호사, 요양병원

Corresponding author: Jeong, Sun Jin https://orcid.org/0000-0002-0559-0949
Department of Nursing, Donggang University, 50 Dongmun-daero, Buk-gu, Gwangju 61200, Korea.
Tel: +82-62-520-2299, Fax: +82-62-520-2368, E-mail: nptda@hanmail.net

Received: Jun 17, 2019 / Revised: Jul 16, 2019 / Accepted: Jul 25, 2019

※위 논문은 저자와 게재 학회의 인용 허락을 받아 수록하였음.

정되어 말기 환자 또는 임종과정에 있는 환자는 호스피스 완화의료 및 임종과정에서 심폐소생술, 인공호흡기 착용, 혈액투석, 항암제 투여, 체외생명유지술 시행, 수혈, 혈압상승제 투여를 거부할 수 있게 되었다[4]. 그러나 여전히 의료현장에서는 연명의료중단 결정을 위한 가족의 범위, 임종의료의 유보와 중단, 서식 작성 등으로 혼란을 겪고 있다[4].

우리나라 문화에서는 환자 본인에게 죽음에 대해 결정하라고 하는 것이 매우 어려운 일로 여겨져 대부분의 DNR 결정이 환자 본인보다는 가족들과 의사의 상의 하에 이루어지는 경우가 많았으며[5] 법적으로도 의사와 환자 또는 가족에 의해 DNR이 결정되어진다. 종합병원의 DNR 결정과정을 살펴보면 의사는 권위를 가지고 직접적으로 DNR을 담당하는 결정자로, 보호자는 법적·경제적 영향력을 가진 자로 인식되고 있다[5]. 반면, 간호사는 환자와 가족 구성원에게 임종간호를 제공해야 할 좋은 위치에 있지만 임종간호를 제공하는데 한계에 부딪치는 경우가 많다[6]. 이러한 한계 때문에 간호사는 임종간호 시 환자와 가족이 요구하는 다양한 간호를 충족시키기 어려운 상황을 접하며, 이로 인해 스트레스가 높은 것으로 나타났다[7]. 또한, DNR 환자 간호 시 응급상황이 발생했을 때 가장 먼저 그 상황을 맞이하는 사람이 간호사인데[8] 적극적인 소생술을 시행하지 못하는 의료한계에 대한 갈등과 입원기간이 길어지면서 생기는 감정이입으로 인해 발생하는 임종 환자와의 인간적 갈등 등으로 스트레스를 받게 된다고 보고되었다[9]. 이러한 윤리적 문제를 다루는 간호기술을 강화시키기 위해서는 DNR과 관련된 문제에 대해 간호사의 지식을 높이고, DNR 처방에 대한 이해를 통해 간호사가 특히 환자 간호와 윤리적 능력 측면에서 전문적 성장을 성취할 수 있도록 도와야할 것이다.

G*Power 3.1.9.2 프로그램을 이용하여 표본크기를 산출할 때 효과크기, 유의수준, 검정력, 통계기법 등이 필요함
1) 연구에서는 효과크기는 연구하려는 현상이 모집단에 실제 존재하는 크기가 0.3임
2) 유의수준은 우연에 의해 결과가 일어날 확률을 의미하며 .05(5%)는 결과가 우연적 요인에 의해 일어날 확률이 100번 중 5번있고 우연에 의해 일어나지 않고 모집단을 정확하게 반영할 확률이 0.95(95%)임
3) 검정력은 귀무가설이 사실이 아닐 때 귀무가설을 기각하는 올바른 결정 확률이 검정력(1–β)이며 .80임
4) 통계기법은 χ^2 test로 기술통계에서 비율의 집단 간 차이에 대한 가설 검정시 이용하고, 명목수준 또는 서열수준 변수의 빈도 교차 분석시 사용함
5) 탈락률 10%로 고려하여 표본수를 추가함

내외 선행연구들을 살펴보면, 주로 종합병원이나 중환자실에 한정된 간호사들에 대한 연구가 많았다[5,14]. 요양병원의 특성이나 그 목적을 고려할 때 급성기 병원과는 분명 다른 문화와 간호가 있을 것으로 예측된다. 따라서 다른 임상기관의 간호사들의 인식이나 태도도 중요하지만 동일한 시선으로 바라보기보다 요양병원 간호사들은 DNR에 대해 어떻게 인식하고 어떤 태도를 가지고 있는지 확인해 보는 것이 기관에 따른 양질의 환자간호를 제공하는 데 도움이 될 것이다. 과거에 요양병원 간호사들이 심폐소생금지 결정에 대해 높은 윤리적 태도를 보였다는 결과를 보고한 선행연구[15]가 한 편 있으나 그 이후로는 지속적으로 이루어진 연구가 없어 현재 요양병원이 급격히 증가하고 있는 추세를 고려하더라도 요양병원 간호사들의 DNR과 관련된 상황을 잘 이해할 수 있도록 깊은 관심을 가져야 할 것이다. 이에 본 연구는 요양병원 간호사들이 DNR에 대해 올바른 인식을 가지고, DNR 상황에서 겪는 윤리적 딜레마를 줄이는 데 도움이 되고자 요양병원 간호사를 대상으로 DNR에 대한 인식과 윤리적 태도를 조사하였다.

2. 연구목적

본 연구의 목적은 요양병원 간호사의 DNR에 대한 인식과 윤리적 태도를 알아보는 것으로 구체적인 목적은 다음과 같다.

- 대상자의 DNR에 대한 인식과 윤리적 태도를 파악한다.
- 대상자의 일반적 특성과 DNR 관련 특성에 따른 DNR에 대한 인식 및 윤리적 태도를 파악한다.

연구방법

1. 연구설계

본 연구는 요양병원 간호사의 DNR에 대한 인식과 윤리적 태도를 파악하기 위한 서술적 조사연구이다.

2. 연구대상

본 연구의 대상자는 G시와 J도에 위치한 요양병원에서 근무하는 간호사로 구체적인 선정기준은 현 요양병원 근무 경력이 6개월 이상인 자, 설문지 내용을 이해하고, 의사소통이 가능하며, 본 연구의 목적을 이해하고 연구에 참여하기를 자발적으로 동의한 자이다. G*Power 3.1.9.2 프로그램을 이용하여 중간 효과크기 .30, 유의수준 .05, 검정력 .80으로 χ^2 test 분

석에 필요한 최소 표본수는 143명이었다. 본 연구에서는 탈락률을 고려하여 186부를 배부하여 회수하였으며, 이중 누락되거나 응답이 불완전한 40부의 설문지를 제외하고 146부의 설문자료를 최종 분석에 사용하였다.

3. 연구도구

1) DNR에 대한 인식

DNR에 대한 인식을 측정하기 위해 Han 등[16]이 개발하고 Kang과 Yom [17]이 수정·보완한 도구를 사용하였다. 원도구 개발자와 수정·보완한 연구자에게 이메일을 통해 도구 사용에 대한 동의를 받았다. 본 도구는 객관식 10문항, DNR의 의미와 교육의 필요성에 대한 주관식 1문항으로 구성되어 있으며, 본 연구에서는 개방형 질문에 대한 대상자들의 응답이 거의 없어 객관식 문항 10문항만을 채택하였다. 각 문항은 예, 아니오로 답변하거나 혹은 매 질문마다 다른 답변에 응답하도록 되어 있다.

2) DNR에 대한 윤리적 태도

DNR에 대한 윤리적 태도를 측정하기 위해 Lee 등[18]이 개발하고 Sung 등[19]이 수정·보완한 도구를 사용하였다. 원도구 개발자와 수정·보완한 연구자에게 이메일을 통해 도구 사용에 대한 동의를 받았다. DNR에 대한 윤리적 태도는 20문항으로 이루어져 있으며, "찬성", "반대", "모르겠다"로 측정하였으며, 선행연구[19]에서의 도구 신뢰도 Cronbach's α는 .63이었고, 본 연구에서의 Cronbach's α는 .60이었다.

1. 여러문항으로 이루어진 도구의 내적 일관성 또는 동질성을 추정하는 신뢰도 계수로 클수록 내적 일관성이 높음

4. 자료수집

본 연구의 자료수집은 C대학의 기관생명윤리위원회의 (Institutional Review Board, IRB) 승인(2-1041055-AB-N-01-2018-58)후인 2018년 10월부터 12월까지 이루어졌다. G시와 J도에 소재한 9곳의 요양병원을 방문하여 병원장 또는 간호부서장의 승인을 받고, 간호부서장과 수간호사에게 연구의 목적과 취지를 설명한 후 자료수집을 하였다. 선정기준에 적합한 간호사를 대상으로 다시 연구의 목적과 진행과정 등을 설명하고 수집된 자료가 연구에만 사용될 것과 모든 내용은 비밀이 보장됨을 알린 후 참여의 동의를 얻었다. 또한 연구참여에 동의한 상태일지라도 연구대상자는 언제든지 거부할 권리가 있음을 설명하였다. 모든 설명을 듣고 자발적으로 참여하기를 동의한 대상자들에 대해 설문지를 배부하고 작성하게 하였다. 모든 연구대상자에게는 소정의 답례품을 제공하였다.

5. 자료분석

수집된 자료는 SPSS/PC 23.0 프로그램을 이용하여 분석하였다. 대상자의 일반적 특성과 DNR 관련 특성, DNR에 대한 인식 및 윤리적 태도는 기술통계로 분석하였다. 대상자의 일반적 특성과 DNR 관련 특성에 따른 DNR에 대한 인식 및 윤리적 태도의 차이는 x^2 test로 분석하였다.

연구결과

1. 대상자의 일반적 특성과 DNR 관련 특성

대상자의 일반적 특성을 살펴보면, 평균 연령은 43.3세이고, 40대 미만이 37.0%로 가장 많았다. 성별은 96.6%로 여성이 대다수를 차지하였으며, 종교는 무교가 45.9%로 가장 많았다. 결혼 상태는 기혼이 71.9%로 절반 이상이었고, 최종학력은 전문대학 졸업이 55.5%로 가장 많았다. 대상자의 요양병원 총 임상경력은 평균 5.1년으로, 6년 이상이 36.3%로 가장 높은 비율을 차지하였고, 대상자의 직위는 일반간호사가 72.6%였으며, 3교대 근무를 하는 경우가 61.6%로 가장 많았다.

DNR 관련 특성에서 대상자의 50.7%가 요양병원에 근무하면서 DNR에 대한 교육을 받았다고 하였는데 이들의 52.7%가 외부 교육(대학원, 보수교육, 타기관의 특강이나 세미나 등)을 통해 교육을 받은 것으로 나타났다. 대상자의 89.0%가 DNR을 경험해 보았는데, DNR을 요청하는 경우는 가족이 55.4%로 가장 많았고, DNR 결정 역시 가족(80.0%)이 하는 경우가 가장 많은 것으로 응답하였다. 대상자가 근무하는 병동에 DNR 지침서가 비치된 경우는 77.4%였다(Table 1).

2. 대상자의 DNR에 대한 인식

대상자의 DNR에 대한 인식을 조사한 결과, 모든 대상자가 DNR이 필요하다고 응답하였으며, DNR이 필요한 주된 이유는 '치료가 불가능하기 때문에'가 49.3%, '편안하고 품위 있는 죽음을 위해'가 47.3%로 나타났다. DNR의 바람직한 결정자로는 56.2%가 '환자와 가족'이라고 응답하였고, 모든 대상자들이 중환자와 말기 환자 및 가족에게 DNR에 관하여 설명을 해야 한다고 인식하였다. DNR을 설명하기에 적절한 시기로는 '말기질병으로 입원한 경우 입원 즉시'가 77.4%로 가장 많

Table 1. General Characteristics and Characteristics related to DNR of the Participants (*N*=146)

Characteristics	Categories	n (%) or M±SD
Age (year)	<40	54 (37.0)
	40~49	52 (35.6)
	≥50	40 (27.4)
		43.3±10.1
Gender	Male	5 (3.4)
	Female	141 (96.6)
Religion	Christianity	44 (30.1)
	Catholicism	16 (11.0)
	Others	19 (13.0)
	None	67 (45.9)
Marital status	Married	105 (71.9)
	Single	41 (28.1)
Education level	Associate degree	81 (55.5)
	Bachelor's degree	54 (37.0)
	≥Master's degree	11 (7.5)
Length of time working as a nurse in a long-term care hospital (year)	<1	18 (12.3)
	1~<3	28 (19.2)
	3~<6	47 (32.2)
	≥6	53 (36.3)
		5.1±3.5
Position	Staff nurse	106 (72.6)
	Nurse manager	40 (27.4)
Work pattern	Three shifts	90 (61.6)
	Fixed work	38 (26.0)
	Others	18 (12.4)
Experience of DNR education	Yes	74 (50.7)
	No	72 (49.3)
Place of DNR education (n=74)	Current hospital	35 (47.3)
	Others	39 (52.7)
Experience of DNR	Yes	130 (89.0)
	No	16 (11.0)
Who calls for DNR (n=130)	Family	72 (55.4)
	Doctor	47 (36.1)
	Others	11 (8.5)
Decision maker for DNR (n=130)*	Patient	7 (5.4)
	Family	104 (80.0)
	Doctor	43 (33.1)
	Nurse	4 (3.1)
Existence of guideline for DNR	Yes	113 (77.4)
	No	33 (22.6)

*Multiple response; DNR=Do-not-resuscitate.

았다. 대상자의 59.6%가 DNR에 대해 설명을 하게 된다면 DNR을 원하는 사람이 증가할 것이라고 응답하였으며, DNR 지침서 제정이 필요하다고 인식한 경우는 93.2%로 나타났다. 대상자의 54.1%는 본인의 '가족에게 DNR을 시행하겠다'고 하였으며, 74.0%가 자신에게도 DNR을 시행하겠다고 응답하였다(Table 2).

3. 대상자의 DNR과 관련된 윤리적 태도

대상자의 DNR에 대한 윤리적 태도를 살펴본 결과, 'DNR이 선언되면 기본적인 신체적, 심리적 간호가 더 필요하다.'는 항목에 96.6%가 찬성하여 가장 높은 찬성률을 보였다. 다음으로는 'DNR이 선언된 환자에게도 무균술은 철저히 지켜져야 한다.'가 94.5%, 'DNR이 선언된 환자에게 생리적인 변화가 생겼을 경우 반드시 도와주어야 한다.' 92.5% 순으로 찬성률이 높았다. 반면, '살 가망이 없는 환자를 가능한 모든 방법을 동원해서 생명을 연장시켜야 한다.'에 반대 89.7%로 가장 높은 반대 비율을 보였고, 다음으로는 '살 가망이 없는 환자가 심장마비를 일으켰을 때 응급소생술을 실시하여야 한다.' 70.5%, '살 가망이 없는 환자에게 진단이나 예후에 관한 정보는 알리지 않는 것이 좋다.' 69.9% 순이었다(Table 3).

4. 대상자의 일반적 특성과 DNR 관련 특성에 따른 DNR에 대한 인식

대상자의 일반적 특성에 따른 DNR에 대한 인식을 살펴본 결과, DNR에 대한 인식은 대상자의 연령, 요양병원 총 임상 경력, 직위, 근무형태와 관련이 있었다. 연령의 경우, 40세 미만과 40~50세 미만 대상자들은 DNR의 바람직한 결정자로 '환자와 가족'을 많이 선택하였고, 50세 이상 대상자들은 '환자'를 선택한 경우가 많았다(p=.006). 또한 40~50세 미만과 50세 이상의 대
우가 많았으나,
는 응답이 많은
요양병원 총
다고 대부분 답하
제정의 필요성에
었다(p=.040).
필요한 주된 요인
응답한 대상자가 50.0%로 가장 많았고, 책임간호사 이상은 '치료가 불가능하기 때문'이라고 응답한 경우가 50.0%로 가장 높게 나타났다(p=.032).

1. 해석 : DNR에 대한 인식에서 40세 미만과 40~50세 미만 대상자들이 DNR의 바람직한 결정자로 환자와 가족을 많이 선택하였고 50세이상 대상자들은 환자를 선택한 경우가 많았는데 각 연령간 나타내는 빈도가 통계적으로 의미있게 차이가 있음
2. 유의수준 p=.006은 모집단에서 뽑은 1000개의 표본 중 통계적으로 각 표본들의 평균을 비교해서 차이가 없다고 하는 영가설이 기각될 표본이 6개가 있고 나머지 994개 표본은 평균의 차이가 있다는 의미임. 따라서 유의수준 p<.05수준에서 본다면 p=.006은 표본이 평균의 차이가 있다는 의미임

근무형태의 경우, 3교대를 하는 대상자들은 DNR이 필요한 주된 요인으로 '편안하고 품위 있는 죽음을 위해'라고 응답

Table 2. Awareness about DNR (*N*=146)

Variables	Categories	n (%)
Necessity for DNR	Yes	146 (100.0)
	No	0 (0.0)
If DNR is necessary, it is required for	A comfortable and decent death	69 (47.3)
	Because treatment is impossible	72 (49.3)
	Other	5 (3.4)
Decision-making for DNR should be done by	Patients	36 (24.7)
	Patients and family	82 (56.2)
	Family and doctor	28 (19.1)
Necessity for explanation of DNR	Yes	146 (100.0)
	No	0 (0.0)
Proper time for explanation of DNR	Immediately after hospitalization with terminal illness	113 (77.4)
	After transferring to the intensive care unit	16 (11.0)
	In a coma	8 (5.5)
	Loss of voluntary respiration	4 (2.7)
	Other	5 (3.4)
DNR requests would increase after DNR explanation to patients	Yes	87 (59.6)
	No	13 (8.9)
	Unknown	46 (31.5)
Necessity of establishing DNR guidelines	Yes	136 (93.2)
	No	4 (2.7)
	Unknown	6 (4.1)
Your willingness for DNR for a family member	Yes	79 (54.1)
	No	4 (2.7)
	Depending on situations	63 (43.2)
Your willingness for DNR	Yes	108 (74.0)
	No	5 (3.4)
	Depending on situations	33 (22.6)

DNR=Do-not-resuscitate.

한 경우가 많았으나 상시근무자나 기타의 대상자들은 '치료가 불가능하기 때문'이라고 응답한 경우가 57.9%로 가장 높게 나타났다(p=.030).

대상자의 DNR 관련 특성에 따른 DNR에 대한 인식을 살펴보면, DNR 교육을 받은 경험유무, DNR 결정자, DNR 지침서 비치 유무와 DNR에 대한 인식 간에 유의한 관련성이 있었다. DNR에 대한 교육을 받은 경험이 있는 대상자는 '가족에게 DNR을 시행하기 희망하는지'라는 질문에 '상황에 따라서'라고 답한 경우가 50.0%로 가장 많았고, 교육을 받지 않은 대상자들은 '가족에게 DNR을 시행하겠다'고 응답한 경우가 63.9%로 가장 많았다(p=.012). 또한 DNR 교육을 받은 대상자와 받지 않은 대상자 모두 자신에게 DNR을 시행하겠는지 물었을 때 모두 '하겠다'고 응답한 경우가 가장 많았으나 DNR 교육을 받은 대상자는 '상황에 따라서' 결정하겠다고 응답한 경우도 29.7%를 차지한 것으로 나타났다(p=.028).

DNR 결정자를 '가족'이라고 응답한 대상자는 가족에 대한 DNR 시행 여부를 물었을 때 '그렇다'가 55.8%, '상황에 따라서'가 43.2%였으나 '가족'이라고 응답하지 않은 대상자들은 '그렇다'고 응답한 경우가 46.2%, '상황에 따라서'가 42.3%였고, '시행하지 않겠다'고 응답한 경우도 1.5% 있었다(p=.038).

자신이 근무하는 병동에 DNR 지침서가 비치되어 있다고 응답한 대상자들은 DNR이 필요한 주된 이유를 '치료가 불가능하기 때문'이라고 가장 많이 응답하였으나 지침서가 비치되어 있지 않다고 응답한 대상자들은 DNR이 필요한 주된 이유를 '편안하고 품위 있는 죽음을 위해'라고 응답한 경우가 많았다(p=.017). 또한 대상자들은 자신에게 DNR을 시행하겠는지 물었을 때 모두 '하겠다'고 응답한 경우가 가장 많았으나 DNR 지침서가 비치되어 있다고 응답한 대상자들은 '상황에 따라서'라고 응답한 경우도 27.4% 있었다(p=.022)(Table 4).

Table 3. Ethical Attitude toward to DNR (*N*=146)

Contents	Agree n (%)	Unknown n (%)	Opposite n (%)
1. It is correct to use every possible measure to prolong the life of a patient who has no hope of survival even with every possible measure has been given.	4 (2.7)	11 (7.6)	131 (89.7)
2. Emergency CPR should be performed when a patient with no chance of survival has a heart attack.	25 (17.1)	18 (12.4)	103 (70.5)
3. It is correct to follow the will of a patient when he rejects further treatment after realizing there is no hope of survival.	118 (80.8)	13 (8.9)	15 (10.3)
4. It is right to pull the ventilator plug on an unconscious patient when his family wants to do so.	93 (63.7)	37 (25.3)	16 (11.0)
5. In case of the range of treatment for a DNR-declared patient. other treatments should be performed as before except CPR.	119 (81.5)	9 (6.2)	18 (12.3)
6. It is right that the physician in charge of a patient decide on DNR.	43 (29.5)	38 (26.0)	65 (44.5)
7. It is better not to give information about diagnosis or prognosis to patients who have no chance of living.	19 (13.0)	25 (17.1)	102 (69.9)
8. A nurse must explain to the guardian about the patient's status as it is.	121 (82.9)	19 (13.0)	6 (4.1)
9. A nurse must explain to the patient about the patient's status as it is.	57 (39.0)	60 (41.1)	29 (19.9)
10. A patient's status has to be given to the patient or guardians as it is, even though it is fatal, thus giving a shocking message.	106 (72.6)	26 (17.8)	14 (9.6)
11. If DNR is declared, a patient should be accompanied by his family even in ICU.	100 (68.5)	19 (13.0)	27 (18.5)
12. When DNR is declared, the nurse should help the patient or family member to talk about death.	130 (89.0)	12 (8.3)	4 (2.7)
13. A respirator should be used passively after DNR is declared.	41 (28.1)	59 (40.4)	46 (31.5)
14. After the DNR declaration, the doctor will leave it when he/she says he/she will not do any other treatment, including antibiotics.	53 (36.3)	44 (30.1)	49 (33.6)
15. If a DNR declaration is required, the decision must be made using the guidelines.	114 (78.1)	22 (15.1)	10 (6.8)
16. Protector likely pays less attention to the patients for whom DNR was declared.	19 (13.0)	36 (24.7)	91 (62.3)
17. When DNR is declared, basic physical and psychological nursing is more urgently needed.	141 (96.6)	4 (2.7)	1 (0.7)
18. Patients who have been declared DNR should also be kept strictly aseptic.	138 (94.5)	5 (3.4)	3 (2.1)
19. Patients who are declared DNR should be assisted if there is a physiological change.	135 (92.5)	8 (5.5)	3 (2.0)
20. Doctors likely pay less attention to the patients for whom DNR was declared.	1 (9.6)	21 (14.4)	111 (76.0)

DNR=Do-not-resuscitate; CPR=cardiopulmonary resuscitation; ICU=Intensive care unit.

5. 대상자의 일반적 특성과 DNR 관련 특성에 따른 DNR과 관련된 윤리적 태도

대상자의 일반적 특성과 DNR 관련 특성에 따른 DNR 관련 윤리적 태도를 살펴본 결과, 대상자의 요양병원 총 임상경력, 직위, DNR 교육경험, DNR 교육장소, DNR 경험, DNR 요청자, DNR 결정자와 DNR 관련 윤리적 태도 간에 유의한 관련성이 있는 것으로 나타났다. 요양병원 총 임상경력에서 대상자들이 'DNR이 선언되면 기본적인 신체적, 심리적 간호가 더 필요하다.'는 17번 항목(p=.006)과 'DNR이 선언된 환

Table 4. Awareness about DNR by General Characteristics and Characteristics related to DNR (*N*=146)

Characteristics		Awareness about DNR n (%)			x^2	*p*
Age (year)		Decision-making of DNR should be done by				
		Patients	Patients and family	Family and their doctor		
	<40	7 (13.0)	33 (61.1)	14 (25.9)	14.31	.006
	40~49	13 (25.0)	34 (65.4)	5 (9.6)		
	≥50	16 (40.0)	15 (37.5)	9 (22.5)		
		Your willingness for DNR for a family member				
		Yes	No	Depending on situations		
	<40	21 (38.9)	1 (1.9)	32 (59.2)	-	.024
	40~49	33 (63.5)	1 (1.9)	18 (34.6)		
	≥50	25 (62.5)	2 (5.0)	13 (32.5)		
Length of time working as a nurse in a long-term care hospital (year)		Necessity of establishing DNR guidelines				
		Yes	No	Unknown		
	<1	15 (83.3)	0 (0.0)	3 (16.7)	-	.040
	1~<3	27 (96.4)	1 (3.6)	0 (0.0)		
	3~<6	42 (89.4)	2 (4.2)	3 (6.4)		
	≥6	52 (98.1)	1 (1.9)	0 (0.0)		
Position		If DNR is necessary, it is required for				
		For a comfortable and decent death	Because treatment is impossible	Other		
	Staff nurse	53 (50.0)	52 (49.1)	1 (0.9)	-	.032
	Nurse manager	16 (40.0)	20 (50.0)	4 (10.0)		
Work pattern		If DNR is necessary, it is required for				
		For a comfortable and decent death	Because treatment is impossible	Other		
	Three shifts	49 (54.4)	40 (44.5)	1 (1.1)	-	.030
	Fixed work	12 (31.6)	22 (57.9)	4 (10.5)		
	Others	8 (44.4)	10 (55.6)	0 (0.0)		
Experience of DNR education		Your willingness for DNR for a family member				
		Yes	No	Depending on situations		
	Yes	33 (44.6)	4 (5.4)	37 (50.0)	-	.012
	No	46 (63.9)	0 (0.0)	26 (36.1)		
		Your willingness for DNR				
		Yes	No	Depending on situations		
	Yes	48 (64.9)	4 (5.4)	22 (29.7)	-	.028
	No	60 (83.3)	1 (1.4)	11 (15.3)		
Decision maker for DNR (n=130)		Your willingness for DNR for a family member				
		Yes	No	Depending on situations		
	Family	58 (55.8)	1 (1.0)	45 (43.2)	-	.038
	Not family	12 (46.2)	3 (1.5)	11 (42.3)		
Existence of guideline for DNR		If DNR is necessary, it is required				
		For a comfortable and decent death	Because treatment is impossible	Other		
	Yes	54 (47.8)	58 (51.3)	1 (0.9)	-	.017
	No	15 (45.5)	14 (42.4)	4 (12.1)		
		Your willingness for DNR				
		Yes	No	Depending on situations		
	Yes	78 (69.0)	4 (3.6)	31 (27.4)	-	.022
	No	30 (90.9)	1 (3.0)	2 (6.1)		

DNR=Do-not-resuscitate.

자에게도 무균술은 철저히 지켜져야 한다.'는 18번 항목(p=.035)에 대해 대다수 동의하였으나 1년 미만의 대상자들은 '모르겠다'에 응답한 경우도 각각 16.7%로 나타났다. 또한 'DNR이 선언된 후 의료진이 환자에 대해 관심이 줄어드는 것은 당연하다.'는 20번 항목에 대해 모든 집단이 '반대'를 가장 많이 선택하였으나 임상경력이 1년 미만인 대상자들에서는 27.8%가 '모르겠다'고 응답한 것으로 나타났다(p=.009).

직위의 경우, '급작스런 사고로 사망에 가까운 경우 갑작스런 충격을 받더라도 상태를 사실대로 설명해 주어야 한다.'는 10번 항목에 대해 '찬성'을 대부분 선택하였으나 일반간호사의 21.7%가 '모르겠다'를, 책임간호사 이상의 17.5%가 '반대'를 선택하였다(p=.032). 또한 'DNR 선언이 된 후 보호자들이 환자에 대한 관심이 줄어드는 것은 당연하다.'는 16번 항목에 일반간호사는 59.4%, 책임간호사 이상은 70.0%가 '반대'에 높은 응답을 보였으나 일반간호사들은 '모르겠다'에 30.2%, 책임간호사 이상은 '찬성'에 20.0%를 나타내 통계적으로 유의한 차이가 있었다(χ^2=7.39, p=.025).

1. 해석: '반대'에 응답한 일반간호사는 59.4%, 책임간호사 이상은 70.0%이며 '모르겠다'에 응답한 일반간호사들은 30.2%, 책임간호사 이상은 10.0%, '찬성'에 응답한 일반간호사는 10.4%, 책임간호사 이상은 20.0% 이며 각각 반대와 모르겠다, 찬성에서 일반간호사와 책임간호사 이상군 간에 p<.05 수준에서 빈도의 유의한 차이가 있음
2. 기술통계에서 비율의 집단 간 차이에 대한 가설 검정시 이용. χ^2-test는 명목수준 또는 서열수준 변수의 빈도 교차 분석 시 사용

DNR에 대한 교육을 받은 경험어
없는 것을 알고 치료를 거부할 시 환
이 옳다.'는 3번 항목에 교육경험이
육경험이 없는 군은 90.3%가 '찬성'
있는 집단은 '모르겠다'에도 17.6%
다(χ^2=14.26, p<.001). 또한 'DNR
공호흡기를 소극적으로 적용할 경우
목에 교육경험이 있는 군은 39.2%가 '반대'를 표시하였고, 교육경험이 없는 군은 절반인 50.0%가 '모르겠다'를 선택하였다(χ^2=6.19, p=.045).

대상자가 요양병원에 근무하면서 DNR에 대한 교육을 받았다고 응답한 대상자들은 '살 가망이 없는 환자를 가능한 모든 방법을 동원해서 생명을 연장시켜야 한다.'는 1번 항목에 88.6%가 '반대'를 하였으며 외부 교육을 통해 DNR 교육을 받은 대상자들은 84.6%가 역시 '반대'에 선택을 한 반면, '모르겠다'에 응답한 경우도 15.4%인 것으로 나타났다(p=.036). DNR을 경험해 본 대상자는 '간호사들은 보호자에게 항상 상태를 그대로 설명해 주는 것이 옳다.'는 8번 항목에 대해 84.6%가 '찬성', 13.1%가 '모르겠다'고 응답하였으나, DNR을 경험해 보지 않은 대상자 군에서는 '찬성'에 68.8%, 그리고 '반대' 18.7%로 나타났다(p=.023).

DNR 요청자를 의사라고 응답한 대상자들은 '살 가망이 없는 환자에게 진단이나 예후에 관한 정보는 알리지 않는 것이 좋다'는 7번 항목에 대해 '반대' 68.1%, '찬성' 25.5%를 보인 반면, 다른 집단에서는 '반대'가 가장 높았지만 '모르겠다'가 다음으로 높은 순을 차지하였다(p=.002). 'DNR 선언 후 항생제를 포함한 다른 치료를 의사가 하지 않겠다고 했을 때 그대로 둔다'라는 14번 항목에 대해서는 DNR 요청자를 의사라고 응답한 대상자의 경우, '찬성'이 44.6%로 가장 높았고, DNR 요청자를 가족 또는 기타라고 응답한 대상자 군들에서는 '반대'가 높은 것으로 나타났다(p=.016). 'DNR이 선언된 후 의료진이 환자에 대해 관심이 줄어드는 것은 당연하다.'라는 20번 항목에 대해서는 DNR 요청자를 가족이라고 응답한 대상자의 경우 '반대'가 65.3%, '모르겠다'가 25.0%를 차지한 반면에, 다른 집단에서는 대다수가 '반대'를 선택하였다(p=.002).

DNR 결정을 환자가 한다고 응답한 대상자는 'DNR 선언 후 항생제를 포함한 다른 치료를 의사가 하지 않겠다고 했을 때 그대로 둔다.'라는 14번 항목에 대해 100% '반대'하였고, DNR 결정자를 환자라고 응답하지 않은 대상자는 '찬성' 35.0%, '모르겠다'와 '반대'가 각각 32.5%인 것으로 나타났다(p=
라고 응답한 대상자는 88.5%가
상태를 그대로 설명해 주는 것
'찬성'을 표시하였으나 가족이
성' 69.2%, '모르겠다'가 26.9%
정을 의사가 한다고 응답한 대
게 진단이나 예후에 관한 정보
번 항목에 대해 '반대' 60.5%,
였으나 의사라고 응답하지 않은 대상자는 '반대' 75.9%, '찬성'에 14.9%라고 응답하였다(χ^2=11.73, p=.003). 또한 DNR 결정자를 의사라고 응답한 대상자는 '간호사들은 보호자에게 항상 상태를 그대로 설명해 주는 것이 옳다.'라는 8번 항목에 대해 '찬성' 72.1%, '모르겠다' 25.6% 보였으나 의사라고 응답하지 않은 대상자는 90.8%가 '찬성'한다고 표시하였다(p=.009)(Table 5).

논 의

본 연구는 요양병원에 근무하는 간호사를 대상으로 DNR에 대한 인식과 윤리적 태도에 대해 알아보고자 시도되었다. 연구결과, 모든 대상자가 DNR이 필요하다고 응답하였다(100.0%). 이는 종합병원 간호사 94.3%, 응급구조사 94.5%가 DNR이 필요하다고 응답한 선행연구[5,20] 결과보다 높은 수치이다. 이러한 결과는 앞에서 언급한 바와 같이 요양병원 간호사들이 급성기 병원에 근무하는 간호사들보다 DNR을 경험할 기회가 많고, 보호자가 상주하지 않음으로[21] 인해 요양

Table 5. Ethical Attitude toward to DNR by General Characteristics and Characteristics related to DNR (*N*=146)

Characteristics	Contents	Categories	Agree n (%)	Unknown n (%)	Opposite n (%)	x^2 (*p*)
Length of time working as a nurse in a long-term care hospital (year)	17. When DNR is declared, more basic physical and psychological nursing is needed.	<1	15 (83.3)	3 (16.7)	0 (0.0)	-
		1~<3	28 (100.0)	0 (0.0)	0 (0.0)	(.006)
		3~<6	45 (95.8)	1 (2.1)	1 (2.1)	
		≥6	53 (100.0)	0 (0.0)	0 (0.0)	
	18. Patients who have been declared DNR should also be kept strictly aseptic.	<1	15 (83.3)	3 (16.7)	0 (0.0)	-
		1~<3	28 (100.0)	0 (0.0)	0 (0.0)	(.035)
		3~<6	44 (93.6)	2 (4.3)	1 (2.1)	
		≥6	51 (96.2)	0 (0.0)	2 (3.8)	
	20. Doctors likely pay less attention to the patients for whom DNR was declared.	<1	3 (16.6)	5 (27.8)	10 (55.6)	-
		1~<3	6 (21.4)	5 (17.9)	17 (60.7)	(.009)
		3~<6	2 (4.3)	8 (17.0)	37 (78.7)	
		≥6	3 (5.7)	3 (5.7)	47 (88.6)	
Position	10. A patient's status has to be reported to the patient or guardians as it is, even though it is fatal, thus giving a shocking message.	Staff nurse	76 (71.7)	23 (21.7)	7 (6.6)	-
		Nurse manager	30 (75.0)	3 (7.5)	7 (17.5)	(.032)
	16. Protector likely pays less attention to the patients for whom DNR was declared.	Staff nurse	11 (10.4)	32 (30.2)	63 (59.4)	7.39
		Nurse manager	8 (20.0)	4 (10.0)	28 (70.0)	(.025)
Experience of DNR education	3. It is correct to follow the will of a patient when he rejects further treatment after realizing there is no hope of survival.	Yes	53 (71.6)	13 (17.6)	8 (10.8)	14.26
		No	65 (90.3)	0 (0.0)	7 (9.7)	(<.001)
	13. A respirator should be used passively after DNR is declared.	Yes	22 (29.7)	23 (31.1)	29 (39.2)	6.19
		No	19 (26.4)	36 (50.0)	17 (23.6)	(.045)
Place of DNR education (n=74)	1. It is correct to prolong the life of a patient who has no hope of survival even with every possible measure has been given.	Current hospital	3 (8.7)	1 (2.9)	31 (88.6)	-
		Others	0 (0.0)	6 (15.4)	33 (84.6)	(.036)
Experience of DNR	8. A nurse must explain a patient's status as it is to the protector.	Yes	110 (84.6)	17 (13.1)	3 (2.3)	-
		No	11 (68.8)	2 (12.5)	3 (18.7)	(.023)
Who calls for DNR (n=130)	7. It is better not to give information about diagnosis or prognosis to patients who have no chance of living.	Family	3 (4.2)	17 (23.6)	52 (72.2)	-
		Doctor	12 (25.5)	3 (6.4)	32 (68.1)	(.002)
		Others	1 (9.1)	2 (18.2)	8 (72.7)	
	14. After the DNR declaration, the doctor will leave it when he/she says there is no other treatment, including antibiotics.	Family	18 (25.0)	27 (37.5)	27 (37.5)	-
		Doctor	21 (44.6)	13 (27.7)	13 (27.7)	(.016)
		Others	4 (36.4)	0 (0.0)	7 (63.6)	
	20. Doctors likely pay less attention to the patients for whom DNR has been declared.	Family	7 (9.7)	18 (25.0)	47 (65.3)	-
		Doctor	4 (8.5)	1 (2.1)	42 (89.4)	(.002)
		Others	0 (0.0)	0 (0.0)	11 (100.0)	
Decision maker for DNR (n=130)	14. After the DNR declaration, the doctor will leave it when he/she says he will not do any other treatment, including antibiotics.	Patient	0 (0.0)	0 (0.0)	7 (100.0)	-
		No patient	43 (35.0)	40 (32.5)	40 (32.5)	(.001)
	8. A nurse must explain a patient's status as it is to the protector.	Family	92 (88.5)	10 (9.6)	2 (1.9)	-
		No family	18 (69.2)	7 (26.9)	1 (3.8)	(.036)
	7. It is better not to give information about diagnosis or prognosis to patients who have no chance of living.	Doctor	3 (7.0)	14 (32.5)	26 (60.5)	11.73
		No doctor	13 (14.9)	8 (9.2)	66 (75.9)	(.003)
	8. A nurse must explain a patient's status as it is to the protector.	Doctor	31 (72.1)	11 (25.6)	1 (2.3)	-
		No doctor	79 (90.8)	6 (6.9)	2 (2.3)	(.009)

DNR=Do-not-resuscitate.

병원 간호사들이 응급상황을 맞이할 확률이 높으므로 이러한 임상현장 상황에 대해 필요성을 더 많이 느끼기 때문일 것으로 사료된다. 따라서 요양병원 간호사들에게 필요한 DNR 관련 연구는 지속적으로 이루어져야 하며, 이를 통해 임상현장에서 간호사들이 근무할 때 DNR과 관련하여 인지하는 어려움이나 문제들을 해결하는 데 도움을 주는 전략을 마련해야 할 것이다. DNR이 필요한 주된 이유로 대상자들은 '치료가 불가능하기 때문에'라고 응답한 경우가 가장 많았는데 이는 응급구조사들이 '결국 많은 노력에도 불구하고 회복이 불가능하기 때문'에 DNR이 필요하다고 가장 많이 응답한 결과[20]와 일치하는 것이다. 또한 연명의료결정법의 제정은 죽음에 임박한 상태에서 인간으로서의 존엄과 가치를 지키기 위하여 연명치료의 유보 또는 중단을 결정할 수 있는 자기결정권을 인정하는 것임을 본 연구대상자들도 동의하기 때문에 이러한 결과가 나타난 것으로 보인다.

본 연구의 대상자인 요양병원 간호사들은 DNR의 바람직한 결정자로 '환자와 가족'이라고 응답한 경우가 가장 많았다. 그러나 본 연구에서 DNR 결정을 대부분(80.0%) '가족'이 하는 것으로 나타나 간호사들은 이러한 차이로 인해 DNR과 관련된 갈등을 가질 수 있을 것으로 사료된다. 중소도시에 위치하고 있는 2차 의료기관과 요양병원에서 DNR 상황이 자주 발생하는 중환자실이나 응급실에 근무하고 있는 간호사를 대상으로 면담을 통해 조사된 연구[22]에서 간호사들은 'DNR 결정을 모르는 환자가 측은하다'고 생각하는 것으로 나타났다. 우리나라에서는 전통적으로 가족을 중요시하는 문화적 특성 상 DNR 결정을 가족의 의견에 의존하는 경우가 많고, 실제 자율적인 의사결정이 가능한 성인의 경우일지라도 질병이나 죽음 등의 중요한 판단을 해야 하는 상황에서는 가족이 함께 하거나 가족에게 일임한다는 것으로 보고되었다[23]. 따라서 간호사들이 생각하는 DNR 관련 인식과 실제 현 상황의 차이로 인해 발생할 수 있는 간호사들의 갈등을 줄일 수 있는 방책이 마련되어야 한다.

DNR 설명의 필요성에 대해서는 대상자 모두 동의하였고, 설명을 할 적절한 시기로 대다수가 '말기질병으로 입원한 즉시'라고 응답하였다. 이는 종합병원 간호사들 역시 DNR의 적절한 설명시기로 '말기질병으로 입원한 즉시'를 가장 많이 선택한 결과[5]와 일치하는 것이다. 현재 요양병원 임상현장에서는 입원과 동시에 DNR에 대한 동의가 이루어지고는 있으나 환자가 배제된 상태에서 이루어지는 경우가 대부분이다. 따라서 말기 환자의 경우 가능한 상황이라면 입원 즉시 환자에게 현재 상태와 예후를 설명하여 DNR에 대한 의사결정을 환자 자신이 사전에 준비할 수 있도록 돕는 것이 필요하다고 생각되는데 그러기 위해서는 임상기관의 정책적 변화가 이루어져야 한다.

DNR 지침서 제정의 필요성에 대해 대다수의 대상자가 공감하였다. 과거 간호사들은 병원에 DNR 규정과 지침이 존재하지 않아 간호의 범위에 대해 혼란스러워 하였다[22]. 현재도 DNR 간호활동에 대한 업무지침이 구체화되어야 한다는 주장이 제기된다[24]. 국외의 경우에는 DNR에 대한 연구 및 논의가 활발히 이루어져 지침서를 제정하고 DNR 의사결정 시 적극적으로 활용하고 있는 것으로 보고되고 있다[25]. 심지어 미국에서는 간호제공자들이 즉각적으로 인식하고 수용할 수 있도록 하기 위해서 병원 밖에서의 DNR 처방에 대해서도 표준화되어 있다[26]. 따라서 우리나라도 임상현장, 특히 빈번하게 DNR 결정이 일어나는 요양병원에서 DNR에 대해 정확한 치료의 기준과 환자, 보호자의 요구가 문서화된 DNR 지침서가 제정되어 갈등상황이나 법적문제로부터 간호제공자들을 보호할 필요가 있다.

대상자들은 DNR과 관련된 윤리적 태도에서 'DNR이 선언되면 기본적인 신체적, 심리적 간호가 더 필요하다.'와 'DNR이 선언된 환자에게도 무균술은 철저히 지켜져야 한다.'라는 항목에 높은 찬성률을 보였다. 이는 DNR 선언에도 불구하고 기본적인 간호는 줄이지 않아야 하며 동료가 무균술을 지키지 않는다면 즉시 충고하는 것이 옳다고 응답한 선행연구[27], 그리고 '다른 환자와 마찬가지로 동일한 무균술 등의 치료행위와 간호행위를 해야 한다.'에 높은 찬성률을 보인 선행연구[20,28]의 결과들과 유사한 결과라 할 수 있다. 반면, DNR이 결정된 후 간호활동이 어떻게 변화하는지 조사한 연구[24]에서 간호사의 활동이 가장 많이 감소한 항목은 신체적 영역의 '얼굴세안과 부분목욕간호를 시행한다', '구강간호를 시행한다' 였던 결과와는 일치하지 않는 결과이다. 이상적으로는 DNR 결정이 나더라도 신체적, 심리적 간호는 지속되는 것이 맞을 것이다. 그러나 무조건 해야 한다고 주장하기 전에 현 상황에서 그렇게 하지 못하는 이유들이 있다면 그것이 무엇인지 파악하고 이를 해결해 줄 수 있는 방책을 찾는 것이 필요할 것이다. 따라서 요양병원 간호사들을 대상으로 DNR이 확정된 후 어떤 간호가 이루어지고 있는지에 대한 추후연구가 이루어져야 하겠다.

대상자는 '살 가망이 없는 환자를 가능한 모든 방법을 동원해서 생명을 연장시켜야 한다.' 항목에 가장 많은 반대를 하였고, 'DNR이 선언된 후 의료진이 환자에 대해 관심이 줄어드는 것은 당연하다.', '살 가망이 없는 환자가 심장마비를 일으켰을 때 응급소생술을 실시하여야 한다.' 순으로 높은 반대율을 보였다. '살 가망이 없는 환자를 가능한 모든 방법을 동원해서 생명을 연장시켜야 한다.'와 3번째로 높은 반대율을 보인 '살 가망이 없는 환자가 심장마비를 일으켰을 때 응급소생술을 실시하여야 한다.' 항목의 내용은 앞에서 언급한 바와 같이 DNR에 대한 대상자들의 인식 중 DNR을 해야 하는 이유로 '치료가 불가능하기 때문에'를 가장 많이 선택한 결과와 같은 맥락으로 볼 수 있고, 이것이 바로 DNR을 하는 이유 중의 하나라고 생각된다. 비록 윤리적인 딜레마가 남아있을 지라도 죽음을 자연스럽게 받아들여 환자들의 죽음에 이르는 고통과 시간을 줄이면서 인간으로서 품위를 손상 받지 않고 마지막 생을 준비할 수 있도록 환자의 DNR과 관련된 자기결정권을 존중하는 것이 필요하다. 'DNR이 선언된 후 의료진이 환자에 대해 관심이 줄어드는 것은 당연하다.'라는 항목에 높은 반대율을 보인 것은 DNR 결정 후 '활력징후를 정확히 측정한다.', '불편감과 통증에 대한 환자반응(생리적 반응, 얼굴표정, 자세, 표현)을 관찰한다.' 등의 항목에서 간호사의 활동이 가장 많이 증가하였다는 선행연구결과[24]와 일치한다고 볼 수 있다. 즉, 본 연구의 대상자들은 소생할 가능이 없는 환자를 대상으로 생명을 연장시키기 위해 모든 방법을 동원할 필요는 없지만 삶이 끝나는 마지막까지 환자에 대해 관심을 가져야 한다고 생각하는 것이라 할 수 있다.

일반적 특성에 따라 DNR 인식에 차이가 있는지 살펴본 결과, 50세 미만의 대상자들은 DNR의 바람직한 결정자로 '환자와 가족'을 많이 선택하였으나 50세 이상의 대상자들은 '환자'를 바람직한 결정자로 인식하고 있었다. 또한 다른 연령군들에서는 가족에게 DNR을 시행하겠다고 응답한 경우가 많았으나 40세 미만의 대상자들은 '상황에 따라서' 결정하겠다고 응답한 경우가 가장 많았다. 이러한 결과는 다른 연령군에 비해 50세 이상의 대상자들이 본 연구의 다른 대상자들보다 부모님 또는 자신의 죽음에 좀 더 가까이 접해있는 연령이기 때문에 자신의 삶의 끝을 생각하면서 응답했을 거라고 사료된다.

총 임상경력은 DNR 지침서 제정이 필요하다고 인식하는 것과 유의한 관련성이 있었는데 대부분의 대상자들은 DNR 지침서 제정이 필요하다고 응답하였으나 임상경력이 1년 미만인 대상자들 중 16.7%는 '모르겠다'고 응답을 한 것으로 나타났다. 이는 간호사들의 연령 문제와는 또 다른 성격으로 요양병원 임상경력이 많지 않은 간호사들을 위해 임상현장에서 관리자들이 고민을 해 보아야 할 문제라 여겨진다. 직위에 따라서는 DNR이 필요한 주된 요인의 인식에 차이가 있었는데 일반간호사는 '편안하고 품위 있는 죽음을 위해' DNR이 필요하다고 응답한 경우가 많았고, 책임간호사 이상의 간호관리자들은 '치료가 불가능하기 때문'이라고 주로 인식하였다. 일반간호사는 임상현장에서 환자와 직접적으로 호흡하며 근무하면서 마지막까지 치료하다 고통으로 죽음을 맞이하는 모습을 많이 접하여 편안한 죽음을 중시한 반면, 환자를 평가하는 책임간호사 이상은 DNR의 결정요인으로 질병의 중등도에 비중을 두었을 것으로 사료된다. 이처럼 간호사들 간에도 DNR에 대한 인식이 다를 수 있음을 인정하고 의사소통 시 이를 고려해야 할 것이다.

DNR에 대한 교육을 받은 경험이 없는 대상자는 가족이나 본인에게 DNR을 시행하는 것에 찬성하는 응답이 많았고, DNR 교육을 받은 경험이 있는 대상자는 가족이나 자신에게 '상황에 따라서' DNR을 시행하겠다는 응답이 상대적으로 많은 것으로 나타났다. 본 연구에서는 오히려 DNR 교육을 받지 않은 대상자들이 DNR 시행에 대해 좀 더 긍정적이라 할 수 있는데, 이는 교육을 받은 경험이 있는 대상자는 DNR에 대해 이론적으로 인식하고 요양병원에서 DNR 환자를 간호하면서 윤리적 딜레마를 겪는 것으로 사료된다. 반면, 임상을 경험하지 않는 간호대학생을 위해 영화와 드라마를 활용한 DNR 교육 프로그램을 실시한 결과, 교육 전에는 DNR에 대한 부정적이었으나 교육 후에는 긍정적으로 바뀐 것으로 나타났다[29]. 따라서 대상자들의 특성에 맞게, 관심을 가질 수 있는 프로그램으로 개발하여 교육을 한다면 DNR에 대한 가치관 확립에 도움을 줄 것이며 이를 통해 긍정적 태도로 변화될 수 있을 것이라 생각한다.

본인이 근무하는 곳에 DNR 지침서가 비치되어 있다고 응답한 대상자는 DNR이 필요한 주된 이유로 '치료가 불가능하기 때문'이라는 응답을 많이 하였고, 그렇지 않은 대상자는 '편안하고 품위 있는 죽음을 위해'라고 응답한 경우가 많았다. 그러나 본 연구를 통해서는 현재 대상자의 근무지에 비치되어 있는 DNR 지침서가 어느 정도로 체계적이고 구체화되어 있는지 알 수 없어 대상자들 간의 차이를 비교분석하기 어렵다. DNR 환자에 대한 체계적 간호를 위해서는 DNR 간호행위에 대한 업무를 구체화, 이에 대한 실무교육을 통해 간호사의 지식 증진 및 간호사의 간호행위를 뒷받침할 수 있어야 하므로 이에 대한 기관의 정책이 요구된다.

DNR에 대한 윤리적 태도는 요양병원 총 임상경력에 따라 'DNR이 선언되면 기본적인 신체적, 심리적 간호가 더 필요하다.', 'DNR이 선언된 환자에게도 무균술은 철저히 지켜져야 한다.' 항목에서 유의한 차이를 보였다. 대다수의 대상자가 두 항목들에 찬성하는 태도를 보였으나 1년 미만의 대상자들은 '모르겠다'에 16.7% 응답한 것으로 나타났다. 또한 임상경력은 'DNR이 선언된 후 의료진이 환자에 대해 관심이 줄어드는 것은 당연하다.' 항목에서도 유의한 차이를 보였는데 다른 대상자들은 이 항목에 대해 '반대'의 의견이 월등하게 많았으나 1년 미만의 경력을 가진 대상자들은 27.8%가 '모르겠다'는 응답을 하였다. 따라서 앞에서 언급한 DNR에 대한 인식에서와 마찬가지로 요양병원 임상경력이 1년 미만인 간호사들을 대상으로 하는 DNR 교육이 반드시 필요하리라 사료된다.

대상자들의 직위에 따라서는 '급작스런 사고로 사망에 가까운 경우 갑작스런 충격을 받더라도 상태를 사실대로 설명해 주어야 한다.'는 항목에 유의한 차이를 보였다. 즉, 대부분의 대상자들은 이 항목에 대해 찬성하였으나 일반간호사들은 '모르겠다'에 21.7% 응답하였고, 책임간호사 이상은 17.5%가 '반대'에 표시하였다. 이는 중환자실 간호사들을 대상으로 한 연구[14]에서 환자 상태를 있는 그대로 설명하는 것에 대한 부담감으로 인해 이 항목에 반대하는 의견이 높았던 결과와 차이를 보이는 결과이다. 간호사들 간의 이러한 태도 차이는 요양병원 근무 경험에 따른 것으로 사료되는 바 추후에 신규 간호사와 경력 간호사를 구분하여 DNR에 대한 심도 깊은 비교가 필요하리라 생각된다.

DNR에 대한 교육경험이 없는 대상자의 90.0% 이상이 '환자가 살 가망이 없는 것을 알고 치료를 거부할 시 환자의 뜻을 받아들이는 것이 옳다.'에 긍정적인 태도를 나타냈으나 교육경험이 있는 대상자는 '모르겠다' 17.6%, '반대' 의견에도 10.8%를 보여 유의한 차이를 나타냈다. 이는 대학병원 간호사와 의사를 대상으로 한 연구[28]에서 DNR 교육에 따라 DNR과 관련된 태도에 차이가 없었던 결과와 불일치하는 결과이다. 그러나 어떠한 교육을 받는지에 따라 또 결과가 달라질 수도 있으므로 요양병원에서 DNR 처방이 계속 시행되는 한은 요양병원 간호사를 대상으로 하는 DNR 교육은 지속적으로 이루어져야 할 것이다.

근무 중 DNR 경험이 있었던 대상자들은 '간호사들은 보호자에게 항상 상태를 그대로 설명해 주는 것이 옳다.' 항목에 찬성하는 비율이 84.6%로 매우 높았으나 DNR 경험이 없는 대상자들은 '찬성'이 68.8%이고, 반대하는 비율도 18.7%로 나타나 두 집단 간에 유의한 차이를 보였다. 이는 임상에서의 경험이 실제 DNR에 대한 인식 및 태도에 유의한 영향을 미친다고 보고한 선행연구[28]의 결과와 유사한 내용이라 할 수 있다. 더불어 중환자실 간호사를 대상으로 한 연구[30]를 보면 대부분의 간호사가 DNR 경험이 있었으며 연명치료 중단에 대한 인식도 높게 나타났다. 이러한 결과를 근거로 DNR 경험이 없는 요양병원 간호사를 위한 교육 시에 임상에서 실제 발생할 수 있는 사례들을 중심으로 하는 실질적 교육이 필요함을 알 수 있다.

결론 및 제언

본 연구는 요양병원 간호사의 DNR에 대한 인식과 윤리적 태도를 알아보고자 시도되었다. 연구결과, 대상자의 DNR에 대한 인식은 대상자의 연령, 요양병원 총 임상경력, 직위, 근무형태, DNR 교육경험, DNR 결정자, DNR 지침서 비치유무에 따라 유의한 차이가 있었다. 대상자의 DNR과 관련된 윤리적 태도는 요양병원 총 임상경력, 직위, DNR 교육경험, 교육장소, DNR 실행 경험, DNR 요청자, DNR 결정자에 따라 유의한 차이가 있었다. 이상의 결과를 근거로 볼 때, DNR과 관련된 표준화된 기준을 마련하여 DNR과 관련된 지침서를 제정해야 하고, DNR과 관련된 교육이 지속적으로 이루어져야 할 것이다. 또한 이를 위해서 요양병원 간호사들을 대상으로 심층면담을 이용한 질적연구가 추후에 필요하다. 본 연구는 일개 지역의 요양병원 간호사만을 대상으로 실시되어 그 결과를 일반화하는데 제한이 있어 추후에는 다양한 지역의 요양병원 간호사를 대상으로 반복연구를 실시할 필요가 있고, 또한 간호사뿐만 아니라 요양병원에서 간호사의 업무를 위임받아 수행하고 있는 간호조무사들을 대상으로 하는 DNR 연구도 시행할 것을 제언한다.

CONFLICTS OF INTEREST
The authors declared no conflict of interest.

AUTHORSHIP
Introduction and Design of Research - KKH and JSJ; Data Collection - JSJ; Data Analysis and Interpretation - KKH and JSJ; Drafting and Revised manuscript - KKH and JSJ.

REFERENCES

1. McHugh N, Baker RM, Mason H, Williamson L, Van Exel J, Deogaonkar R, et al. Extending life for people with a terminal illness: a moral right and an expensive death? Exploring societal perspectives. Bio and Medical Central Medical Ethics. 2015;16(1):14. https://doi.org/10.1186/s12910-015-0008-x
2. Simpson SH. A study into the uses and effects of do-not-resuscitate orders in the intensive care units of two teaching hospitals. Intensive and Critical Care Nursing. 1994;10(1):12-

22. https://doi.org/10.1016/0964-3397(94)90074-4

3. Jeon HJ. Please kill my father [Internet]. Seoul: Kukminilbo; 2018 Jul 26 [updated 2018 Jul 26; cited 2019 Feb 22]. Available from:
http://news.kmib.co.kr/article/view.asp?arcid=0012551106
4. Oh MH. The decision on bills for life-sustaining treatment went by one month ago, but there is still a problem [Internet]. Seoul: Hospital News; 2018 Mar 16 [updated 2018 Mar 16; cited 2018 Jul 12]. Available from:
http://www.khanews.com/news/articleView.html?idxno=134937
5. Lee MS, Park KM. Awareness and emotional state of nurses on do-not-resuscitate for geriatric patients. Keimyung Journal of Nursing Science. 2014;18(2):15-27.
6. Ong KK, Ting KC, Chow YL. The trajectory of experience of critical care nurses in providing end-of-life care: a qualitative descriptive study. Journal of Clinical Nursing. 2018;27(1-2): 257-68. https://doi.org/10.1111/jocn.13882
7. Kim WS, Cho HH, Kwon SH. The influence of terminal care performance, death anxiety and self-esteem on terminal care stress of geriatric hospital nurses. Korean Journal of Hospice and Palliative Care. 2016;19(2):154-62.
https://doi.org/10.14475/kjhpc.2016.19.2.154
8. Tiscar-González V, Blanco-Blanco J, Gea-Sánchez M, Molinuevo AR, Moreno-Casbas T. Nursing knowledge of and attitude in cardiopulmonary arrest: cross-sectional survey analysis. Peer J. 2019;7(1):e6410.
https://doi.org/10.7717/peerj.6410
9. Yang JH, Shin SR. A study of relationship between death perception, spiritual well being and terminal care stress of geriatric hospital nurses. Journal of the Korea Academia-Industrial cooperation Society. 2016;17(6):510-20.
https://doi.org/10.5762/KAIS.2016.17.6.510
10. Chin YR, Lee HY. General health status and physical care burdens of patients groups in long-term care hospitals. The Korean Journal of Health Service Management. 2018;12(1):81-93. https://doi.org/10.12811/kshsm.2018.12.1.081
11. Yu SI. Health insurance review & assessment service explain issues on cut of costs of hospitalization in long-term care hospitals for cancer patients [Internet]. Seoul: Kukinews; 2018 Sep 12 [updated 2018 Sep 12; cited 2019 Feb 19]. Available from: http://www.kukinews.com/news/article.html?no=584558
12. Hiestand D, Beaman M. Perioperative do-not-resuscitate suspension: the patient's perspective. Association of periOperative Registered Nurses. 2019;109(3):326-34.
https://doi.org/10.1002/aorn.12612
13. Yi MJ, Lee JS. Nurses' experiences of the death of patients in geriatric hospitals. Journal of Korean Academy of Nursing. 2015;45(4):513-22.
https://doi.org/10.4040/jkan.2015.45.4.513
14. Yu EY, Yang YJ. ICU nurses' ethical attitudes about DNR. Journal of the Korea Academia-Industrial cooperation Society. 2015;16(4):2691-703.
https://doi.org/10.5762/KAIS.2015.16.4.2691
15. Mun JH, Kim SM. Nurses' emotional responses and ethical attitudes towards elderly patients' DNR decision. Korean Journal of Hospice and Palliative Care. 2013;16(4):216-22.
https://doi.org/10.14475/kjhpc.2013.16.4.216
16. Han SS, Chung SA, Moon MS, Han MH, Ko GH. Nurses' understanding and attitude on DNR. Journal of Korean Academy of Nursing Administration. 2001;7(3):403-14.
17. Kang HI, Yom YH. Awareness and experience of nurses and physicians on DNR. Journal of Korean Academy of Nursing Administration. 2003;9(3):447-58.
18. Lee SH, Kim JS, Hwang MJ, Hwang BD, Park YJ. Ethical dilemma associated with DNR: the attitude of clinical nurse. Clinical Nursing Research. 1998;4(1):147-62.
19. Sung MH, Park JH, Jung KE, Han HR. ICU nurses' awareness and attitudes to the ethical dilemma associated with DNR. Clinical Nursing Research. 2007;13(3):109-22.
20. Lee JE, Koh BY, Kim GY. Awareness of and ethical attitude toward "Do not resuscitate" orders in 119 emergency medical technicians. The Korean Journal of Emergency Medical Services. 2014;18(2):95-108.
https://doi.org/10.14408/KJEMS.2014.18.2.095
21. Kim HJ, Kim HY. Experience of job stress among nurses working in long-term care hospital: a phenomenological approach. Korean Journal of Adult Nursing. 2016;28(5):572-84.
https://doi.org/10.7475/kjan.2016.28.5.572
22. Woo MK, Kim MY. Nurses' experiences of Do-not-resuscitate (DNR) by the narrative inquiry. Korean Journal of Adult Nursing. 2013;25(3):322-31.
https://doi.org/10.7475/kjan.2013.25.3.322
23. Lee SR, Shin DS, Choi YJ. Perceptions of caregivers and medical staff toward DNR and AD. Korean Journal of Hospice and Palliative Care. 2014;17(2):66-74.
https://doi.org/10.14475/kjhpc.2014.17.2.66
24. Lee JY, Jang JI. Changes of nursing activities on patients with DNR orders. Korean Journal of Hospice and Palliative Care. 2017;20(1):46-57.
https://doi.org/10.14475/kjhpc.2017.20.1.46
25. Pettersson M, Hedström M, Höglund AT. Ethical competence in DNR decisions-a qualitative study of Swedish physicians and nurses working in hematology and oncology care. Bio and Medical Central Medical Ethics. 2018;19(1):63.
https://doi.org/10.1186/s12910-018-0300-7
26. Holt GE, Goodman KW, Olvey SE, Kett D. Nonstandard do-not-resuscitate orders. Current Opinion in Anaesthesiology. 2019;32(2):179-83. https://doi.org/10.1097/ACO.0000000000000690
27. Park HY, Sung MH. Differences in awareness and ethical at-

titudes about Do-not-Resuscitate among emergency departments' team. Journal of Korean Academy of Fundamentals of Nursing. 2011;18(3):411-20.

28. Kae YA, Lee MY, Park JS, Kim HJ, Jung TY, Jang BY, et al. Ethical attitudes according to education and clinical experience of do-not-resuscitate (DNR). Korean Journal of Hospice and Palliative Care. 2015;8(3):208-18. https://doi.org/10.14475/kjhpc.2015.18.3.208

29. Park JH. Do-not-resuscitate (DNR) education program using drama and movie. Journal of Learner-Center Curriculum and Instruction. 2017;17(24):559-73. https://doi.org/10.22251/jlcci.2017.17.24.559

30. Kim YJ, Kang JS. A comparison of the understanding of the withdrawal of life-sustaining treatment between intensive care unit nurses and patients' family members. Korean Journal of Medical Ethics. 2015;18(4):424-41

사례 2 : 조사연구－회귀분석

Korean Journal of Adult Nursing
Vol. 30 No. 6, 669-680, December 2018

pISSN 1225-4886 / eISSN 2288-338X
https://doi.org/10.7475/kjan.2018.30.6.669

ORIGINAL ARTICLE　　Open Access

급성기 뇌졸중 생존자를 돌보는 가족의 자가 관리 영향요인

이지연[1] · 장희경[2]

성균관대학교 삼성창원병원 간호부 간호사[1], 경상대학교 간호대학 · 건강과학연구원 노인건강연구센터 조교수[2]

Factors Influencing Family Caregivers' Self-management of Acute Stroke Survivors

Lee, Ji Yeon[1] · Chang, Hee Kyung[2]

[1]RN, Department of Nursing, Samsung Changwon Hospital, Sungkyunkwan University, Changwon, Korea
[2]Assistant Professor, College of Nursing, Institute of Health Sciences, Gyeongsang National University, Jinju, Korea

Purpose: The purpose of this study was to identify factors associated with family caregivers' self-management of acute stroke survivors. **Methods:** The study participants were 130 stroke survivors and their caregivers. Data on participant characteristics, depression, task difficulty, survivor memory and behavioral problem, and self-management were collected from July 1 to September 30, 2017 using a structured questionnaire. Data were analyzed with the SPSS/WIN 23.0 program for descriptive statistics, using independent t-test, one-way analysis of variance, Pearson's correlation coefficient and enter multiple regression analysis. **Results:** Significant factors associated with self-management for family caregivers were survivors' age, the presence of comorbidities, the relationship between caregivers and survivors, and the presence of an alternative caregiver. Self-management has negative correlations with depression, task difficulty, and the occurrence of survivor memory and behavioral problems. The determining factors affecting caregiver self-management were caregiver depression (β=-.46, p<.001) and survivor age (β=.32, p=.004), and their explanation power was about 37%. **Conclusion:** The results suggest that caregiver depression and survivor age should be considered in developing the nursing interventions to improve family caregiver self-management. Furthermore, findings underscore the importance of early screening and ongoing psychological assessments for depression in family caregivers of stroke survivors.

Key Words: Caregivers, Depression, Self-management, Stroke, Survivors

(목적) 급성기 뇌졸중 생존자를 돌보는 가족 간병인의 자가 관리 관련 요인을 규명하는 것이다.
(방법) 연구 참가자는 130명의 뇌졸중 생존자와 간병인이다. 2017년 7월 1일부터 9월 30일까지 구조화 된 설문지를 사용하여 대상자 특성, 우울, 돌봄난이도, 생존자 기억과 행동문제, 가족 간병인의 자기관리에 대한 자료를 수집하였다. 자료는 SPSS/WIN 23.0 프로그램을 이용하여 independent t-test, one-way ANOVA, Pearson's correlation coefficient, enter multiple regression 통계기법으로 분석하였다
(결과) 가족 간병인의 자기 관리와 관련된 요인은 생존자 연령, 생존자 동반질환유무, 간병인과 생존자와의 관계 및 대체 간병인의 존재였다. 가족의 자가 관리는 우울, 돌봄난이도, 생존자 기억 및 행동문제와 부적인 상관관계가 있었다. 간병인의 자가관리에 영향을 미치는 결정 요인은 가족간병인의 우울(β=-.46, p<.001)과 생존자 연령(β=.32, p=.004)이며 설명력은 약 37%이었다.
(결론) 돌봄중재를 개발할 때 간병인의 우울과 생존자 연령을 고려하여 가족 간병인의 자기 관리를 향상시켜야 한다. 나아가, 뇌졸중 생존자 가족 간병인의 우울에 대한 조기 선별 검사와 심리 평가의 중요성이 강조되었다

서 론

1. 연구의 필요성

뇌졸중은 혈관 손상으로 뇌에 영양소와 산소의 공급이 차단되는 순환 장애가 발생하여 뇌 조직에 손상을 일으켜 신경증상

이 나타나는 질환
중 유병률은 2012
로[2] 의료기술의
여 뇌졸중 생존자
다. 일반적으로 뇌
한 사람은 40~65%

주요어: 가족돌봄자, 우울, 자가 관리, 뇌졸중, 생존자

Corresponding author: Chang, Hee Kyung https://orcid.org/0000-0003-3581-9430
College of Nursing, Institute of Health Sciences, Gyeongsang National University, 15
Tel: +82-55-772-8234, Fax: +82-55-772-8209, E-mail: hchang@gnu.ac.kr

Received: Aug 27, 2018 / Revised: Oct 30, 2018 / Accepted: Dec 3, 2018

※ 위 논문은 저자와 게재 학회의 인용 허락을 받아 수록하였음.

은 뇌졸중 생존자는 운동장애, 감각장애, 보행장애 뿐만 아니라 언어장애, 행동장애, 기분장애, 혈관인지장애 등의 문제를 가지며[1] 재활뿐만 아니라 정서적 지지와 가족의 돌봄이 요구되기 때문에 생존자를 돌보는 가족을 위한 지속적인 지원 필요성이 점차 강조되고 있다[3].

뇌졸중은 준비되지 않은 상황에서 갑자기 발생하며 뇌졸중 발생 후 생존자와 유대관계가 깊은 가족이라 하더라도 신체적 불편감, 정신적 위기감, 절망감, 죄책감, 불안감, 경제적 어려움, 사회적 고립감이나 다른 부정적 경험과 더불어 상당한 충격과 부담을 감당하게 된다[1,4]. 특히 뇌졸중 생존자에 대한 사회적 서비스와 시설이 충분하지 않은 상태에서 일차적으로 부양책임을 지게 되는 가족은 상당한 불안과 부담감을 경험하게 된다[1,5]. 심리적 부담은 점점 가중되어 신체적 · 정신적 건강까지 악화되는 상황에 처하게 된다[3]. 가족의 뇌졸중은 발생 자체만으로 생존자를 돌보는 가족에게 극심한 스트레스로 작용하여 우울과 부담감이 증가하는데, 그 중 뇌졸중 생존자의 변화된 행동 특성은 생존자를 돌보는 가족의 인식 정도에 따라 부정적 영향이 상당한 것으로 밝혀졌다[6].

뇌졸중 생존자를 돌보는 가족에게 가장 큰 돌봄 업무는 개인위생, 이동 시 지원, 약물 복용 등 일상적인 활동을 담당하는 것이며 생존자가 스스로 식사나 개인위생 활동과 같은 일상적인 활동을 얼마나 시행하느냐에 따라서 생존자를 돌보는 가족의 업무 부담이 달라지는 것으로 나타났다[7]. 우리나라의 경우 Kim과 Han [8]의 연구를 보면 뇌졸중 생존자를 돌보는 가족원의 평균연령이 49세로 건강하게 활동할 나이임에도 불구하고 생존자 간호 부담과 스트레스로 인해 스스로 인식하는 건강상태가 실제보다 더 낮게 측정되었으며, Ejem 등[9]의 연구에서는 돌봄 부담감이 높은 집단에서는 운동이 부족하거나 평소 충분한 휴식을 취하지 못하고 아플 때 쉬지 못하거나 약을 복용하는 것을 잊는 등 위험 건강 행동의 빈도가 유의미하게 높은 것으로 나타났다. Lee 와 Yong [10]의 연구에서는 뇌졸중 생존자의 기능적 의존도와 우울이 생존자를 돌보는 가족의 신체 관련 삶의 질에 부정적 영향을 미친다고 하였으며, 연령이 높을수록 신체활동을 지지할 수 있는 중재가 필요하다고 하였다. 이런 신체활동이 줄어들면 감정적인 스트레스의 증가로 인하여 충분한 수면, 운동 및 식이조절과 같은 자가 관리에 소홀해지는 악순환에 빠질 수 있다.

다양한 기능장애가 있는 생존자를 부양하는 가족은 신체적 제한과 정신적 고통으로 인해 여러 질환에 취약하여 '제 2의 환자'라고 불리기도 하며 관절염, 폐기종, 심장질환, 고혈압과 같은 만성질환을 호소하고 있다[11,12]. 심혈관계질환의 경우에는 생존자의 장애가 중등도 이상일수록 생존자를 돌보는 가족도 중증의 부담에 직면하여 수면장애로 고통 받는다는 연구도 있다[13]. 또한 생존자를 돌보는 가족의 과반수가 피로뿐 아니라 신체적 고통을 경험한다고 하였다[14]. 뇌졸중 생존자의 의사소통 장애로 생존자의 협조가 어려워지면 투약 등의 중요한 건강관리활동을 생존자가 독립적으로 하지 못하게 되고 건강관리활동을 같이 하는 것에 대한 부담이 증가하며 생존자의 심리적 상태는 돌보는 가족의 건강, 돌봄 부담, 우울과 가장 강한 관련성이 있는 것으로 나타났다[14].

뇌졸중이 발생하는 시점부터 생존자와 가족 간에 나타나는 관계의 변화로 인한 어려움도 겪게 되는데 뇌졸중 생존자를 돌보는 가족의 경우 스스로 자가 관리를 위해 노력하지만 자주 지치게 되어 이에 대해 지역사회나 전문가의 도움과 교육을 받길 원하는 것으로 나타났다[15]. 뇌졸중 가족은 생존자를 위한 여러 활동과 돌봄에 참여하기 위해 건강증진을 목표로 하는 자가 관리가 필요하지만 만성질환이 있는 가족의 경우 생존자와 자신을 동시에 효과적으로 돌보기 위해 자신의 의학적, 심리 사회적 문제뿐만 아니라 생존자로 인해 발생할 수 있는 문제에 대해서도 정보 요구가 높은 것으로 나타났다[16].

현재 시행되고 있는 뇌졸중 치료나 재활은 대부분 생존자 중심으로 이루어질 뿐, 생존자를 돌보는 가족의 역할과 중요성에 대해서는 간과하고 있는 실정이다[17]. 이처럼 뇌졸중 생존자를 돌보는 가족은 생존자의 다양한 돌봄 업무를 수행하기 위한 자가 관리가 중요함에도 불구하고 현재까지 국내외 선행연구를 살펴보면 뇌졸중 생존자를 돌보는 가족이 경험하는 우울이나 돌봄부담에 관한 연구[4-7,10]는 이루어졌으나 이러한 변수가 이들의 일상적인 자가 관리에 어떠한 영향을 미치는지에 대한 연구는 찾아보기 어려웠다.

이에 본 연구에서는 뇌졸중 생존자를 돌보는 가족의 우울, 가족이 인식하는 돌봄난이도와 뇌졸중 생존자의 기억 및 행동 변화가 생존자를 돌보는 가족의 자가 관리에 미치는 영향을 파악하여 이들의 자가 관리를 향상시킬 수 있는 간호를 제공하기 위한 기초자료를 마련하고자 한다.

2. 연구목적

본 연구는 급성기 뇌졸중 생존자를 돌보는 가족의 우울, 돌봄난이도, 생존자의 기억 및 행동 문제에 대한 인식 및 자가 관리의 정도를 조사하고, 자가 관리에 영향을 미치는 요인을 파악하는 데 목적이 있다.

연구방법

1. 연구설계

본 연구는 뇌졸중 생존자를 돌보는 가족의 자가 관리에 영향을 미치는 요인을 탐색하기 위한 서술적 조사연구이다.

2. 연구대상

본 연구의 대상자는 경상남도에 소재하는 성균관대학교 삼성창원병원에 입원하여 뇌졸중 진단을 받은 생존자를 돌보는 가족 중 연구의 목적을 이해하고 연구참여에 서면으로 동의한 자로 하였다. 18세 이상의 신경과 또는 신경외과 전문의로부터 뇌졸중으로 진단 받은 지 이주일 이상 경과되고 병원에 입원중인 생존자를 돌보는 가족이며, 뇌졸중 생존자와 동거하고 있는 20세 이상이면서, 설문지를 읽고 응답할 수 있고 의사소통이 가능하며 정신과적 건강문제로 인해 현재 약물을 복용하지 않는 자로 선정하였다. 생존자를 돌보는 가족 중 과거 우울증을 앓은 적이 있는 자는 제외하지 않았다. 생존자의 연구대상자 수는 G*Power 3.1.9.2 프로그램을 사용하여 다중회귀분석을 위해 유의수준(α) .05, 검정력 80%, 효과크기(f^2)는 회귀분석의 중간크기 수준인 .15, 독립변수는 생존자의 연령, 생존자의 주요 동반질환 여부, 생존자를 돌보는 가족과 생존자의 관계, 가족 중 본인을 대신해 뇌졸중 생존자를 돌봐 줄 사람 여부 등 4개와, 우울, 돌봄난이도, 생존자의 기억 및 문제 행동에 대한 인식 정도 등 총 10개로 하여 118명이 결정되었고 탈락률을 고려하여 총 130부의 설문조사를 실시하였으며 탈락한 부수 없이 최

> 1. G*Power 3.1.9.2 프로그램을 이용하여 표본크기를 산출할 때 효과크기, 유의수준, 검정력, 통계기법 등이 필요함
> 1) 효과크기는 연구하려는 현상이 모집단에 실제 존재하는 크기로 연구에서 0.15임
> 2) 유의수준은 우연에 의해 결과가 일어날 확률을 의미하며 .05(5%)는 결과가 우연적 요인에 의해 일어날 확률이 100번 중 5번있고 우연에 의해 일어나지 않고 모집단을 정확하게 반영할 확률이 0.95(95%)임
> 3) 검정력은 귀무가설이 사실이 아닐 때 귀무가설을 기각하는 올바른 결정을 선택할 확률이 검정력(1−β)이며 .80(80%)임
> 4) 탈락률은 일반적으로 10%정도 고려하여 표본수에 추가함
> 5) 다중회귀분석을 위한 표본크기산출에서 독립변수 수가 클수록 표본크기는 증가함

대상자의 인구사회학적 특성은 선행연구[6,7]를 바탕으로 하여 성별, 연령, 최종학력, 생존자와의 관계, 직업, 하루 간병 시간, 간병 기간, 가족 중 본인을 대신해 뇌졸중 생존자를 돌봐 줄 사람 여부, 과거력을 포함하였으며, 생존자 특성은 생존자를 돌보는 가족에게 정보수집에 대한 동의를 구한 후 성별, 진단 시기, 상세 진단명, 주요 동반 질환 여부, NIHSS (The National Institutes of Health Stroke Scale) 점수는 인터뷰 하는 시점에 연구자가 직접 조사하고, 대상자의 주치의인 신경과전문의와 교차 확인하였다.

2) 우울

Spitzer 등[18]이 개발한 Patient Health Questionnaire (PHQ)는 DSM-IV에 근거한 다양한 특정 정신질환을 평가하기 위한 자가 보고 설문지로 본 연구에서는 Han 등[19]이 한국어판으로 번역하여 수정·보완한 도구를 원 개발자와 수정·보완한 저자에게 각각 사용 승인받아 측정하였다. Likert 4점 척도의 총 9문항으로 구성되어 각 문항에 대하여 '전혀 그렇지 않다'(0점)부터 '거의 매일 그렇다'(3점)로 응답하도록 되어 있으며 전체 점수 범위는 0~27점으로 점수가 높을수록 우울이 심함을 의미한다. 본 연구에서는 총 점수 0~4점을 정상, 5~9점은 경도 우울, 10~19점을 중증도 우울, 20~27점을 중증 우울로 분류하여 비교하였다. Han 등[19]의 연구에서 Cronbach' α는 .85였으며, Shim 등[20]의 연구에서 Cronbach' α는 .81이었고 본 연구에서 Cronbach' α는 .91이었다.

> 1. 여러문항으로 이루어진 도구의 내적 일관성 또는 동질성을 추정하는 신뢰도 계수로, 클수록 내적 일관성이 높음

3) 돌봄난이도

본 연구에서 생존자를 돌보는 가족이 는 Oberst 등[21]이 개발한 Oberst Caregiving Burden Scale (OCBS) 도구를 저자에게 사용 승인 받은 후 다음과 같은 절차를 거쳐 사용하였다. 우선 Waltz 등[22]이 제시한 이중 번역 방법을 적용하여 한국어와 영어 사용이 가능한 간호대학 교수와 영문학 박사가 원도구의 문항을 영어에서 한국어로 번역하였다. 그 이후 간호학을 전공한 한국어와 영어 사용이 능통한 전문가 1인이 다시 영어로 역번역하였으며, 원 도구와 역번역한 영어문항을 한국어와 영어 사용에 능통한 간호학 박사 1명에게 대조하도록 하여 문항의 의미 차이가 있는지 검토하였다. 이후 문항 간 의미 차이가 없도록 수정한 후 최종 문항은 연구자들 간의 논의를 통해 한국어 문항이 확정되었다. 이렇게 확정된 한국어 문항의 내용타당도 검증을 위해 경상대학교병원 뇌졸중집중치료실 수간호사 1명과 5년 이상 경력간호사 3명, 뇌졸중 환자의 남녀 배우자 각 2명, 도구 개발 경험이 있는 간호학과 교수 2명에게 번역된 도구의 목적과 취지를 설명한 후 '매우 타당하다'(4점)부터 '매우 타당하지 않다'(1점)로 구성된 Likert 4점 척도로 측정하였다. 내용타당도지수(Content Validity

Index, CVI)는 15문항 모두에서 .80 이상이었다. 구성타당도 검증을 위해 뇌졸중 생존자를 돌보고 있는 가족들 110명을 대상으로 문항분석을 수행하였으며, 개별항목과 척도 사이에 산출된 상관관계 계수가 .3 이상인 값을 선택하여 15문항 모두 채택되었다. 본 도구에서 돌봄난이도는 생존자에게 개인 간호 제공, 이동 지원, 증상 관찰, 감정 및 행동 관리 등과 같은 활동을 수행하는 데 걸리는 '시간'과 생존자를 돌보는 가족이 느낀 '어려움'을 각각 측정하는 도구이다. 돌봄난이도의 '시간'을 측정하는 항목은 '없음'(1점)에서 '2주에 10번 이상'(5점)의 Likert 5점 척도로 구성되어 있고, '어려움'을 측정하는 항목은 '어렵지 않다'(1점)에서 '매우 어렵다'(5점)의 Likert 5점 척도로 표현하도록 구성되어 있으며 총점이 높을수록 '시간' 혹은 '어려움' 측면에서 돌봄난이도가 높은 것을 의미한다. Bakas 등[23]의 연구에서 Cronbach's α는 .84~.94였으며 본 연구에서 Cronbach's α는 .85~.87이었다.

4) 기억과 행동문제에 대한 인식

기억과 행동문제에 대한 인식은 Lee와 Yoon [24]이 개발한 한국형 기억 및 행동문제 개정점검표(Korean Version of the Revised Memory and Behavioral Problems Checklist, K-RMBPC)를 사용하였으며 개발자로부터 도구 사용에 대한 승인을 받았다. 생존자가 보이는 기억 및 행동문제에 대해 가족이 경험하는 빈도를 측정하기 위한 17문항의 도구로, '전혀 없다'(1점)에서 '2주에 10회 이상 경험하였다'(5점)의 Likert 5점 척도로 구성되어 있으며 총점이 높을수록 기억 및 행동문제가 심함을 의미한다. Lee와 Yoon [24]의 연구에서 Cronbach's α는 .88이었고, 본 연구에서 Cronbach's α는 .85였다.

5) 자가 관리

자가 관리는 Walker 등[25]이 개발한 건강증진 생활양식 측정도구(Health-Promoting Lifestyle Profile, HPLP)를 Seo [26]가 번안한 도구로 개발자 Walker 등[25]에게 동의를 구한 후 연구자가 수정·보완하여 사용하였다. 본 연구에서 자가 관리 활동은 다양한 건강증진 활동으로 특정 질병이나 문제와 관련 없이 개인의 안녕, 자아실현, 자기 성취를 유지하고 증진시키는 것을 목적으로 하는 모든 활동[25]으로 정의하였다. 스스로 자신의 건강을 관리할 수 있는 역량강화(empowerment)와 자기통제는 성공적인 자가 관리의 핵심요소이며 특히 역량강화는 건강증진 개념에서 가장 중요한 것으로 강조되어 왔다. 뇌졸중 생존자를 돌보는 가족에게 특화된 자가 관리 측정도구를 찾기가 어렵고, 본 도구의 경우 자가 관리 활동의 정의에 부합하면서 대상자가 일상에서 생활양식의 변화를 수반하는 것을 전제하고 있어[25,26] 선택하였다. 본 도구의 하위영역은 영양(6문항), 스트레스 관리(5문항), 대인관계 지지(6문항), 운동(2문항), 건강책임(11문항), 자아실현(5문항)으로 구성되어 있으며 총 35문항의 Likert 4점 척도로 구성되어 있고 총점이 높을수록 자가 관리 수행정도가 높은 것을 의미한다. Walker 등[25]의 개발 당시 신뢰도 Cronbach's α는 .92였고, Seo [26]의 연구에서 Cronbach's α는 .92였으며, 본 연구에서 Cronbach's α는 .94였다.

4. 자료수집

본 연구의 자료수집은 2017년 7월 1일부터 9월 30일까지 3개월간 경상남도에 소재하는 성균관대학교 삼성창원병원 신경계병동에 입원한 생존자와 그들을 돌보는 가족을 대상으로 실시되었다. 삼성창원병원의 병원장, 신경과 과장, 간호부와 병동 수간호사의 협조를 얻어 병동과 보호자 대기실에서 대상자를 모집하였다. 연구자는 대상자 선정기준에 적합하며 참여의사를 밝힌 생존자와 생존자를 돌보는 가족에게 서면 동의를 받은 후 설문지를 작성하도록 하였으며, 설문에 소요된 시간은 15~20분이었다.

5. 윤리적 고려

본 연구는 경상대학교 기관생명윤리심의위원회의 승인(IRB No: GIRB-A17-Y-0026)을 받았다. 연구자는 대상자 선정기준에 맞는 대상자에게 익명성과 비밀보장, 연구 철회에 관한 윤리적 고려 사항 및 연구목적을 설명한 후 연구참여에 서면 동의를 받고 설문지를 제공하여 작성하도록 하였으며, 대상자가 자가보고 형식의 설문지에 응답한 후 연구자가 직접 설문지를 회수하였다. 연구참여에 동의한 대상자에게는 소정의 답례품을 지급하였다.

> 유의수준 .05에서 표본분포의 5%가 기각영역인데 분포의 한쪽 끝에 2.5%, 다른 한끝에 2.5%를 포함함. 나머지 95%에 포함되면 수용 영역임

6. 자료분석

본 연구에서 수집된 자료는 SPSS/WIN 23.0 프로그램을 이용하였으며, 유의수준 .05 수준에서 양측검정을 하였다. 구체적인 분석방법은 다음과 같다.

- 뇌졸중 생존자의 인구사회학적 특성과 질병 관련 특성 및 생존자를 돌보는 가족의 인구사회학적 특성은 빈도와 백분율 및 평균과 표준편차로 분석하였다.

1. 일반적으로 모수검정방법 사용은 모집단에서 뽑은 표본들의 평균이 정규분포를 한다는 가정에서 가능함
2. independent t-test : 2개의 집단 간(독립변수) 등간/비율척도로 구성된 종속변수의 차이를 검증할 때 이용하며 t값을 구함
3. one way ANOVA : 3개 이상의 집단 간(독립변수) 등간/비율척도로 구성된 종속변수의 차이를 검증할 때 이용하며 통계량은 F비(F-ratio)임
 1) F비(F-ratio)= 집단간 변량/집단 내 변량
  집단간 변량이 집단 내 변량에 비해 크면 독립변수가 집단 간 차이와 관련됨
 2) Scheffé test : 사후검정으로 어느 집단이 어느 집단보다 유의미하게 '효과적이다' 혹은 '크다' 로 할 수 있는지 나타냄

편차로 분석하였다.

- 뇌졸중 생존자를 돌보는 가족의 특성에 따른 자가 관리의 차이는 independent t-test 및 one-way ANOVA로 분석하고 사후 검증은 Scheffé test로 분석하였다.
- 뇌졸중 생존자를 돌보는 가족의 우울, 돌봄난이도, 기억과 행동문제에 대한 인식 및 자가 관리의 상관관계는 Pearson correlation coefficient로 분석하였다.
- 뇌졸중 생존자를 돌보는 가족의 자기 관리에 미치는 영향요인을 파악하기 위하여 입력 방법의 다중회귀분석(enter multiple regression analysis)을 실시하였다.

1. 다중회귀분석은 두개 이상의 독립변수(예측변수)가 하나의 연속(등간/비율척도로 구성된) 종속변수에 미치는 영향을 분석하는데 이용되며 다중상관계수 R을 구함
 1) .00<R<1.00, 여러 독립변수들 사이에서 관계의 강도 반영
 2) R^2(R의 제곱)은 종속변수에 독립변수들이 함께 동시에 미치는 영향들의 비율

뇌졸중 생존자의 평균 연령은 66.61±16.80세로 남성이 53.1% (69명)이었고, 뇌졸중 진단 후 기간은 평균 11.62±28.48개월이었으나 2개월 미만이 59.2% (77명)로 가장 많았다. 뇌졸중 중 뇌경색으로 진단받은 대상자가 96.2% (125명)로 대부분이었으며, 주요 동반질환이 있다고 응답한 75.4% (98명) 중 고혈압이 73.5% (72명)로 가장 많았다. 뇌졸중의 신경계 장애 정도를 반영하는 NIHSS 점수는 평균 2.59±1.78점이었으며, 2~3점이 46.2% (60명)로 가장 많았다(Table 1).

뇌졸중 생존자를 돌보는 가족의 평균 연령은 51.83±11.93세로 여성이 77.7% (101명)이었고 생존자의 배우자인 경우가 55.4% (72명), 며느리 27.7% (36명), 자녀 15.4% (20명)이었다. 가족의 하루 간병시간은 평균 18.15±7.13시간이었으며, 24시간 내내 생존자 곁에 머무는 경우가 56.9% (74명)로 가장 많았다. 생존자를 위한 가족의 간병기간은 평균 7.08±21.55개월이었으나, 2개월 미만이 67.7% (88명)로 가장 많았다. 가족 중 본인을 대신해 뇌졸중 생존자를 돌봐 줄 사람이 있는 경우가 51.5% (67명)이었으며, 질병이 있는 가족은 55.4% (72명)로 이 중 고혈압이 59.7% (43명)로 가장 많은 것으로 나타났다(Table 1).

2. 뇌졸중 생존자를 돌보는 가족의 우울, 돌봄난이도, 생존자의 기억과 행동문제에 대한 인식 및 자가 관리

뇌졸중 생존자를 돌보는 가족의 우울은 27점 만점에 평균 6.78±5.84점으로 경증우울에 해당하였으나, 정상점수에 해당하는 대상자가 53.1% (69명)로 가장 많았으며 경증우울이 20.8% (27명), 중중도 우울이 20.0% (26명), 중증 우울이 6.1% (8명) 순이었다. 시간에 대한 돌봄난이도는 평균 35.58±11.45점이며, 5점 만점으로 환산 시 2.23±0.76점, 어려움에 대한 돌봄난이도는 평균 28.82±10.15점이며, 5점 만점으로 환산 시 1.92±0.68점이었다. 생존자의 기억과 행동문제에 대해 생존자를 돌보는 가족이 인식하는 정도는 평균 24.43±9.76점이며, 5점 만점으로 환산 시 1.44±0.58점이었다. 뇌졸중 생존자를 돌보는 가족의 자가 관리는 평균 100.03±18.66점이었고 하위영역에서 영양은 16.48±4.34점, 스트레스 관리는 12.18±3.05점, 대인관계 지지는 18.61±4.31점, 운동은 5.58±1.64점, 건강책임은 30.82±5.76점, 자아실현은 16.36±3.43점이었다(Table 2).

3. 뇌졸중 생존자를 돌보는 가족의 특성에 따른 자가 관리 차이

뇌졸중 생존자의 특성에 따른 뇌졸중 생존자를 돌보는 가족의 자가 관리 차이를 보면 생존자의 연령이 81세 이상인 집단이 60세 이하의 집단에 비해 자가 관리 점수가 높았고(F=7.09, p<.001), 생존자에게 주요 동반질환이 있는 경우가 없는 경우

1. 뇌졸중 생존자의 연령군이 60세 이하, 61~70세, 71~80세, 81세 이상인 군으로 모두 4개 군이며 각 군의 자가관리 점수의 차이를 비교함
1) 4집단은 F비가 7.09, p<.001수준에서 통계적으로 유의한 차이가 있었음
2) Scheffé 사후검증 결과 뇌졸중 생존자 81세 이상군(d)이 60세 이하군(a) 보다 자가관리점수가 유의하게 높았음

4. 우울, 돌봄난이도, 생존자의 기억과 행동문제에 대한 인식 및 자가 관리 간의 관계

뇌졸중 생존자를 돌보는 가족의 우울, 돌봄 난이도, 생존자의 기억 및 행동문제에 대한 인식, 자가 관리 변수간의 상관관계는 Table 4와 같다. 자가 관리는 우울(r=-.45, p<.001)과 돌봄난이도의 시간(r=-.19, p=.029), 생존자의 기억과 행동문제에 대한 인식(r=-.21, p=.014)과 통계적으로 유의한 역상관관계를 나타냈다.

5. 뇌졸중 생존자를 돌보는 가족의 자가 관리 영향요인

뇌졸중 생존자를 돌보는 가족의 자가 관리 영향요인을 파악

Table 1. General Characteristics of Stroke Survivors and Caregivers (*N*=130)

Variables	Characteristics	Categories	n (%)	M±SD
Stroke survivors	Age (year)	≤60	48 (36.9)	66.61±16.80
		61~70	23 (17.7)	
		71~80	26 (20.0)	
		≥81	33 (25.4)	
	Gender	Men	69 (53.1)	
		Women	61 (46.9)	
	Duration of having the illness (month)	<2	77 (59.2)	11.62±28.48
		2~11	26 (20.0)	
		≥12	27 (20.8)	
	Detail diagnosis	Infarction	125 (96.2)	
		Hemorrhage	5 (3.8)	
	Comorbidity	Yes	98 (75.4)	
		No	32 (24.6)	
	Comorbidity diagnosis[†] (n=98)	Hypertension	72 (73.5)	
		Diabetes	43 (43.9)	
		Heart disease	19 (19.4)	
		Mental health	12 (9.2)	
		Cardiovascular	5 (5.1)	
		Musculoskeletal	3 (3.1)	
		Others	8 (6.2)	
	NIHSS Score	0~1	34 (26.1)	2.59±1.78
		2~3	60 (46.2)	
		≥4	36 (27.7)	
Family caregivers	Age (year)	≤40	24 (18.5)	51.83±11.93
		41~50	51 (39.2)	
		51~60	20 (15.4)	
		≥61	35 (26.9)	
	Gender	Men	29 (22.3)	
		Women	101 (77.7)	
	Education	≤High school	110 (84.6)	
		≥College	20 (15.4)	
	Relationship with care recipient	Spouse	72 (55.4)	
		Daughter-in-law	36 (27.7)	
		Offspring	20 (15.4)	
		Parents	2 (1.5)	
	Job status	Unemployed	65 (50.0)	
		Employed	65 (50.0)	
	Hours of caregiving a day	Part-time	56 (43.1)	18.15±7.13
		Full-time	74 (56.9)	
	Length of caregiving (month)	<2	88 (67.7)	7.08±21.55
		2~11	24 (18.5)	
		≥12	18 (13.8)	
	Alternative caregiver	Present	67 (51.5)	
		None	63 (48.5)	
	Illness	Yes	72 (55.4)	
		No	58 (44.6)	
	Diagnosis[†] (n=72)	Hypertension	43 (59.7)	
		Diabetes	20 (27.8)	
		Musculoskeletal	16 (12.3)	
		Mental health	10 (7.7)	
		Cardiovascular	2 (2.8)	
		Others	3 (4.2)	

NIHSS=the national institutes of health stroke scale; [†]Multiple responses.

Table 2. Degree of Depression, Task Difficulty, Perception of Survivors Memory and Behavioral Problems and Caregivers Self-management (*N*=130)

Variables	n (%)	Range	Min	Max	M±SD
Depression		0~27	0	24	6.78±5.84
Normal	69 (53.1)				
Mild	27 (20.8)				
Moderate	26 (20.0)				
Severe	8 (6.1)				
Task difficulty					
Time		15~75	15	61	33.58±11.45
Difficulty		15~75	15	48	28.82±10.15
K-RMBPC		17~85	17	69	24.43±9.76
Self-management		35~140	35	125	100.03±18.66
Nutrition		6~24	6	22	16.48±4.34
Stre		5~20	5	17	12.18±3.05
Inte		6~24	6	24	18.61±4.31
Phy		2~8	2	8	5.58±1.64
Hea		11~44	11	40	30.82±5.76
Self-		5~20	5	20	16.36±3.43

K-RMBPC ... l problems checklist.

1. t-test와 one-way ANOVA 분석에서 통계적으로 두 집단 혹은 세 집단간 자가관리점수에서 유의한 차이를 보인 변수를 선택하여 입력방법 다중회귀분석을 실시함

하기 위해 단변량 분석에서 유의한 차이를 보인 생존자의 연령, 생존자의 동반질환 유무, 생존자와 생존자를 돌보는 가족의 관계, 가족 중 본인을 대신해 뇌졸중 생존자를 돌봐줄 사람 여부, 생존자를 돌보는 가족의 자가 관리와 유의한 상관관계가 있었던 우울, 생존자를 돌보는 가족이 인식하는 돌봄난이도의 시간, 생존자의 기억과 행동문제에 대한 인식 정도를 독립변수로 하여 입력방법의 다중회귀분석을 실시하였다. 변수 중 명목변수인 생존자의 동반질환 유무, 생존자와 생존자를 돌보는 가족의 관계, 대체 간병인 유무는 더미변수로 처리하여 분석하였다. 생존자와 생존자를 돌보는 가족의 관계에서 부모는 대상자가 2명밖에 되지 않아 분석에서 제외하였다. 다중회귀분석의 다중공선성(multicollinearity) 여부를 확인하기 위해 독립변수들 간의 상관정도인 공차한계(tolerance limit)와 분산팽창인자(Variance Inflation Factor, VIF) 값을 산출하였다. 분석 결과 모든 변수에서 VIF 값이 2.0을 넘지 않고(1.068~1.898), 공차한계가 모두 0.1 이상(.435~.936)이며, 상관계수도 모두 .80 이하(.008~.447)로 독립변수 간 다중공선성 문제가 없는 것으로 판단되었다. 또한 잔차의 독립성을 검정하기 위해 산출한 Durbin-Watson 값은 1.910으로 2에 가깝게 나타나 오차의 자기상관성이 없는 것으로 판단되어 잔차의 등분산성과 정규분포성 가정이 만족되었기 때문에 회귀분석 결과의 타당성을 충족하였다.

회귀분석 결과 생존자의 연령(β=.32, p=.004)과 생존자를 돌보는 가족의 우울(β=-.46, p<.001)이 자가 관리의 유의한 영향요인으로 나타났다. 급성기 뇌졸중 생존자를 돌보는 가족의 자가 관리에 가장 많은 영향을 미치는 요인은 생존자를 돌보는 가족의 우울이었으며, 생존자의 연령이 높을수록 뇌졸중 생존자를 돌보는 가족의 자가 관리 정도가 높았다. 본 회귀모형은 유의하게 적합한 것으로 나타났으며(F=9.10, p<.001) 전체 설명력은 약 37%였다(Table 5).

논 의

본 연구는 응급상황에서 시작되어 장기적인 재활과 돌봄이 요구되는 질병인 뇌졸중이 가족원에게 발생했을 때 뇌졸중 생

회귀분석이 가능할려면 선형성, 독립성, 등분산성, 정규성이 가정되어야 함

1. (독립성) 독립변수들간에 상관성이 높은지 다중공선성 여부를 확인함

1) 다중공선성은 다중회귀분석에서 독립변수들 간의 상관성이 높을 경우 결정계수(R^2)가 매우 높게 나타남

2) 공차한계(tolerance limit, 허용오차): 독립변수들 사이에 상관관계가 전혀없으면 공차한계가 1.0이고 완전한 상관관계가 있으면 0.0임 공차한계는 클수록 좋으며 허용오차가 0.1 미만일 때 다중회귀분석시 그 독립변수를 배제할 수 있음

3) 분산팽창인자(Variance Inflation Factor, VIF)= 1/1–R^2

– 설명력을 나타내는 R^2은 $0<R^2<1$이므로 VIF는 항상 1보다 크며 다중공선성이 클수록 VIF값이 커짐

4) 상관관계 r은 서술통계에서 단순 두 변수(비율이나 등간측정의 연속변수)간의 관계의 크기와 방향을 알려주고 추론통계에서는 모집단의 상관계수인 rho 혹은 ρ를 검증함. 다중공선성에서는 r값이 낮아야 좋으며 .65이하가 좋으나 연구에 따라 .80이하인 경우도 허용함

5) (선형성, 등분산성, 정규성) 잔차의 독립성은 예를 들어 Y=a+bX 라는 회귀분석의 공식이 도출되어 식에서 추정된 종속변수의 값(Y)과 실제 관찰된 종속변수 값과의 차이를 의미함. Durbin-Watson 통계량(d)을 이용하여 독립성을 검증함

– Durbin-Watson 통계량(d)이 2에 가까우면 잔차항들이 서로 독립적, 0에 가까우면 양의 자기상관, 4에 가까우면 음의 자기상관이 있음을 의미함, 즉 0이나 4에 가까우면 아직 더 추가될 수 있는 설명변수(종속변수)가 있음을 의미

– 잔차그림을 통해 선형성과 등분산성 확인함

> 1. 뇌졸중 생존자의 연령군이 60세 이하, 61~70세, 71~80세, 81세 이상인 군으로 모두 4개 군이며 각 군의 자가관리 점수의 차이를 비교함
> 1) 4집단은 F비가 7.09, $p<.001$수준에서 통계적으로 유의한 차이가 있었음
> 2) Scheffé 사후검증 결과 뇌졸중 생존자 81세 이상군(d)이 60세 이하군(a) 보다 자가관리점수가 유의하게 높았음

Table 3. Differen... stics (*N*=130)

Variables				Self-management			
				...D	t or F	*p*	Scheffé
Stroke survivors				...3.48	1.54	.114	
		Women	61	97.28±22.98			
	Age (year)	≤60[a]	48	91.83±19.52	7.09	<.001	d>a
		61~70[b]	23	99.57±14.94			
		71~80[c]	26	103.65±18.86			
		≥81[d]	33	109.42±14.48			
	Duration of having the illness (month)	<2	77	101.57±15.94	1.17	.314	
		2~11	26	100.46±22.89			
		≥12	27	95.22±21.21			
	Detail diagnosis	Infarction	125	99.68±18.90	-1.07	.286	
		Hemorrhage	5	108.80±7.12			
	Comorbidity	Yes	98	102.06±19.18	-2.45	.017	
		No	32	93.81±15.63			
			34	103.74±15.15	3.03	.052	
			60	95.75±21.49			
			36	103.67±15.16			
Family caregivers			29	97.55±25.43	-0.64	.527	
		Women	101	100.74±16.30			
	Age (year)	≤40	24	97.38±13.35	1.88	.137	
		41~50	51	96.49±19.02			
		51~60	20	105.40±11.90			
		≥61	35	103.94±23.07			
	Education	≤High school	110	100.73±19.51	1.00	.320	
		≥College	20	96.20±12.74			
	Relationship with care recipient	Spouse[a]	72	98.33±18.33	3.77	.026	c>b
		Offspring[b]	20	95.20±23.51			
		Daughter-in-law[c]	36	107.14±13.97			
	Job status	Unemployed	65	102.92±14.99	1.73	.077	
		Employed	65	97.14±21.44			
	Hours of caregiving a day	Part-time	56	98.84±18.81	-0.63	.529	
		Full-time	74	100.93±18.62			
	Length of caregiving (month)	<2	88	99.73±19.42	0.32	.730	
		2~11	24	102.54±17.79			
		≥12	18	98.17±16.43			
	Alternative caregiver	Present	67	104.07±16.16	2.61	.010	
		None	63	95.73±20.24			
	Illness	Yes	72	102.39±19.30	-1.62	.109	
		No	58	97.10±17.55			

> 1. 뇌졸중 생존자가 동반질환이 있는 경우와 없는 경우의 자가관리정도의 차이가 t=-2.45로, $p<0.05$ 수준에서 유의한차이가 나타났음

NIHSS=the national institutes of health stroke scale.

회적 문제로 연결되는데, 본 대상자들의 우울점수는 27점 만점에 평균 6.78±5.84점으로 우울점수가 5점을 넘는 경증우울 이상인 경우가 46.9%에 이른다. 이는 McLennon 등[28]의 연구의 우울 정도와 중증도 구성수준과 비교할 때 유사하다고 할 수 있다. 가족에게 새롭게 부과된 역할과 관련된 우울은 생존자를 돌보는 가족이 상황에 대처하기 위해 자원을 활용하는 능력을 저해하며 이는 추후 신체건강에 부정적인 영향을 줄 수 있다[29]. 돌봄 활동에 참여하고 있는 가족은 우울증을 앓을 확률이 대부분의 국가에서 유의하게 높았으며 이 우울증은 높은 수준의 스트레스로 작용하여 가족의 건강 문제 및 기능적 제한을 발생시킬 수 있다는 선행연구[30]를 고려할 때, 뇌졸중 생존자의 재활에 총력을 기울이게 되는 진단 초기에도 생존자를 돌보는

Table 4. Correlations among Depression, Care Difficulty, Survivors Memory and Behavioral Problems and Caregivers Self-management (*N*=130)

Variables	Depression	Task difficulty		K-RMBPC	Self-management
		Time	Difficulty		
	r (*p*)				
Depression	1				
Task difficulty					
Time	.52 (<.001)				
Difficulty	.59 (<.001)				
K-RMBPC	.58 (<.001)				
Self-management	-.45 (<.001)				

K-RMBPC=Korean version of the revised memory and behavio[...]

표5는 가족 간병인의 자가관리점수를 예측하기 위해 8개의 독립변수(예측변수)를 이용함
1. B : 각 예측변수와 절편의 표준화 하지 않은 회귀계수 값으로 새로운 표본의 자가관리점수를 예측함
2. SE : 회귀계수의 표준오차임
3. β : 예측변수들의 상대적 가중치를 나타내는 표준화된 계수로 B값을 표준화한 것임
4. t=B/SE이고 *p*는 유의수준임
– 생존자 연령과 가족 간병인의 자가관리점수가 관계가 없을 확률(*p*)rk 1000개 중 4개임
5. 95%CI(confidence Interval) : 95% 확률 수준에서 모수가 존재할 것으로 추정되는 범위임
예) 생존자 모집단 평균이 0.08~0.55사이에 있을 확률이 95%임

Table 5. Factors Affecting Family Caregivers Self-manageme[nt] (*N*=130)

Variables	B	SE	β	t (*p*)	95% CI
(Constant)	88.07			7.67 (<.001)	65.43~110.71
Survivor's age	0.36	0.12	.32	2.63 (.004)	0.08~0.55
Survivor's comorbidity (Yes)	4.55	3.91	.11	1.17 (.245)	-7.55~7.77
Relationship with survivors (Spouse)	-0.13	3.87	.00	-0.03 (.974)	-7.59~7.59
Relationship with survivors (Daughter-in-law)	-6.75	4.47	-.13	-1.48 (.142)	-8.89~8.63
Hours of caregiving a day	0.06	0.14	.04	0.47 (.642)	-0.23~.031
Available assistant (Present)	4.69	2.92	.13	1.61 (.109)	-5.59~5.85
Depression	-1.48	0.32	-.46	-4.62 (<.001)	-1.09~0.17
K-RMBPC	0.02	0.4[...]	.01	0.12 (.901)	-0.91~0.93
		Adjusted R^2=.37, F=9.10, *p*<.001			

SE=standard error; CI=confidence interval; K-RMBPC=Korean version of the revised memory and behavioral problems checklist.

1. 회귀모형에서 설명력 R^2=.37(37%)은 생존자 연령, 우울이 함께 가족 간병인의 자가관리정도에 영향을 미치는 비율이 37%이고 나머지 63%는 회귀모형에 포함되지 않은 요인들로 설명된다는 의미임
1) 회귀방정식의 F는 회귀로 인한 평균제곱/잔차의 평균제곱으로 9.10임. 신뢰수준이 .001일때 F값 분포표에서 찾아보면 F값 (df=8, 121) = 3.55~3.27 사이에 있어 표5에서의 F값은 유의성이 매우 큼
– df=8 : 투입변수가 8개임
– df=121=130 – 8 – 1
2) R=0.1369(R2=0.37)이 우연으로 발생할 확률은 .001보다 훨씬 낮음

가족의 우울에 대한 조기 선별검사와 적극적인 중재가 함께 적용되어야 할 필요가 있다.

대상자의 특성에 따른 생존자 가족의 자가 관리 정도를 보면, 생존자의 연령이 81세 이상일 때와 생존자에게 주요 동반 질환이 있을 때 가족의 자가 관리 점수가 유의하게 높았다. 기능손상 노인의 주보호자의 자기 돌봄 활동 정도와 그 영향을 본 Choi와 Kim [31]의 연구에서 생존자를 돌보는 가족의 연령이 낮을수록, 생존자의 만성질환수가 적을수록 자기 돌봄 활동은 긍정적인 수준으로 나타났는데, 본 연구에서는 유의하지는 않았지만 생존자를 돌보는 가족의 연령이 낮을수록 자가 관리 점수가 높았고, 생존자의 동반질환이 있는 경우에 자가 관리 점수가 더 높게 나와 일부 일치하였다. 본 연구에서는 가족 중 본인을 대신해 뇌졸중 생존자를 돌봐줄 사람이 있는 경우에 자가 관리 점수가 유의하게 높았는데, 본인을 대신해 생존자를 돌봐줄 사람 여부와 자가 관리를 비교한 선행연구는 찾을 수 없었지만 생존자를 대신 돌봐줄 사람이 있는 경우 생존자를 돌보는 가족이 충분[...]
면서 스트[...]

본 연구[...]
만점 환산[...]
로 한 선행[...]
점보다 높[...]
로 비교했[...]
다. 이는 [...]
균연령이 [...]
었기 때문으로 보인다. 뇌졸중처럼 신경계장애인 뇌손상이나 뇌종양 생존자를 돌보는 가족이 일상에서 실천할 수 있는 자가 관리 활동으로는 규칙적인 신체활동, 적절한 영양과 식습관, 가족이나 친구들과의 대인관계, 휴식, 타인에게 조언 구하기 등이 권고된 바 있어[32,33] 이에 기반한 자가 관리 프로그램의 개발과 적용이 필요할 것으로 보인다.

본 연구에서 돌봄난이도의 어려움 점수는 5점 만점 환산 시

1.92점으로 같은 도구로 측정한 McLennon 등[28]과 Gonzalez와 Bakas [6]의 연구에서 각각 2.07점, 1.79점으로 나타나 본 연구와 비슷한 수준임을 확인할 수 있었다. 생존자를 돌보는 가족의 돌봄난이도는 뇌졸중 생존자의 질병 경과에 따라 달라지며 새로운 병원환경에 적응해야 하는 부담과 동시에 생존자의 일상생활과 재활을 위한 노고를 반영한다. 이에 생존자와 가족을 한 단위로 보는 가족중심간호(family-centered care) 전략을 적용하여 생존자, 가족, 간호사가 협력하는 파트너십을 통해 장기간의 재활 계획과 수행 및 평가방법을 공유해야 한다[34]. 뇌졸중 생존자를 돌보는 가족의 자가 관리 촉진을 통한 건강증진과 삶의 질 향상은 이러한 가족중심간호 전략이 성공할 수 있는 조건이 될 것이다.

뇌졸중 생존자를 돌볼 때 가족은 정보 부족, 정서와 행동의 변화, 개별적 간호 부담 등의 여러 문제를 감당하게 되는데, 선행연구에 의하면 이 중 생존자의 정서와 행동 변화가 생존자를 돌보는 가족을 가장 힘들게 하고 스트레스를 주는 것으로 나타났다[6,23]. 본 연구에서 가족이 인식하는 생존자의 기억 및 행동문제 인식 정도는 5점 만점으로 환산하였을 때 1.44점이었다. 이는 Gonzalez와 Bakas [6]에서의 환산점수 0.43점보다 훨씬 높은 점수인데, 뇌졸중은 뇌의 손상 위치에 따라 인지기능, 지각능력 등 신경학적 변화의 정도가 다르기 때문에 본 연구와 다른 결과가 나온 것으로 보인다.

뇌졸중은 초기 입원치료가 끝난 후 가정에 돌아가서도 돌봄이 지속되어야 하므로 돌봄 과정에서 가족이 우울과 부담을 경험할 여지가 많다. 뇌졸중 생존자를 돌보는 가족은 생존자뿐만 아니라 개인의 안녕을 추구하며 자신의 다각적인 요구도 충족시킬 필요가 있다[35]. 따라서 뇌졸중 생존자를 돌보는 가족은 돌봄을 시작할 때부터 자신의 건강상태를 확인하고 건강한 생활방식을 유지하기 위한 습관과 전략을 갖추고 있을 필요가 있다.

본 연구에서 뇌졸중 생존자를 돌보는 가족의 자가 관리에 미치는 영향요인은 우울과 생존자의 연령이었다. 뇌졸중 생존자를 돌보는 가족의 자가 관리에 영향 미치는 요인을 밝힌 선행연구가 많지 않아 여러 연구를 직접 비교하기는 어려우나 장기간의 간호가 필요한 기능장애 노인의 주보호자의 자기 돌봄 활동이 자신의 신체, 정신건강에 미치는 영향을 분석한 연구[31]와 뇌졸중 생존자를 돌보는 가족의 간병능력, 문제해결 능력, 심리사회적 결과 및 신체 건강에 대한 강점 중심의 교육 효과를 분석한 연구[29]에서도 우울이 가족의 자가 관리에 영향을 주며 자가 관리와 역상관관계가 있다고 보고하여 본 연구결과와 유사하였다. 우울 증상이 있는 가족은 일상을 영위할 때 부정적인 영향을 받게 되며 특히 자신의 질병관리나 건강증진을 위해 활동하는 자가 관리 영역에서 어려움을 느낄 수 있다고 하였으며[28], 뇌졸중 생존자를 돌보는 가족은 돌봄 자체만으로도 1.54배의 높은 우울감이 발생할 수 있고 이는 스트레스 요인으로 작용하여 이들의 신체적, 정신적 능력을 악화시킬 수 있다고 하였다[30].

Gonzalez와 Bakas [6]의 연구에서는 뇌졸중 생존자를 돌보는 가족이 돌봄 기간 동안 우울이나 외로움으로 인한 건강 약화 경험과 증상에 대처하는 것이 중요한데, 특히 이들은 뇌졸중 생존자의 재활에 핵심적인 역할을 담당하기 때문에 간호사는 뇌졸중 생존자뿐 아니라 그들을 돌보는 가족의 감정과 신체 건강에 대해서도 주기적으로 확인하고 중재할 필요가 있다고 하였다.

본 연구는 정신과적 건강문제를 지닌 대상자를 배제하지 않아 뇌졸중 생존자를 돌보는 가족이 되기 전 일부는 우울증이나 우울 증상을 경험했을 수 있으며 이 경우에는 가족 돌봄의 결과로 우울이 발생했다고 가정할 수 없다. 하지만 뇌졸중 생존자를 돌보는 가족의 돌봄 과업의 어려움과 삶의 변화 및 우울 증상 간의 관계를 분석한 연구[28]에서 가족의 우울 증상은 생존자를 돌보는 가족이 되기 전의 경험여부와 상관없이 돌봄 자체의 어려움 호소나 부정적인 삶의 변화로 이어질 수 있다고 하였기에 본 연구에서도 그 관련성의 인정이 가능한 것으로 생각된다.

본 연구에서 생존자의 연령이 81세 이상인 경우가 60세 이하인 경우보다 생존자를 돌보는 가족의 자가 관리 점수가 높았는데, 이는 81세 이상의 연로한 생존자를 돌보는 가족은 자녀나 간병인 등 대체 간호 인력이 확보된 경우가 많고 반면 60세 이하의 생존자를 돌보는 가족은 비슷한 연령대의 배우자가 돌봄을 전담하는 경우가 많아 자가 관리 활동이나 시간에 제약을 느끼기 때문인 것으로 보인다. 그러나 생존자의 연령이 가족의 자가 관리에 미치는 영향에 대한 직접 비교보다는 매개변수의 탐색이 우선적으로 더 필요할 것으로 보인다. 일반적으로 생존자의 연령이 높을수록 신체, 정신적 취약성 증가로 주변의 도움이 더 필요한데 이러한 연령이 높은 생존자를 돌보는 가족의 돌봄 활동 부담은 우울증 및 수면장애 등 신체 정신적 질환의 위험이 증가될 수 있고 자신의 건강문제 및 기능적 제한으로 인해 자가 관리에 소홀해 질 수 있다고 하였다[28]. 또한 인구의 고령화로 여러 건강문제 및 신체적 제한이 있는 노인 가족의 수가 증가될 것인데 이에 생존자를 돌보는 가족의 지원서비스 개발에 대한 자원 검토와 관심이 요구된다.

본 연구는 일개 병원의 뇌졸중 생존자와 이들을 돌보는 가족을 대상으로 시행하였기에 일반화에 제한이 있으며 생존자가 병원에 입원한 상태에서 생존자를 돌보는 가족의 행동반경이 지역사회에서와 다른 점을 반영하지 못한 한계가 있다. 하지만 뇌졸중 생존자를 돌보는 가족의 우울, 돌봄난이도, 생존자의 기억과 행동문제에 대한 인식 정도를 파악하고 자가 관리에 미치는 영향요인을 확인하여 뇌졸중 생존자의 장기간의 재활기간동안 퇴원 후 지역사회에서도 이들을 돌보는 가족의 건강과 삶의 질이 유지, 증진될 수 있도록 자가 관리 간호중재 프로그램 개발의 기초자료를 제공하는데 의의가 있다.

결론 및 제언

본 연구에서는 급성기 뇌졸중 생존자를 돌보는 가족의 우울, 돌봄난이도, 생존자의 기억과 행동문제에 대한 인식 정도 및 자가 관리와의 관계를 파악하고 자가 관리에 이들이 미치는 영향을 확인하였다. 뇌졸중 생존자를 돌보는 가족은 우울이 높을수록, 돌봄 난이도의 시간이 클수록, 생존자의 기억과 행동문제에 대한 인식이 높을수록 자가 관리 정도가 낮은 것으로 나타났으며 이에 영향을 미치는 요인은 생존자의 연령, 생존자를 돌보는 가족의 우울이었으며 설명력은 약 37%였다.

이상의 연구결과를 바탕으로 다음을 제언한다. 첫째, 본 연구는 중소도시의 도농복합 지역에 소재한 일개 종합병원의 생존자를 편의 표출하였으므로 추후 지역별 차이를 고려한 다양한 지역에서의 후속 연구를 제안한다. 둘째, 본 연구에서는 급성기 생존자들이 주로 많았는데 뇌졸중은 장기간 장애를 가지므로 급성기와 만성 뇌졸중 생존자를 돌보는 가족의 자가 관리에 대한 비교 연구를 제안한다. 셋째, 뇌졸중 생존자를 돌보는 가족의 자가 관리에 있어 가장 큰 영향요인인 우울을 감소시켜 주어야 하며 이를 위하여 생존자의 재활뿐만 아니라 이들을 돌보는 가족의 자가 관리도 함께 증진시킬 수 있는 간호중재 프로그램을 개발, 적용하는 연구가 진행되어야 할 것이다.

CONFLICTS OF INTEREST

The authors declared no conflict of interest.

AUTHORSHIP

Study conception and design acquisition - LJY and CHK; Data collection - LJY; Analysis and interpretation of the data - LJY and CHK; Drafting and critical revision of the manuscript - LJY and CHK.

ACKNOWLEDGEMENT

This article is a revision of the first author's master's thesis from Gyeongsang National University.

REFERENCES

1. Korean Stroke Society. Stroke. 2nd ed. Seoul: PanMun Education; 2015.
2. Korean Statistical Information Service (KOSIS). 2016 Korea national health and nutrition examination survey [Internet]. Seoul: Statistics Korea; 2017 [cited 2018 August 25]. Available from: http://kosis.kr/statHtml/statHtml.do?orgId=117&tblId=DT_11702_N111&conn_path=I2
3. Denham AM, Baker AL, Spratt N, Guillaumier A, Wynne O, Turner A, et al. The unmet needs of informal carers of stroke survivors: a protocol for a systematic review of quantitative and qualitative studies. BMJ Open. 2018;8(1):e019571. https://doi.org/10.1136/bmjopen-2017-019571
4. Kim SH, Lee HJ. Factors affecting the outcome indicators in patients with stroke. Health Policy and Management. 2015;25(1):31-9. https://doi.org/10.4332/KJHPA.2015.25.1.31
5. Kim IJ. Sources of anxiety and burden of family caregivers of stroke patients: the role of self-efficacy and knowledge about care. Korean Journal of Adult Nursing. 2012;24(1):1-10. https://doi.org/10.7475/kjan.2012.24.1.1
6. Gonzalez C, Bakas T. Factors associated with stroke survivor behaviors as identified by family caregivers. Rehabilitation Nursing. 2013;38(4):202-11. https://doi.org/10.1002/rnj.85
7. Jaracz K, Grabowska-Fudala B, Gorna K, Wojciech K. Caregiving burden and its determinants in Polish caregivers of stroke survivors. Archives of Medical Science. 2014;10(5):941-50. https://doi.org/10.5114/aoms.2014.46214
8. Kim KS, Han SS. Affecting factors on the quality of life of family care-givers caring for the patients with cerebral infarction. Korean Journal of Health Promotion. 2005;5(2):64-72.
9. Ejem DB, Drentea P, Clay OJ. The effects of caregiver emotional stress on the depressive symptomatology of the care recipient. Aging & Mental Health. 2015;19(1):55-62. https://doi.org/10.1080/13607863.2014.915919
10. Lee JY, Yong JS. Spirituality and quality of life model of family caregivers caring for patients with stroke: path analysis. Korean Journal of Adult Nursing. 2016;28(6):619-27. https://doi.org/10.7475/kjan.2016.28.6.619
11. Cheon GI, Kim YS, Seo GH. Family caregiver's stress and physical health with demented patients using day care center. Journal of Korean Stress Research. 2008;16(4):401-8.
12. Kim TH, Park SH. The Effects of internalizing behavior problems of patients with dementia in predicting family caregivers' burden, depressive and physical symptoms. Korean Journal of Health Psychology. 2016;21(1):65-89. https://doi.org/10.17315/kjhp.2016.21.1.004
13. Mochari-Greenberger H, Mosca L. Caregiver burden and nonachievement of healthy lifestyle behaviors among family care-

givers of cardiovascular disease patients. American Journal of Health Promotion. 2012;27(2):84-9.
https://doi.org/10.4278/ajhp.110606-QUAN-241

14. Menon B, Salini P, Habeeba K, Conjeevaram J, Munisusmitha K. Female caregivers and stroke severity determines caregiver stress in stroke patients. Annals of Indian Academy of Neurology. 2017;20(4):418-24.
https://doi.org/10.4103/aian.aian_203_17
15. Satink T, Cup EH, de Swart BJ, Nijhuis-van der Sanden MW. The perspectives of spouses of stroke survivors on self-management-a focus group study. Disability and Rehabilitation. 2018;40(2):176-84.
https://doi.org/10.1080/09638288.2016.1247920
16. Silva AL, Teixeira HJ, Teixeira MJC, Freitas S. The needs of informal caregivers of elderly people living at home: an integrative review. Scandinavian Journal of Caring Sciences. 2013;27(4):792-803. https://doi.org/10.1111/scs.12019
17. Kim IS, Yang SH. A Study on the burden and coping behaviors of stroke patients' family members. Journal of Korean Clinical Nursing Research. 2004;10(1):28-41.
18. Spitzer RL, Kroenke K, Williams JB. Validation and utility of a self-report version of Prime-Md: the PHQ primary care study. JAMA. 1999;282(18):1737-44.
https://doi.org/10.1001/jama.282.18.1737
19. Han C, Jo SA, Kwak JH, Pae CU, Steffens D, Jo I, et al. Validation of the Patient Health Questionnaire-9 Korean version in the elderly population: the Ansan Geriatric Study. Comprehensive Psychiatry. 2008;49(2):218-23.
https://doi.org/10.1016/j.comppsych.2007.08.006
20. Shim IB, Joe SH, Ham BJ, Han C, Jeong HG, Ko YH. The stress perception, depressive symptoms and medical comorbidity in healthcare center. Korean Journal of Psychosomatic Medicine. 2013;21(1):27-43.
21. Oberst MT, Hughes SH, Chang AS, McCubbin MA. Self-care burden, stress appraisal, and mood among persons receiving radiotherapy. Cancer Nursing. 1991;14(2):71-8.
https://doi.org/10.1097/00002820-199104000-00002
22. Waltz C, Strickland OL, Lenz E. Measurement in nursing and health research. 4th ed. New York, NY: Springer Publishing Company; 2010. p. 453.
23. Bakas T, Austin JK, Jessup SL, Williams LS, Oberst MT. Time and difficulty of tasks provided by family caregivers of stroke survivors. Journal of Neuroscience Nursing. 2004;36(2):95-106.
https://doi.org/10.1097/01376517-200404000-00007
24. Lee MH, Yoon EK. A cross-validation of the Korean version of the revised Memory and Behavioral Problems Checklist (K-RMBPC): exploratory and confirmatory analyses. Korean Journal of Social Welfare. 2007;59(2):65-88.
https://doi.org/10.20970/kasw.2007.59.2.003
25. Walker SN, Sechrist KR, Pender NJ. The health-promoting lifestyle profile: development and psychometric characteristics. Nursing Research. 1987;36(2):76-81.
https://doi.org/10.1097/00006199-198703000-00002
26. Seo HM. Constructing of health promoting behaviors model in elderly [doctoral dissertation]. Seoul: Seoul National University; 2000. p. 54-5.
27. Quinn K, Murray C, Malone C. Spousal experiences of coping with and adapting to caregiving for a partner who has a stroke: a meta-synthesis of qualitative research. Disability and Rehabilitation. 2014;36(3):185-98.
https://doi.org/10.3109/09638288.2013.783630
28. McLennon SM, Bakas T, Jessup NM, Habermann B, Weaver MT. Task difficulty and life changes among stroke family caregivers: relationship to depressive symptoms. Archives of Physical Medicine and Rehabilitation. 2014;95(12):2484-90.
https://doi.org/10.1016/j.apmr.2014.04.028
29. Cheng HY, Chair SY, Chau JPC. Effectiveness of strength-oriented psychoeducation on caregiving competence, problem-solving abilities, psychosocial outcomes and physical health among family caregiver of stroke survivors: a randomised controlled trial. International Journal of Nursing Studies. 2018;87:84-93. https://doi.org/10.1016/j.ijnurstu.2018.07.005
30. Koyanagi A, DeVylder JE, Stubbs B, Carvalho AF, Veronese N, Haro JM, et al. Depression, sleep problems, and perceived stress among informal caregivers in 58 low-, middle-, and high-income countries: a cross-sectional analysis of community-based surveys. Journal of Psychiatric Research. 2018;96:115-23.
https://doi.org/10.1016/j.jpsychires.2017.10.001
31. Choi HK, Kim JE. The effects of self-care activities on the physical and mental health of primary caregivers of functionally impaired elderly. Korean Journal of Family Social Work. 2017;55(0):157-87.
32. Kratz AL, Sander AM, Brickell TA, Lange RT, Carlozzi NE. Traumatic brain injury caregivers: a qualitative analysis of spouse and parent perspectives on quality of life. Neuropsychological Rehabilitation. 2017;27(1):16-37.
https://doi.org/10.1080/09602011.2015.1051056
33. Honea NJ. Influences of self-care in the context of caregiving for a spouse with a brain tumor: a theoretical model [dissertation]. Salt Lake City, Utah: University of Utah; 2012. p. 115-7.
34. Creasy KR, Lutz BJ, Young ME, Stacciarini JMR. Clinical implications of family-centered care in stroke rehabilitation. Rehabilitation Nursing. 2015;40(6):349-59.
https://doi.org/10.1002/rnj.188
35. Qui X, Sit JW, Koo FK. The influence of Chinese culture on family caregivers of stroke survivors: a qualitative study. Journal of Clinical Nursing. 2018;27(1-2):e309-19.
https://doi.org/10.1111/jocn.13947

사례 3 : 실험연구

ORIGINAL ARTICLE

ISSN 1225-9594 (Print) / ISSN 2288-4203 (Online)
Vol. 30 No. 1, 79-89, March 2019
https://doi.org/10.12799/jkachn.2019.30.1.79

J Korean Acad Community Health Nurs (지역사회간호학회지)

이압요법이 퇴행성 슬관절염 노인의 관절 통증, 관절 가동범위 및 수면에 미치는 효과

장민진[1] · 임윤미[1] · 박효정[2]

이화여자대학교 일반대학원 간호과학과 대학원생[1], 이화여자대학교 간호대학 교수[2]

Effects of Auricular Acupressure on Joint Pain, Range of Motion, and Sleep in the Elderly with Knee Osteoarthritis

Jang, Minjin[1] · Lim, Yun-Mi[1] · Park, Hyojung[2]

[1]Doctoral Student, Graduate School, College of Nursing, Ewha Womans University, Seoul
[2]Professor, College of Nursing, Ewha Womans University, Seoul, Korea

Purpose: The purpose of this paper is to determine effects of
and sleep in the elderly with knee osteoarthritis. **Methods:** This
and single-blind in a placebo-control approach. The subjects
using an elderly welfare facility. In each of the groups, 28 subj
ular acupressure was applied to five pressure points related
case of the placebo-control group, auricular acupressure was
vention lasted eight weeks. In order to examine intervention
Pain Thresholds (PPTs), and extension and flexion range of
and post-examinations, pain, sleep quality, and the time-by-sl
measured. **Results:** The VAS scores in the experimental gro
through time (p<.001) and WOMAC also significantly decreas
However, there were no significant differences in PPTs. The
ured for eight weeks improved over time. Meanwhile, sleep qu
nation (p<.01), but there was no significant difference found
pressure applied for eight weeks was found to be effective in re
sleep quality in patients with degenerative knee arthritis.

Key Words: Acupressure; Osteoarthritis, Knee; Pain; Range of motion;

(목적) 무릎 관절염이 있는 노인의 무릎 통증, 운동 범위 및 수면에 대한 이(귀)압요법귀의 영향을 규명하는 것이다
(방법) 무작위 배정과 단일 맹검으로 설계된 실험적 연구이다. 대상자는 노인 복지 시설을 이용하는 무릎 관절염이 있는 노인이었다. 실험군과 대조군에 각각 28 명의 피험자가 배정되었다. 실험군은 골관절염과 수면으로 인한 통증과 관련된 5가지 이압점에 귀 지압을 가했다. 위약-대조군의 경우, 귀 지압이 실험군보다 5점 더 가해졌다. 중재는 8 주간 지속되었다. 귀의 지압, 관절통, PPT (Pressure Pain Thresholds) 및 운동의 신전 및 굴곡 범위 (ROM)의 중재 효과를 매주 측정 하였다. 중재 전과 후에 무릎 골관절염 환자의 통증, 수면 질 및 수면 단계를 측정 하였다.
(결과) 이압요법을 받은 실험군의 VAS 점수는 시간이 지남에 따라 유의하게 감소하였고 (p<.001), WOMAC는 위약 대조군에 비해 유의하게 감소하였다 (p<.01). 그러나 PPT에는 큰 차이가 없었다. 8주 동안 측정된 굴곡 (p<.01) 및 신장(p<.001) ROM은 시간이 지남에 따라 개선되었다. 한편, 중재 종료 후 수면의 질은 현저히 향상되었지만 (p<.01), 수면 단계에서는 큰 차이가 없었다.
(결론) : 퇴행성 슬관절염 환자에서 8 주 동안 적용한 이압요법은 관절 통증 감소, 슬관절 ROM 개선, 수면 개선에 효과적인 것으로 나타났다.

지원받은 기관에 대해 기술함

주요어: 이압요법, 퇴행성 슬관절염, 통증, 관절 가동범위, 수면

Corresponding author: Park, Hyojung
College of Nursing, Ewha Womans University, 52 Ewhayeodae-gil, Seodaemoon-gu, Seoul 03760, Korea.
Tel: +82-2-3277-2824, Fax: +82-2-3277-2850, E-mail: hyojungp@ewha.ac.kr

- 본 연구는 2018년도 이화여자대학교 지원에 의해 수행되었음.
- This work was supported by the Ewha Womans University Research Grant of 2018.
- 이 논문은 2018년도 정부의 재원으로 한국연구재단의 지원을 받아 수행된 기초연구사업임(NRF-2018R1D1A1B07043796).
- This work was supported by the National Research Foundation of Korea (NRF) grant funded by the Korea government (NRF-2018R1D1A1B07043796).

Received: Nov 20, 2018 / Revised: Feb 13, 2019 / Accepted: Feb 16, 2019

※ 위 논문은 저자와 게재 학회의 인용 허락을 받아 수록하였음.

서 론

1. 연구의 필요성

2016년 국내 노인의 골관절염 진단률은 28.7%로 30세 이상 성인의 진단률에 비해 2배 이상높으며, 특히 여성노인의 진단률은 41.8%로 남성노인의 진단률에 비해 3배 이상 높은 것으로 나타났다[1]. 퇴행성 슬관절염은 무릎 관절의 연골이 마모되어 진행되는 퇴행성 질환으로, 슬관절염 환자는 계단 오르내리기 등의 활동 시 혹은 활동 후 통증을 심하게 느끼게 되며, 관절 변형으로 굴곡 가동범위가 감소하고, 보행 불편감을 겪게 된다[2].

퇴행성 슬관절염의 치료방법으로는 수술, 생활 습관 변경, 운동, 보조기 이용, 보완대체요법, 약물치료 등이 있으며[3], 대한정형외과학회[2]에서는 퇴행성 슬관절염 관리를 위하여 체중 감소, 신체 활동 등을 권고하고 있다. 최근 시행된 체계적 문헌고찰을 살펴보면, 유산소 운동 혹은 저항운동이 관절 통증이나 불편감을 개선하는데 효과가 있었다[4]. 그러나 실제적으로 65세 이상 노인의 신체활동 실천율은 15.2%에 불과하며[1], 관절 및 운동기능의 감소는 노인들의 운동 실천에 영향을 미치는 것으로 나타났다[5]. 명확한 기전이 밝혀진 것은 아니나, 퇴행성 슬관절염 노인의 관절 통증은 삶의 질[6]과 수면의 질[7]에도 부정적 영향을 미쳤다.

퇴행성 슬관절염 환자의 수면장애 호소는 일반 노인보다 더 높은 것으로 나타나[8], 퇴행성 슬관절염 노인의 통증 조절뿐만 아니라 수면 장애에 대한 중재 역시 요구되는 실정이다. 이에 다수의 퇴행성 슬관절염 환자들은 약물치료와 비약물치료를 병행하여 퇴행성 슬관절염 증상을 조절하고자 한다[3]. 국내 관절염 노인을 대상으로 한 연구에서 보완대체요법 이용률은 61.7%로 높은 비중을 차지하였으며, 특히 한방요법 중 침이나 뜸요법을 가장 선호하고, 이외에도 자석요법이나 보조식품 섭취를 주로 이용하였다[9]. 이외에도 아로마테라피와 결합한 온습포 적용[10], 밸런스 테이핑요법[11], 뜸요법 및 세라밴드 운동[12] 등이 슬관절염 노인의 통증 감소에 효과가 있었다.

한편 이압요법은 대표적인 보완대체 요법 중 하나로 귀 표면 혹은 외이에 나타난 변화를 관찰해 신체의 건강상태를 확인하고, 다양한 방법으로 귀에 자극을 주어 질병 예방 및 건강 유지, 증진을 도모하는 자연치유건강법이다[13]. 이압요법은 경락, 장상학(오장육부), 신경학과 밀접한 관계가 있으며, 식물의 씨앗이나 구슬자석을 신체와 상응하는 귀 반응구역(점)에 붙여 자극함으로써 염증 감소, 순환을 도모하고 장부의 활동을 정상적으로 유지하며, 귀를 자극함으로써 신경계통의 반응을 통해 정상적인 생리조절을 유도한다[14]. 이압요법은 비 침습적이고 부작용이 거의 없으며 기구가 간단하여 장소에 영향을 받지 않는다는 장점이 있어 노인에게 적용하기에 적합하며, 특히 요통, 수술 후 통증, 고관절 통증 등 다양한 통증 및 만성 통증 완화에 효과가 있었다[15,16]. 또한, 수면장애 개선에도 다양한 보완대체 요법 중 가장 효과가 뛰어나[17] 이압요법은 퇴행성 슬관절염 노인의 통증 조절 및 수면개선에도 효과가 있을 것으로 기대된다.

그러나 앞서 살펴본 선행연구들은 슬관절염 대상자의 통증 및 수면장애에 미치는 효과를 판별하기 위해 두 가지 이상의 중재를 한 번에 적용하여 어느 중재의 효과인지 판별하기 어렵거나 한 가지 주관적 설문도구만으로 중재 효과를 평가하였다. 또는 중재 후 평가를 1회만 실시하거나, 단일군에 중재를 적용하거나 대조군에 아무런 조치를 취하지 않아 호손효과를 통제하지 못한 제한점이 있다. 이에 본 연구에서는 퇴행성 슬관절염 노인을 대상으로 단일맹검, 무작위 배정을 적용하고 8주간 이압요법을 적용하여 관절 통증, 관절 가동범위, 수면에 미치는 효과를 검증하고자 하였다. 객관적 자료와 주관적 자료를 수집하기 위해 관절 통증 평가는 시각적 사상척도(Visual Analog Scale, VAS), 압통 역치(Pressure Pain Thresholds, PPTs), Western Ontario and Master University Osteoarthritis (WOMAC)를 사용하고, 수면에 미치는 영향은 수면의 질 설문도구와 수면 단계 별 시간을 직접 측정하였다. 수집된 자료를 바탕으로 이압요법이 퇴행성 슬관절염 노인의 관절 통증과 수면에 미치는 효과를 과학적으로 검증하고자 하며, 노인의 삶의 질 향상을 위한 간호중재 방안의 근거를 제공하고자 한다.

2. 연구목적

본 연구는 퇴행성 슬관절염 노인을 대상으로 8주간 이압요법을 적용하여 관절 통증, 관절 가동범위, 수면에 미치는 효과를 파악하기 위함이다. 본 연구의 구체적인 목적은 다음과 같다.

- 이압요법이 퇴행성 슬관절염 노인의 관절 통증 및 관절 가동범위에 미치는 효과를 파악한다.
- 이압요법이 퇴행성 슬관절염 노인의 수면에 미치는 효과를 파악한다.

2. 연구가설

본 연구의 가설은 다음과 같다.

- 가설 1. 이압요법을 받는 실험군은 플라세보 대조군보다 관절 통증이 완화될 것이다.
- 가설 2. 이압요법을 받는 실험군은 플라세보 대조군보다 관절 가동범위가 향상 될 것이다.
- 가설 3. 이압요법을 받는 실험군은 플라세보 대조군보다 수면의 질 및 수면 단계 별 시간이 향상 될 것이다.

연구방법

1. 연구설계

본 연구는 이압요법이 퇴행성 슬관절염 노인의 관절 통증, 관절 가동범위, 수면에 미치는 효과를 알아보기 위해 단일맹검, 무작위 배정, 대조군 비교설계를 이용한 실험연구이다.

2. 연구대상

본 연구에서는 이압요법을 실험군과 플라세보 대조군에 각각 적용하여 이압요법이 관절 통증 및 관절 가동범위, 수면에 미치는 효과를 비교하고자 하였다. 표본 수 산출을 위해 G*Power 3.1.9.2 프로그램을 사용하였고, He 등[18]의 연구를 바탕으로 하여, 유의수준(α) .05, 검정력(power) .80, 효과크기 .8, 양측 검정으로 계산하여 실험군 26명, 플라세보 대조군 26명이 산출되었다. 대상자가 65세 이상 노인이며 중재기간 8주를 고려하여 예상 탈락률 20%로 실험군 31명, 대조군 31명을 선정하여 총 62명을 모집하였다.

0세 노인으로 퇴행성
한 자; 3) 이압요법 경
PSQI 5점 초과) 이며,
있는 자; 2) 반창고 알
한 보완대체 요법을
자; 5) 퇴행성 슬관절
다. 대상자 모집 방법

에 협조한 기관 6곳에
하여 대상자를 모집하
충족하며, 본인 스스
동의서에 대한 설명을
들은 뒤 연구참여에 스스로 동의한 자로 하였다. 모집된 6곳의 기관을 각각 실험군과 플라세보 대조군으로 엑셀 프로그램의 난수 생성을 이용하여 각 군에 무작위로 배정하였으며, 각 기관별 모집 인원을 11명으로 제한하였다. 초기 모집 된 대상자는 실험군 31명, 플라세보 대조군 31명이었으며 대상자에게 연구의 목적 및 방법에 대해 설명하고, 눈가림 방법을 이용하여 실험군인지 플라세보 대조군인지 알 수 없도록 하였다. 연구 진행 도중 개인 사정으로 실험군에서 3명, 플라세보 대조군에서 3명이 탈락하여, 최종 56명의 자료를 결과 분석에 사용하였다. 외생변수의 통제를 위해 대상자에게 연구에 참여하는 도중에 의료기관에 방문하여 퇴행성 슬관절염 치료를 위한 약, 물리치료, 한방치료, 시술 등을 받는 경우 연구자에게 알리도록 하였으며, 다른 치료를 받는 경우 연구에서 탈락하게 됨을 설명하였다. 대상자가 노인임을 감안하여 매주 관절 통증 측정 시 추가로 받는 치료가 있는지 직접 질문하여 확인하였다.

1. G*Power 3.1.9.2 프로그램을 이용하여 표본크기를 산출할 때 효과크기, 유의수준, 검정력, 통계기법 등이 필요함
 1) 유의수준은 우연에 의해 결과가 일어날 확률을 의미하며 .05(5%)는 결과가 우연적 요인에 의해 일어날 확률이 100번 중 5번있고 우연에 의해 일어나지 않고 모집단을 정확하게 반영할 확률이 0.95(95%)임
 2) 검정력은 귀무가설이 사실이 아닐 때 귀무가설을 기각하는 올바른 결정을 선택할 확률이 검정력(1−β)이며 연구에서 .80(80%)임
 3) 효과크기는 연구하려는 현상이 모집단에 실제 존재하는 크기로 연구에서 0.8임
 4) 탈락률을 20% 고려하여 표본수에 추가함
 5) 통계기법은 repeated-measures ANOVA 혹은 t-test를 이용함

3. 연구도구

1) 관절 통증

(1) 시각적 사상척도(VAS)

시각적 사상척도는 10 cm로 되어있는 수평선 자로, 0~10점으로 표기되어 있다[19]. 대상자에게 0점은 통증이 하나도 없는 것, 10점은 매우 아픈 것으로 가정하여 자신의 통증 정도를 수평선 자 위에 표시하도록 하였다.

(2) 압통 역치(PPTs)

압통 역치 측정은 algometer (120304, Baseline Dolorimeter, USA)를 이용하였다. 측정자는 무릎 통증 유발점(관절 내측)과 algometer가 수직이 되도록 하여 압력을 가하고 대상자가 처음 통증을 느끼는 순간의 값을 측정하게 된다. 측정값이 높을수록 역치가 높음을 의미한다[20].

(3) 관절 통증, 뻣뻣함, 신체적 기능

관절 통증, 뻣뻣함, 신체적 기능은 Bellamy 등[21]에 의해 개발된 WOMAC Index를 한국인에 맞게 수정 · 보완한 한국형 버전 K-WOMAC [22]을 사용하였다. WOMAC은 통증 5문항, 뻣뻣함 2문항, 일상활동수행의 어려움 17문항으로 구성 되어있다. 점수는 5점 척도로 각 문항에 0~4점을 부여하며, 점수가 높을수록 통증과 뻣뻣함이 심하고, 일상활동 수행이 어려움을 의미한다. 개발 당시 신뢰도 Cronbach's α 는 .89~.96이며[21], 본 연구에서는 .93이었다.

1. 여러문항으로 이루어진 도구의 내적 일관성 또는 동질성을 추정하는 신뢰도 계수로, 클수록 내적 일관성이 높음

2) 관절 가동범위

관절 가동범위는 digital gonior

ruler, OKPOW, China)를 이용하여 측정하였다. 관절각은 바로 누워있는 자세에서 측정하였으며, 무릎을 구부리기 전 신전 가동범위를 측정하고, 똑바로 누운 상태에서 대퇴를 바닥으로부터 90도로 유지 후 무릎을 굽히게 하여 굴곡 가동범위를 측정하였다. 연령을 기준으로 60세 이상 노인의 평균 무릎 굴곡 가동범위는 131도이다[23].

3) **수면**

(1) 수면의 질

수면의 질은 Buysse 등[24]에 의해 개발된 Pittsburgh Sleep Quality Index (PSQI)를 원저자에게 직접 도구 사용 허락을 받고, 한국어 버전을 제공받았다. PSQI의 범위는 0~21점이며, 총점이 높을수록 수면의 질이 낮고, 5점 초과 시 수면 장애가 있음을 의미한다. 개발 당시 신뢰도는 Cronbach's α는 .83이며[24], 본 연구에서는 .70이었다.

(2) 수면 단계별 시간

수면의 객관적 특성을 확인하기 위해 손목형 수면측정기(Fitbit alta HR, Fitbit, China)를 사용하였다. 손목형 수면측정기는 실시간 심박수 모니터링, 고성능 동작 감지기와 알고리즘을 사용하여 '수면 단계' 분석 기능이 가능하다. 손목형 수면측정기를 착용하고 평소 수면 습관대로 수면하도록 하였으며, 총 수면 시간, 수면 중 각성, Rapid Eye Movement (REM) 수면, 얕은 수면, 깊은 수면 단계의 수면 시간을 측정하였다[25].

4. 자료수집 및 연구진행

1) **연구자의 준비**

자료수집은 2018년 6월 25일부터 9월 16일까지 시행되었다. 연구에 앞서 연구자는 한중자연치유능력협회에서 실시하는 이압요법 전문교육과정을 수료하였으며, 이 과정을 통해 이압요법의 원리, 반응구역(점), 시술 방법, 효과를 확인하였다. 관절 통증 및 수면 장애 중재를 위한 이압요법 관련 국내외 문헌을 고찰하고, 전문가 1인으로부터 시술의 정확성을 확인 받았다

1. 두 집단간 동질성 검정은 프로그램 중재 전 자료로 실시
 1) 종속변수가 명목척도인 경우 χ^2 test나 Fisher's extract test(N이 30이하)는 표본이 작거나 빈도가 낮은 셀이 있을 경우에 적용
 2) 종속변수가 등간 또는 비율척도인 경우 t-test로 차이 비교

2)

VAS, WOMAC, PSQI)와 algometer, digital goniometer, 손목형 수면측정기를 이용하여 관절 통증, 관절 가동범위, 수면 상태를 측정하였다. VAS, 압통 역치, 관절 가동범위는 매주 이압요법 적용 후 측정하였으며, WOMAC, PSQI, 수면 단계별 시간은 중재 전과 중재 종료 후 2회 측정하였다.

3) **실험처치**

실험군 및 플라세보 대조군에 적용할 귀 반응구역(점)은 Oleson [13]과 Lee 등[14]을 바탕으로 퇴행성 관절염 및 통증, 수면에 효과가 있는 5곳을 선정하였다. 이압요법은 대상자의 무릎 통증이 더 심한 다리와 동측 귀(한쪽)에 적용하며, 한 번 부착 시 5일간 유지하고, 2일간 휴식 기간을 가지는 것을 1회로 간주하여 총 8주간 8회 적용하였다. 8회간 부착은 연구자가 직접 시행하였으며 이압스티커는 3M 플라스터에 왕불류행씨앗이 부착된 제품을 사용하였다. 이압스티커 부착 시 연구자가 대상자와 함께 손으로 이압스티커가 부착된 부위를 확인하고, 누르도록 하여 위치와 강도를 설명하였다. 대상자에게 이압스티커 부착을 유지하는 5일간 매일 하루에 3회, 수면 전 1~2분간 이압스티커 부착 부위를 누르도록 하였다. 실험군은 관절 통증과 수면에 효과가 있는 5곳(신문, 무릎, 간, 심, 뒷머리), 플라세보 대조군은 관절 통증 및 수면과 관련이 없는 이륜 부위 5곳에 이압스티커를 부착하였다. 실험군에 적용한 귀 반응구역(점) 중 신문(shenmen)은 불면과 불안, 각종 통증 등에 적용되는 부위이다. 무릎(knee)은 관절염 환자의 통증 중재를 위해 적용하였으며, 간(liver)은 만성피로, 관절통에 등에 적용되는 부위이다. 심(heart)은 불면, 다몽, 심장질환에, 뒷머리(occiput)는 불면, 다몽, 신경쇠약에 적용되어 실험군 중재를 위해 적용하였다. 플라세보 대조군에 적용한 이륜 부위는 내부 귀 영역과는 명확히 멀리 떨어져 있는 부위로 무릎관절통 및 수면과 관련은 없지만 부종에 효과가 있는 부위이다[13]. 실험군과 플라세보 대조군의 이압처치는 부위만 달리하고 적용 기간 및 방법은 동일하게 진행하였다(

유의수준은 우연에 의해 결과가 일어날 확률을 의미하며 .05(5%)는 결과가 우연적 요인에 의해 일어날 확률이 100번 중 5번있고 우연에 의해 일어나지 않고 모집단을 정확하게 반영할 확률이 0.95(95%)임

5. 자료분석

수집된 자료는 SPSS/WIN 23.0 프로그램을 이용하여 분석하였으며, 통계적 유의성은 $p<.05$로 설정하였다. 연구대상자 일반적 특성 및 질병 관련 특성은 실수와 백분율 및 평균과 준편차로 분석하였으며, 두 그룹 간 동질성 검정은 x^2 test, sher's exact test 및 t-test로 분석하였다. 실험군과 플라세 대조군의 시간 경과에 따른 종속변수의 변화를 파악하기 위해 repeated-measures ANOVA 및 t-test를 이용하여 분석하였다.

두 군에 각각 프로그램 중재 후 실험군과 대조군에 몇차례의 중재효과를 측정하기 위해 repeated-measure ANOVA를 실시함

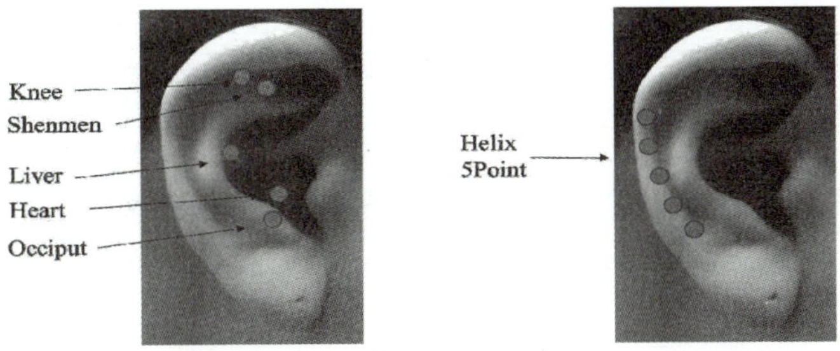

Figure 1-A   Figure 1-B

Figure 1. Auricular acupressure point for experimental group (1-A), and placebo control group (1-B).

6. 윤리적 고려

연구 진행에 앞서 이화여자대학교 연구윤리위원회의 승인(IRB No.: 159-7)을 받았으며, 스스로 이해가 가능하고 의사소통 능력에 문제가 없는 대상자에게 동의서를 직접 구득하였다. 대상자에게 연구 도중 언제든 철회가 가능하며, 수집된 모든 자료는 연구목적으로만 사용되고, 모든 연구자료는 비밀 잠금 장치가 있는 곳에 보관되며, 연구 종료 후 3년관 보관하고 폐기됨을 설명하였다. 연구에 참여하는 모든 대상자는 자신이 어느 군에 속하는지 모르도록 하였으며, 연구 종료 후 속한 군을 공개하였다. 플라세보 대조군에 속한 대상자에게는 연구 종료 후 원하는 대상자에 한 해 1회 실험군에 적용한 이압요법을 적용하였다.

연구결과

1. 연구집단 간의 동질성 검증

실험군과 플라세보 대조군의 평균 연령은 각각 79.21±5.40, 78.35±5.55세였으며, 관절염을 진단받은 기간은 실험군 5.39±5.76년, 플라세보 대조군 5.58±5.33년이었다. 관절염 약물을 [illegible]

> 1. 표본의 종속변수의 정규성과 등분산성을 검정하기 위해(2000개 이하) Shapiro–Wilk normality test를 적용($p<.05$)
> 1) 귀무가설: 표본의 모집단이 정규분포를 따른다
> 2) 대립가설: 표본의 모집단이 정규분포를 따르지 않는다
> 2. 연구에서는 구체적으로 언급되지는 않았으나, $p>.05$ 경우 대립가설을 기각하고 귀무가설(정규분포를 따름)을 채택함

이 확보되었음을 확인할 수 있었다.

종속변수에 대한 그룹 간의 사전 동질성 검증에 앞서 Shapiro-Wilk normality test로 대상자의 종속변수에 대해 정규성을 검증하였고, 모든 종속변수는 $p>.05$로 정규분포를 만족하였다. 중재 전 실험군의 VAS는 6.14±2.01, 플라세보 대조군의 점수는 5.71±2.35점이었다. 관절 가동범위 중 굴곡 가동범위는 실험군 125.78±12.00도, 플라세보 대조군 124.93±11.35도로 60세 이상 노인의 평균 굴곡 가동범위와 유사하였다[22]. 총 수면시간은 실험군 333.11±80.37분, 플라세보 대조군 332.86±85.96분으로 약 5~6시간 정도였으며, 그중 깊은 수면은 실험군 43.93±21.62분, 대조군 46.89±28.68분으로 총 수면시간의 약 15% 정도였다. 중재 전 측정한 실험군과 플라세보 대조군의 관절 통증(VAS, 압통 역치, WOMAC), 관절 가동 범위, 수면(PSQI, 수면 단계별 시간)의 동질성 검증을 시행한 결과, 모든 항목에서 두 그룹 간 유의한 차이가 없는 것으로 나타나 두 그룹 간의 결과 변수에 대해 동질성이 확보되었다(Table 1).

2. 가설검증

1) 가설 1

'이압요법을 받는 실험군은 플라세보 대조군보다 관절 통증이 완화될 것이다.'

본 연구에서 퇴행성 관절염 환자의 관절 통증은 VAS, 압통 역치, WOMAC을 이용하여 분석하였다. 실험군의 VAS 점수는 중재 전 6.14±2.01, 중재 4주 후 4.96±1.26, 중재 8주 후 3.71±1.58, 플라세보 대조군의 VAS 점수는 중재 전 5.71±2.35, 중재 4주 후 6.11±1.57, 중재 8주 후 5.11±2.04로 두 그룹 간 유의한 차이가 있었으며($F=9.72$, $p=.003$), 시간이 지남에 따라 유의하게 감소하였다($F=4.44$, $p<.001$). 특히, 중재 4주 이후부터는 플라세보 대조군에 비하여 실험군에서 지속적으로 유의하게 통증이 감소되었다(Table 2). 반면, algometer로 측정한 실험군의 압통 역치는 중재 전 4.80±1.51, 4주 후 4.68±1.01, 8주 후 4.59±1.00, 플라세보 대조군의 압통 역치는 중재 전 4.95±1.20, 중재 4주 후 4.69±1.08, 중재 8주 후 4.99±1.35로

Table 1. Homogeneity Test of General Characteristics and Variables between the Two Groups (*N*=56)

Characteristics	Categories	Exp. (n=28)	Cont. (n=28)	x^2 or t	*p*
		n (%) or M±SD	n (%) or M±SD		
Age (year)		79.21±5.40	78.35±5.55	347.00	.459†
Gender	Male Female	0 (0.0) 28 (100.0)	2 (7.1) 28 (92.9)		.491‡
Height (cm)		151.57±5.64	153.11±5.72	472.50	.183†
Body weight (kg)		55.21±7.87	56.29±8.86	-0.48	.634
Time since diagnosis (year)		5.39±5.76	5.58±5.33	405.00	.829†
Pain killer medication	Yes No	6 (21.4) 22 (78.6)	9 (32.1) 19 (67.9)	0.82	.356
Coffee intake	No Once a day Twice a day ≥Three times a day	6 (21.4) 13 (46.4) 8 (28.6) 1 (3.6)	6 (21.4) 8 (28.6) 7 (25.0) 7 (25.0)	5.76	.124
VAS		6.14±2.01	5.71±2.35	0.73	.467
Pressure pain thresholds (kg/cm^2)		4.80±1.50	4.95±1.20	-0.42	.676
WOMAC		43.39±15.84	49.39±11.96	-1.60	.116
Knee Flexion		125.78±12.00	124.93±11.35	0.27	.787
Knee Extension		12.81±7.23	14.69±5.98	-1.06	.295
PSQI		10.00±2.39	10.14±2.29	-0.23	.820
Duration of sleep	Total Awake REM sleep Light sleep Deep sleep	333.11±80.37 62.96±24.59 66.61±34.03 221.82±56.11 43.93±21.62	332.86±85.96 57.29±15.65 63.54±37.84 222.36±69.47 46.89±28.68	0.01 1.03 0.32 -0.03 -0.44	.991 .308 .751 .975 .664

† Fisher's exact; ‡ Mann-Whitney's U test; Exp=experimental group; Cont.=placebo Control group; VAS=Visual Analog Scale; WOMAC=West[illegible]aster University Osteoarthritis; PSQI=Pittsburgh Sleep Quality Index; REM=Rapid Eye Movement.

두 그룹 간 유의한 차이가 없었으며, 시간이 지남에 따라서도 유의한 변화는 없는 것으로 나타났다(Table 2, Figure 2).

한편, 이압요법 중재 전과 중재 종료 후 측정한 WOMAC은 두 그룹 간 유의한 차이가 있는 것으로 나타났다. 중재 전 실험군의 WOMAC은 43.39±15.84, 플라세보 대조군은 49.39±11.96으로 유의한 차이가 없었으나, 중재 후 실험군은 30.36±17.06, 플라세보 대조군은 46.68±12.16로 실험군 내에서 유의하게 감소(p<.001)하였을 뿐만 아니라, 두 군 간에도 유의한 차이가 있는 것으로 나타났다(p=.007). 따라서 가설 1은 부분적으로 지지되었다(Table 3).

2) 가설 2

'이압요법을 받는 실험군은 플라세보 대조군보다 관절 가동범위가 향상 될 것이다.'

실험군과 플라세보 대조군의 관절 가동범위는 사전 1회, 이압 중재 후 8회로 총 9번 digital goniometer를 이용하여 측정하였다. 실험군의 굴곡 가동범위는 중재 전 125.78±12.01, 중재 4주 후 133.11±12.51, 중재 8주 후 139.95±10.72로 향상되었으나 플라세보 대조군의 굴곡 가동범위는 중재 전 124.93±11.35, 중재 4주 후 125.60±10.02, 중재 8주 후 127.97±6.97로 두 그룹 간 유의한 차이가 있는 것으로 나타났다(F=8.71, p=.005). 또한 시간이 경과함에 따라 굴곡 가동범위가 향상되었다(F=3.76, p=.002). 신전 가동범위 역시 비슷한 결과를 나타내었는데, 실험군의 신전 가동범위는 중재 전 12.81±7.23, 중재 4주 후 8.29±3.91, 중재 8주 후 4.18±3.41로 향상된 반면 플라세보 대조군의 신전가동범위는 중재 전 14.69±5.98, 중재 4주 후 13.61±5.92, 중재 8주 후 11.36±6.73으로 측정되었다. 신전 가동범위 역시 두 그룹 간 유의한 차이가 있었으며(F=23.46, p<.001), 시간이 지남에 따라 유의하게 향상함을 알 수 있었다(F=7.41, p<.001). 따라서 가설 2는 지지되었다(Table 2, Figure 2).

Table 2. Difference of Joint Pain and Range of motions between the Two Groups for 8 Weeks (*N*=56)

Day	VAS Exp. (n=28)	VAS Cont. (n=28)	t	*p*	Pressure pain thresholds (kg/cm²) Exp. (n=28)	Cont. (n=28)	t	*p*	Knee Flexion Exp. (n=28) M±SD	Cont. (n=28) M±SD	t	*p*	Knee Extension Exp. (n=28) M±SD	Cont. (n=28) M±SD	t	*p*
Pre	6.[illegible]	[illegible]	[illegible]	[illegible]	[illegible]	[illegible]	[illegible]	[illegible]	[illegible]±12.01	124.93±11.35	0.27	.787	12.81±7.23	14.69±5.98	-1.06	.295
1	5.[illegible]	[illegible]	[illegible]	[illegible]	[illegible]	[illegible]	[illegible]	[illegible]	[illegible]±14.05	124.07±11.76	2.12	.038	10.58±6.45	15.12±6.62	-2.60	.012
2	[illegible]	[illegible]	[illegible]	[illegible]	[illegible]	[illegible]	[illegible]	[illegible]	[illegible]±13.96	127.78±10.27	0.73	.469	10.09±5.93	15.64±18.76	-1.49	.141
3	5.21±1.47	5.60±1.75	-0.90	.373	4.65±1.02	4.43±1.18	0.75	.457	132.44±12.44	126.98±7.50	1.99	.053	8.70±4.78	15.24±7.20	-4.01	<.001
4	4.96±1.26	6.11±1.57	-3.00	.004	4.68±1.01	4.69±1.08	-0.05	.960	133.11±12.15	125.60±10.02	2.52	.015	8.29±3.91	13.61±5.92	-3.96	<.001
5	4.57±1.42	5.64±2.06	-2.26	.028	4.70±0.96	4.74±1.30	-0.13	.898	134.18±13.23	126.28±9.44	2.57	.013	7.79±4.32	13.95±7.16	-3.90	<.001
6	4.57±1.67	6.00±1.76	-3.12	.003	4.56±1.06	4.24±1.24	1.07	.291	135.84±13.31	127.81±8.17	2.72	.009	5.73±5.31	14.00±7.91	-4.59	<.001
7	4.50±1.50	5.82±1.98	-2.81	.007	4.73±1.07	4.31±1.33	1.30	.201	138.20±12.12	128.35±7.50	3.66	.001	5.72±4.09	12.63±7.35	-4.35	<.001
8	3.71±1.58	5.11±[illegible]04	-2.85	.006	4.59±1.00	4.99±1.35	-1.27	.208	139.95±10.72	127.97±6.97	4.95	<.001	4.18±3.41	11.36±6.73	-5.04	<.001
	F	*p*			F	*p*			F	*p*			F	*p*		
Group	9.72	.003			0.00	.999			8.71	.005			23.46	<.001		
Time	4.44	<.001			1.67	.103			3.76	.002			7.41	<.001		
Group*Time	1.91	.080			1.24	.275			2.04	.062			1.52	.175		

Exp.=experimental group, Con.=placebo control group; VAS=Visual Analog Scale.

1. 실험군과 대조군의 차이검정을 t-test로 실시하고 중재 전, 중재 후 4주, 중재후 8주의 평균 값을 repeated measure ANOVA로 차이를 검정함

1. repeated measure ANOVA 결과
1) 중재 전, 중재 후 4주, 중재 후 8주의 VAS 수치가 유의한 차이가 있었고(F=9.72, p<.01), 시간이 지남에에 따라 유의한 차이가 있었음(F=4.44, p<.001)
2) 중재 전, 중재 후 4주, 중재 후 8주의 압통역치는 차이가 없었고(F=0.00, p=.999), 시간이 지남에 따라 유의한 차이가 없었음(F=1.67, p=.103)
3) 중재 전, 중재 후 4주, 중재 후 8주의 무릎관절 신전각도에 유의한 차이가 있었고 (F=8.71, p<.01), 시간이 지남에 따라 유의하게 차이가 있었음(F=3.76, p<.01)
4) 중재 전, 중재 후 4주, 중재 후 8주의 무릎관절 굴곡각도에 유의한 차이가 있었고 (F=23.46, p<.001), 시간이 지남에 따라 유의하게 차이가 있었음(F=7.41, p<.001)

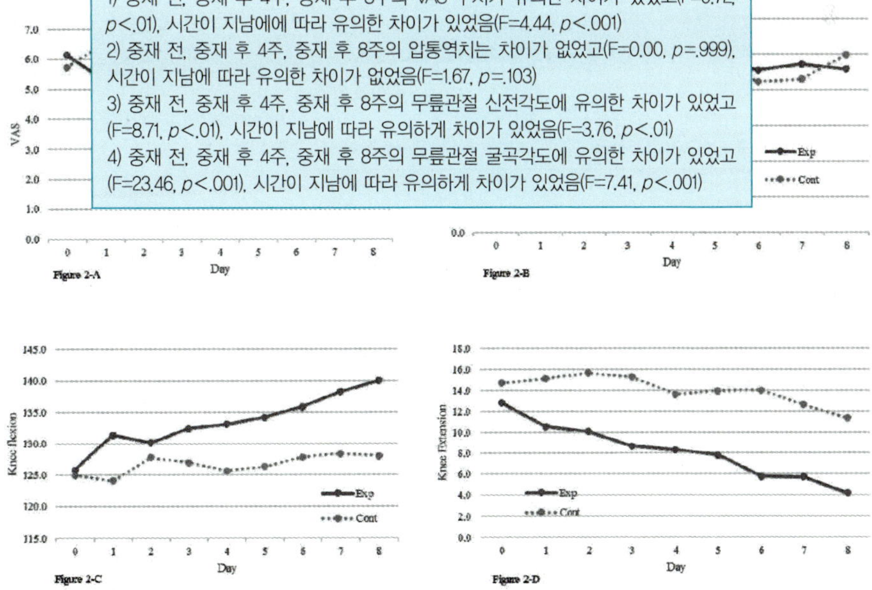

Exp.=experimental group, Cont.=placebo control group.

Figure 2. Changes in variables (2-A: Visual Analog Scale, 2-B: Pressure Pain Thresholds, 2-C: Knee Flexion, 2-D: Knee Extension) over time.

3) 가설 3

'이압요법을 받는 실험군은 플라세보 대조군보다 수면의 질 및 수면 단계 별 시간이 향상 될 것이다.'

PSQI로 대상자의 수면의 질을 측정한 결과, 실험군은 중재 전 10.00±2.39에서 중재 후 8.14±3.39로 향상되었으나(p=.009) 플라세보 대조군에서는 중재 전 10.14±2.29, 중재 후 10.50±3.05로 유의한 차이가 없는 것으로 나타났다. 이는 두 그룹 간 유의한 차이가 있는 것으로 나타났다(p=.015)(Table 3). 이압요법 중재 전, 중재 종료 후 손목형 수면측정기를 이용하여 수면 단계별 시간을 측정한 결과 총 수면시간, 깬 시간, REM 수면, 얕은 수면, 깊은 수면의 시간 차이는 그룹 내, 그룹 간 모두 유의한 차이가 없는 것으로 나타났다. 따라서 가설 3은 부분적으로 지지되었다(Table 3).

논 의

본 연구에서는 퇴행성 슬관절염을 진단받은 뒤 수술 혹은 시술 경험이 없는 65세 이상 노인을 대상으로 이압요법을 적용하여 관절 통증, 관절 가동범위, 수면에 미치는 효과를 알아보고자 하였다. 그 결과 관절 통증은 감소하였고 관절 가동범위와 수면의 질은 향상하였으나, 압통 역치와 수면 단계 별 시간에서는 유의한 차이가 없었다. 본 연구의 결과를 바탕으로 다음과 같이 논의하고자 한다.

이압요법을 8주간 적용한 결과, 퇴행성 슬관절염 대상자의 무릎 통증이 시간이 지남에 따라 실험군에서 유의하게 감소하였다. 매주 이압요법을 적용하고 통증을 측정한 연구가 없어 직접적인 결과 비교는 어려웠으나, 본 연구의 결과는 Suen 등[16] 의 연구에서 6주간 이압요법(신문, 무릎, 간, 비장, 신장, 피질하) 적용 후 통증 완화에 효과가 있었던 것과 유사하였다. 그러나 무릎 수술 직후 대상자에게 이압요법을 적용한 연구에서는 진통제 요구량이 실험군에서 유의하게 낮았던 반면 호소하는 통증 점수는 유의한 차이가 없는 것으로 나타났다[18,26,27]. 이러한 결과는 선행연구에서는 수술 직전 혹은 직후 이압요법을 시작하여 입원 기간 내(1주일 이내)에만 중재를 적용하고, 이압요법과 동시에 진통제 투약을 가능하게 하여 외부요인을 제한하지 못했기 때문으로 생각된다. 반면, 본 연구에서는 8주 동안 반복적으로 이압요법을 적용하고 진통제나 물리치료, 시술 등 슬관절염 치료를 위한 외부 요인을 제한하고 대조군에도 플라세보 이압요법을 적용했음에도 통증 감소에 효과가 있는 것으로 나타났으며, 관절 통증 감소를 위해 6군데에 이압요법을 적용한 선행연구[16]에 비해 3군데에 이압요법을 적용했음에도 관절 통증 감소의 결과를 확인하여 이압요법의 효과를 파악하는데 중요한 근거로 생각된다.

퇴행성 슬관절염 환자에서 압통은 관절이 마모된 부위에서 느껴지는데, [illegible] 호전된 반면 [illegible]

1. WOMAC, PSQI, Duration of sleep의 중재 전과 중재 후의 차이 검정으로 대응표본 t 검정의 확장으로 repeated measures ANOVA를 이용함
2. 드물게 집단의 중재 전과 후 점수의 평균차이를 제시함

Table 3. Difference of the WOMAC, Sleep-Quality, Duration of Sleep between [illegible]

Variable	Group	Pretest	Posttest	Within group		Mean difference	Between groups	
		M±SD	M±SD	t	p	M±SD	t	p
WOMAC	[illegible]	[illegible]	[illegible]	-4.34	<.001	-13.04±15.90	-2.81	.007
	[illegible]	[illegible]	[illegible]	[illegible]	.212	-2.71±11.24		
PSQI	[illegible]	[illegible]	[illegible]	-2.81	.009	-1.86±3.49	-2.51	.015
	[illegible]	[illegible]	[illegible]	[illegible]	.548	0.36±3.11		
Duration of sleep (total)	Exp. (n=28)	[illegible]	[illegible]	0.03	.973	0.89±140.19	-0.38	.705
	Cont. (n=28)	332.86±85.96	346.96±86.21	0.63	.536	14.11±119.20		
Awake	Exp. (n=28)	62.96±24.59	56.46±22.30	[illegible]	[illegible]	[illegible]	[illegible]	[illegible]
	Cont. (n=28)	57.29±15.65	62.61±22.51	[illegible]	[illegible]	[illegible]		
REM sleep	Exp. (n=28)	66.61±34.03	62.00±27.98	[illegible]	[illegible]	[illegible]	[illegible]	[illegible]
	Cont. (n=28)	63.54±37.84	63.96±23.90	[illegible]	[illegible]	[illegible]		
Light sleep	Exp. (n=28)	221.82±56.11	223.71±76.19	0.12	.903	1.89±81.81	-0.74	.461
	Cont. (n=28)	222.36±69.47	240.64±66.64	1.16	.257	18.29±83.52		
Deep sleep	Exp. (n=28)	43.93±56.11	41.64±24.04	-0.39	.702	-2.29±31.26	0.24	.808
	Cont. (n=28)	46.89±28.68	42.36±20.71	-0.64	.527	-4.54±37.45		

Exp.=experimental group, Cont.=placebo control group; WOMAC=Western Ontario and Master University Osteoarthritis; PSQI=Pittsburgh Sleep Quality Index; REM=rapid eye movement.

대상자의 수면의 질(PSQI)을 측정한 결과, 실험군은 중재 전보다 중재 후에 향상되었으나(p=.009) 플라세보 대조군에서는 중재 전과 중재 후에 유의한 차이가 없는 것으로 나타남. 두 그룹 간에는 유의한 차이가 있었음(p=.015, p<.05)

대상자의 수면기간을 측정한 결과, 실험군과 대조군은 중재 전과 후를 비교했을때 유의한 차이가 없었으며 두 그룹 간에도 유의한 차이가 있었음(p=.705).

이는 퇴행성 슬관절염의 경우 압통 역치 측정을 위해 다양한 지점의 압통을 측정할 수 있는데[20], 본 연구는 지역사회를 기반으로 수행되어 모든 대상자에게 슬관절 내측 동일한 지점에서 압통 역치를 측정하여 대상자가 주관적으로 호소하는 통증과 다른 결과를 보인 것으로 생각된다. 본 연구는 선행연구들과는 달리 본 연구에서는 중재 후 대상자의 통증에 대해 객관적 도구와 주관적 측정도구를 이용해 통증을 반영하는 다양한 자료를 수집하고 비교하였다는데 의의가 있다.

한편, 본 연구에서는 매주 측정한 굴곡 및 신전 가동범위는 실험군에서 플라세보 대조군에 비해 지속적으로 향상된 것으로 나타났다. 퇴행성 슬관절염 환자의 무릎 관절 가동 범위는 부종 및 삼출액 생성, 관절 연골 소실로 내반 변형이 초래되어 관절 가동 범위가 제한된다[2]. Suen 등[16]의 연구에서는 관절 가동범위를 중재 전과 6주간의 이압요법 중재 후에만 측정하여 어느 시점에서부터 관절 가동범위가 향상되었는지 확인은 어려웠으나, 굴곡 가동범위가 유의하게 향상되어 본 연구의 결과와 유사하였다. Chang 등[26] 의 연구에서도 이압요법 중재 3일 후 대조군에 비해 실험군에서 굴곡 가동범위가 유의하게 향상되어 본 연구의 결과는 선행연구의 결과를 뒷받침 하였다. 특히, 본 연구에서는 선행연구와 달리 관절 가동 범위를 매주 측정하여, 굴곡 및 신전 가동범위가 중재 4주 후부터 중재 종료 후까지 지속적으로 향상됨을 확인하여 반복 적용의 중요성을 확인하였다. 이압요법 중재를 진행하는 동안 실제로 대상자가 기간이 경과함에 따라 움직임이 부드러워진 것 같다고 진술하였는데, 이러한 결과를 종합하여 볼 때, 이압요법은 퇴행성 슬관절염의 특징 중 관절 가동 범위 제한으로 인한 통증 및 불편감 해소에 적합하다고 생각된다.

이압요법은 다양한 대상자의 수면 장애 중재방법으로 사용되었으며 그 효과가 검증되었다[28,29]. 만성 요통 환자의 수면 개선을 위한 Yeh 등[28]의 연구에서도 4주간의 이압요법 중재 후와 1달 후 추적검사 시에도 수면의 질이 개선되었는데, 본 연구에서의 결과 역시 수면의 질이 실험군에서 플라세보 대조군보다 유의하게 향상하여 선행연구를 뒷받침 하는 결과를 보였다. 한편, Lo 등[29]의 연구에서도 PSQI는 유의하게 향상하였으나, 실제 총 수면시간은 증가한데 반해 REM, Non-Rapid Eye Movement (NREM)의 시간에는 유의한 차이가 없어 본 연구의 결과와 유사하였다. 대체요법이 수면에 미치는 효과를 분석한 메타연구[17]를 살펴보면, 다수의 연구에서 주관적 도구를 사용하여 대상자의 수면의 질, 만족도가 향상됨을 보였으나, 객관적 도구를 사용한 연구는 없었다. 대체로 노인은 수면주기의 변화로 총 수면시간 및 깊은 수면은 감소하고, 화장실에 가거나 만성 통증으로 자주 잠에서 깨 수면 효율이 낮다[30]. 대상자가 주관적으로 느끼는 수면의 질과 실제 수면 시간에는 차이가 있을 수 있으므로, 다양한 객관적 도구를 사용하여 이압요법이 수면 단계 별 시간에 미치는 연구가 추후 필요할 것으로 생각된다.

선행연구와 본 연구의 이압요법 적용 부위를 살펴보면, 전신에 작용하는 기본점으로 사용되는 신문은 모든 연구[16,18,26-29]에서 공통으로 사용되었으며, 슬관절염 통증 개선을 위해 무릎에 첩압한 점 역시 일치하였다[16,18,27]. 본 연구에서는 통증 조절을 위해 간에 추가로 이압요법을 적용하였는데, 일부 선행연구에서는 전신 기능에 작용하는 피질하에도 이압요법을 적용하였으며, 공통적으로 진통제 요구량이 유의하게 감소하였음을 알 수 있었다[16,18,26]. 또한, 수면 효과를 위해 선행연구[28,29]와 본 연구에서 심장에 공통적으로 첩압하였다. 본 연구에서는 무릎 통증 조절을 동반하기 위해 선행연구보다 적은 3개 부위(신문, 심장, 뒷머리)에만 첩압을 하였는데도 대상자가 느끼는 수면의 질은 유의하게 향상하여 수면의 질 개선에 의의가 있다고 하겠다.

결론 및 제언

본 연구는 이압요법이 퇴행성 슬관절염 노인의 관절 통증, 관절 가동범위, 수면에 미치는 효과를 확인하기 위해 시도된 단일맹검, 무작위 배정, 대조군 비교설계를 이용한 실험연구로, 컴퓨터 프로그램을 이용하여 무작위 배정을 하였으며, 호손효과 통제를 위해 대조군에도 플라세보 이압요법을 적용하였고, 슬관절염 대상자에게 미치는 효과 판별을 위해 주관적 지표와 객관적 지표를 함께 측정하였다. 본 연구의 결과 8주간 적용한 이압요법(신문, 무릎, 간, 심, 뒷머리)은 퇴행성 슬관절염 노인의 관절 통증 감소, 관절 가동범위 향상, 수면의 질 개선에 유의한 효과가 있는 것으로 확인되었다.

본 연구를 수행하는 동안 실제로 관절 이상 반응, 첩압 부위의 피부 통합성 문제는 발생하지 않았으며 이압요법은 다른 약물치료 및 중재 프로그램과 병행이 가능하므로, 이압요법을 지역사회 및 임상 현장에서 퇴행성 슬관절염 노인의 통증 조절 및 수면 개선의 중재방법으로 활용할 수 있을 것으로 기대된다. 다만, 본 연구는 일개 지역에서 시행되었으며, 8주 동안의 결과만을 가지고 결론을 도출하였으므로 본 연구의 결과를 바탕으로 다음과 같은 제언을 하고자 한다.

첫째, 퇴행성 슬관절염 대상자의 압통 역치 측정 시, 다양한 부위의 압통을 측정하여 측정 부위 별 호전 여부를 분석하는 연구를 제언한다.

둘째, 이압요법이 퇴행성 슬관절염 대상자의 관절 통증 개선과 수면에 미치는 효과에 대한 기전을 파악하기 위해 수면다원검사와 같은 복합적 결과물을 도출할 수 있는 도구를 사용한 장기간 연구를 제언한다.

REFERENCES

1. Korea Centers for Disease control & Prevention. 2016 Korea national health & nutrition examination survey (KNHANES) [Internet]. Cjungju: KCDC. 2018 [cited 2018 November 11]. Available from https://knhanes.cdc.go.kr/knhanes/sub04/sub04_03.do?classType=7
2. The Korean Orthopaedic Association. Knee Osteoarthritis [Internet]. Seoul: The Korean Orthopaedic Association. 2011 [cited 2018 November 10]. Available from: http://www.koa.or.kr/info/index_10_1.php
3. Ondrésik M, Azevedo-Maia FR, da Silva Morais A, Gertrudes AC, Dias Bacelar AH, Correia C, et al. Management of knee osteoarthritis: Current and future directions. Biotechnology and Bioengineering. 2017;114(4):717-739. https://doi.org/10.1002/bit.26182
4. Juhl C, Christensen R, Roos EM, Zhang W, Lund H. Impact of exercise type and dose on pain and disability in knee osteoarthritis: A systematic review and meta-regression analysis of randomized controlled trials. Arthritis and Rheumatology. 2014;66(3):622-636. https://doi.org/10.1002/art.38290
5. Yi YM, Park YH. Experience of exercise maintenance in older adults with osteoarthritis: Focus group interview. Journal of Muscle Joint Health. 2018;25(1):1-11. https://doi.org/10.5953/JMJH.2018.25.1.1
6. Lee S, Kim SJ. Prevalence of knee osteoarthritis, risk factors, and quality of life: The fifth Korean national health and nutrition examination survey. International Journal of Rheumatic Diseases. 2017;20(7):809-817. https://doi.org/10.1111/1756-185X.12795
7. Kuralay C, Kiyak E. Sleep quality and factors affecting patients with knee osteoarthritis. International Journal of Caring Sciences. 2018;11(2):1141-1146.
8. Pickering ME, Chapurlat R, Kocher L, Peter-Derex L. Sleep disturbances and osteoarthritis. Pain Practice. 2016;16(2):237-244. https://doi.org/10.1111/papr.12271
9. Kim JS, Park JS. A comparative study on health promotion behaviors by complementary alternative therapy utilization of elderly women with osteoarthritis. Journal of Digital Convertgence. 2018;16(2):451-459.
10. Hwang JH, Lee SO, Kim YK. Effects of thermotherapy combined with aromatherapy on pain, flexibility, sleep, and depression in elderly women with osteoarthritis. Journal of Muscle and Joint Health. 2011;18(2):192-202. https://doi.org/10.5953/JMJH.2011.18.2.192
11. Park KY, Park KS. Effects of a balance taping on pain and ROM of the knee joint in the elderly with lower limbs arthritis. Korean Journal of Adult Nursing. 2010;22(3):312-321.
12. Han SS, Kim WO, Kim YJ, Back YH, Lee MH. Effects of moxibustion and theraband exercise on physical and psychological variables of the aged with degenerative osteoarthritis. Journal of East-West Nursing Research. 2008;14(2):16-23.
13. Oleson T. Auriculotherapy manual: Chinese and western systems of ear acupuncture. 4th ed. Los Angeles: Elsevier Health Sciences; 2013. 464 p.
14. Lee JO, Kim SJ, Kim JS, Park HH. Auricular acupressure. Seoul: Baflog; 2010. 201 p.
15. You E, Kim D, Harris R, D'Alonzo K. Effects of auricular acupressure on pain management: A systematic review. Pain Management Nursing. 2019;20(1):17-24. https://doi.org/10.1016/j.pmn.2018.07.010
16. Suen LK, Yeh CH, Yeung SK. Using auriculotherapy for osteoarthritic knee among elders: A double-blinded randomised feasibility study. BMC Complementary and Alternative Medicine. 2016;16(1):257-265. https://doi.org/10.1186/s12906-016-1242-6
17. Chung BY, Park HS. Effects of non-pharmacological interventions for adults with insomnia in Korea: A meta-analysis. Journal of the Korean Academia-industrial cooperation Society. 2017;18(1):95-106. https://doi.org/10.5762/KAIS.2017.18.1.95
18. He BJ, Tong PJ, Li J, Jing HT, Yao XM. Auricular acupressure for analgesia in perioperative period of total knee arthroplasty. Pain Medicine. 2013;14(10):1608-1613. https://doi.org/10.1111/pme.12197
19. Hawker GA, Mian S, Kendzerska T, French M. Measures of adult pain: Visual Analog Scale for Pain (VAS Pain), Numeric Rating Scale for Pain (NRS Pain), McGill Pain Questionnaire (MPQ), Short-Form McGill Pain Questionnaire (SF-MPQ), Chronic Pain Grade Scale (CPGS), Short Form-36 Bodily Pain Scale (SF-36 BPS), and Measure of Intermittent and Constant Osteoarthritis Pain (ICOAP). Arthritis Care and Research. 2011;63(S11):S240-S252. https://doi.org/10.1002/acr.20543
20. Arendt-Nielsen L, Nie H, Laursen MB, Laursen BS, Madeleine P, Simonsen OH, et al. Sensitization in patients with painful knee osteoarthritis. Pain. 2010;149(3):573-581. https://doi.org/10.1016/j.pain.2010.04.003
21. Bellamy N, Buchanan WW, Goldsmith CH, Campbell J, Stitt LW. Validation study of WOMAC: A health status instrument for measuring clinically important patient relevant outcomes to antirheumatic drug therapy in patients with osteoarthritis

of the hip or knee. The Journal of Rheumatology. 1988;15(12): 1833-1840.

22. Bae SC, Lee HS, Yun HR, Kim TH, Yoo DH, Kim SY. Cross-cultural adaptation and validation of Korean western ontario and mcmaster universities (WOMAC) and lequesne osteoarthritis indices for clinical research. Osteoarthritis Cartilage. 2011;9: 746-750. https://doi.org/10.1053/joca.2001.0471
23. Norkin CC, White DJ. Measurement of Joint Motion: a guide to goniometry. 4th ed. Philadelphia: F.A. Davis Company; 2009. 448 p.
24. Buysse DJ, Reynolds CF, Monk TH, Berman SR, Kupfer DJ. The pittsburgh sleep quality index: A new instrument for psychiatric practice and research. Psychiatry Research. 1989;28(2): 193-213. https://doi.org/10.1016/0165-1781%2889%2990047-4
25. Schneider J, Schroth M, Ottenbacher J, Stork W. A novel wearable sensor device for continuous monitoring of cardiac activity during sleep. 2018 IEEE Sensors Applications Symposium (SAS); 2018 March 12-14; Seoul, South Korea. Institute of Electrical and Electronics Engineers: IEEE Xplore Digital Library; 2018. 416 p. https://doi.org/10.1109/SAS.2018.8336725
26. Chang LH, Hsu CH, Jong GP, Ho S, Tsay SL, Lin KC. Auricular acupressure for managing postoperative pain and knee motion in patients with total knee replacement: A randomized sham control study. Evidence-Based Complementary and Alternative Medicine. 2012; Article ID 528452. https://doi.org/10.1155/2012/528452
27. Usichenko TI, Kuchling S, Witstruck T, Pavlovic D, Zach M, Hofer A, et al. Auricular acupuncture for pain relief after ambulatory knee surgery: A randomized trial. Canadian Medical Association Journal. 2007;176(2):179-183. https://doi.org/10.1503/cmaj.060875
28. Yeh CH, Suen LKP, Shen J, Chien LC, Liang Z, Glick RM, et al. Changes in sleep with auricular point acupressure for chronic low back pain. Behavioral Sleep Medicine. 2016;14(3):279-294. https://doi.org/10.1080/15402002.2014.981820
29. Lo C, Liao WC, Liaw JJ, Hang LW, Lin JG. The stimulation effect of auricular magnetic press pellets on older female adults with sleep disturbance undergoing polysomnographic evaluation. Evidence-Based Complementary and Alternative Medicine. 2013; Article ID 530438. https://doi.org/10.1155/2013/530438
30. Rosa EF, Rustiaty N. Affective disorders in the elderly: the risk of sleep disorders. International Journal of Public Health Science. 2018;7(1):33-38.

참고문헌

공병혜, 박순애(2009). 질적 연구 인터뷰에 대한 철학적 배경. 질적 연구. 10(2), 77-95.

교육평가 용어 사전(2004). 학지사.

구영모, 권복규, 황상익(2000). 벨몬트 보고서. 생명윤리. 1(1), 15-21.

권명순, 진주혜(2019). 자기결정성 이론에 근거한 스마트폰 과의존 대학생의 내적 동기화를 위한 기본 심리 욕구 탐색. 정신간호학회지. 28(1), 26-36.

김경원, 김선희, 김영희, 김현경, 박혜숙, 이선희, 정금희. (2019). 간호사의 문화간호역량 측정도구의 개발. 지역사회간호학회지, 30(3), 281-294.

김문실(2012). 알기쉬운 간호연구방법론. 정담미디어.

김성재, 오상은, 은영, 손행미, 이명선(2007). 질적 연구로서의 포커스 그룹. 군자출판사.

김유미, 강수찬, 권기남, 서유진, 성승훈, 손정림, 신유라 등. (2018). 간호대학생의 전공만족도, 진로결정 자기효능감과 진로성숙도에 관한 상관성 연구. 한국임상보건과학회지, 6(1), 1434 ~ 1442.

김정희, 최은주, 김명숙, 유미, 전진화, 김연희. (2019). 간호사의 야간전담 및 유연근무제도 정착을 위한 실태 조사. 임상간호연구, 25(2), 107-119.

김지우, 김수영, 최정혜, 김현수, 이정국, 김윤태, 박근우 등. (2019). 인구기반 표준 코호트를 이용한 대장 내시경 후 천공 발생: 후향적, 환자-대조군 연구. 대한소화기학회지, 73(3), 152-161.

문소현, 김미옥, 나현. (2019). 유아기 자녀를 둔 결혼이주여성의 양육행위 유형별 모성이데올로기 및 양육스트레스. 대한간호학회지, 49(4), 449-460.

박경희, 김정윤, 박옥경, 박주희, 이윤진, 황지현(2019). 욕창간호 실무지침 개정. 임상간호연구. 25(1), 67-80.

박미라, 박경민. (2019). 산욕기 첫 출산 부부를 위한 산후관리 행동기술 강화 프로그램 효과. 대한간호학회지, 49(2), 137-148.

박현애(2015). 보건통계학 개론(제3판). 현문사.

박형숙, 송경애, 정승교, 박혜자, 박경연 외(2015). 간호학 연구방법론, Elsvier.

백규원, 박주희, 김민경, 김경선, 전경옥, 박수현, 양원지, 황지원(2018). 근거기반간호 실무 지침 수용개작:습기 관련 피부 손상의 예방과 관리. 임상간호연구. 24(3), 263-272.

백상용(2006). 질적 연구의 의미와 한계: 양적 연구와의 비교를 통하여. 정보시스템연구. 15(1).239-254.

사회복지조사방법론. 서울대학교출판부. 1994.

소경희, 강현성, 조덕주, 박민정(2011). 내러티브 탐구. 교육과학사.

송지아, 허명행. (2019). 산욕기 산모의 유방간호에 대한 체계적 문헌고찰. 여성건강간호학회지, 49(2), 137-148.

신경림, 조명옥, 양진향(2004). 질적연구방법론. 서울: 이화여자대학교 출판부.

연구윤리정보센터: http://www.cre.or.kr

윤은주, 김미향(2013). 병원실습 경험이 있는 간호 대학생의 손 위생 지식과 이행에 관한 연구. 한국간호교육학회지. 19(3), 455-464.

은영, 유미, 구미옥, 조용애, 김경숙, 김태희, 이현희, 전미진(2017). 간호 분야 실무지침의 수용개작 방법론에 따른 통증간호 실무지침의 개발. 임상간호연구. 25(1), 1-14.

이광성(2004). 사회과 교육에서 양적 연구의 가능성과 한계. 시민교육연구. 36(1), 165-180.

이남인(2005). 현상학과 질적연구방법. 철학과 현상학 연구. 24, 91-121.

이선옥(2012). 고급간호연구. 서울: 한국방송통신대학교 출판부.

이원석(2011). 혼합 연구방법에서의 패러다임(paradigm)의 혼합. 교육문제연구. 39, 195-211.

이은옥, 임난영, 박현애, 이인숙, 김종임, 배정이, 이선미 (2009). 간호연구와 통계분석. 수문사.

이정란, 오복자. (2019). 유방암 환자의 항암화학요법 관련 인지기능 변화와 삶의 질의 구조모형. 대한간호학회지, 49(4), 375-385.

이태연, 권윤희(2014). 호스피스환자 가족을 위한 지지적 교육프로그램의 효과. 한국간호교육학회지. 20(2), 175-183.

이향련, 변영순, 임난영, 이명선, 김인숙, 백희정(2012). 간호연구방법. 서울: 대한간호협회.

이혜경, 양영희, 구미옥, 은영(2014). 제5판 간호연구 개론. 현문사.

임도빈(2009). 질적 연구 방법의 내용과 적용전략: 양적인 질적 연구와 질적인 질적 연구. 정부학연구. 15(1), 155-187.

정영미. (2018). 간호대학생의 진로정체감, 진로적응 및 전공만족도에 대한 종단적 연구. 학습자중심교과교육연구, 18(18), 89~103.

정진주, 조정진(2008). 보건의료분야에서의 질적연구의 적용. 가정의학회지. 29, 553-562.

조명옥(2005). 질적연구의 질 향상을 위한 탐색. 질적연구. 6(2), 79-92.

조유영, 김현옥(2015) 동영상 교육이 대장내시경 대상자의 장 정결 이행에 미치는 영향. 대한 간호학회지. 45(5), 704-712.

조준필, 백경원, 송현종, 정윤석, 문혜원(2001). 지역사회 재가 노인의 낙상에 영향을 미치는 요인. 예방의학회지. 34(1), 47-54.

조홍석(2014). 생명윤리 및 안전에 관한 법률과 기관생명윤리위원회(IRB) 체계. 한양법학, 25(4), 187-502.

주세진, 최정현, 김춘미, 오두남, 박명숙(2018). 남자 간호학생의 임상 스트레스와 대처 경험. 정산간호학회지. 27(2), 110-122.

최명애, 김남초, 김경미, 김성재, 박경숙, 변영순, 신성례, 양수, 이경숙, 이은현, 이인숙, 이태화, 조명옥, 김진학(2014). 한국간호연구의 동향: 대한간호학회지 및 회원 학회지(창간호부터 2010년까지)에 게재된 논문의 연구동향 분석. 대한간호학회지. 44(5), 484-494.

한국간호과학회 겉표지 작성 요령 http://kan2.medicallove.com/cover_rule.pdf

한국간호과학회 수정본 작성 및 제출 http://kan2.medicallove.com/2014-rule.hwp

한국간호과학회 이해관계 서식 http://kan2.medicallove.com/icmje-1.pdf

한국간호과학회 자가 점검 사항 http://kan2.medicallove.com/11.pdf

한국간호과학회 저작권 이양 동의서 http://kan2.medicallove.com/12.pdf

한국간호과학회 투고 규정 http://kan2.medicallove.com/1.pdf

한국간호교육학회 편집부(2006). 연구윤리 · 진실성 확보를 위한 지침. 한국간호교육학회 학술대회. 3-10.

한국보건의료연구원(2015). 임상진료지침 실무를 위한 핸드북. 서울.

한수연. (2019). 호스피스 팀의 호스피스 및 연명의료결정참여 경험에 대한 사례연구. 보건사회연구, 39(1), 452-484.

현혜순, 이인숙(2014). 도시 빈곤노인의 영양상태와 영양불량 위험 요인. J Korean Acad Nurs. 44(6), 708-16.

황선영, 용진선, 김남선, 박명화, 박연환, 오의금, 오희영, 홍귀령(2010). 성인간호학회지의 발전방안 모색: 게재 및 게재불가논문 분석(2007~2009). 성인간호학회지, 22(1), 103-112.

Benoliel, J. Q.(1984). Advancing nursing science: Qualitative approaches. Western

Journal of nursing research. 6(3): p. 1-8.

Berg, B. (2004). Qualitative research methods for social science(5th ed.). Boston:Pearson.

Burns N, Grove SK. Understanding nursing research: Building an evidencebased practice: Elsevier Health Sciences; 2010.

Code of Federal Regulation. (2009, July 14). Department of Health and Human Services (DHHS). Retrieved April 12, 2010, from http://www.hhs.govohrp/ humansubjects/guidance/45cfr46.htm

Creswell. J. W. (2003). Research design: qualitative, quantitative, and mixed methods approaches. Thousand Oaks: Sage.

Creswell, J. W.(2007). Qualitative inquiry and research design: choosing among five traditions. Thousands Oaks:Sage.

Creswell. J. W. (2012). 연구방법: 질적, 양적 및 혼합적 연구의 설계(김영숙, 류성림, 박판우, 성용구, 성장환, 유승희, 임남숙, 임청환, 정종진, 허재복 옮김). 서울: 시그마프 레스.

Creswell. J. W. (2013). 질적연구방법론: 다섯가지 접근(조흥식, 정선욱, 김진숙, 권지성 공역). 서울: 학지사.

Denzin & Lincoln(1994). Handbook of qualitative research. CA: Sage.

Dickson. G. L.(1990). A feminist poststructuralist analysis of the knowledge of menopause. Journal of Advances in Nursing Science. 12(3), 15-31.

Grove, S. K., Burns, N., & Gray, J. (2012). The practice of nursing research: Appraisal, synthesis, and generation of evidence. Elsevier Health Sciences.

Hassmiller, S. B., & Mensik, J. S. (2016). The power of ten: a conversational approach to tackling the top ten priorities in nursing. Sigma Theta Tau.

http://www.icn.ch/images/stories/documents/about/icncode_english.pdf

ICN. (2012). The ICN Code of Ethics for Nurses.

Kim, J. B., & Kim, J. S.(2014). Institutional Review Board and Research Ethics. J Korean Acad Pediatr Dent, 41(2), 187-192.

Merriam, S. B. (2009). Qualitative research: A guide to design and implementation(4th Ed.). CA: John Wiley&Sons Inc.

Morse. J. M. (1991). Approaches to qualitative-quantitative methodological triangulation. Nursing Research. 40(1), 120-123.

Polit, D.E. & Beck, C.T. (2008). Nursing Research : generating and assessing evidence for nursing practice (8th ed.). Lippincott Wiliams & Wilkins.

Quimet, Kathleen., McGhee, James. (2009). 간호윤리(윤리적 갈등과 의사결정) (안성희 역). 서울: 군자출판사.

Sandelowski, M.(1986). The problem of rigor in qualitative research. Advances in Nursing Science, 8(3), 27-37.

Strauss, A. & Corbin, J.(1990). Basics of qualitative research. Newbury Park, CA: Sage.

Strauss, A.(1987). Qualitative analysis for social scientists. New York: Cambridge University Press.

찾아보기

ㄷ

ㄹ

ㅁ

ㅂ

ㅅ

ㅇ

ㅈ

ㅊ

ㅋ

ㅌ

ㅍ

ㅎ

A

B

K

L

M

N

O

P

Q

R

S

T

V

W

공저자 소개

장희경 경상국립대학교 간호대학 교수
김윤수 가톨릭관동대학교 간호학과 교수
김혜원 국군간호사관학교 교수
박언아 화성의과학대학교 간호학과 교수
이고운 수원여자대학교 간호학과 교수
이윤정 서울여자간호대학교 교수

단단하게 배우는 간호연구 값 29,000원

2020년 2월 20일 제1판 1쇄 발행
2025년 2월 20일 제1판 4쇄 발행

공저자 : 장희경 · 김윤수 · 김혜원
박언아 · 이고운 · 이윤정
발행인 : 주 영 일
발행처 : **계 축 문 화 사**

서울특별시 종로구 통일로12길 16-17
우편번호 : 03029
TEL : 735-2257·738-9746
FAX : 723-9025
E-mail : gyechuk@hanmail.net
홈페이지 : http://gyechuk.co.kr
1973. 10. 31 등록번호 제300-1973-8호
ISBN 978-89-5629-583-1 93510